# Guia Prático de Otorrinolaringologia e Cirurgia de Cabeça e Pescoço

## Tireoide e Paratireoide – Volume 3

Editores da Série
Luiz Paulo Kowalski
Ricardo Ferreira Bento
Richard Louis Voegels
Vergilius J. F. de Araujo Filho

Editores do Volume
Marcos Roberto Tavares
Fabio Montenegro
Felipe A. B. Vanderlei

Thieme
Rio de Janeiro • Stuttgart • New York • Delhi

**Dados Internacionais de Catalogação na Publicação (CIP)**
**(eDOC BRASIL, Belo Horizonte/MG)**

T231t

Tavares, Marcos Roberto.
Tireoide e paratireoide/Marcos Roberto Tavares, Fabio Montenegro, Felipe A. B. Vanderlei. – Rio de Janeiro, RJ: Thieme Revinter, 2024.

21 x 28 cm – (Guia Prático de Otorrinolaringologia e Cirurgia de Cabeça e Pescoço; v. 3)
Inclui bibliografia.
ISBN 978-65-5572-225-3
eISBN 978-65-5572-234-5

1. Otorrinolaringologia. 2. Endocrinologia. I. Montenegro, Fabio. II. Vanderlei, Felipe A. B. III. Título.

CDD: 616.33

**Elaborado por Maurício Amormino Júnior – CRB6/2422**

**Nota:** O conhecimento médico está em constante evolução. À medida que a pesquisa e a experiência clínica ampliam o nosso saber, pode ser necessário alterar os métodos de tratamento e medicação. Os autores e editores deste material consultaram fontes tidas como confiáveis, a fim de fornecer informações completas e de acordo com os padrões aceitos no momento da publicação. No entanto, em vista da possibilidade de erro humano por parte dos autores, dos editores ou da casa editorial que traz à luz este trabalho, ou ainda de alterações no conhecimento médico, nem os autores, nem os editores, nem a casa editorial, nem qualquer outra parte que se tenha envolvido na elaboração deste material garantem que as informações aqui contidas sejam totalmente precisas ou completas; tampouco se responsabilizam por quaisquer erros ou omissões ou pelos resultados obtidos em consequência do uso de tais informações. É aconselhável que os leitores confirmem em outras fontes as informações aqui contidas. Sugere-se, por exemplo, que verifiquem a bula de cada medicamento que pretendam administrar, a fim de certificar-se de que as informações contidas nesta publicação são precisas e de que não houve mudanças na dose recomendada ou nas contraindicações. Esta recomendação é especialmente importante no caso de medicamentos novos ou pouco utilizados. Alguns dos nomes de produtos, patentes e design a que nos referimos neste livro são, na verdade, marcas registradas ou nomes protegidos pela legislação referente à propriedade intelectual, ainda que nem sempre o texto faça menção específica a esse fato. Portanto, a ocorrência de um nome sem a designação de sua propriedade não deve ser interpretada como uma indicação, por parte da editora, de que ele se encontra em domínio público.



Thieme Revinter Publicações Ltda.
Rua do Matoso, 170
Rio de Janeiro, RJ
CEP 20270 135, Brasil
http://www.ThiemeRevinter.com.br

Thieme USA
http://www.thieme.com

Design de Capa: © Thieme
Assistência Editorial: Adilson Montefusco

Impresso no Brasil por Forma Certa Gráfica Digital Ltda.
5 4 3 2 1
ISBN 978-65-5572-225-3

Também disponível como eBook:
eISBN 978-65-5572-234-5

# APRESENTAÇÃO DO VOLUME

O conhecimento abrangente da anatomia, fisiologia e doenças da tireoide e paratireoides é essencial na prática clínica dos diversos especialistas interessados nessas glândulas. Reunimos neste volume do Guia Prático de Otorrinolaringologia e Cirurgia de Cabeça e Pescoço, endocrinologistas, radiologistas, oncologistas clínicos, radioncologistas, patologistas, médicos nucleares, fonoaudiólogas, otorrinolaringologistas e cirurgiões de cabeça e pescoço, com o objetivo de fornecer as melhores e mais atuais informações. Especialistas que participam diariamente do diagnóstico e tratamento de pacientes com enfermidades dessas glândulas.

Os diversos capítulos foram pensados para trazer informações práticas e multidisciplinares com o objetivo de facilitar a aplicação nos cuidados aos pacientes.

Os colaboradores são, em sua maioria, especialistas ligados à Faculdade de Medicina da Universidade de São Paulo e ao Hospital das Clínicas, mas não nos esquecemos de incluir alguns renomados especialistas vinculados a outras instituições nacionais e internacionais que engradeceram o conteúdo da obra.

Acreditamos que o resultado desse esforço conjunto será muito útil para desvendar os mistérios relacionados a essas glândulas tão fascinantes.

*Marcos Roberto Tavares*
*Fábio Luiz de Menezes Montenegro*
*Felipe Augusto Brasileiro Vanderlei*
Editores do Volume

# FOREWORD

It is a great honor and special privilege for me to write the foreword for the third volume in the series of Otolaryngology – Head and Neck Surgery from the University of Sao Paulo Medical Center, Department of Otolaryngology – Head and Neck Surgery. Edited by Luiz Paulo Kowalski, Ricardo Ferreira Bento, Richard Voegels, and Vergilius Araujo, international leaders in thyroid surgery, the book offers a meticulously organized A to Z in thyroidology.

We are quite familiar with the recent increasing incidence of thyroid cancer worldwide, which is probably related to increased detection of microcarcinomas and incidentalomas. The last decade has seen several paradigm shifts in the evaluation and management of thyroid cancer, especially in the evolution of the American Thyroid Association guidelines, which define the management of thyroid cancer based on biology of the tumor rather than a "one-size-fits-all" philosophy. Individualized therapy is based on molecular markers, prognostic factors, risk stratification groups, and dynamic risk assessment, with particular emphasis now given to quality-of-life concerns and risk of complications.

One of the major advances seen recently is on the management of anaplastic thyroid cancer for BRAF-positive patients. Rapid BRAF mutation analysis has helped us to identify these patients and offer targeted therapy and immunotherapy, totally changing the outlook toward this very aggressive thyroid cancer. Similar advances have been made in medullary thyroid cancer; for example, targeted therapy has been proven effective for very advanced RET-mutated thyroid cancer.

Some controversies in the management of thyroid cancer—such as extent of thyroidectomy, the role of elective central compartment dissection, and extent of lateral neck dissection—continue to be a subject of debate and personal preference.

The editors and authors of this book have done a fantastic job in outlining the best treatment choices for thyroid cancer. There are also several extremely well-written and informative chapters on parathyroid diseases. I'm sure this book will be an indispensable reference guide for thyroid and parathyroid disease practitioners.

I congratulate the leaders and contributors for their outstanding achievement.


*Ashok R. Shaha, MD*
Allan H. Selig Chair in Head and Neck Surgery
Memorial Sloan Kettering Cancer Center
Professor of Surgery, Weill-Cornell Medical College

# PREFÁCIO

É uma grande honra e um privilégio especial para mim escrever o prefácio do terceiro volume da série Otorrinolaringologia – Cirurgia de Cabeça e Pescoço da Faculdade de Medicina da Universidade de São Paulo, Disciplinas de Otorrinolaringologia – Cirurgia de Cabeça e Pescoço. Editado por Luiz Paulo Kowalski, Ricardo Ferreira Bento, Richard Voegels e Vergilius Araujo, líderes internacionais em cirurgia da tireoide. O livro oferece um guia meticulosamente organizado de A a Z em tireoidologia.

Estamos bastante familiarizados com o recente aumento da incidência de câncer de tireoide em todo o mundo, o que, provavelmente, está relacionado com o aumento da detecção de microcarcinomas e incidentalomas. A última década assistiu a várias mudanças de paradigma na avaliação e tratamento do câncer de tireoide, especialmente na evolução das diretrizes da American Thyroid Association, que definem o tratamento do câncer de tireoide com base na biologia do tumor, em vez de uma filosofia "tamanho único - todos". A terapia individualizada é baseada em marcadores moleculares, fatores prognósticos, grupos de estratificação de risco e avaliação dinâmica de risco, com ênfase particular agora dada às preocupações com a qualidade de vida e risco de complicações.

Um dos maiores avanços observados recentemente é o manejo do câncer anaplásico de tireoide em pacientes BRAF-positivos. A análise rápida da mutação BRAF nos ajudou a identificar esses pacientes e oferecer terapia-alvo e imunoterapia, mudando totalmente a perspectiva em relação a esse câncer de tireoide muito agressivo. Avanços semelhantes foram feitos no câncer medular de tireoide; por exemplo, a terapia-alvo tem-se mostrado eficaz para câncer de tireoide muito avançado com mutação RET.

Algumas controvérsias no manejo do câncer de tireoide – como a extensão da tireoidectomia, o papel da dissecção eletiva do compartimento central e a extensão da dissecção lateral do pescoço – continuam a ser objeto de debate e preferência pessoal.

Os editores e autores deste livro fizeram um trabalho fantástico ao delinear as melhores opções de tratamento para o câncer de tireoide. Há também vários capítulos extremamente bem escritos e informativos sobre doenças da paratireoide. Tenho certeza de que este livro será um guia de referência indispensável aos profissionais que tratam de doenças da tireoide e paratireoide.

Parabenizo os líderes e colaboradores por suas realizações extraordinárias.

*Ashok R. Shaha, MD*
Allan H. Selig Chair em Cirurgia de Cabeça e Pescoço
Memorial Sloan Kettering Cancer Center
Professor de Cirurgia, Weill-Cornell Medical College

# EDITORES DA SÉRIE

**LUIZ PAULO KOWALSKI**
Professor Titular da Disciplina de Cirurgia de Cabeça e Pescoço da Faculdade de Medicina da Universidade de São Paulo (FMUSP)

**RICARDO FERREIRA BENTO**
Professor Titular da Disciplina de Otorrinolaringologia da Faculdade de Medicina da Universidade de São Paulo (FMUSP)
Presidente do Comitê de Otologia e Otoneurologia da IFOS (International Federation of Otorhinolaryngological Societies)

**RICHARD LOUIS VOEGELS**
Professor Associado e Livre-Docente da Faculdade de Medicina da Universidade de São Paulo (FMUSP)
Diretor de Rinologia do Hospital das Clínicas da FMUSP
Presidente da Fundação Otorrinolaringologia

**VERGILIUS JOSÉ FURTADO DE ARAUJO FILHO**
Professor Associado da Disciplina de Cirurgia de Cabeça e Pescoço do Departamento de Cirurgia da Faculdade de Medicina da Universidade de São Paulo (FMUSP)

# EDITORES DO VOLUME

**MARCOS ROBERTO TAVARES**
Professor Livre-Docente pela Faculdade de Medicina da Universidade de São Paulo (USP)
Responsável pelo Grupo de Cirurgia da Tireoide do Serviço de Cirurgia de Cabeça e Pescoço do Hospital das Clínicas da Faculdade de Medicina da USP

**FÁBIO LUIZ DE MENEZES MONTENEGRO**
Livre-Docente pela Faculdade de Medicina da Universidade de São Paulo (FMUSP)
Médico da Divisão de Cirurgia de Cabeça e Pescoço do Hospital das Clínicas da FMUSP
Coordenador do Grupo de Paratireoide da Divisão de Cirurgia de Cabeça e Pescoço do Hospital das Clínicas da FMUSP, da Unidade de Paratireoide do LIM28 e da Liga das Paratireoides da FMUSP

**FELIPE AUGUSTO BRASILEIRO VANDERLEI**
Mestre e Doutor em Ciências pela Universidade Federal de São Paulo (Unifesp)
Médico da Divisão de Cirurgia de Cabeça e Pescoço do Hospital das Clínicas da Faculdade de Medicina da Universidade de São Paulo (FMUSP)

# COLABORADORES

**ALEXANDER AUGUSTO DE LIMA JORGE**
Doutor e Livre Docente em Medicina, Disciplina de Endocrinologia, pela Faculdade de Medicina da Universidade de São Paulo (FMUSP)
Professor Associado da FMUSP
Responsável pela Unidade de Endocrinologia Genética do Hospital das Clínicas da FMUSP

**AMANDA ACIOLI DE ALMEIDA**
Médica Preceptora do Serviço de Oncologia Clínica do Instituto do Câncer do Estado de São Paulo

**ANA HOFF**
Chefe Serviço de Endocrinologia do Instituto do Câncer do Estado de São Paulo (ICESP), Faculdade de Medicina da Universidade de São Paulo (FMUSP)
Médica Endocrinologista da Clínica Oncostar e Hospital Vila Nova Star, SP

**ANA KOBER NOGUEIRA LEITE**
Cirurgiã de Cabeça e Pescoço do Instituto do Câncer do Estado de São Paulo (ICESP/HCFMUSP)
Doutora e Pós-Doutora pela FMUSP
Docente da Faculdade Israelita de Ciências da Saúde Albert Einstein

**ANDRÉ ALBUQUERQUE SILVEIRA**
Doutor em Ciências (Cirurgia) pela Faculdade de Medicina da Universidade de São Paulo (FMUSP)
Médico Cirurgião de Cabeça e Pescoço do Hospital Universitário da Universidade Federal da Paraíba (HU-UFPB) e do Hospital das Clínicas da Universidade Federal de Pernambuco (HC-UFPE)
Residência Médica em Cirurgia de Cabeça e Pescoço no Hospital das Clínicas da Faculdade de Medicina da Universidade de São Paulo (HCFMUSP)

**ANDRÉ FERNANDES D'ALESSANDRO**
Assistente do Setor de Convênios do Serviço de Cirurgia de Cabeça e Pescoço do Hospital das Clínicas da Faculdade de Medicina da Universidade de São Paulo (FMUSP)

**ANDRÉ DE SOUZA POTENZA**
Médico Especialista em Cirurgia de Cabeça e Pescoço
*Fellow* Clínico em Cirurgia de Tireoide e Paratireoide – Massachusetts Eye and Ear Infirmary e Massachusetts General Hospital – Escola Médica de Harvard

**ARTHUR H. CUNHA VOLPATO**
Médico Patologista do Laboratório de Anatomia Patológica da Rede D'Or São Luiz

**BEATRIZ GODOI CAVALHEIRO**
Cirurgiã de Cabeça e Pescoço
Médica Assistente do Instituto do Câncer do Estado de São Paulo
Professora Livre-Docente pelo Departamento de Cirurgia da Faculdade de Medicina da Universidade de São Paulo (FMUSP)

**CARLOS ALBERTO BUCHPIGUEL**
Professor Titular do Departamento de Radiologia e Oncologia da Faculdade de Medicina da Universidade de São Paulo (FMUSP)
Diretor da Divisão de Medicina Nuclear e Imagem Molecular do Hospital das Clínicas da FMUSP

**CLAUDIO ROBERTO CERNEA**
Professor Associado
Departamento de Cirurgia
Disciplina de Cirurgia de Cabeça e Pescoço da Faculdade de Medicina da Universidade de São Paulo (FMUSP)

**CLIMÉRIO PEREIRA DO NASCIMENTO JÚNIOR**
Doutor em Ciências pela Faculdade de Medicina da Universidade de São Paulo (FMUSP)
Médico Assistente do Serviço de Cirurgia de Cabeça e Pescoço do Hospital das Clínicas da FMUSP
Médico Assistente do Serviço de Cirurgia de Cabeça e Pescoço do IAMSPE-SP

**DANIELLE AZEVEDO CHACON**
Citopatologista e Assistente do Setor de Citopatologia do Hospital das Clínicas da Faculdade de Medicina da Universidade de São Paulo (FMUSP)
Doutora em Ciências Médicas pelo Programa de Patologia da FMUSP e Sócia-Proprietária da Stricta – Medicina Diagnóstica

**DEBORA LUCIA SEGURO DANILOVIC**
Doutora e Pós-Doutora em Endocrinologia pela Faculdade de Medicina da Universidade de São Paulo (FMUSP)
Médica do Instituto do Câncer do Estado de São Paulo e do Hospital das Clínicas da FMUSP
Pesquisadora do Laboratório de Endocrinologia Celular e Molecular (LIM 25) da FMUSP
Professora do Programa de Pós-Graduação em Endocrinologia da FMUSP

**DELMAR MUNIZ LOURENÇO JUNIOR**
Médico Assistente da Divisão de Endocrinologia do Hospital das Clínicas da Faculdade de Medicina da Universidade de São Paulo (FMSUP)
Médico Assistente da Divisão de Endocrinologia Oncológica do Instituto do Câncer do Estado de São Paulo – Hospital das Clínicas da FMUSP
Pesquisador da Unidade de Endocrinologia Genética
Laboratório de Investigação Médica da Divisão de Endocrinologia Genética da FMUSP (LIM-25)

**DOMINGOS HIROSHI TSUJI**
Professor Livre-Docente e Associado da Disciplina de Otorrinolaringologia da Faculdade de Medicina da Universidade de São Paulo (FMUSP)

**ELOISA MARIA SANTIAGO GEBRIM**
Doutora em Radiologia pela Faculdade de Medicina da Universidade de São Paulo (FMUSP)
Coordenadora da Tomografia Computadorizada do Departamento de Radiologia do Hospital das Clínicas da FMUSP
Coordenadora do Grupo de Cabeça e Pescoço do Departamento de Radiologia do HCFMUSP e do Hospital Sírio-Libanês

**EVANDRO SOBROZA DE MELLO**
Professor Doutor do Departamento de Patologia da Faculdade de Medicina da Universidade de São Paulo (FMUSP)
Chefe do Laboratório de Patologia do ICESP
Diretor Médico Executivo do Laboratório CICAP, Hospital Alemão Oswaldo Cruz

**EVELIN C. FARIAS**
Médica Endocrinologista do Instituto do Câncer do Estado de São Paulo – Faculdade de Medicina da Universidade de São Paulo (FMUSP)

**FÁBIO DE AQUINO CAPELLI**
Médico Assistente do Instituto do Câncer de São Paulo Octavio Frias de Oliveira – ICESP – Disciplina de Cirurgia de Cabeça e Pescoço da Faculdade de Medicina da Universidade de São Paulo (FMUSP)
Doutor em Ciências Médicas FMUSP
Residência Médica em Cirurgia Geral e Cirurgia de Cabeça e Pescoço no Hospital das Clínicas da FMUSP

**FELIPE FERRAZ MAGNABOSCO**
Cirurgião de Cabeça e Pescoço pelo Hospital das Clínicas da Faculdade de Medicina da Universidade de São Paulo (FMUSP)
Especialista pela Sociedade Brasileira de Cirurgia de Cabeça e Pescoço
Médico Colaborador da Divisão de Cirurgia de Cabeça e Pescoço do Hospital das Clínicas da FMUSP

**FLAVIO CARNEIRO HOJAIJ**
Livre-Docente pelo Departamento de Cirurgia da Faculdade de Medicina da Universidade de São Paulo (FMUSP)
Médico do Laboratório de Anatomia Médico-Cirúrgica do Hospital das Clínicas da FMUSP
Título de Especialista em Cirurgia de Cabeça e Pescoço pela Sociedade Brasileira de Cirurgia de Cabeça e Pescoço (SBCCP)

**GABRIEL FARIA NAJAS**
Médico Assistente do Serviço de Radioterapia do ICESP – Hospital das Clínicas da Faculdade de Medicina da Universidade de São Paulo (FMUSP)
Radioncologista da Oncologia D'Or, Rede D'Or, São Paulo, SP

**GABRIEL MATTUCCI DOMINGUES PEREIRA**
Graduação na Faculdade de Medicina da Universidade de São Paulo (FMUSP)
Membro Fundador da Liga das Paratireoides do Departamento Científico da FMUSP
Bolsista da Fundação de Amparo à Pesquisa do Estado de São Paulo (FAPESP)

**GEORGE BARBERIO COURA-FILHO**
Graduação em Medicina e Doutora em Ciências pela Universidade de São Paulo (USP)
Residência em Medicina Nuclear pelo Hospital das Clínicas da Faculdade de Medicina da USP
Médico Assistente da Medicina Nuclear do Instituto do Câncer do Estado de São Paulo

**GILBERTO DE CASTRO JUNIOR**
Título de Livre-Docente pela Disciplina de Oncologia da Faculdade de Medicina da Universidade de São Paulo (FMUSP)
Médico-Oncologista Clínico e Chefe do Grupo de Tumores de Tórax e Cabeça e Pescoço, do Serviço de Oncologia Clínica do Instituto do Câncer do Estado de São Paulo
Médico Titular do Centro de Oncologia do Hospital Sírio-Libanês, São Paulo, SP

**GIOVANNI GUIDO CERRI**
Professor Titular do Departamento de Radiologia da Faculdade de Medicina da Universidade de São Paulo (FMUSP)
Diretor do Instituto de Radiologia do Hospital das Clínicas da Faculdade de Medicina da Universidade de São Paulo
Presidente *World Federation for Ultrasound in Medicine and Biology* (WFUMB) no Biênio 2008-2010

**HELOISA DE ANDRADE CARVALHO**
Professora Livre-Docente pela Faculdade de Medicina da Universidade de São Paulo (FMUSP)
Coordenadora do Serviço de Radioterapia do INRAD – Hospital das Clínicas da FMUSP
Coordenadora do Serviço de Radioterapia do Hospital Japonês Santa Cruz, São Paulo, SP

**HUDSON SÁ SODRÉ**
Patologista pelo Hospital das Clínicas da Faculdade de Medicina da Universidade de São Paulo (FMUSP)
Médico da Divisão de Anatomia Patológica do Hospital das Clínicas da FMUSP
Médico do Setor de Anatomia Patológica do Grupo Fleury

**IRENE DE PEDRO NETTO VARTANIAN**
Doutora em Ciências, Oncologia pela Fundação Antônio Prudente/AC Camargo Cancer Center
Especialista em Voz e Motricidade Orofacial/Disfagia pelo Conselho Federal de Fonoaudiologia (CFFa)
Fonoaudióloga do Centro de Reabilitação Cardio Pulmonar do Hospital Sírio Libanês, SP

**JOSÉ DE SOUZA BRANDÃO NETO**
Cirurgião de Cabeça e Pescoço
Médico Assistente do Instituto do Câncer do Estado de São Paulo
Doutor pelo Departamento de Cirurgia da Faculdade de Medicina da Universidade de São Paulo (FMUSP)

**JULIANA CRISTINA PACHECO**
Médica Formada pela Escola Paulista de Medicina – Universidade Federal de São Paulo (USP)
Residência em Cirurgia Geral e Cirurgia de Cabeça e Pescoço pela Escola Paulista de Medicina – Universidade Federal de São Paulo (Unifesp)
Título de Especialista em Cirurgia de Cabeça e Pescoço pela Sociedade Brasileira de Cirurgia de Cabeça e Pescoço
Médica Colaboradora do Laboratório de Anatomia Médico-Cirúrgica do Hospital das Clínicas da FMUSP

**KATIA NEMR**
Professora Livre Docente do Departamento de Fisioterapia, Fonoaudiologia e Terapia Ocupacional da Faculdade de Medicina da Universidade de São Paulo (FMUSP)
Professora permanente do Programa de Pós-Graduação em Ciências da Reabilitação da FMUSP
Coordenadora do Laboratório de Investigação Fonoaudiológica em Voz-LIFVoz da FMUSP

**LEANDRO CASTRO VELASCO**
Doutor em Otorrinolaringologia pela Faculdade de Medicina da Universidade de São Paulo (FMUSP)
*Fellowship* em Bucofaringolaringoscopia pela FMUSP
Otorrinolaringologista pelo Hospital Servidor Público Municipal de São Paulo
Preceptor da Residência Médica em Otorrinolaringologia do CRER (Goiânia)

**LUCIANA AUDI DE CASTRO NEVES**
Médica Endocrinologista da Unidade de Oncologia Endócrina do Instituto do Câncer do Estado de São Paulo e Colaboradora da Disciplina de Endocrinologia do Hospital das Clínicas da Faculdade de Medicina da Universidade de São Paulo (FMUSP)

**LUIS FELIPE DE BARROS URA**
Médico pela Universidade Federal de Mato Grosso do Sul (UFMS)
Residência Médica em Cirurgia Geral e Cirurgia de Cabeça e Pescoço pelo Hospital das Clínicas da Faculdade de Medicina da Universidade de São Paulo (FMUSP)
Residência Médica em Medicina Paliativa pelo Instituto de Assistência Médica ao Servidor Público Estadual - IAMSPE-SP

**MARCELO BELLI**
Graduação e Residência em Cirurgia Geral na Universidade Federal de Santa Catarina
Residência em Cirurgia de Cabeça e Pescoço no Hospital das Clínicas da Faculdade de Medicina da Universidade de São Paulo (FMUSP)
Doutor em Ciências pela FMUSP

**MARIA CRISTINA CHAMMAS**
Professora Livre-Docente da Faculdade de Medicina da Universidade de São Paulo (FMUSP)
Diretora do Serviço de Ultrassonografia do Hospital das Clínicas da FMUSP
Presidente da World Federation for Ultrasound in Medicine and Biology (WFUMB) no Biênio 2021-2023

**MARIANA FACCINI TEIXEIRA**
Cirurgiã de Cabeça e Pescoço pelo Hospital das Clínicas da Faculdade de Medicina da Universidade de São Paulo (FMUSP)
Especialista pela Sociedade Brasileira de Cirurgia de Cabeça e Pescoço
Médica Assistente do Instituto do Câncer do Estado de São Paulo, Hospital das Clínicas da FMUSP

**MARÍLIA D'ELBOUX GUIMARÃES BRESCIA**
Médica Assistente da Divisão de Cirurgia de Cabeça e Pescoço do Hospital das Clínicas da Faculdade de Medicina da Universidade de São Paulo (FMUSP)
Graduação, Residência Médica, Doutorado e Pós-Doutorado pela FMUSP
Pesquisadora pela Unidade de Paratireoide do Laboratório de Investigação Médica da Cirurgia de Cabeça e Pescoço da Faculdade de Medicina da USP (LIM28)

**MATEUS TRINCONI CUNHA**
Médico Oncologista Clínico

**MATHEUS GERHARD ROSENFELD**
Cirurgião de Cabeça e Pescoço pela Faculdade de Medicina da Universidade de São Paulo (FMUSP)
Título de Especialista pela Sociedade Brasileira de Cirurgia de Cabeça e Pescoço
Médico Colaborador do Grupo de Tireoide da Divisão de Cirurgia de Cabeça e Pescoço do HCFMUSP

**MATHEUS LIAO**
Graduação na Faculdade de Medicina da Universidade de de São Paulo (FMUSP)
Membro Fundador da Liga das Paratireoides do Departamento Científico da Faculdade de Medicina da Universidade de São Paulo (FMUSP)
Bolsista da Fundação de Amparo à Pesquisa do Estado de São Paulo (FAPESP)

**NICOLAU LIMA NETO**
Médico Assistente da Disciplina de Endocrinologia do Hospital das Clínicas da Faculdade de Medicina da Universidade de São Paulo (FMUSP)
Mestre em Endocrinologia pela FMUSP
Doutor em Endocrinologia pela FMUSP
Título de Especialista em Endocrinologia e Metabologia pela Sociedade Brasileira de Endocrinologia e Metabologia (SBEM)

**PAULO CAMPOS CARNEIRO**
Professor Doutor do Departamento de Patologia da Faculdade de Medicina da Universidade de São Paulo e Sócio-Diretor do Laboratório Diagcel

**RICARDO MIGUEL COSTA DE FREITAS**
Doutor e Pós-Doutor em Ciências pela Universidade de São Paulo (USP)
Médico do Serviço de Radiologia e Diagnóstico por Imagem do Instituto do Câncer do Estado de São Paulo e do Instituto de Radiologia do Hospital das Clínicas da FMUSP

**REGINA LÚCIA ELIA GOMES**
Doutora em Radiologia pela Faculdade de Medicina da Universidade de São Paulo (FMUSP)
Supervisora do Programa de Residência Médica em Radiologia e Diagnóstico por Imagem da FMUSP
Médica Assistente do grupo de Cabeça e Pescoço do Departamento de Radiologia do HCFMUSP e do Hospital Israelita Albert Einstein

**RENATA REGINA DA GRAÇA LORENCETTI MAHMOUD**
Médica Assistente da Disciplina de Cirurgia de Cabeça e Pescoço
Médica do Ambulatório de Doenças Tireoideanas DCCP-HCFMUSP
Cirurgiã de Cabeça e Pescoço pela Faculdade de Medicina da Universidade de São Paulo (FMUSP)

**ROGÉRIO A. DEDIVITIS**
Professor Livre-Docente do Departamento de Cirurgia da Faculdade de Medicina da Universidade de São Paulo ( FMUSP)
Assistente do Serviço de Cirurgia de Cabeça e Pescoço do Hospital das Clínicas da Faculdade de Medicina da USP

**ROSALINDA CAMARGO**
Médica Assistente da Disciplina de Endocrinologia do Hospital das Clínicas da Faculdade de Medicina da Universidade de São Paulo (FMUSP)
Professora Colaboradora da FMUSP
Médica Voluntária do Instituto do Câncer do Estado de São Paulo

**RUI IMAMURA**
Professor Livre-Docente pela Faculdade de Medicina da Universidade de São Paulo (FMUSP)
Professor da Pós-graduação da Disciplina de Otorrinolaringologia da FMUSP
Diretor do Serviço de Bucofaringolaringologia da Clínica de Otorrinolaringologia do HCFMUSP

**SERGIO SAMIR ARAP**
Livre-Docente em Cirurgia Faculdade de Medicina da Universidade de São Paulo (FMUSP)
Professor da Pós-graduação do Instituto de Ensino e Pesquisa Hospital Sírio-Libanês
Superintendente Médico do Centro Cirúrgico do Hospital Sírio-Libanês

**SIMON ROGERS**
Departamento de Cirurgia Oral e Maxilofacial, Wirral University Teaching Hospital, Reino Unido
Professor Honorário, Faculdade de Medicina, Saúde e Cuidados Sociais, Edge Hill University, Liverpool, Reino Unido

**STENIO ROBERTO DE CASTRO LIMA SANTOS**
Doutor em Ciências Faculdade de Medicina da Universidade de São Paulo (FMUSP)
Professor Adjunto da Universidade Federal do Maranhão (UFMA) e da Universidade Uniceuma
Cirurgião de Cabeça e Pescoço do Hospital do Câncer Aldenora Bello - Fundação Antonio Dino

**SUEMI MARUI**
Chefe da Unidade de Tireoide – Disciplina de Endocrinologia-Hospital das Clínicas da Faculdade de Medicina da Universidade de São Paulo (FMUSP)
Responsável pelo Laboratório de Endocrinologia Celular e Molecular (LIM25) – Faculdade de Medicina – Universidade de São Paulo
Assessora em Endocrinologia – DASA

**TÚLIO A. A. MACEDO**
Professor Associado de Radiologia Universidade Federal de Uberlândia
Doutor em Radiologia pela Universidade de São Paulo
Diretor de Titulação e Admissão do Colégio Brasileiro de Radiologia

**VENANCIO AVANCINI FERREIRA ALVES**
Professor Titular do Departamento de Patologia da Faculdade de Medicina da Universidade de São Paulo (FMUSP)
Diretor da Divisão de Patologia do Hospital das Clínicas de São Paulo
Diretor Administrativo do Laboratório CICAP, Hospital Alemão Oswaldo Cruz

**WANDING YANG**
Departamento de Cirurgia de Cabeça e Pescoço, Royal Marsden NHS Foundation Trust, Londres, Reino Unido
Divisão de Radioterapia e Imagem, Institute of Cancer Research, Londres, Reino Unido

**WELLINGTON ALVES FILHO**
Doutor em Ciências pela Faculdade de Medicina da Universidade de São Paulo – FAMED-USP
Cirurgião de Cabeça e Pescoço pelo Hospital das Clínicas da Faculdade de Medicina da Universidade de São Paulo (HCFMUSP)
Professor Adjunto do Departamento de Cirurgia da Universidade Federal do Ceará (UFC)

**YASMIN LARYSSA MOURA GUIMARÃES**
Formada em Medicina pela Universidade Bahiana de Medicina e Saúde Pública
Residência em Cirurgia Geral no Hospital das Clínicas da FMUSP
Residência em Cirurgia de Cabeça e Pescoço do Hospital das Clínicas da Faculdade de Medicina da Universidade de São Paulo (FMUSP)
*Fellow* de Cirurgia de Base de Crânio no ICESP – HCFMUSP
Coordenadora do Serviço de Cirurgia de Cabeça e Pescoço do Hospital Pediátrico Martagão Gesteira – Salvador Bahia

# SUMÁRIO

# Guia Prático de Otorrinolaringologia e Cirurgia de Cabeça e Pescoço

## Tireoide e Paratireoide – Volume 3

**Conteúdo *on-line***

Acesse o conteúdo *on-line* através dos *QR Codes/Links* indicados nos respectivos capítulos!

Thieme Revinter

# ANATOMIA CIRÚRGICA DA TIREOIDE E PARATIREOIDE

CAPÍTULO 1

Juliana Cristina Pacheco ▪ Flávio Carneiro Hojaij

O conteúdo deste capítulo (págs. 1 a 18), encontra-se disponível on-line.

Para acessá-lo, aponte a câmera do seu smartphone ou tablet para a imagem acima.

CAPÍTULO 2

# FISIOLOGIA DO CÁLCIO E DA PARATIREOIDE

Fábio Luiz de Menezes Montenegro ▪ Matheus Liao ▪ Gabriel Mattucci Domingues Pereira

O conteúdo deste capítulo (págs. 19 a 22), encontra-se disponível on-line.

Para acessá-lo, aponte a câmera do seu smartphone ou tablet para a imagem acima.

CAPÍTULO 3

# EXAME CLÍNICO DA TIREOIDE E DO PESCOÇO

Felipe Ferraz Magnabosco ▪ Mariana Faccini Teixeira

O conteúdo deste capítulo (págs. 23 a 28), encontra-se disponível on-line.

Para acessá-lo, aponte a câmera do seu smartphone ou tablet para a imagem acima.

CAPÍTULO 4

# ULTRASSOM NAS DOENÇAS DA TIREOIDE E PARATIREOIDE

Túlio A. A. Macedo ▪ Maria Cristina Chammas ▪ Giovanni Guido Cerri

O conteúdo deste capítulo (págs. 29 a 42), encontra-se disponível on-line.

Para acessá-lo, aponte a câmera do seu smartphone ou tablet para a imagem acima.

# TOMOGRAFIA COMPUTADORIZADA E RESSONÂNCIA MAGNÉTICA NAS DOENÇAS DAS GLÂNDULAS TIREOIDE E PARATIREOIDES

CAPÍTULO 5

Eloisa Maria Santiago Gebrim ▪ Regina Lúcia Elia Gomes

O conteúdo deste capítulo (págs. 43 a 60), encontra-se disponível on-line.

Para acessá-lo, aponte a câmera do seu smartphone ou tablet para a imagem acima.

CAPÍTULO 6

# APLICAÇÕES DA MEDICINA NUCLEAR EM DOENÇAS DA TIREOIDE E PARATIREOIDE

George Barberio Coura-Filho ▪ Carlos Alberto Buchpiguel

O conteúdo deste capítulo (págs. 61 a 68), encontra-se disponível on-line.

Para acessá-lo, aponte a câmera do seu smartphone ou tablet para a imagem acima.

# AVALIAÇÃO LARINGOLÓGICA PRÉ E PÓS-OPERATÓRIA EM TIREOIDECTOMIAS E PARATIREOIDECTOMIAS

CAPÍTULO 7

Rui Imamura ▪ Leandro Castro Velasco

O conteúdo deste capítulo (págs. 69 a 80), encontra-se disponível on-line.

Para acessá-lo, aponte a câmera do seu smartphone ou tablet para a imagem acima.

CAPÍTULO 8

# PUNÇÃO ASPIRATIVA POR AGULHA FINA (PAAF) NAS DOENÇAS DA TIREOIDE

Paulo Campos Carneiro ▪ Danielle Azevedo Chacon ▪ Arthur H. Cunha Volpato

O conteúdo deste capítulo (págs. 81 a 86), encontra-se disponível on-line.

Para acessá-lo, aponte a câmera do seu smartphone ou tablet para a imagem acima.

# CAPÍTULO 9

# TESTES GENÉTICOS NO DIAGNÓSTICO DO CÂNCER DE TIREOIDE

Débora Lucia Seguro Danilovic ▪ Luciana Audi de Castro Neves
Alexander Augusto de Lima Jorge

O conteúdo deste capítulo (págs. 87 a 90), encontra-se disponível on-line.

Para acessá-lo, aponte a câmera do seu smartphone ou tablet para a imagem acima.

CAPÍTULO 10

# EXAME ANATOMOPATOLÓGICO INTRAOPERATÓRIO DE CONGELAÇÃO NAS CIRURGIAS DA TIREOIDE E PARATIREOIDE

Evandro Sobroza de Mello ▪ Venancio Avancini Ferreira Alves

O conteúdo deste capítulo (págs. 91 a 96), encontra-se disponível on-line.

Para acessá-lo, aponte a câmera do seu smartphone ou tablet para a imagem acima.

# BÓCIOS: FORMAS CLÍNICAS, DIAGNÓSTICO E TRATAMENTO

CAPÍTULO 11

Renata Regina da Graça Lorencetti Mahmoud

## INTRODUÇÃO

Doenças tireoideanas benignas, nodulares e não nodulares, têm alta prevalência na população, tanto no Brasil como mundialmente. Tais doenças podem estar associadas ou não à deficiência de iodo.

Nos Estados Unidos da América, 1 em cada 10 indivíduos desenvolverá doença tireoidiana ao longo de sua vida, sendo as mulheres mais afetadas, na proporção de 7 para cada homem.[1]

Sendo a deficiência de iodo uma das carências mais prevalentes mundialmente, atingindo 35% a 40% da população mundial, ainda presente em mais de 50 países, em grande maioria na África, Ásia central e sudeste asiático. No Brasil, desde 1953, é lei a iodação do sal de consumo humano, porém, ainda temos em nosso território áreas de carência de iodo.[2]

Com o aumento da solicitação de exames ultrassonográficos no Brasil e no mundo, temos atualmente 68% da população com alguma doença tireoidiana.[3]

## DEFINIÇÃO DE BÓCIO

Denomina-se bócio o aumento de volume tireoideano, nodular e não nodular, de origem não neoplásica.

Os bócios são classificados de acordo com a presença de nódulo ou nódulos em seu parênquima e de acordo com a sua funcionalidade em relação à produção de hormônios tireoidianos.[4]

O bócio que decorre do aumento difuso da glândula, sem a caracterização clínica e radiológica de nódulo, é chamado de bócio difuso (BD).

Já os bócios com presença de nódulo parenquimatoso são chamados de bócios nodulares. Estes, por sua vez, podem ser únicos ou múltiplos, para os quais usamos os termos bócio uninodular (BU) ou multinodular (BM).

Do ponto de vista de sua função em relação à produção de hormônios tireoidianos, classificamos os bócios em simples ou atóxico, em que não há incremento na produção hormonal e bócio tóxico, quando há aumento da produção de tri-iodotironina (T3) e tiroxina (T4), levando à supressão do hormônio tireoestimulante (TSH) por *feedback* negativo.

## BÓCIOS NODULARES

A forma nodular de doença tireoidiana é a mais comum, atingindo até 68% da população. Com a melhora da qualidade e mais disponibilidade dos exames ultrassonográficos, ocorreu um aumento importante do diagnóstico radiológico dos nódulos, sendo, em sua maioria, assintomáticos (Fig. 11-1).

Entretanto, tais nódulos podem crescer ou apresentar-se de forma volumosa já ao diagnóstico, com compressão e deslocamento de estruturas cervicais (Fig. 11-2), fazendo com que o paciente apresente sintomas clínicos decorrentes de tais alterações.

Em seu crescimento as alterações mais comuns são compressão e deslocamento traqueal, compressão esofágica e aumento do contorno cervical.

Os nódulos autônomos, também chamados doença de Plummer, são tóxicos.[5] Geralmete são nódulos únicos, podendo raramente serem múltiplos, que por autonomização em nível celular passam a produzir quantidade anormal de hormônios tireoidianos. No processo de bociogênese os novos folículos gerados expressam alterações moleculares que autonomizam as células desses folículos, fazendo com que os mesmos produzam T3 e T4 de forma independente do estímulo de TSH.[6]

Nesse cenário temos que, por *feedback* negativo hipofisário e hipotalâmico, há redução da produção de TSH e com isso há supressão da função do restante da glândula tireoide.

Tais alterações são comuns na 5ª e 6ª décadas de vida, e representam a fase final da evolução do bócio.[7]

## BÓCIO DIFUSO

Denomina-se bócio difuso o aumento global da glândula sem evidência clínica ou radiológica de nódulos.

Dentre as causas podemos citar a deficiência de iodo e a doença de Graves.

Na carência de iodo temos baixa produção dos hormônios tireoidianos T3 e T4, e por *feedback* positivo temos elevação do TSH.

A ação do TSH nas células tireoidianas leva à multiplicação celular, situação menos frequente, atualmente, devido à suplementação de iodo do sal.

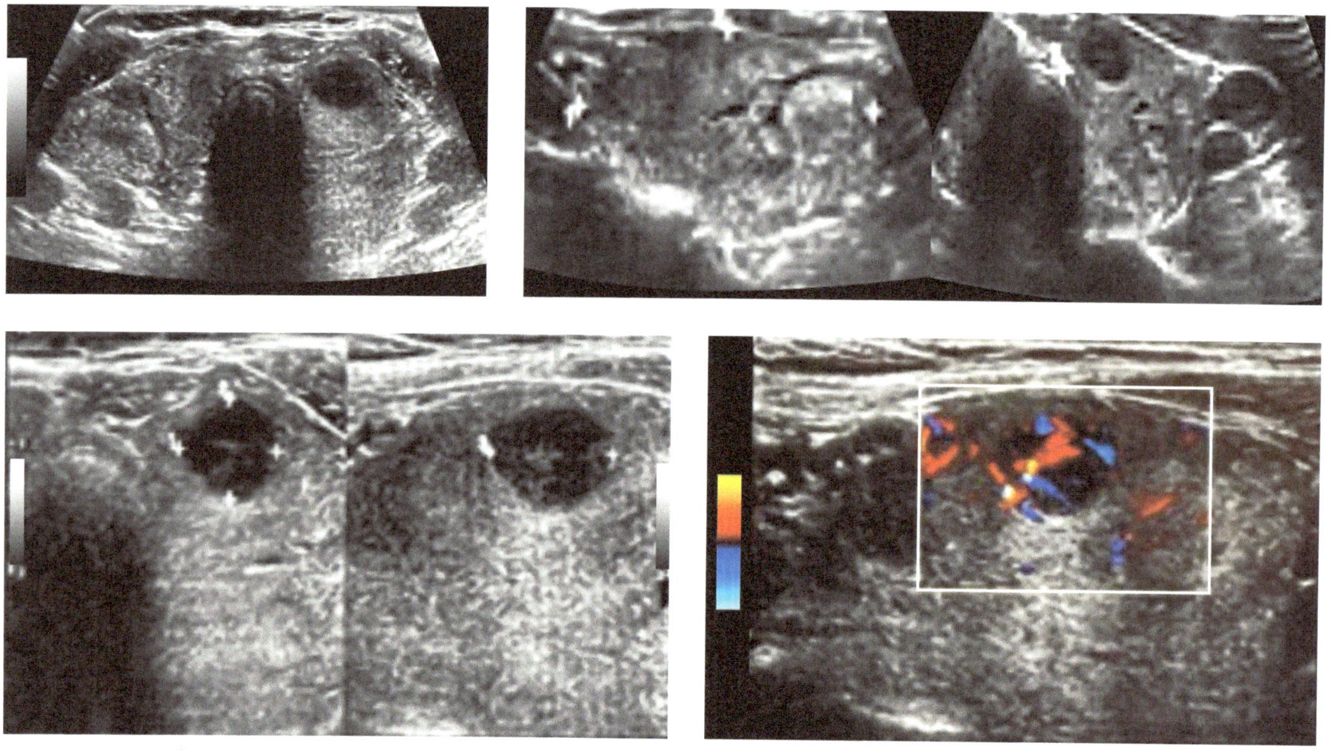

Fig. 11-1. Imagem de USG com Doppler de bócios nodulares.

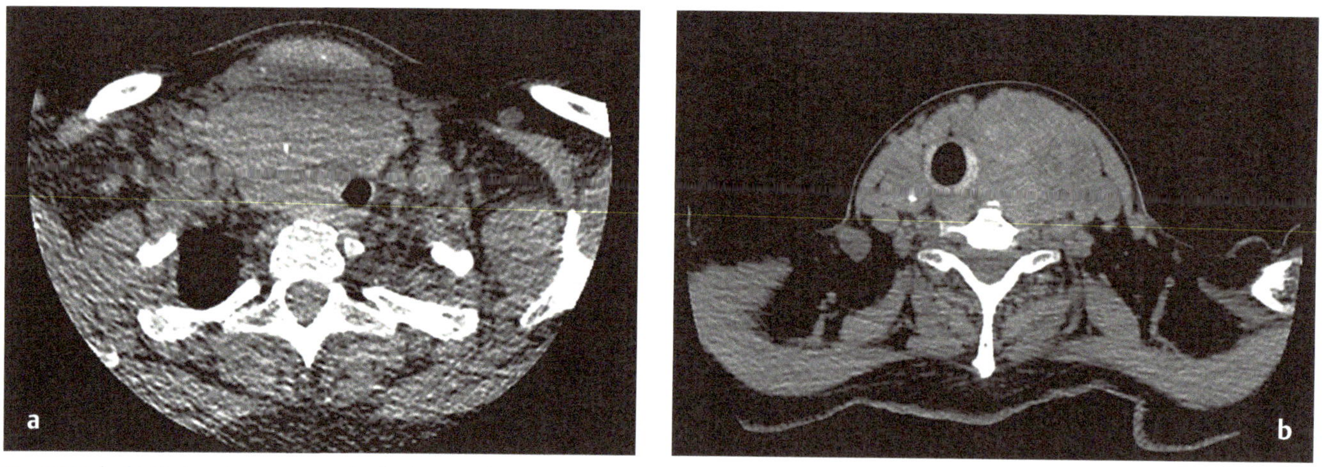

Fig. 11-2. (a, b) Bócio volumoso com desvio de traqueia.

Nesses casos em geral os pacientes apresentam-se em eutireoidismo ou até mesmo hipotireoidismo.

No Brasil, a doença de Graves (DG) é a principal forma encontrada de bócio difuso. É caracterizada pela presença de bócio difuso, exoftalmia e hipertireoidismo.

Na doença de Graves temos uma autoimunidade baseada em anticorpos IgG chamados de TRAb (*Thyroid Receptor Antibody*).[8,9]

O TRAb se liga ao receptor de TSH de membrana da célula tireoidiana (TSH-R) mimetizando os efeitos do TSH na célula, estimulando a produção de T3 e T4 e a multiplicação celular.

Nesse contexto temos, pelo *feedback* negativo, queda do TSH sérico, porém, os níveis de T4 e T3 se mantêm altos e o paciente pode apresentar sintomas de tireotoxicose.

Na Doença de Graves também temos acometimento, pelo TRAb, dos tecidos moles periorbitários e da musculatura extrínseca extraocular, com expansão da gordura periorbitária e espessamento e edema da musculatura. A oftalmopatia de Graves ocorre de forma leve ou subclínica em 50 a 70% dos pacientes. Somente 3% a 5% dos pacientes terão exoftalmo importante e dor ocular (Fig. 11-3).[10]

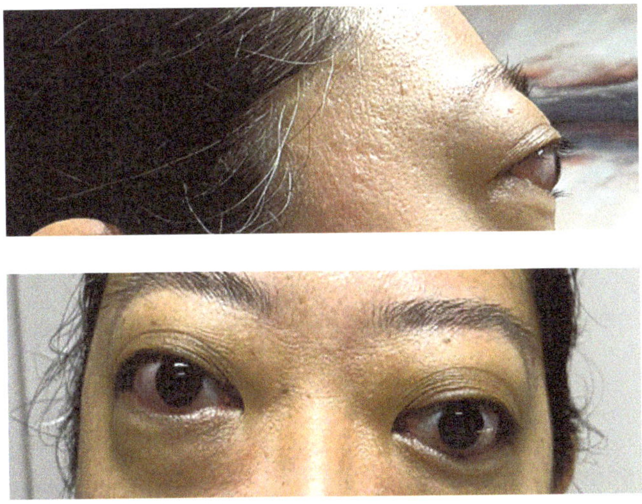

Fig. 11-3. Exoftalmopatia de Graves.

## BÓCIO MERGULHANTE E BÓCIO INTRATORÁCICO

No processo de crescimento, o parênquima tireoidiano pode estender-se através do estreito torácico superior, atingindo o mediastino, que denominamos bócio mergulhante ou subesternal (Fig. 11-4).

A literatura não apresenta uma definição uniforme sobre bócio mergulhante, sendo sua primeira descrição em 1749 por Haller.[11]

Considera-se bócio mergulhante quando o parênquima tireoidiano situa-se abaixo do manúbrio ou linha das clavículas.[12,13] Podendo crescer para o mediastino anterior e para o mediastino posterior (Figs. 11-5 e 11-6), sendo esse menos frequente.

Há ainda, em casos muito raros, os bócios verdadeiramente intratorácicos (1% dos tumores mediastinais),[14] que decorrem de uma alteração de migração tireoidiana na fase intrauterina, fazendo com que a tireoide desça até o mediastino. Nesses casos o diferencial principal ocorre em decorrência da origem da vascularização glandular, com origem torácica nessas situações (Fig. 11-7).

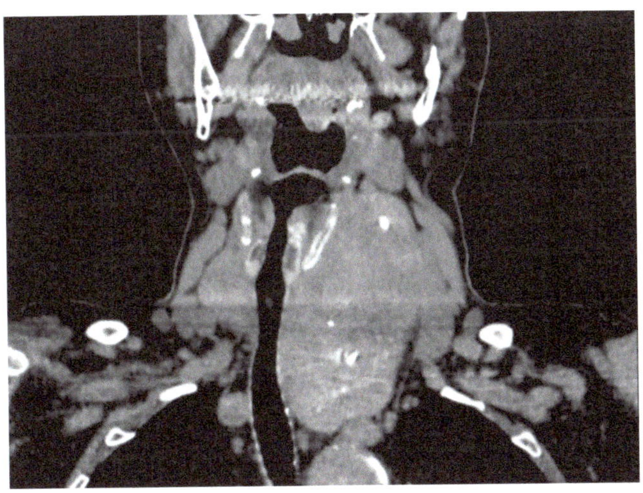

Fig. 11-4. Bócio mergulhante para mediastino anterior.

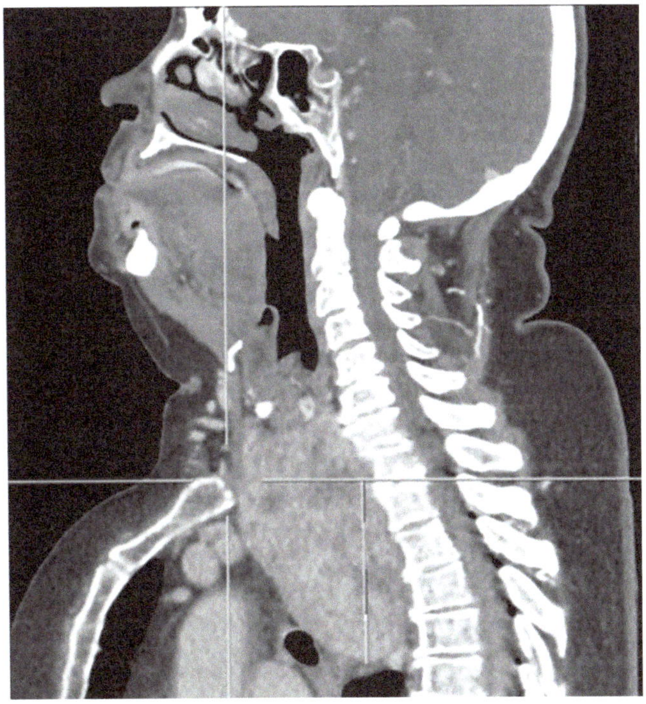

Fig. 11-5. Bócio mergulhante para mediastino posterior.

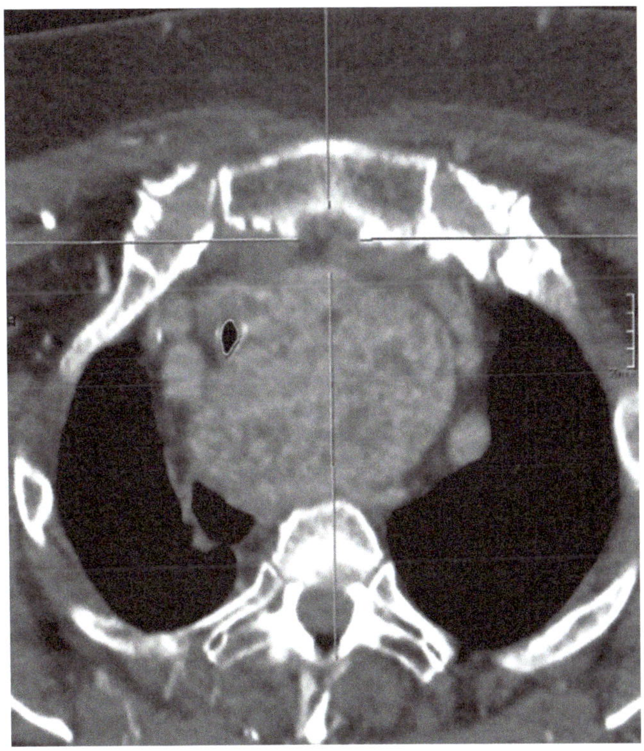

Fig. 11-6. Bócio mergulhante para mediastino posterior com compressão traqueal.

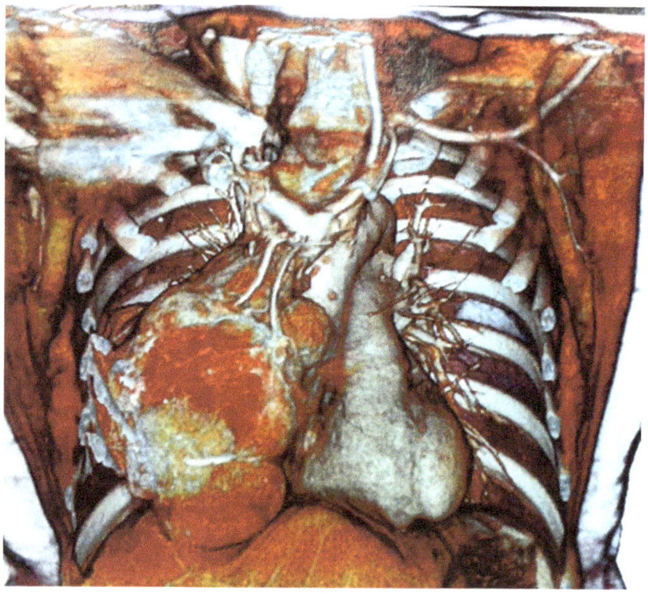

Fig. 11-7. Bócio intratorácico.

## DIAGNÓSTICO

O diagnóstico de bócio inicia-se com a história do paciente. Queixa de aumento do volume cervical, nódulo observado pelo próprio paciente ou outra pessoa, disfagia, dispneia ao decúbito e rouquidão são sintomas que devem ser questionados e valorizados. História familiar de doença tireoidiana também tem valor importante.

Nos quadros de bócio tóxico temos associado os sintomas de tireotoxicose (Quadro 11-1).[15]

## EXAME FÍSICO

Ao exame físico espera-se encontrar na inspeção estática, apagamento da borda do músculo esternocleidomastóideo em bócios volumosos, presença de nódulos visíveis e aumento do volume cervical.

Na inspeção dinâmica, ao pedirmos para o paciente deglutir, podemos ver a movimentação do nódulo, que ocorre devido à elevação do complexo laringotraqueal levando junto a tireoide.

À palpação, temos a presença do nódulo, que deverá ser caracterizado em relação a qual lobo se situa, sua consistência (pétreo, amolecido), se é aderido à pele ou não e se consegue-se palpar o limite inferior da glândula.

Quando o limite inferior não é palpável, com insinuação deste para o mediastino, teremos uma suspeita clínica de bócio mergulhante.

Se ao elevar os braços acima da cabeça o paciente ficar dispneico, com pletora facial, distensão das veias do pescoço e estridor laríngeo, temos o sinal de Pemberton positivo. Isso ocorre em virtude da compressão da veia cava superior pelo bócio.[16]

Ainda na palpação, em casos de hipertireoidismo decorrentes de doença de Graves, é possível sentir o frêmito da glândula, que existe em virtude do alto fluxo sanguíneo,[17] com ausculta de sopro na tireoide, muitas vezes descrito como "coração no pescoço".

Quadro 11-1. Sintomas Clínicos de Tireotoxicose

- Nervosismo
- Bócio
- Intolerância ao calor
- Sudorese excessiva
- Fadiga
- Dispneia
- Polifagia
- Edema de membros inferiores
- Distúrbios menstruais
- Anorexia
- Sopro na tireoide
- Ginecomastia
- Taquicardia
- Tremor
- Pele quente e úmida
- Palpitação
- Perda de peso
- Fraqueza
- Queixas oculares
- Aumento do número de evacuações
- Diarreia
- Ganho ponderal
- Fibrilação atrial
- Eritema palmar

## INVESTIGAÇÃO COMPLEMENTAR

Na suspeita clínica e de exame físico de nódulo ou aumento tireoidiano, deve-se iniciar a investigação com a solicitação de USG de tireoide e dosagem de hormônios tireoidianos TSH e T4 livre.[18]

Quando o TSH se encontrar suprimido, com T4 livre normal ou aumentado, estamos frente a um quadro de hipertireoidismo e, nesse cenário, indica-se a dosagem dos anticorpos antitireoidianos: TRAb, antitireoperoxidade (anti-TPO) e antitireoglobulina (anti-TG) e o exame de cintilografia de tireoide.

A cintilografia da tireoide é realizada com iodo radioativo (I131 ou I123) com objetivo de avaliarmos a origem da hiperfuncionalidade, que pode ser por aumento da função global da glândula ou nódulo(s) autônomo(s) (Fig. 11-8). Esse exame é contraindicado em gestantes.

Nesse cenário não está indicada a punção de nódulo hiperfuncionante, pois em sua grande maioria trata-se de adenoma.

Com TSH normal ou elevado (hipotireoidismo), a avaliação das características do nódulo ao USG, assim como seu tamanho, são critérios que indicarão a progressão da investigação.

Nódulos pequenos e características ultrassonográficas de baixo risco de malignidade poderão ser seguidos com exame de USG.

Nódulos com mais de 1 cm e características suspeitas ao USG deverão ser encaminhados para punção aspirativa por agulha fina (PAAF) e conduzidos conforme seu risco de malignidade – Classificação de Bethesda.

Exames complementares, como tomografia computadorizada, são indicados nos casos de bócios muito volumosos e bócios mergulhantes, para avaliar a relação da tireoide com as demais estruturas cervicais e extensão do bócio dentro do mediastino, informação importante para o planejamento cirúrgico.

## CONDUTA

Nos casos de bócio simples nodular indica-se tratamento cirúrgico quando o paciente apresenta sintomas compressivos – traqueais e/ou esofágicos e crescimento progressivo. Indica-se também tratamento cirúrgico para os bócios mergulhantes.

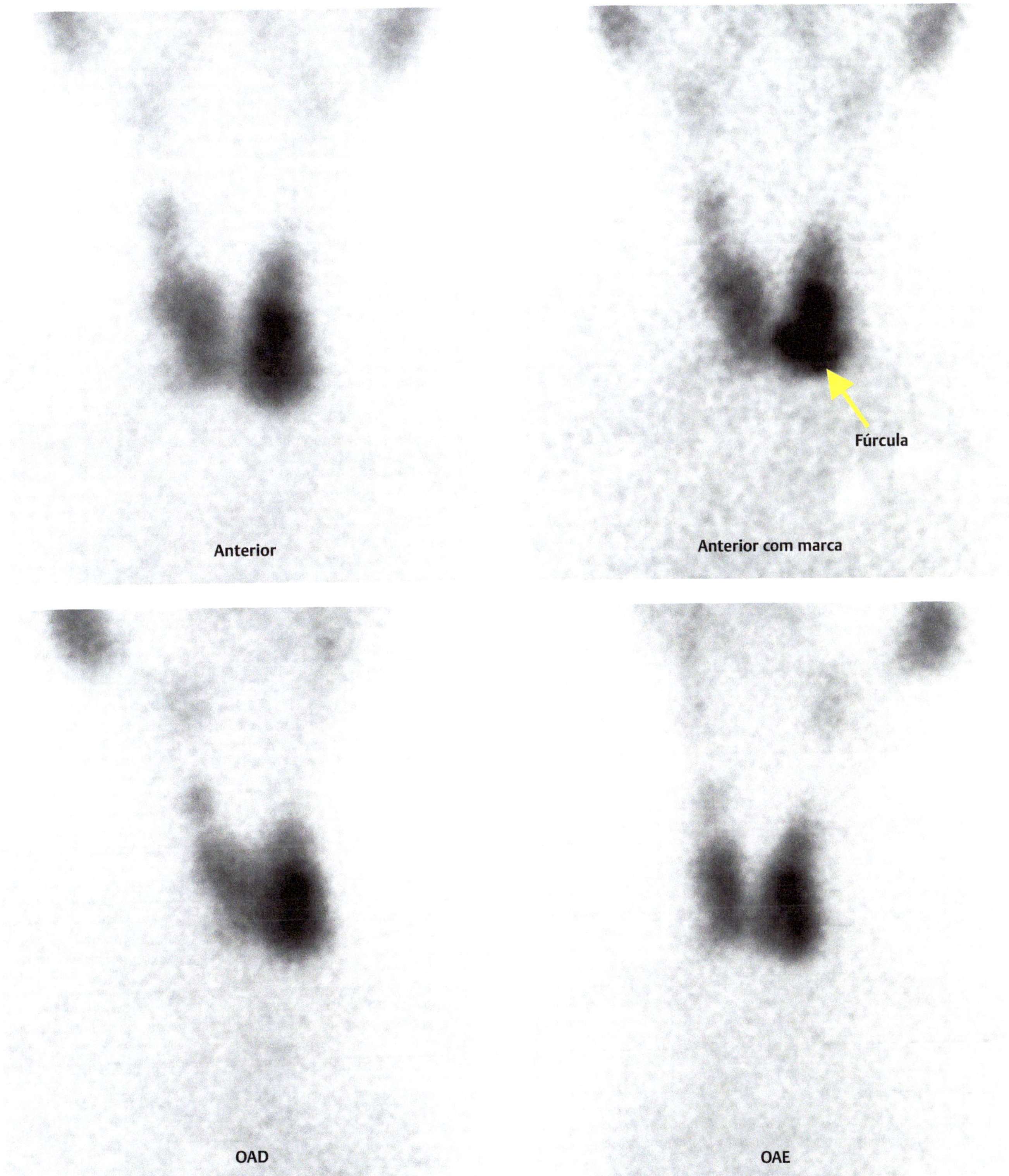


**Fig. 11-8.** Cintilografia de tireoide com hipercaptação em polo inferior.

A tireoidectomia é, até o presente momento, o tratamento padrão ouro e sua extensão varia de acordo com a necessidade em cada caso. Pacientes com nódulos bilaterais volumosos são candidatos à tireoidectomia total (Fig. 11-9), pacientes com nódulos unilaterais são candidatos à tireoidectomia parcial – lobectomia (Fig. 11-10).

Nos bócios mergulhantes, cerca de 90% são passíveis de ressecção por acesso cervical, sobretudo os que se insinuam para o mediastino anterior. A cirurgia deve ser realizada em serviços de alto volume cirúrgico e equipe de cirurgia torácica à disposição para acesso conjunto, se necessário (Fig. 11-11).

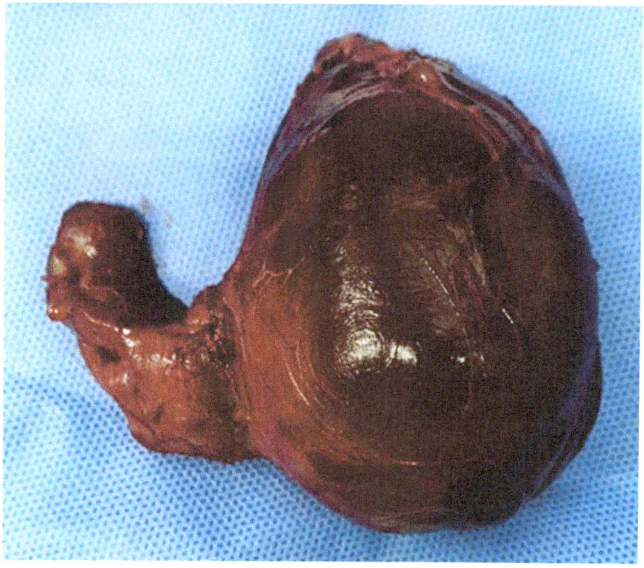

Fig. 11-9. Tireoidectomia total.

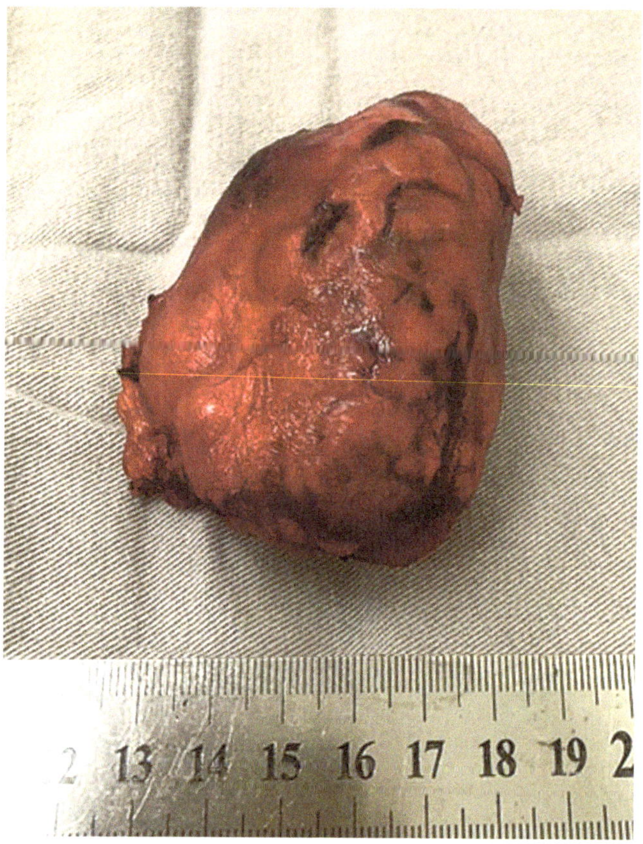


Fig. 11-10. Tireoidectomia parcial – lobectomia esquerda.

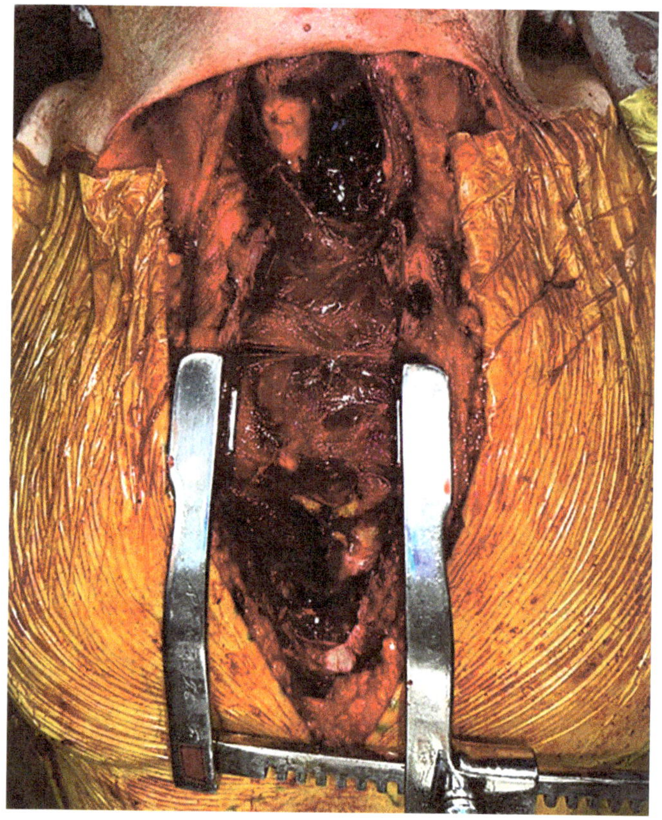

Fig. 11-11. Esternotomia para ressecção de componente mergulhante do bócio.

Na vigência de bócio tóxico, nodular ou difuso, inicialmente devemos estabilizar a função tireoidiana, tirando o paciente da situação hipertireoidismo.[19]

Inicia-se o betabloqueador com o objetivo de diminuir a frequência cardíaca, o tremor e a hipertensão arterial sistêmica, quando presentes, e drogas antitireoidianas.

Atenção deve ser dada ao introduzir betabloqueadores em pacientes com história clínica de broncospasmo, síndrome de Raynauld e gestantes, estas pelo risco de retardo de crescimento intrauterino.

As opções terapêuticas para doença de Graves são: drogas antitireoidianas, cirurgia e radioiodoterapia.

A decisão pela opção terapêutica deve levar em conta o desejo do paciente, o risco cirúrgico (comorbidades), risco de recidiva e, em caso de mulheres em idade reprodutiva, o desejo de gestação em período de 12 meses.

As drogas antitireoidianas são as tionamidas. No Brasil temos disponíveis: propiltiuracil (PTU) e metimazol (MMI). Estão indicadas para atingir o eutireoidismo, e mesmo que a opção terapêutica definida tenha sido cirúrgica, elas devem ser iniciadas visando melhor controle da função tireoidiana e diminuição dos riscos cirúrgicos em situação de hipertireoidismo.

O PTU tem maior risco de hepatotoxicidade e indica-se início do tratamento com MMI, exceto em gestantes no primeiro trimestre. Em casos de hipertireoidismo leve a moderado, a dose de MMI é de 10 a 30 mg/dia e em casos de hipertireoidismo grave de 60 a 80 mg/dia.

As tionamidas são drogas que podem apresentar efeitos colaterais. Consideram-se leves: *rash* cutâneo, prurido, urticária e artralgia; e graves (1%): poliartrite grave, agranulocitose e, mais raramente, anemia aplástica, trombocitopenia, hepatite tóxica (PTU), vasculites, síndrome lúpus-*like*, hipoprotrombinemia (PTU) e hipoglicemia (MMI).

Nas situações de ocorrência de efeito colateral grave, o medicamento deve ser suspenso imediatamente e não deve ser reintroduzido.

A cirurgia está indicada em casos de nódulos tóxicos e bócio difuso tóxico volumoso. O risco de cirurgia em pacientes sem controle hormonal adequado consiste em maior possibilidade de tempestade tireotóxica, situação em que, pela manipulação cirúrgica, temos uma liberação aguda de hormônio tireoidiano na circulação e sua ação em órgãos-alvo pode causar, inclusive, óbito (risco de 50%).

No contexto de DG indica-se tireoidectomia total, de preferência em mãos experientes, sendo cirurgiões com alto volume cirúrgico os mais indicados, pelo risco de complicações cirúrgicas. No contexto de bócio nodular tóxico indica-se tireoidectomia parcial ou total, a depender da localização dos nódulos (uni ou bilateral).

Outra opção terapêutica definitiva para bócio difuso tóxico é a radiodoterapia. Utiliza-se iodo radioativo em baixa dose levando à apoptose celular e com o objetivo de trazer o paciente ao eutireoidismo. Pacientes gestantes ou com desejo de engravidar em curto prazo não são candidatas a essa modalidade terapêutica.

## CONSIDERAÇÕES FINAIS

Os bócios apresentam alta frequência na população em geral, sendo mais prevalentes em mulheres. Ao serem diagnosticados devemos ser investigados para avaliação de sua forma clínica e funcionalidade e tratados de maneira adequada.

## REFERÊNCIAS BIBLIOGRÁFICAS

1. Maniakas A, Davies L, Zafereo ME. Thyroid disease around the world. Otolaryngol Clin North Am. 2018 Jun;51(3):631-42.
2. Pontes A, Rocha A, Leite D. Iodação do sal no Brasil, um assunto controverso. Arq Bras Endocrinol Metab. 2009 Feb.;53(1).
3. Rosário PW, Ward LS, Carvalho GA, Graf H, Maciel RMB, Maciel LMZ, Maia AL, et al. Nódulo tireoidiano e câncer diferenciado de tireoide: atualização do consenso brasileiro. Arq Bras Endocrinol Metab. 2013;57:4.
4. Knobel M. Etiopathology, clinical features, and treatment of diffuse and multinodular nontoxic goiters. Journal of Endocrinological Investigation. 2016;39:357-73.
5. Khalid N, Can AS. Plummer disease. 2023 Mar 11. In: StatPearls [Internet]. Treasure Island (FL): StatPearls Publishing; 2023 . PMID: 33351415.
6. Studer H, Peter HJ, Gerber H. Toxic nodular goitre. Clinics in Endocrinology and Metabolism. 1985 May; 14(2):351-72.
7. Siegel RD, Lee SL. Toxic nodular goiter. Toxic adenoma and toxic multinodular goiters. Endocrinol Metab Clin North Am. 1998 Mar;27(1):151-68.
8. McIver B, Morris JC. The pathogenesis of Graves' disease. Endocrinol Metab Clin North Am. 1998 Mar;27(1):73-89.
9. Antonelli A, Fallahi P, Elia G, Ragusa F, Paparo SR, Ruffilli I, et al. Graves' disease: Clinical manifestations, immune pathogenesis (cytokines and chemokines) and therapy. Best Pract Res Clin Endocrinol Metab. 2020 Jan;34(1):101388.
10. Rosenberg Bezalel S, Elbirt D, Leiba H, Sthoeger ZM. Graves' Opthalmopathy. Isr Med Assoc J. 2017 Mar;19(3):188-92.
11. Haller A. Disputationes anatomica selectae. Gottingen: Vanden hoeck; 1749. p. 96.
12. Unlu MT, Aygun N, Kostek M, Isgor A, Uludag M. Substernal goiter: from definitions to treatment. Sisli Etfal Hastan Tip Bul. 2022 Jun 28;56(2):167-76.
13. Chen AY, Bernet VJ, Carty SE, Davies TF, Ganly I, Inabnet WB 3rd, et al; Surgical Affairs Committee of the American Thyroid Association. American Thyroid Association statement on optimal surgical management of goiter. Thyroid. 2014;24:181-9.
14. Aydemir M, Türesin A, Ciftel F, Kilicli M, Dokmetas H. Mediastinal goiter: a rare cause of dyspnea, chest and back pain. Endocrine Abstracts. 2014;35:1029.
15. Maia AL, Scheffel RS, Meyer ELS, Mazeto GMFS, Carvalho GA de, Graf H, et al. Consenso brasileiro para o diagnóstico e tratamento do hipertireoidismo: recomendações do Departamento de Tireoide da Sociedade Brasileira de Endocrinologia e Metabologia. Arq Bras Endocrinol Metab. 2013 Abr.;57(3).
16. Blum M, Biller BJ, Bergman DA. The thyroid cork. Obstructionof the thoracic inlet due to retroclavicular goiter. JAMA. 1974;227:189-91.
17. Maciel LMZ. O exame físico da tireóide. Medicina (Ribeirão Preto) 2007;40 (1): 72-7.
18. Haugen BR, Alexander EK, Bible KC, Doherty GM, Mandel SJ, Nikiforov YE, et al. 2015 American Thyroid Association Management Guidelines for Adult Patients with Thyroid Nodules and Differentiated Thyroid Cancer: The American Thyroid Association Guidelines Task Force on Thyroid Nodules and Differentiated Thyroid Cancer. Thyroid. 2016 Jan 1;26(1): 1-133.
19. Ross DS, Burch HB, Cooper DS, Greenlee MC, Laurberg P, Maia AL, et al. 2016 American Thyroid Association Guidelines for Diagnosis and Management of Hyperthyroidism and Other Causes of Thyrotoxicosis. Thyroid. 2016 Oct;26(10):1343-421.

# HIPERTIREOIDISMO: FORMAS CLÍNICAS, DIAGNÓSTICO E TRATAMENTO

CAPÍTULO 12

Nicolau Lima Neto ▪ Rosalinda Camargo ▪ Suemi Marui ▪ Vergilius José Furtado de Araujo Filho

## HIPERTIREOIDISMO E TIREOTOXICOSE

Embora os termos tireotoxicose e hipertireoidismo sejam usados indistintamente na prática clínica, seria correto referir-se à tireotoxicose como a síndrome do excesso de hormônios tireoidianos nos tecidos, independentemente de sua origem (tireoidiana, exógena ou ectópica). Hipertireoidismo refere-se a uma das causas de tireotoxicose, através da secreção excessiva de hormônios tireoidianos pela glândula tireoide, sendo a doença de Basedow-Graves a causa mais comum. Para melhor compreensão, separamos a tireotoxicose causada por hipertireoidismo da tireotoxicose não associada ao aumento da secreção dos hormônios tireoidianos pela glândula tireoide (Quadro 12-1).

## HIPERTIROIDISMO LEVANDO À TIREOTOXICOSE

### Doença de Graves

A doença de Graves é uma síndrome caracterizada por uma hiperatividade da glândula tireoide, bócio, oftalmopatia infiltrativa, dermopatia infiltrativa e, ocasionalmente, acropatia. Em geral, o bócio e o excesso de hormônios tireoidianos são as características predominantes. A doença de Graves apresenta duas categorias de manifestações clínicas: 1. as decorrentes da autoimunidade da doença de Graves que incluem oftalmopatia da doença de Graves, bócio, dermopatia e acropatia e 2. as dos sintomas de hipertireoidismo (Fig. 12-1).

**Quadro 12-1.** Causas de Tireotoxicose

| Tireotoxicose decorrente de hipertireoidismo | Tireotoxicose não associada ao hipertireoidismo |
|---|---|
| ▪ Doença de Basedow-Graves<br>▪ Adenoma tóxico<br>▪ Bócio multinodular tóxico<br>▪ Adenoma hipofisário produtor de TSH<br>▪ Tumor trofoblástico (mola hidatiforme, coriocarcinoma)<br>▪ Resistência ao hormônio tireoidiano<br>▪ Tecido tireóideo ectópico:<br>▪ Metástases funcionantes de carcinoma diferenciado da tireoide<br>▪ *Struma ovarii* (neoplasia ovariana) | ▪ Tireoidite subaguda dolorosa (tireoidite granulomatosa, tireoidite de de Quervain)<br>▪ Tireoidite subaguda linfocítica ou tireoidite silente<br>▪ Tireotoxicose factícia ou exógena, tireoidite por drogas (lítio, interferon, amiodarona) |

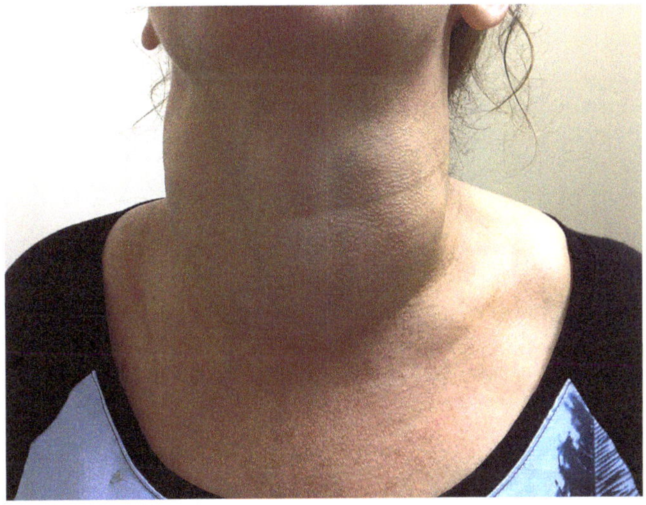

**Fig. 12-1.** Bócio difuso tóxico.

A doença de Graves é uma doença de caráter autoimune caraterizada pela presença de anticorpos contra o receptor de TSH (TRAb).[1] A produção de anticorpos é dependente de células T e vários epítopos no domínio extracelular do receptor de TSH (TSHR) são reconhecidos como antígenos responsáveis pelo estímulo da produção de imunoglobulinas de classe IgG. O TRAb liga-se ao receptor do TSH e ativa a proteína Gsα ligada ao receptor, acionando o sistema adenilciclase, com aumento da produção de AMP cíclico, estimulando a cascata de produção do hormônio tireoidiano e levando à hiperplasia e à hipertrofia das células foliculares da tireoide.[2] Os efeitos causados por esses autoanticorpos não são bloqueados pelas altas concentrações de hormônios tireoidianos, levando a uma produção hormonal contínua. Na fase ativa da doença de Graves, níveis elevados de TRAb são observados em, aproximadamente, 99% dos pacientes, tornando-se um marcador fisiopatológico dessa doença.[3]

Na doença de Graves, lesões focais da glândula tireoide, como infecções virais ou traumas locais, resultam na estimulação de linfócitos T reativos a antígenos ou peptídeos derivados de antígenos da tireoide. As agressões à distância também podem levar à entrada de linfócitos T já ativados para a glândula tireoide. Através da secreção de citocinas, linfócitos T podem estimular outros linfócitos dentro da glândula tireoide. Além disso, linfócitos intratireoidianos podem ser ativados por mimetismo molecular de antígenos bacterianos ou virais com proteínas humanas, como o receptor de TSH. As citocinas secretadas pelos linfócitos T também podem induzir a expressão do MHC tipo II pelos tireócitos, amplificando a apresentação de autoantígenos e ativando linfócitos T autorreativos, promovendo a resposta autoimune.[4]

Sabe-se que fatores ambientais e genéticos estão envolvidos no aparecimento e na manutenção de doenças autoimunes por meio de mecanismos ainda desconhecidos. Não parece haver o envolvimento de um gene específico e a concordância em gêmeos idênticos ocorre em apenas 20% dos casos.[5]

A doença de Graves, bem como outras doenças autoimunes, é cerca de 10 vezes mais comum em mulheres que em homens, possivelmente devido aos efeitos moduladores do estrogênio no sistema imunológico. Da mesma maneira, eventos adversos graves, como infecções e traumas, podem desencadear o aparecimento da doença. O tabagismo tem sido associado ao aparecimento da oftalmopatia de Graves. A exposição a iodo suplementar, em um ambiente deficiente em iodo, pode promover doenças autoimunes como a doença de Graves e, mais frequentemente, a tireoidite de Hashimoto.[6]

A doença de Graves é responsável por 70% a 80% dos pacientes com hipertireoidismo. A incidência anual no sexo feminino é de 0,5 por 1.000, com maior risco ocorrendo entre as idades de 40 e 60 anos. A prevalência da doença de Graves é semelhante em asiáticos e brancos e menor em negros.[3]

## *Manifestações Extratireoidianas*

A doença ocular da tireoide (DOT), também conhecida como oftalmopatia de Graves ou orbitopatia de Graves, ocorre em aproximadamente 50% dos pacientes com doença de Graves e pode aparecer antes, durante ou após o início do hipertireoidismo

Oftalmopatia associada à tireoide é uma doença autoimune inflamatória que resulta no aumento progressivo do músculo e tecidos extraoculares orbitais. Os fibroblastos orbitais são capazes de responder a estímulos imunológicos e amplificar o processo inflamatório orbital. A inflamação resultante, com expansão do volume do tecido orbital e consequente remodelação, levam aos achados clínicos característicos da DOT, como retração da pálpebra superior, edema e eritema dos tecidos periorbitários e da conjuntiva e proptose. Aproximadamente 3% a 5% dos pacientes com DOT desenvolvem alterações que ameaçam a visão devido à exposição e ulceração da córnea ou devido à neuropatia óptica compressiva. Durante a doença inativa ocorre atrofia e fibrose das fibras musculares, o que pode resultar em um estrabismo restritivo persistente.

A estreita associação clínica e temporal entre o desenvolvimento da doença de Graves (GD) e DOT sugere uma via biológica comum entre a glândula tireoide e o tecido orbital. Um possível mecanismo é a presença de autoanticorpos, como o autoanticorpo do receptor de tireotrofina (TRAb), que pode ser detectado em todos os pacientes com DOT. Fumar tem sido associado a um fator de risco para o desenvolvimento e gravidade de DOT (Fig. 12-2).[7]

A dermopatia pré-tibial ou mixedema caracteriza-se pela infiltração de linfócitos T na camada da derme, liberando citocinas que estimulam a produção de glicosaminoglicanos e ácido hialurônico hidrofóbicos, resultando em edema. Essa dermatopatia localiza-se, principalmente, na região pré-tibial e dorso dos pés onde há traumas. A lesão é caracterizada por espessamento da pele com pápulas ou placas elevadas, muitas vezes, endurecidas e pruriginosas quando se tornam crônicas. Pacientes com dermopatia tireoidiana apresentam oftalmopatia concomitante e exibem valores extremamente elevados de TRAb (Fig. 12-3).[8]

Em 2% dos casos podemos encontrar a associação de osteoartropatia e baqueteamento dos dedos das mãos e dos pés. A acropatia de Graves afeta, preferencialmente, a porção distal dos ossos e leva a aumento dos tecidos moles, sem sinal de inflamação. A dermopatia tireoidiana sinaliza grave doença

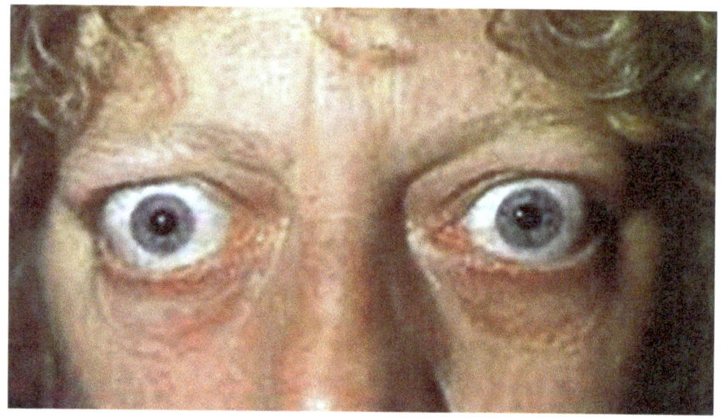

Fig. 12-2. Exoftalmopatia.

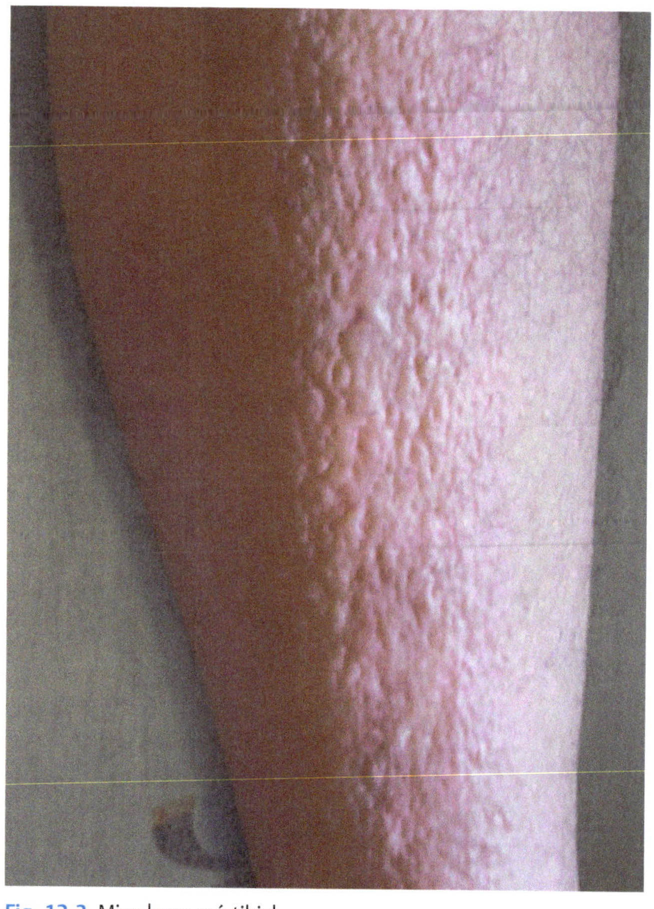

Fig. 12-3. Mixedema pré-tibial.

autoimune da tireoide, enquanto a acropatia sinaliza uma forma ainda mais grave. Assim como outras manifestações extratireoidianas, a doença de Graves parece estar associada a um aumento da síntese e depósito de glicosaminoglicanos por fibroblastos locais, estimulados por processos autoimunes. Um antígeno em comum pode ser o TSHR.[3]

## Quadro Clínico

O quadro clínico do hipertireoidismo mostra-se mais grave dependendo do tempo de duração da doença e idade do paciente (Quadro 12-2).[1] O quadro clínico foi associado a manifestações adrenérgicas como nervosismo, palpitações e tremores de extremidades. Com a elevação dos níveis hormonais tireoidianos na circulação, o efeito nos órgãos-alvo também se mostra aumentado. Intolerância ao calor, sudorese e perda de peso refletem aumento da termogênese e aumento do metabolismo. Há aumento da fome e 20% dos pacientes apresentam hiperfagia com consequente aumento de peso.

O excesso de hormônios tireoidianos leva o sistema cardiovascular a apresentar aumento da frequência cardíaca, aumento da contratilidade miocárdica e condução atrial, aumento da demanda cardíaca por oxigênio e risco de isquemia. A incidência de arritmia atrial e fibrilação atrial está diretamente relacionada com valores baixos de TSH, principalmente em cardiopatas idosos.[9] Pacientes com arritmias atriais estão intimamente associados a complicações tromboembólicas e têm maior risco de morte, especialmente em idosos portadores de doenças cardíacas. A necessidade de terapia anticoagulante durante o hipertireoidismo é altamente questionável por ser duvidoso o estado de hipercoagulabilidade. Já pacientes com fibrilação atrial e doença cardíaca devem receber terapia anticoagulante, pelo menos, até a resolução do hipertireoidismo. A dispneia, com o aumento da frequência respiratória, durante o exercício físico, é observada, associada à diminuição da complacência pulmonar, como manifestação do comprometimento cardiovascular.

Os pacientes tendem a aumentar o número de evacuações pelo aumento do peristaltismo intestinal. Raramente, diarreia ou anormalidades de absorção foram relatadas. Alterações hepáticas com aumento de alanina e aspartato-aminotransferases são frequentemente observadas. Na crise tireotóxica, ocorre disfunção hepática grave e icterícia. Já a hepatite autoimune raramente ocorre concomitantemente com a doença de Graves.

A paralisia periódica hipocalêmica é uma situação muito rara, descrita principalmente em asiáticos, sendo revertida com o tratamento da doença de Graves como fator precipitante.[10]

Quando acomete crianças e adolescentes, ocorre rápido crescimento linear com acelerada maturação óssea. Nos idosos, há exacerbada perda óssea com aumento dos marcadores de remodelação óssea, cálcio urinário elevado e, às vezes, com níveis elevados de cálcio sérico.

Alterações menstruais são raras e a amenorreia está associada ao hipertireoidismo mais severo. A fertilidade não costuma ser afetada, mas há relatos de infertilidade em ambos os sexos. Os níveis de SHBG (globulina ligadora de hormônios sexuais) estão elevados e, portanto, os valores séricos totais de testosterona e estradiol também se encontram aumentados. Raramente é observada ginecomastia em homens.

Aproximadamente 20% dos pacientes com tireotoxicose apresentam anemia não associada à gastrite atrófica ou deficiência de ferro. Pode ocorrer neutropenia relativa e é importante considerar isso antes de iniciar o tratamento medicamentoso.

O hipertireoidismo pode piorar a intolerância à glicose em pacientes com diabetes insulino-dependente por aumentar a necessidade de insulina e, em alguns casos, pode provocar hipoglicemia.

Em cerca de 90% dos pacientes com doença de Graves, o bócio difuso é de tamanho variável e de consistência elástica. O aumento da vascularização permite que você sinta um frêmito na superfície da glândula tireoide, bem como sopro à ausculta com estetoscópio.

Quadro 12-2. Aspectos Clínicos da Doença de Graves

| Manifestações de tiretoxicose | |
|---|---|
| **Sintomas** | **Sinais** |
| Hiperatividade, irritabilidade | Taquicardia sinusal, fibrilação atrial |
| Insônia, ansiedade | Tremores finos, hipercinesia |
| Intolerância ao calor | Hiper-reflexia |
| Sudorese excessiva | Pele quente e úmida |
| Palpitações | Eritema palmar |
| Fadiga, fraqueza | Queda de cabelos |
| Dispneia ao exercício | Miopatia proximal |
| Perda de peso (com hiperfagia) | Insuficiência cardíaca congestiva |
| Ganho ponderal (raro) | Aumento da velocidade de crescimento |
| Hiperdefecação | Osteopenia |
| Oligomenorreia/amenorreia | |

## Diagnóstico Laboratorial

O diagnóstico da doença de Graves é clínico e torna-se evidente quando há presença de bócio com sinais de hipertireoidismo e oftalmopatia de Graves.

Todos os pacientes apresentam valores reduzidos ou suprimidos de TSH associados a níveis elevados de T4. A medida de TSH é um excelente parâmetro de triagem para hipertireoidismo porque mesmo pequenos incrementos na produção de hormônio tireoidiano suprimem os níveis circulantes de TSH.[11] Se o TSH estiver baixo e o T4 normal, recomenda-se mensurar o T3, pois 10% dos pacientes podem ter apenas T3 elevado, especialmente no início da doença. A dosagem do T4 livre é recomendada, pois sua medida sofre menos interferência do que o T4 total.[12]

A detecção de TRAb em pacientes com doença de Graves chega a 99%, mas sua aplicação diagnóstica deve ser limitada em caso de dúvida sobre o diagnóstico etiológico. A dosagem de TRAb no terceiro trimestre também é importante em gestantes com história ou antecedentes de doença de Graves para avaliar o risco de disfunção tireoidiana fetal ou neonatal, uma vez que o TRAb atravessa a barreira placentária e pode estimular ou mesmo inibir a função tireoidiana do bebê, levando ao hipertireoidismo ou hipotireoidismo transitório, respectivamente.

Os anticorpos antitireoperoxidase (anti-TPO) e/ou antitireoglobulina (anti-Tg) são encontrados em aproximadamente 75% dos pacientes portadores de doença de Graves, o que apenas confirma a etiologia autoimune da doença. Por outro lado, o TRAb não se eleva na tireoidite de Hashimoto, sugerindo a ação de outros mecanismos imunológicos.

## Diagnóstico por Imagem

O mapeamento e a captação da tireoide também devem ser solicitados em caso de dúvida no diagnóstico etiológico. O mapeamento clássico da tireoide com tecnécio ou iodo $^{131}I$ revela uma glândula aumentada e hipercaptante. A captação de iodo é significativamente elevada, refletindo o aumento da capacidade da glândula tireoide de secretar hormônios tireoidianos (Fig. 12-4).[1]

Na doença de Graves, a glândula costuma-se apresentar difusamente aumentada, com aumento de volume de 2 a 3 vezes, em média, mas podendo apresentar volumes muito maiores em alguns casos. O aspecto ecográfico caracteriza-se pela redução da ecogenicidade, que tende a ser mais homogênea que na tireoidite crônica autoimune, mas pode-se apresentar de aspecto mais heterogêneo e pseudonodular naqueles pacientes que possuem evolução mais prolongada da doença. A hipoecogenicidade ocorre em razão do aumento da celularidade da glândula determinado pela hiperplasia das células foliculares, pelo infiltrado linfocitário e pela redução do coloide nos folículos tireoidianos (Fig. 12-5).

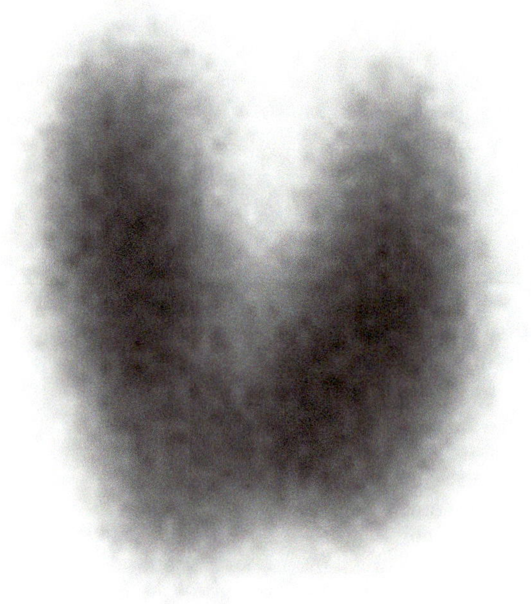

Fig. 12-4. Mapeamento e captação da tireoide em bócio difuso (doença de Graves).

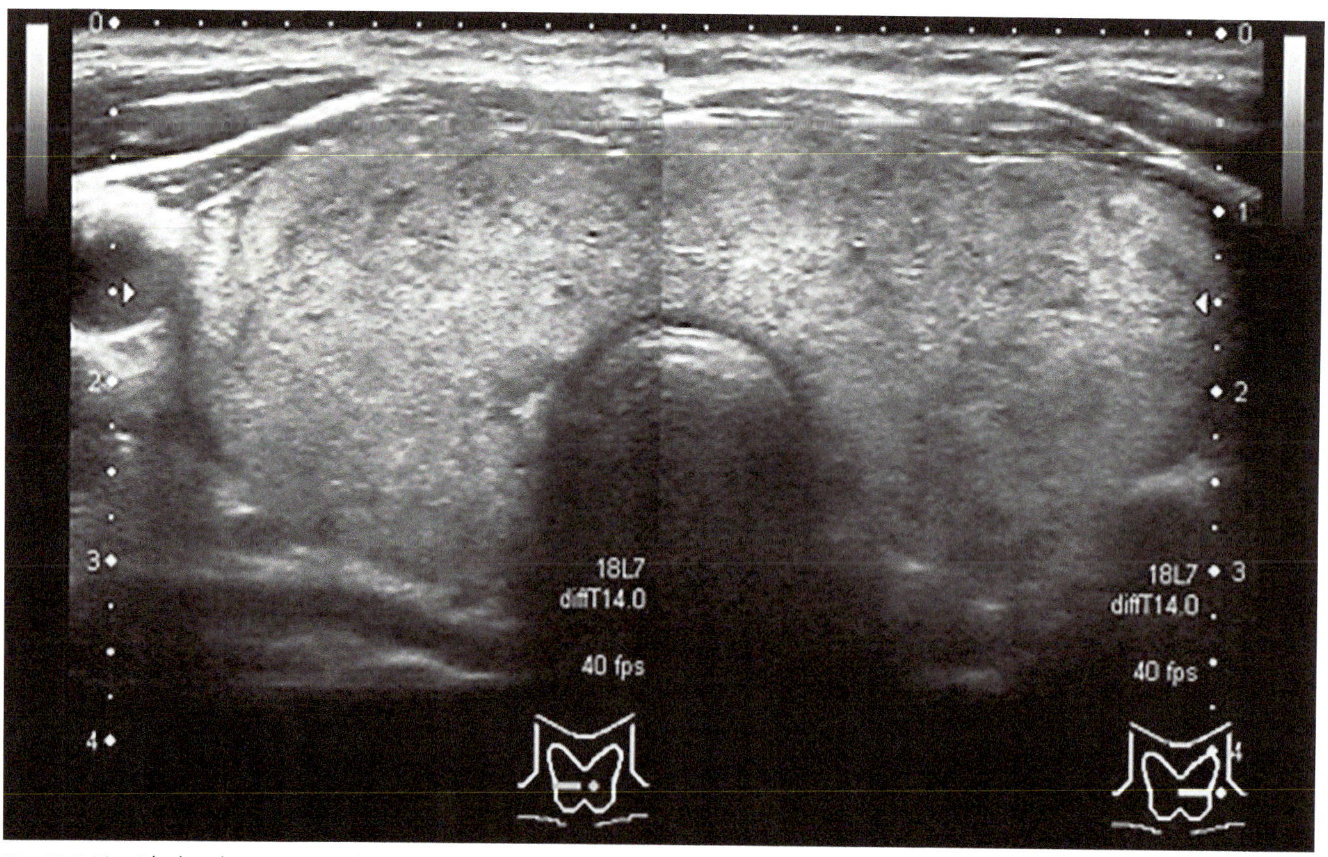


Fig. 12-5. Tireoide de volume aumentado e ecogenicidade reduzida na doença de Graves.

Ao Doppler colorido, na fase mais aguda da doença, ocorre aumento difuso da vascularização da glândula, podendo variar de forma leve, moderada e até acentuada ("inferno tireoidiano") (Fig. 12-6).[13] A velocidade do pico sistólico (VPS) nas artérias tireoidianas inferiores apresenta valores elevados, acima de 40 a 50 cm/segundo.[14] A medida dessa velocidade também pode ser utilizada para avaliar a resposta ao tratamento uma vez que a recidiva da doença está associada à manutenção de altas velocidades de pico sistólico e da hipervascularização da tireoide (Fig. 12-7).[15]

Os nódulos autônomos, em sua maioria, apresentam características benignas ou pouco suspeitas à ultrassonografia. Em nossa experiência, a maioria desses nódulos apresenta textura mista (com pequenas áreas císticas), isoecogênica e com vascularização central e periférica. No entanto, uma porcentagem significativa de nódulos autônomos pode apresentar características indeterminadas ou suspeitas para malignidade, antes da radioiodoterapia (RIT), e esse número aumenta significativamente, após a terapia com radioiodo, durante o acompanhamento.[15] Portanto, os médicos devem estar cientes desse possível resultado ao solicitar a ultrassonografia de controle, nesse grupo de pacientes, a fim de evitar intervenções desnecessárias.

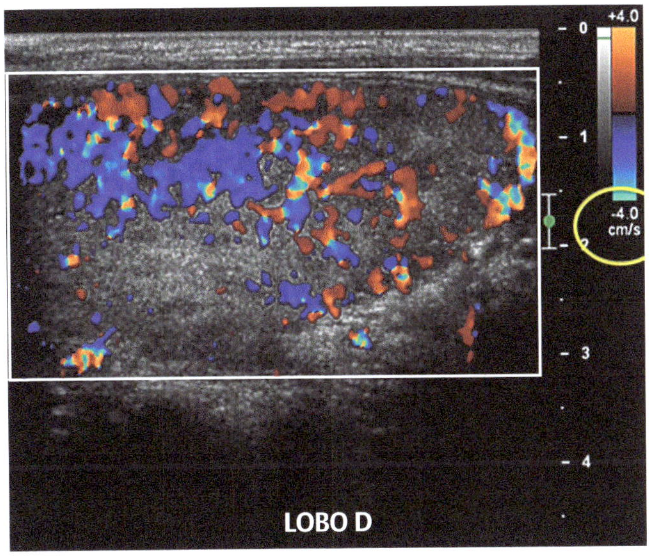


Fig. 12-6. Aumento acentuado da vascularização glandular ("inferno tireoidiano").

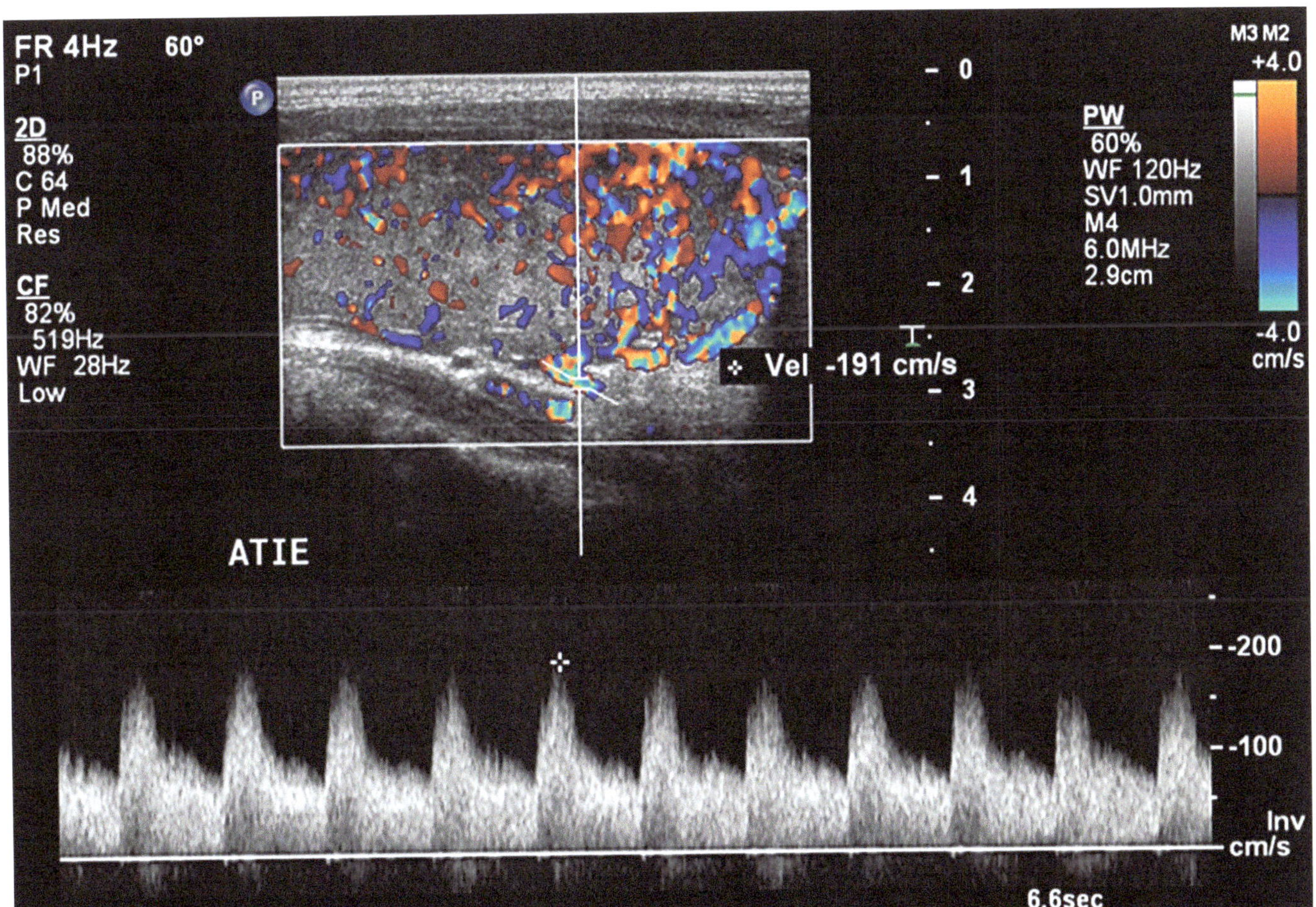


Fig. 12-7. Acentuado aumento da velocidade do pico sistólico na doença de Graves.

### Tratamento do Hipertireoidismo

Até agora, os esforços terapêuticos direcionados à autoimunidade de anticorpos estimulantes da tireoide não tiveram sucesso. O paradoxo do aparecimento de hipertireoidismo autoimune em pacientes imunossuprimidos, demonstra a heterogeneidade da resposta imune na doença de Graves.[4]

O tratamento de qualquer sintoma adrenérgico típico da tireotoxicose pode ser feito principalmente com repouso e uso de betabloqueadores. O propranolol é usado, convencionalmente, em dosagens de 20 a 80 mg, fracionadas a cada 8 ou 12 horas. A capacidade do propranolol em reduzir a conversão de T4 em T3 aparece apenas em doses acima de 80 mg/dia. Alternativamente, para melhor adesão, pode-se administrar atenolol na dose de 25 a 100 mg, 1 vez ao dia. Por ser uma droga mais cardiosseletiva, a taquicardia melhora, porém, os demais sintomas adrenérgicos, como o nervosismo e tremores de extremidades, não diminuem. O uso de betabloqueadores deve ser evitado em pacientes com asma e insuficiência cardíaca grave. Alternativamente, medicamentos como bloqueadores dos canais de cálcio podem ser usados para controlar a taquicardia.[1,3]

As opções de tratamento para reduzir a produção excessiva de hormônios tireoidianos incluem medicamentos antitireoidianos, iodo radiativo e cirurgia.[16]

## Drogas Antitireoidianas

O metimazol e o propiltiouracil (PTU) são as opções de tratamento medicamentoso para a doença de Graves no Brasil.[1] Essas tionamidas atuam inibindo a enzima tireoperoxidase, reduzindo a incorporação de iodeto na glândula tireoide e, portanto, diminuindo a secreção hormonal. Apenas o propiltiouracil em altas concentrações inibe a enzima 5'deiodinase, que converte T4 em T3 nos tecidos periféricos. Este efeito pode ser benéfico apenas em pacientes que apresentam tempestade tireotóxica. As drogas antitireoidianas possuem efeitos imunossupressores desejáveis no tratamento da doença de Graves, promovendo diminuição dos títulos de TRAb, bem como diminuição da infiltração linfocítica tireoidiana.[17] Apenas 30%-40% dos pacientes tratados com drogas antitireoidianas exibem remissão do hipertireoidismo com normalização do TSH e dos hormônios tireoidianos, após interrupção do tratamento realizado por, pelo menos, 12 meses.[18] Os aspectos considerados favoráveis para o uso de antitireoidianos como tratamento definitivo da doença de Graves são: sexo feminino, bócio pequeno, hipertireoidismo leve e baixos valores de TRAb.

## Metimazol

O tratamento com metimazol geralmente é iniciado na dose de 15-30 mg 1 vez ao dia, com uma dose máxima recomendada de 40-60 mg/dia e, com a normalização da função tireoidiana, essa dose é gradualmente reduzida para 5-10 mg ao dia. Alguns autores admitem que doses mais elevadas podem estar associadas a maior efeito imunossupressor e, portanto, à maior taxa de remissão.[19,20] O uso combinado de altas doses de drogas antitireoidianas juntamente com a levotiroxina (*block and replace*) também foi associado à maior taxa de remissão, mas, devido ao risco de efeitos colaterais, esse esquema não é recomendado.[3,17]

A medicação antitireoidiana é recomendada por um período de 12 a 18 meses para que ocorra possível remissão imunológica da doença. Para pacientes que requerem altas doses de antitireoidianos devido à presença de bócio volumoso (volume da glândula maior que 60 mL), que não reduzem os valores de TRAb, mantêm a hipervascularização da glândula ao exame ultrassonográfico e são fumantes, é pouco provável que ocorra a remissão com o tratamento medicamentoso. Nesses casos, pode-se indicar o tratamento definitivo com iodo radiativo ou cirurgia uma vez que vários estudos demonstraram que a chance de remissão com antitireoidianos, após 18 meses de tratamento, é muito baixa. Por outro lado, pacientes idosos com hipertireoidismo leve, nos quais o tratamento com iodo radiativo ou a cirurgia são contraindicados, podem ser mantidos em tratamento com doses baixas de metimazol (2,5 a 5 mg/dia) por vários anos.[3]

Em até 13% dos usuários, as drogas antitireoidianas podem causar efeitos colaterais leves, como prurido, erupções cutâneas e urticária, especialmente durante os primeiros dias de uso da droga.[17] Não há necessidade de suspensão da medicação e anti-histamínicos podem ser associados, uma vez que essas manifestações são autolimitadas. Também podem ocorrer dores articulares e desconforto abdominal que desaparecem após alguns dias de tratamento. Valores elevados de enzimas hepáticas (geralmente enzimas tubulares) podem ser observados em 5% dos usuários. A inflamação do fígado associada a valores elevados de AST e ALT é rara.

O uso de metimazol durante a gravidez foi associado a um defeito raro no couro cabeludo fetal (aplasia *cutis*), malformações congênitas mais graves, como atresia de coanas e fístula traqueoesofágica. Apesar da baixa incidência de malformações, é recomendado trocar o metimazol pelo propiltiouracil.[21]

A agranulocitose é uma complicação rara (até 0,5%), porém, grave e com alta taxa de mortalidade. Ela pode ocorrer com doses acima de 30 mg/dia nos primeiros meses de tratamento e em pacientes idosos, no entanto, há relatos de agranulocitose independentemente da dose, idade, duração do tratamento ou segunda exposição ao antitireoidiano.[22] Todos os pacientes em uso de metimazol devem ser instruídos a fazer um leucograma quando apresentarem febre, dor de garganta ou outra infecção, e a descontinuar o medicamento até a resolução da agranulocitose. A recuperação da agranulocitose geralmente leva alguns dias, mas pode ser fatal se a infecção não for tratada rapidamente. O fator estimulador de granulócitos (G-CSF) tem sido utilizado como terapia adjuvante em casos mais graves.[22] Em pacientes que apresentaram agranulocitose, o PTU também não deve ser administrado.

## Propiltiouracil (PTU)

O PTU é cada vez menos utilizado na prática clínica, sendo seu uso restrito apenas a gestantes no primeiro trimestre da gravidez, em pacientes que apresentam crise tireotóxica (por inibir a 5'deiodinase) e em pacientes que apresentam efeitos colaterais ao metimazol.[17] No entanto, aproximadamente 50% dos pacientes que exibem efeitos colaterais ao metimazol também podem apresentar esses efeitos com PTU.

As doses de PTU variam de 100 a 300 mg e devem ser divididas em 2 a 3 tomadas por dia devido à curta meia-vida. Estudos clínicos mostram que o metimazol é superior ao

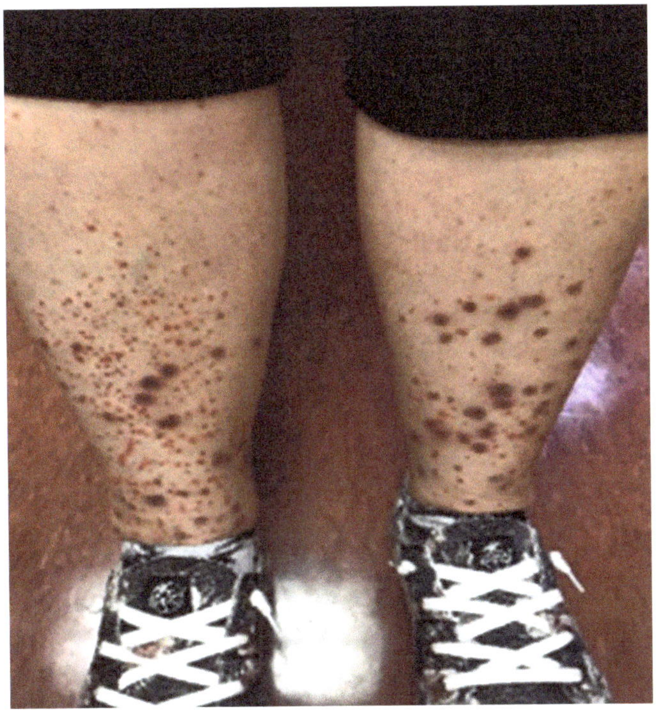

Fig. 12-8. Vasculite por PTU.

PTU,[23] tanto pela vantagem de poder ser administrado em dose única quanto pela menor capacidade inibitória da organificação do iodo pelo PTU, em comparação com o metimazol. Além disso, a falha do tratamento medicamentoso está mais associada ao PTU do que ao metimazol.[13,24]

Os efeitos colaterais do PTU incluem prurido, *rash* cutâneo e dor nas articulações. Mais raramente pode causar agranulocitose.[25]

A presença de vasculite com anticorpo citoplasmático de neutrófilos (ANCA) tem sido relatada em associação ao uso de PTU e caracteriza-se por apresentar lesões cutâneas e nefrite (Fig. 12-8).

A hepatotoxicidade por PTU é a complicação mais alarmante, pois leva à necrose hepática focal e até hepatite fulminante, que requer transplante e leva à morte, principalmente em crianças. A hepatotoxicidade geralmente ocorre nos primeiros 90 dias de uso da medicação e não está relacionada com a dose. Recomenda-se não utilizar PTU se as transaminases estiverem elevadas. O metimazol também causa danos hepáticos, mas essa disfunção é colestática, portanto, a droga pode ser usada em casos de hepatotoxicidade por PTU, exceto nos casos muito graves.

## Radioterapia com Iodo

O tratamento da doença de Graves com iodo radiativo é considerado seguro, eficaz e econômico. A terapia com iodo radiativo pode ser oferecida como tratamento inicial para a doença de Graves ou como tratamento definitivo após recidiva ou falha do tratamento farmacológico.[26,27] É prudente evitar a radioiodoterapia em crianças com menos de 7 anos e não deve ser utilizada em mulheres grávidas ou lactantes. As pacientes devem ser aconselhadas a evitar a gravidez por 3-6 meses após o tratamento. O radioiodo não apresenta risco teratogênico, mas o uso inadvertido após 10-12 semanas de gravidez, quando a glândula tireoide fetal já se desenvolveu, pode levar ao hipotireoidismo congênito.

O tratamento com iodo radiativo também deve ser evitado em pacientes com câncer de tireoide e na presença de nódulo tireoidiano com citologia suspeita ou indeterminada, pois o monitoramento do nódulo torna-se prejudicado.[1]

A radiação $I^{131}$ causa danos teciduais e intenso processo inflamatório local que leva à fibrose e à consequente diminuição da secreção hormonal e hipotireoidismo. Dez a quinze dias após a dose de radioiodo, o paciente pode sentir dor na região anterior do pescoço e piora do hipertireoidismo, em decorrência do processo inflamatório. Em geral, os anti-inflamatórios não esteroides são suficientes para obter analgesia e raramente é necessário associar a prednisona.

A oftalmopatia de Graves pode piorar após o uso do radioiodo, principalmente em fumantes, devido ao aumento da exposição aos antígenos liberados durante o processo inflamatório. Consequentemente, a radioterapia com iodo é contraindicada na presença de oftalmopatia ativa e grave. Nos casos de exoftalmopatia, a exacerbação pode ser prevenida com o uso de glicocorticoides em baixas doses, usando prednisona de 0,3 a 0,5 mg/kg/dia por 30 dias, começando no mesmo dia ou no dia seguinte à dose de radioiodo, com redução da dose após 2 ou 3 meses.[28,29]

A administração de drogas antitireoidianas imediatamente antes ou após a administração de iodo radiativo pode reduzir sua eficácia terapêutica, principalmente o propiltiouracil.[24] Pacientes com tireotoxicose leve a moderada podem receber radioiodoterapia sem a necessidade de tratamento prévio com drogas antitireoidianas. No entanto, betabloqueadores são recomendados para prevenir aumento da frequência cardíaca ou outros sintomas adrenérgicos. Em pacientes com tireotoxicose grave, idosos ou portadores de doenças cardiovasculares, recomenda-se o uso de medicação antitireoidiana, suspendendo-a por até 7 dias e reintroduzindo-a 5 a 7 dias após o tratamento com radioiodo.[3] Raros casos de crise tireotóxica foram relatados após radioiodoterapia, embora tenha sido observada piora da insuficiência cardíaca e tromboembolismo.[9]

Embora o objetivo ideal dessa modalidade de tratamento seja atingir o eutireoidismo, isso raramente ocorre. As tentativas de determinar uma dose ideal de $^{131}I$ para minimizar o desenvolvimento de hipotireoidismo, muitas vezes, resultaram em falha do tratamento ou hipertireoidismo subclínico persistente. Abordagens de dose única e fixa são consideradas eficazes, por exemplo, 5 mCi (185 MBq) para glândulas de baixo volume, 10 mCi (370 MBq) para glândulas de volume intermediário, e 15 mCi (555 MBq) para glândulas grandes. O cálculo da dose única de $^{131}I$ mais comumente utilizada é baseado na porcentagem de captação de iodo em 24 horas e no volume da glândula obtido por ultrassonografia ou cintilografia.[26] As doses variam entre 10 a 20 mCi.

O hipotireoidismo após o tratamento com radioiodo geralmente ocorre nos primeiros 3 meses e raramente ocorre após 12 meses. Uma diminuição no volume da glândula também foi observada mesmo durante o primeiro ano após a administração da dose. Menos de 5% dos pacientes tratados com radioiodo precisam de uma nova dose, após 12 meses. Caso necessário, a nova dose de radioiodoterapia pode ser dada após 12 meses, sempre maior que a primeira dose, devido à radiorresistência inicial.[27]

O tratamento cirúrgico está descrito abaixo.

## Bócio Multinodular Tóxico

Vários fatores etiológicos contribuem para a formação de bócio multinodular tóxico, dentre eles, a heterogeneidade funcional inerente dos nódulos tireoidianos, fatores de crescimento, agentes bociogênicos e exposição a excesso de iodo. É a segunda causa mais comum de hipertireoidismo no Brasil.[16] A tireotoxicose pode ser desencadeada pelo aumento da ingestão de iodo em pacientes com bócio multinodular, por exemplo, após exame de contraste iodado, uso de amiodarona ou suplementação de iodo em uma área deficiente, levando ao fenômeno conhecido como Jod-Basedow.

A tireotoxicose com bócio multinodular é mais discreta, com predomínio de sintomas cardíacos como fibrilação atrial e, frequentemente, afeta adultos mais idosos, com história de bócio de longa duração. O bócio multinodular não está associado à oftalmopatia ou dermopatia, pois não é de origem autoimune. O bócio geralmente é volumoso e pode causar sintomas compressivos como disfagia com o decúbito e sinais de compressão vascular.

### *Quadro Clínico*

A apresentação clínica do bócio multinodular tóxico é de aspecto insidioso, com sintomas e sinais de tireotoxicose predominantemente cardíacos como taquicardia sinusal, arritmias cardíacas e insuficiência cardíaca congestiva.[9] Ao exame físico, confirma-se a presença de bócio volumoso, podendo-se identificar os nódulos à palpação.[30]

### *Diagnóstico Laboratorial*

Exames laboratoriais podem mostrar TSH suprimido com níveis normais de hormônios tireoidianos característico de hipertireoidismo subclínico, ou aumento de T3 e T4 com hipertireoidismo evidente.[31] Como a patogênese não é autoimune, o TRAb não está presente.

### *Diagnóstico por Imagem*

Os nódulos autônomos, em sua maioria, apresentam características benignas ou pouco suspeitas à ultrassonografia, no entanto, cerca de 30% a 40% deles apresentam características de risco intermediário ou alto risco (referência). Em nossa experiência, a maioria desses nódulos apresenta textura mista, espongiforme, isoecogênica e com vascularização central e periférica (ACR TI-RADS 2). No entanto, uma porcentagem significativa de nódulos autônomos pode apresentar características suspeitas para malignidade antes da radioiodoterapia (RIT), e esse número aumenta significativamente, após a terapia, durante o acompanhamento. Portanto, os médicos devem estar cientes desse resultado ao realizar a ultrassografia de controle nesse grupo de pacientes, a fim de evitar intervenções desnecessárias.

A cintilografia da tireoide é útil, tanto para avaliar se o nódulo é hiperfuncionante (nódulo "quente") ou hipofuncionante (nódulo "frio") e também para o diagnóstico diferencial com a doença de Graves (Fig. 12-9). Se o nódulo apresentar características suspeitas e for hipocaptante, deve-se realizar a punção aspirativa por agulha fina (PAAF). Já em nódulos hipercaptantes, o risco de malignidade é muito baixo e não há indicação de PAAF. A captação do iodo costuma estar elevada, porém, com valores menores do que na doença de Graves e, em alguns casos, atinge apenas o limite superior de normalidade.

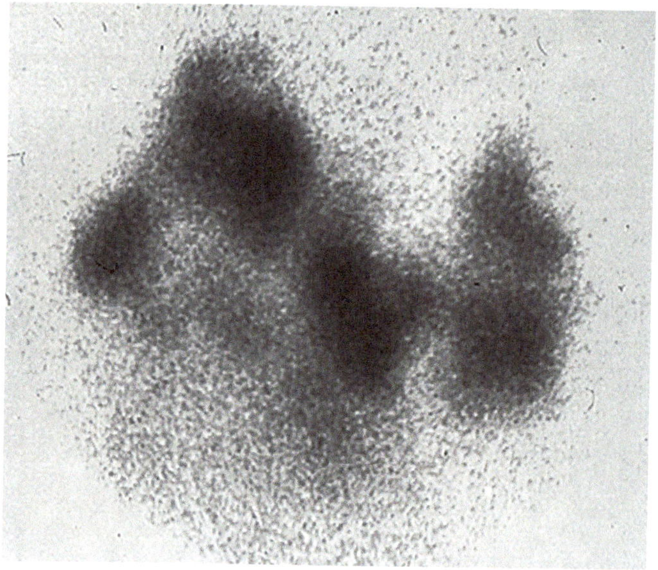

Fig. 12-9. Mapeamento e captação em bócio multinodular tóxico.

A radiografia simples de tórax pode mostrar desvio de traqueia e alargamento do mediastino superior quando há um componente mergulhante. Para estabelecer a extensão do tecido tireoidiano subesternal, desvio traqueal com determinação do grau de estreitamento da luz traqueal e compressão de outras estruturas cervicais, somente a tomografia computadorizada provê essa informação com precisão. A tomografia computadorizada com contraste iodado deve ser evitada pela possibilidade de induzir hipertireoidismo em pessoas com bócio multinodular simples pelo efeito Jod-Basedow.

### *Tratamento*

O tratamento do bócio tóxico multinodular inclui tionamidas, tireoidectomia e ablação com $^{131}I$.[3]

### Drogas Antitireoidianas

Ao contrário da doença de Graves, no bócio multinodular tóxico, as tionamidas não promovem a remissão da doença, no entanto, leva ao eutireoidismo, antes que o paciente seja submetido à cirurgia ou terapia com iodo radioativo, que são os tratamentos definitivos. Em pacientes idosos com hipotireoidismo leve, que apresentam contraindicação para tratamento cirúrgico e não são eletivos para terapia com iodo radioativo, pode-se optar por tratar com droga antitireoidiana a longo prazo. A dose de metimazol necessária costuma ser muito menor que as utilizadas para tratamento da doença de Graves, entre 5 e 10 mg/dia.

### Radioterapia com Iodo

O $^{131}I$ é o isótopo de escolha para a radioiodoterapia. O paciente deve ser pré-tratado com metimazol até atingir o eutireoidismo. Para o sucesso do tratamento, muitas vezes são necessárias altas doses de $^{131}I$, pois o bócio costuma ser volumoso. Nessa situação, o TSH recombinante pode ser usado para estimular a captação de radioiodo e reduzir a dose de $^{131}I$ necessária.[32] Recomenda-se limitar a ingestão de iodo por 7 dias antes e durante o tratamento, para maximizar o efeito terapêutico. Se o paciente estiver tomando metimazol, a droga pode ser interrompida assim que a restrição de iodo começar. Enquanto alguns especialistas calculam a dose a ser administrada com base no volume estimado da glândula, na porcentagem de captação de iodo radioativo e na radiação desejada por grama de tireoide, outros optam por fornecer uma dose empírica de $^{131}I$. O iodo radioativo, captado pelo tecido tireoidiano, levará a uma destruição das células foliculares, com consequente redução do bócio. Como na doença de Graves, esse tratamento pode levar ao hipotireoidismo.

Nos últimos anos, vários estudos foram realizados, avaliando o uso do TSH recombinante (rhTSH) como adjuvante ao tratamento com radioiodo, devido ao aumento da captação de $^{131}I$ pelo bócio multinodular.[32] Os resultados demonstraram que doses tão baixas quanto 0,1 mg de rhTSH se mostraram eficazes no tratamento. A vantagem desse procedimento foi diminuir a quantidade de radioiodo utilizada, além de promover redução do volume do bócio. No entanto, uma desvantagem é a indução de hipotireoidismo em um grande número de pacientes, o desconforto provocado pelo processo inflamatório na primeira semana de tratamento e o hipertireoidismo transitório associado à destruição do tecido tireoidiano que pode aumentar a morbidade da doença, principalmente nos pacientes idosos. Estudos com a utilização de um rhTSH modificado para liberação mais lenta tem sido estudado, sinalizando um futuro promissor para esse tipo de tratamento.

O tratamento cirúrgico está descrito abaixo.

## Adenoma Tóxico

O adenoma tóxico ou nódulo funcionante autônomo é a terceira causa de hipertireoidismo que leva à tireotoxicose. Sua maior prevalência geográfica parece estar relacionada com regiões onde há deficiência de iodo. Afeta mais mulheres do que homens, especialmente em faixas etárias acima de 30 anos. Os adenomas tóxicos são causados por alterações monoclonais de tireócitos que resultam em aumento da captação de iodo e subsequente aumento da síntese de hormônio tireoidiano.[3] Eles podem ser causados por mutações somáticas ativadoras no TSHR ou, mais raramente, por mutações somáticas ativadoras da subunidade da proteína G (GSA). Ambas induzem a ativação da adenilciclase AMP cíclica, que estimula a secreção de hormônios tireoidianos, independente do estímulo do TSH.

### *Diagnóstico*

Os adenomas tóxicos costumam ser palpáveis a partir de 3 a 4 cm de diâmetro e apresentam secreção hormonal suficiente para produzir as manifestações clínicas de tireotoxicose. Os sintomas são mais insidiosos em comparação com a doença de Graves, com prevalência de sintomas cardiovasculares. Como a patogênese não é autoimune, a oftalmopatia e a dermatopatia da doença de Graves não existem, nem o TRAb está elevado. Como o eixo hipófise-tireoide está preservado, a produção autônoma de hormônios tireoidianos pelo adenoma, particularmente do T3, inibe a secreção de TSH. Consequentemente, o TSH baixo não estimula o tecido tireoidiano normal. A presença de TSH baixo ou suprimido associado a um nódulo palpável ou observado à ultrassonografia é fortemente sugestiva de nódulo autônomo e recomenda-se a realização de cintilografia para confirmação diagnóstica.[1]

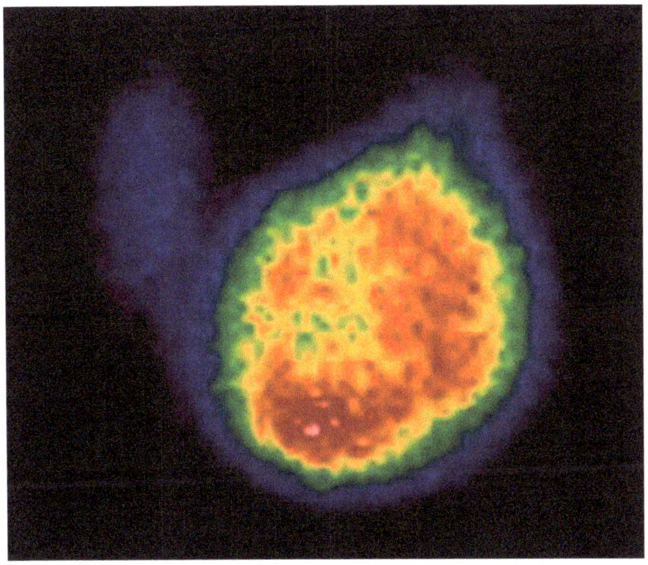

Fig. 12-10. Mapeamento e captação em adenoma tóxico.

Com o uso de $^{99m}Tc$, $^{123}I$ ou $^{131}I$, o adenoma tóxico aparece como uma área "quente", ou seja, mais captante que o tecido tireoidiano normal. Quanto maior a supressão do tecido tireoidiano normal, menor será sua visualização (Fig. 12-10).[33]

A ultrassonografia geralmente identifica um nódulo único e, mais raramente, mais de um nódulo. O nódulo hipercaptante geralmente ocupa quase a totalidade do lobo, com características ultrassonográficas variáveis, desde um nódulo misto espongiforme, predominantemente cístico ou predominantemente sólido, isoecogênico ou levemente hipoecogênico e apresentando vascularização periférica e central.[30] Independente do tamanho e das características ultrassonográficas, não há indicação de realizar a PAAF, pois o adenoma tóxico tem etiologia benigna.[3]

### *Tratamento*

O tratamento de escolha para o adenoma tóxico é a radioiodoterapia ou a cirurgia. As tionamidas levam ao eutireoidismo, mas o hipertireoidismo recorre após a descontinuação da medicação.

A terapia com $^{131}I$ tem sido utilizada com sucesso no tratamento do hipertireoidismo devido ao adenoma tóxico. Uma dose maior de iodo radioativo é recomendada, geralmente por volta de 30 mCi.[34] O volume nodular diminui, mas o nódulo não desaparece. O hipotireoidismo transitório pode ocorrer quando o iodo radiativo destrói o adenoma e o tecido saudável contralateral encontra-se suprimido. A normalização da função tireoidiana pode levar semanas até que o tecido tireoidiano seja estimulado pelo aumento progressivo do TSH. O hipotireoidismo também pode ocorrer devido à destruição, pela radiação, do tecido saudável próximo ao nódulo. A possibilidade de recorrência do hipertireoidismo é rara.

A indicação de tratamento cirúrgico de adenomas tóxicos pode ser feita quando houver sinais de compressão ou na presença de nódulos volumosos (> 6 cm de diâmetro). Cerca de 40% dos pacientes irão evoluir para o hipotireoidismo permanente, após a cirurgia, especialmente os mais idosos.

## Tratamento Cirúrgico

Na doença de Graves, a tireoidectomia já foi muito mais empregada no passado do que atualmente. É um tratamento seguro em mãos experientes, rápido, eficaz e custo-efetivo.[35-39] A preferência é pela tireoidectomia total que tem praticamente 100% de eficácia no tratamento do hipertireoidismo com 0% de recidivas.[1,36,40] Em uma revisão sistemática, Genovese *et al.* relataram que a tireoidectomia total é quase 100 vezes mais provável de ser bem-sucedida no tratamento da doença de Graves do que uma dose única de radioiodo.[36] O risco de hipoparatireoidismo definitivo e disfonia permanente por lesão dos nervos laríngeos inferiores em serviços especializados é menor que 2%, mas nunca é nulo e o paciente deve estar ciente dessas possíveis complicações ao concordar com o tratamento. As complicações das tireoidectomias, assim como sua prevenção e manejo, são tratadas em outro capítulo desse volume.

Sempre que a opção cirúrgica é a escolhida, o paciente deve ser tratado por cirurgiões especializados de "alto volume", ou seja, que realizam um grande número de tireoidectomias anualmente. Já está bem documentado que o risco de complicações é bem menor nessa situação.[1]

A tireoidectomia é formalmente preferível no tratamento de bócios volumosos que apresentam compressão de traqueia ou esôfago, em pacientes alérgicos ou que não toleram as drogas antitireoidianas, além daqueles que apresentam contraindicações ou recusa a se submeterem à radioiodoterapia. Também é indicada quando há presença de nódulos suspeitos para malignidade e em pacientes que apresentam oftalmopatia moderada ou grave. Mulheres com intenção de engravidar em curto período de tempo também podem-se beneficiar da cirurgia em relação às outras modalidades de tratamento.[1]

No adenoma tóxico, a lobectomia é muito eficaz e simples. Persiste o risco de lesão do nervo laríngeo inferior, mas o de hipoparatireoidismo é quase nulo.

No bócio multinodular tóxico, a tireoidectomia total é o tratamento de escolha e igualmente muito eficaz, com os mesmos riscos de complicações definitivas muito baixos, mas não totalmente ausentes.

É muito importante que em qualquer situação de hipertireoidismo em que a escolha do tratamento seja cirúrgica, o paciente esteja clinicamente compensado, sem hipertireoidismo. O T4 e o T4 livres devem estar dentro dos valores de referência enquanto o TSH um pouco abaixo do normal é tolerável. Esse cuidado tem como finalidade evitar o desenvolvimento da temível tempestade tireotóxica no intraoperatório,[41] quadro com altíssima morbidade e mortalidade, o que não é aceitável no tratamento de doenças crônicas benignas. Esse preparo é obtido com o emprego de drogas antitireoidianas (DAT) e pode demorar semanas ou meses, mas é muito importante para que a cirurgia ocorra com a maior segurança possível.

Em casos em que há intolerância ou impossibilidade do uso das DAT devido a efeitos colaterais que podem ser graves, uma alternativa muito segura e eficaz é o preparo exclusivo com betabloqueadores como, por exemplo, o metoprolol.[1] A dose será aquela necessária ao controle clínico do hipertireoidismo, que pode ser obtido em dias e deve ser mantida, inclusive, no dia da cirurgia e no pós-operatório. Deve estar disponível também para administração endovenosa, durante o intraoperatório, em caso que ocorra alguma intercorrência. É um preparo de exceção, respaldada por alguma literatura antiga e que utilizamos em alguns casos operados no Hospital das Clínicas da FMUSP, em São Paulo, com sucesso.[42] Muitos autores recomendam o iodo (lugol) com o argumento de que essa medida torne a tireoide menos friável e mais fácil de operar.[43] Não é nossa experiência e não o utilizamos por não acreditarmos que traga qualquer benefício ao paciente.[44]

# TIREOTOXICOSES NÃO ASSOCIADAS AO HIPERTIREOIDISMO

## *Tireoidite Subaguda*

Esta entidade também conhecida como tireoidite de De Quervain, tireoidite dolorosa, tireoidite de células gigantes ou tireoidite granulomatosa, é causada por comprometimento da tireoide por um processo inflamatório, geralmente precedido por uma infecção viral do trato respiratório superior. O quadro caracteriza-se por dor na região cervical anterior, irradiada para os ouvidos (simulando otite), mandíbula ou área occipital. Pode ser uni ou bilateral. A tireoide, usualmente, encontra-se firme e bastante dolorosa à palpação e à deglutição. Os sintomas sistêmicos são comuns e podem incluir indisposição geral, febre baixa, mialgia e cansaço.[40]

### Diagnóstico

O diagnóstico clínico pode ser suspeitado quando os sinais e sintomas habituais estão presentes, mas pode ser confundido com os estágios iniciais da tireoidite aguda supurativa. Alguns pacientes não apresentam a dor e o quadro clínico típicos da doença e a fase inflamatória pode passar despercebida. O episódio de tireoidite subaguda geralmente é autolimitado, com duração de 6 a 12 semanas, podendo estender-se por períodos de 6 a 12 meses. As manifestações clínicas da tireotoxicose, quando presentes, regridem após cerca de 6 semanas. Na fase tóxica, há liberação maior de T4 do que de T3, pois a síntese e o armazenamento de T4 no interior da tireoide são muito maiores. Devido ao rompimento dos folículos no processo inflamatório, ocorre liberação de grandes quantidades de tireoglobulina na circulação sanguínea e a sua dosagem ajuda no diagnóstico etiológico diferencial. Alguns autores utilizam a relação T3:T4 (ng:mcg) com valores inferiores a 20 sugestivos de tireoidite subaguda.[3]

Os aspectos ultrassonográficos observados na tireoidite subaguda são áreas hipoecogênicas de limites mal definidos, isoladas ou confluentes, em um ou ambos os lobos, dolorosas à compressão e se apresentam avasculares na fase ativa da doença.

O processo de recuperação da função glandular pode passar por uma fase de hipotireoidismo transitório, que pode perdurar por até 2 meses. A velocidade de hemossedimentação e a proteína C reativa, marcadores de processo inflamatório, geralmente encontram-se bastante elevados durante a fase aguda do distúrbio. A captação com radioiodo está caracteristicamente diminuída. A ultrassonografia demonstra parênquima glandular difusamente hipoecogênico.[15] A punção aspirativa por agulha fina não está indicada e, quando realizada, revela a presença de células gigantes características do processo inflamatório.

### Tratamento

Tanto a aspirina quanto outro anti-inflamatório não esteroide podem aliviar a dor leve a moderada. No entanto, para dores mais intensas, pode ser necessário o uso de glicocorticoide. Utiliza-se a prednisona na dose de 20 a 40 mg, 1 vez ao dia, por 1 a 2 semanas, reduzindo a dose progressivamente no transcorrer de 4 semanas (a retirada precoce favorece o retorno da dor). A dor costuma desaparecer após cerca de 1 a 2 dias. Se isso não acontecer, o diagnóstico deve ser questionado. A tireotoxicose não exige tratamento específico, e podemos indicar o uso de betabloqueadores para o controle da taquicardia. Na fase de hipotireoidismo, o tratamento com reposição de levotiroxina deve ser instituído somente se o(a) paciente apresentar sintomas de hipotireoidismo, pois essa fase costuma ser transitória.[41]

## *Tireoidite Subaguda Linfocítica*

A tireoidite subaguda linfocítica é também conhecida como tireoidite esporádica silente ou tireoidite pós-parto, quando associada a este período.[13,14]

O provável mecanismo é autoimune, pois a tireoide caracteriza-se por infiltrado linfocítico e ocorre positivação dos anticorpos antitireoperoxidase (Ac anti-TPO). O TRAb muito raramente está presente. Nos casos em que se observa concentrações aumentadas de Ac anti-TPO, podemos considerar que esse período se refere a uma fase subaguda da tireoidite de Hashimoto que, geralmente, evolui para hipotireoidismo. O que a difere da tireoidite subaguda dolorosa é a ausência de quadro infeccioso associado e o paciente não apresenta dor. A evolução é semelhante, entretanto, o hipotireoidismo acontece com muito mais frequência.

### Diagnóstico

Na fase tireotóxica, o TSH está suprimido e os níveis séricos de hormônios tireoidianos elevados. A relação T3:T4 (ng:mcg) sugestiva de tireoidite é inferior a 20. Como o processo inflamatório é autoimune e não desencadeado por processo infeccioso, os marcadores VHS e PCR não se encontram elevados. Nessa fase, a tireoglobulina sérica pode estar elevada e a captação com iodo diminuída, e então podemos observar elevação de Ac anti-TPO.[13]

O paciente evolui para a fase de recuperação, com hipotireoidismo transitório e depois eutireoidismo, ou pode permanecer com hipotireoidismo definitivo. A ultrassonografia pode evidenciar uma glândula pouco aumentada com textura heterogênea e difusamente hipoecogênica. A vascularização pode estar aumentada.[15] Se for realizada a PAAF, observa-se a presença de linfócitos, macrófagos, coloide escasso, algumas células oncocíticas e pequena a moderada quantidade de células foliculares.

### Tratamento

O tratamento deve ser feito somente com betabloqueadores para melhora dos sintomas adrenérgicos na fase tóxica. Se os sintomas persistirem por período superior a 3 ou 4 meses, é aconselhável reavaliar a doença para excluir o diagnóstico de doença de Graves.[45]

## *Tireotoxicose Induzida por Amiodarona*

A tireotoxicose induzida por amiodarona tipo I ocorre em pacientes que apresentam doença de Graves subclínica ou doença nodular da tireoide. O tratamento deve ser realizado com drogas antitireoidianas. Dependendo da gravidade do quadro clínico cardiológico, a amiodarona pode ser retirada ou, se necessário, mantida por algum tempo, após a introdução da droga antitireoidiana. Entretanto, alguns pacientes desenvolvem uma forma refratária de tireotoxicose de difícil tratamento. Tanto as tionamidas quanto a radioiodoterapia podem ser ineficazes devido à grande quantidade de iodo presente no comprimido de amiodarona e consequente baixa captação glandular de $I^{131}$, restando a tireoidectomia como alternativa capaz de produzir o efeito terapêutico desejado.[46]

Na tireotoxicose induzida por amiodarona tipo II, trata-se de uma tireoidite destrutiva em pacientes sem doença tireoidiana prévia. O tratamento preconizado é prednisona na dose de 20 a 40 mg/dia por 15 a 30 dias, com redução progressiva da dose. Geralmente a resposta é rápida, com melhora da tireotoxicose em 1 a 2 semanas.

Apesar de os mecanismos serem diferentes, a determinação do diagnóstico é, muitas vezes, difícil e as duas etiologias podem ocorrer simultaneamente no mesmo indivíduo. Além disso, como o tratamento é muito diferente para cada forma, é importante que o clínico saiba distingui-las de modo adequado. Podem existir pacientes com a forma mista, caracterizada pela pouca resposta à monoterapia com metimazol ou corticoide, porém, eles respondem à combinação dos dois tipos de tratamento. Nos casos de difícil diferenciação entre os tipos I e II, alguns autores sugerem iniciar um tratamento combinando metimazol 40 mg/dia e prednisona 40 mg/dia. Se houver rápida melhora em 1 a 2 semanas, provavelmente o paciente apresenta a tireotoxicose tipo II e suspende-se o metimazol. Se não, as duas drogas podem ser continuadas por 1 a 2 meses (Quadro 12-3).[45]

## *Tireotoxicose Factícia*

O excesso de ingestão de hormônios tireoidianos, seja prescrito por profissional pouco habituado a manipular as doses adequadas de T3 ou T4, seja por ingestão voluntária do paciente com a finalidade de obter maior gasto energético para perda ponderal, é muito frequente. O quadro clínico da tireotoxicose factícia dependerá da quantidade e da duração da ingestão excessiva hormonal. O valor de TSH e a captação com radioiodo estarão suprimidos. Os valores circulantes de T4 e T4 livre se encontram acima do limite superior da normalidade, mas estarão diminuídos se houver consumo preferencial de L-T3 em vez de L-T4. O baixo nível sérico de tireoglobulina e a ausência de bócio servirão como evidências de fonte exógena de hormônio tireoidiano.

**Quadro 12-3.** Apresentação da Tireotoxicose Induzida pela Amiodarona[45]

| | Tipo I | Tipo II |
|---|---|---|
| **Bócio** | Frequentemente presente | Habitualmente ausente |
| **Captação de Iodo** | Baixa | Baixa ou ausente |
| **Ultrassonografia** | Hipoecogenicidade | Hipoecogenicidade |
| **Vascularização** | Aumentada | Diminuída |
| **Resposta a tionamidas** | Sim | Não |
| **Resposta a glicocorticoides** | Não | Sim |
| **Evolução** | Mais prolongada | Mais curta |

No Brasil, formulações com T3 e derivados (Triac®) são proibidos, mas podem ser encontrados e usados via oral ou mesmo em produtos injetáveis para mesoterapia.[46,47]

## TUMORES TROFOBLÁSTICOS

A mola hidatiforme e o coriocarcinoma são causas raras de hipertireoidismo. Elas constituem a neoplasias trofoblásticas gestacionais, produzindo grandes quantidades de gonadotrofinas coriônicas (hCG). Pela sua semelhança com o TSH e pela alta concentração, o hCG se liga ao receptor de TSH (TSHR) das células tireoidianas, produzindo o hipertireoidismo. A remoção cirúrgica da mola ou a quimioterapia apropriada do coriocarcinoma curam o hipertireoidismo.[39]

## "STRUMA OVARII"

Nesta síndrome, o ovário ou o pedículo ovariano contém tecido tireoidiano ectópico que, eventualmente, pode tornar-se hiperativo, resultando em uma tireotoxicose leve.[41] Essa doença é rara e corresponde a cerca de 2% de todos os tumores ovarianos. Estes tumores são de origem epitelial e surgem antes da 5ª ou 6ª décadas de vida. Para ser classificado como *struma ovarii*, o tecido tireóideo deve estar histologicamente predominante no interior da lesão. A tireotoxicose ocorre em até 10% dos casos. A malignidade ocorre em aproximadamente 25% dos casos, com predomínio de lesões papilíferas em relação aos foliculares, podendo apresentar metástases para o fígado e peritônio. O tratamento pré-operatório pode ser feito com betabloqueadores e drogas antitireoidianas para garantir o eutireoidismo antes da cirurgia. Em casos em que há suspeita de *struma ovarii* metastático maligno, o tratamento com iodo radioativo após a cirurgia é indicado.

## CONSIDERAÇÕES FINAIS

A doença de Graves é a causa mais frequente de hipertireoidismo, em nosso meio, cujo diagnóstico é clínico e não causa dúvidas quando observamos o bócio associado a sinais oculares e sinais e sintomas de hipertireoidismo.

Outras causas de tireotoxicose são menos frequentes, mas devem ser investigadas quando a história e o exame físico são duvidosos. No diagnóstico diferencial, a dosagem de tireoglobulina sérica, a imagem ultrassonográfica e o mapeamento e a captação da tireoide podem, frequentemente, auxiliar na determinação do diagnóstico e, consequentemente, na melhor escolha terapêutica.

## REFERÊNCIAS BIBLIOGRÁFICAS


1. Ross DS, Burch HB, Cooper DS, Greenlee MC, Laurberg P, Maia AL, et al. 2016 American Thyroid Association Guidelines dor Diagnosis and Management of Hyperthyroidism and Other Causes of Thyrotoxicosis. Thyroid 2016, Oct; 26(10):1343-421.
2. Pedersen IB, Knudsen N, Perrild H, Ovesen L & Laurberg P. TSH-receptor antibody measurement for differentiation of hyperthyroidism into Graves' disease and multinodular toxic goitre: a comparison of two competitive binding assays. Clinical Endocrinology. 2001;55:381-90.
3. Bahn RS, Burch HB, Cooper DS, Garber JR, Greenlee C, Klein I, et al. Hyperthyroidism and other causes of thyrotoxicosis: management guidelines of the American Thyroid Association and American Association of Clinical Endocrinologists. Endocr Pract2011;17:456-520.
4. Tomery Y, Davies TF. Infection, thyroid disease, and autoimmunity. Endocrine Reviews. 1993;14:107-20.
5. Brix TH, Kyvik KO, Christensen K & Hegedüs L. Evidence for a major role of heredity in Graves' disease: a population-based study of two Danish twin cohorts. J Clin Endocrinol Metab. 2001;86:930-4.
6. Brent GA. Clinical practice. Graves' disease. N Engl J Med. 2008;358:2594-605.
7. Wall J, Barsouk A, Stolarski C, Kiljanski J, Stachura I, Nebes V, Peele K, et al. Serum antibodies reactive with eye muscle antigens and the TSH receptor in a euthyroid subject who developed ophthalmopathy and Graves' hyperthyroidism. Thyroid. 1996;6:353-8.
8. Cheng SP & Liu CL. Images in clinical medicine. Dermopathy of Graves' disease. N Engl J Med. 2005;352:918.
9. Biondi B. Mechanims in endocriology: heart failure and thyroid dysfunction. Eur J Endocrinol. 2012;167:609-18.
10. Ryan DP, da Silva MR, Soong TW, Fontaine B, Donaldson MR, Kung AW, et al. Mutations in potassium channel Kir2.6 cause susceptibility to thyrotoxic hypokalemic periodic paralysis. Cell. 2010;140:88-98.
11. Bartalena L. Diagnosis and management of Graves disease: a global overview. Nat Rev Endocrinol. 2013;9:724-34.
12. Stockigt JR. Free thyroid hormone measurement. A critical appraisal. Endocrinol Metab Clin North Am. 2001;30:265-89.
13. Vitti, P, Rago T, Mazzeo, S, Brogioni S, Lampis M, De Liperi A, et al. Thyroid blood flow evaluation by color-flow Doppler sonography distinguishes Grave's disease from Hashimoto's Thyroiditis. J Endocrinol Invest. 1995;18:857-61.
14. Erdogan MF, Anil C, Cesur M, Baskal N & Erdogan G. Color flow Doppler sonography for the etiologic diagnosis of hyperthyroidism. Thyroid 2007, 17: 223-228..
15. Simone AS, Jan W, Cichael Z, Michael CK. Ultrasound assessment of autonomous thyroid nodules before and after

radioiodine therapy using Thyroid Imagina Reportina and Data System (TIRADS). Diagnostics (Basel). 2020 Dec;10(12):1038.
16. Medeiros-Neto G, Romaldini JH & Abalovich M. Highlights of the guidelines on the management of hyperthyroidism and other causes of thyrotoxicosis. Thyroid. 2011;21:581-4.
17. Cooper DS. Antithyroid drugs. NEJM. 2005;352:905-17.
18. Lima N, Knobel M, Camargo RY, Tomimori E & Medeiros-Neto G. Cost-effectiveness of the clinical treatment of Grave's disease in a public University Hospital: a retrospective analysis and prospective projection for a therapeutic approach]. Arq Bras Endocrinol Metabol. 2005;49:575-83.
19. Bonnema SJ, Brix TH & Hegedüs L. Too early to dismiss the block & replace regime for Graves' disease. Clin Endocrinol (Oxf). 2014.
20. Vaidya B, Wright A, Shuttleworth J, Donohoe M, Warren R, Brooke A, et al. Block & replace regime versus titration regime of antithyroid drugs for the treatment of Graves' disease: a retrospective observational study. Clin Endocrinol (Oxf). 2014;81:610-3.
21. Andersen SL, Olsen J, Wu CS & Laurberg P. Birth defects after early pregnancy use of antithyroid drugs: a Danish nationwide study. J Clin Endocrinol Metab. 2013;98:4373-81.
22. Watanabe N, Narimatsu H, Noh JY, Yamaguchi T, Kobayashi K, Kami M, et al. Antithyroid drug-induced hematopoietic damage: a retrospective cohort study of agranulocytosis and pancytopenia involving 50,385 patients with Graves' disease. In J Clin Endocrinol Metab. 2012:49-53.
23. Nakamura H, Noh JY, Itoh K, Fukata S, Miyauchi A & Hamada N. Comparison of methimazole and propylthiouracil in patients with hyperthyroidism caused by Graves' disease. In J Clin Endocrinol Metab. 2007:2157-62.
24. Andrade VA, Gross JL & Maia AL. The effect of methimazole pretreatment on the efficacy of radioactive iodine therapy in Graves' hyperthyroidism: one-year follow-up of a prospective, randomized study. J Clin Endocrinol Metab. 2001;86:3488-93.
25. Pearce SH. Spontaneous reporting of adverse reactions to carbimazole and propylthiouracil in the UK. In Clin Endocrinol (Oxf). 2004:589-94. England
26. Willegaignon J, Sapienza MT, Coura-Filho GB, Watanabe T, Traino AC & Buchpiguel CA. Graves' disease radioiodine-therapy: choosing target absorbed doses for therapy planning. Med Phys. 2014;41 .
27. Ross DS. Radioiodine therapy for hyperthyroidism. New England Journal of Medicine. 2011;364:542-50.
28. Ramos HE, Diehl LA, Camacho CP, Perros P & Graf H. Management of Graves' orbitopathy in Latin America: an international questionnaire study compared with Europe. Clin Endocrinol (Oxf). 2008;69:951-6.
29. Bartalena L, Baldeschi L, Dickinson AJ, Eckstein A, Kendall-Taylor P, Marcocci C, et al. Consensus statement of the European group on Graves' orbitopathy (EUGOGO) on management of Graves' orbitopathy. Thyroid. 2008;18:333-46.
30. Medeiros-Neto G, Camargo RY & Tomimori EK. Approach to and treatment of goiters. Med Clin North Am. 2012;96:351-68.
31. Biondi B & Cooper DS. The clinical significance of subclinical thyroid dysfunction. Endocr Rev. 2008;29:76-131.
32. Medeiros-Neto G, Marui S & Knobel M. An outline concerning the potential use of recombinant human thyrotropin for improving radioiodine therapy of multinodular goiter. Endocrine. 2008;33:109-17.
33. Marui S, Augusto GA & Watanabe T. Graves disease mimicking solitary autonomous nodule at scintigraphy. Clin Nucl Med. 2012;37:287-8.
34. Bonnema SJ & Hegedüs L. Radioiodine therapy in benign thyroid diseases: effects, side effects, and factors affecting therapeutic outcome. Endocr Rev. 2012;33:920-80.
35. Sundaresh V, Brito JP, Wang Z, Prokop LJ, Stan MN, Murad MH, et al. Comparative effectiveness of therapies for Graves' hyperthyroidism: a systematic review and network meta-analysis. J Clin Endocrinol Metab. 2013, Sep 98(9):3671-7.
36. 36. Genovese BM, Noureldine SI, Gleeson EM, Tufano RP, Kandil E. What is the best definitive treatment for Graves' disease? A systematic review of the existing literature. Ann Surg Oncol. 2013 Feb;20(2):660-7.
37. Haejin I, Pearce EN, Wong AK, Burgess JF, McAneny DB, Rosen JE. Treatment options for Graves disease: a cost-effectiveness analysis. J Am Coll Surg. 2009;209:170-9.
38. Efremidou EI, Papageorgiou MS, Liratzopoulos N, Manolas KJ. The efficacy and safety of total thyroidectomy in the management of benign thyroid disease: a review of 932 cases. Can J Surg. 2009;52:39-44.
39. Dionigi G, Dionigi R. Standardization of intraoperative neuromonitoring of recurrent laryngeal nerve in thyroid operation: to the editor. World J Surg. 2010;34:2794-5.
40. Palit TK, Miller CC, Miltenburg DM. The efficacy of thyroidectomy for Graves' disease: a meta-analysis. J Surg Res. 2000;90:161-5.
41. Chiha M, Samarasinghe S, Kabaker AS. Thyroid storm: an updated review. J Intensive Care Med. 2015 Mar;30(3):131-40.
42. Adlerberth A, Stenström G, Hasselgren PO. The selective beta 1-blocking agent metoprolol compared with antithyroid drug and thyroxine as preoperative treatment of patients with hyperthyroidism. Results from a prospective, randomized study. Ann Surg. 1987 Feb;205(2):182-8.
43. Kravets I. Hyperthyroidism: diagnosis and treatment. Am Fam Physician. 2016 Mar 1;93(5):363-70.
44. Shinall MC Jr, Broome JT, Baker A, Solorzano CC. 2013 Is potassium iodide solution necessary before total thyroidectomy for Graves disease? Ann Surg Oncol. 20:2964-7.
45. Ota H, Amino N, Morita S, Kobayashi K, Kubota S, Fukata S, et al-.. Quantitative measurement of thyroid blood flow for differentiation of painless thyroiditis from Graves' disease. Clinical Endocrinology. 2007;67:41-5.
46. Bogazzi F, Bartalina L, Gasperi M, Braverman LE, Martino E. The various effects of amiodarone on thyroid function. Thyroid. 2001;11:511-9.
47. Seguro DL, Bloise W, Marui S. Factotopis thyrotoxicosis induced by mesotherapy: a case report. Thyroid. 2008;18:655-7.

# HIPOTIREOIDISMO: FORMAS CLÍNICAS, DIAGNÓSTICO E TRATAMENTO



# CAPÍTULO 13

Suemi Marui

## INTRODUÇÃO

Hipotireoidismo é uma síndrome clínica e laboratorial caracterizada pela deficiência na ação periférica dos hormônios tireoidianos tri-iodotironina e tiroxina (T3 e T4). É a doença mais comum que acomete a glândula tireoide.[1,2] O hipotireoidismo pode ser classificado em congênito, adquirido e transitório, assim como em primário, secundário e terciário (Quadro 13-1). No hipotireoidismo primário há comprometimento da glândula tireoide, que fica incapacitada de produzir e secretar os hormônios tireoidianos. Hipotireoidismo secundário ocorre com acometimento da hipófise, com diminuição na secreção de TSH (hormônio tireoestimulante – *thyroid stimulating hormone*) e, consequentemente, menor ação estimulatória na tireoide, levando à menor produção dos hormônios tireoidianos. Já no hipotireoidismo terciário há diminuição de secreção de TRH (hormônio liberador de TSH – *thyrotropin-releasing hormone*), levando à menor secreção de TSH pela hipófise. Os hipotireoidismos secundário e terciário podem ser chamados de hipotireoidismo central (Quadro 13-1).

A apresentação clínica do hipotireoidismo depende da idade de acometimento e da etiologia. Através da história, exame físico e dosagens laboratoriais, o diagnóstico etiológico deve ser determinado para seu correto tratamento.

## FORMAS CLÍNICAS

O hipotireoidismo congênito apresenta incidência elevada (1:2.500 a 1:4.000 nascidos vivos, dados nacionais) e seu diagnóstico é mandatório no Brasil por meio do teste do pezinho.[3] O hipotireoidismo adquirido atinge cerca de 5% da população geral, sendo a causa mais frequente a tireoidite de Hashimoto. A deficiência de iodo é considerada uma causa de hipotireoidismo adquirido em países com ingesta insuficiente, sendo o Brasil iodo suficiente desde 2016.[4,5] O Quadro 13-1 mostra as diferentes etiologias do hipotireoidismo.

### Hipotireoidismo Congênito

As causas mais comuns de hipotireoidismo congênito são as alterações no desenvolvimento da glândula tireoide (disgenesia) e defeitos na síntese de hormônios da tireoide (disormonogênese) ou hipotireoidismo congênito sem bócio (CID-10: E03.1)* e com bócio (E03.0), respectivamente.[5,6]

Quadro 13-1. Etiologias do Hipotireoidismo

**1. Hipotireoidismo congênito definitivo**

A) Primário
- Disgenesia tireoidiana: ectopia, hipoplasia e atireose
- Disormonogênese: defeitos no transporte de iodeto, organificação do iodo, síntese de tireoglobulina

B) Secundário
- Defeito em genes ou fatores de transcrição hipofisários (LHX3, PROP1, POUF1 etc.)

**2. Resistência aos hormônios tireoidianos**

**3. Hipotireoidismo adquirido**

A) Primário
- Deficiência de iodo
- Tireoidite crônica autoimune: tireoidite de Hashimoto
- Tireoidectomia (total ou parcial)
- Radioiodoterapia
- Radiação externa cervical
- Drogas antitireoidianas: metimazol, propiltiouracil
- Drogas: amiodarona, iodeto (lugol, contraste iodado, povidine), interferon, interleucina 2, inibidores de tirosina quinase, inibidores de CTLA4 ou PD1, lítio
- Doenças infiltrativas: sarcoidose, amiloidose

B) Central
- Adenoma hipofisário, craniofaringioma
- Lesões inflamatórias ou infiltrativas: sarcoidose, amiloidose
- Lesões hipotalâmicas
- Drogas: ácido retinoico

**4. Hipotireoidismo transitório**

- Tireoidite indolor silente
- Tireoidite subaguda
- Tireoidite pós-parto

### *Disgenesia Tireoidiana*

Os defeitos no desenvolvimento da tireoide são responsáveis por 60% a 70% das causas de hipotireoidismo congênito, abrangendo a ausência completa da tireoide (atireose), a ausência parcial da tireoide (hemiagenesia), a hipoplasia da glândula e defeito na migração das células tireoidianas durante o período embriológico, causando ectopia, comumente, em região sublingual ou na altura do osso hioide. Geralmente são casos esporádicos, acometendo mais o sexo feminino, pacientes com síndrome de Down, portadores de doenças cardíacas congênitas e luxação congênita do quadril.[7]

* CID-10: Código Internacional de Doenças e Problemas Relacionados com a Saúde.

### Disormonogênese

Os erros inatos da formação dos hormônios tireoidianos correspondem a 10% a 15% dos casos de hipotireoidismo congênito, sendo maior quando há consanguinidade. As doenças são hereditárias e com herança autossômica recessiva e a tireoide está eutópica. Os defeitos incluem: a) incapacidade de concentrar iodo, b) defeito na organificação do iodo por alteração da enzima peroxidase (TPO) ou do sistema $H_2O_2$, c) defeito na síntese e transporte da tireoglobulina, d) atividade diminuída da iodotirosina desalogenase. A síndrome de Pendred é caracterizada pela associação de defeito na organificação com surdez neurossensorial. Atualmente, o diagnóstico é confirmado após a detecção de mutação nos seguintes genes conhecidos: a) sódio-iodo simportador (*NIS*), b) pendrina (*PDS* ou *SLC26A4*), tireoperoxidase (*TPO*) e *DUOX2*, c) tireoglobulina (*Tg*) e d) iodotirosina desalogenase (*DEHAL1*).[8]

### Hipotireoidismo Secundário

O hipotireoidismo secundário pode ocorrer por mutações em fatores de transcrição envolvidos na organogênese hipofisária, *LHX3, LHX4, HEXS1, POUF1* e *PROP1*.[4] O hipotireoidismo está associado às outras deficiências hipofisárias, sendo a deficiência do hormônio de crescimento (GH) a mais frequente. Clinicamente, o hipotireoidismo mais grave foi apenas descrito em pacientes com mutação no *POUF1*. Nas demais, o hipotireoidismo só é diagnosticado tardiamente devido ao quadro clínico leve e associado, principalmente, à deficiência de GH.[9]

### Resistência aos Hormônios Tireoidianos

A resistência aos hormônios tireoidianos compreende outra causa de hipotireoidismo congênito, que ocorre por mutações no gene do receptor do hormônio tireoidiano ($TR\beta$ ou $TR\alpha$) na região de ligação do T3 ao receptor; por mutações no gene *MCT8*, responsável pelo transporte do hormônio tireoidiano intracelular, causando a síndrome Allan-Herndon-Dudley (OMIM 309600)* e no gene *SBP2*, responsável pelas selenoproteínas (OMIM 607693). Todas são doenças extremamente raras, com graus variados de hipotireoidismo e concentrações elevadas de T4 e/ou T3, com nível inapropriadamente normal ou alto de TSH.[10]

## Hipotireoidismo Adquirido

### Deficiência de Iodo

O iodo faz parte dos hormônios tireoidianos, sendo obtido através da ingestão alimentar, como produtos marinhos, leite e ovos. Com a obrigatoriedade da iodação do sal, o Brasil é considerado um país com ingesta suficiente em iodo.[4] Entretanto, indivíduos com ingestão restritiva de alimentos industrializados, veganos e vegetarianos, ou em dieta enteral/parenteral sem suplementação com iodo podem apresentar hipotireoidismo.[11]

* Número de acesso em OMIM-Online Mendelian Inheritance in Man (http://www. ncbi.nlm.nih.gov)

### Tireoidite Crônica Autoimune (Tireoidite de Hashimoto)

É a causa mais frequente de hipotireoidismo em adultos, sendo causada por infiltração linfocítica importante na tireoide, levando à fibrose. A tireoidite de Hashimoto é caracterizada pela presença de anticorpos contra os antígenos tireoidianos, particularmente contra a tireoperoxidase (anti-TPO) e a tireoglobulina (anti-Tg).[2]

É importante ressaltar que hipotireoidismo e tireoidite crônica autoimune não são sinônimos. O hipotireoidismo é uma síndrome clínica cuja etiologia mais frequente é a tireoidite autoimune em adultos.

Como ocorre em todas as doenças autoimunes, a suscetibilidade à tireoidite de Hashimoto é determinada por uma combinação de fatores genéticos e ambientais. O sistema HLA, assim como genes relacionados com a formação dos hormônios tireoidianos e mediadores da resposta imune parecem ter papel na predisposição à autoimunidade, visto pela maior associação a outras doenças autoimunes (diabetes tipo 1, lúpus eritematoso sistêmico, artrite reumatoide, entre outras) e em pacientes com alterações cromossômicas (síndrome de Down e síndrome de Turner). A associação a outras doenças autoimunes (como insuficiência suprarrenal, hipoparatireoidismo, diabetes) compreende as síndromes poliglandulares (OMIM 240300 e OMIM 269200)**.[12]

Fatores ambientais como cigarro, iodo, poluentes e estresse já foram relacionados com o desenvolvimento de tireoidite autoimune, porém, na presença de uma predisposição genética ainda indefinida, caracterizando uma doença multigênica e multifatorial.[1]

### Drogas

Diversas medicações e outras substâncias são conhecidas por interferir nos hormônios tireoidianos, causando hipotireoidismo. As interferências podem ser divididas em substâncias que afetam a secreção dos hormônios tireoidianos e substâncias que inibem a secreção de TSH. Entretanto, algumas drogas podem apresentar mais de um mecanismo de ação, como amiodarona, lítio, interferon e imunoterapia.[13]

#### Substâncias que Afetam a Secreção dos Hormônios Tireoidianos

1. *Drogas Antitireoidianas:* metimazol e propiltiouracil são as drogas mais usadas no controle do hipertireoidismo e seus mecanismos de ação estão descritas no Capítulo 12. Obviamente, quando usada em excesso, causa hipotireoidismo no paciente em tratamento.
2. *Iodeto:* o iodeto é captado pela célula folicular através do cotransportador sódio-iodeto (NIS) e participa na formação dos hormônios tireoidianos. Na presença de excesso de iodo, ocorre uma menor expressão de NIS na membrana basolateral, diminuindo a entrada de iodo para formação dos hormônios tireoidianos (efeito Wolff-Chaikoff). Com a diminuição da produção após alguns dias, a menor concentração de hormônios tireoidianos estimula então a

** Número de acesso em OMIM-Online Mendelian Inheritance in Man (http://www. ncbi.nlm.nih.gov)

secreção de TSH e consequentemente a produção volta ao normal. Algumas vezes, esse mecanismo regulador falha e o excesso de iodo causa hipotireoidismo importante, como em pacientes com história de doença de Graves ou tireoidite autoimune (Hashimoto e pós-parto). Nesses casos, o mecanismo de escape do efeito Wolff-Chaikoff não acontece. Lugol contém grandes concentrações de iodo, assim como contrastes radiográficos e desinfetantes tópicos (povidine).

3. *Amiodarona:* a amiodarona é um antiarrítmico potente e amplamente usado, podendo causar disfunção tireoidiana em 15% a 20% dos casos, tanto hipotireoidismo como tireotoxicose. O hipotireoidismo induzido pela amiodarona é explicado pelo excesso de iodo fornecido pela medicação, ocorrendo mais em pacientes com autoimunidade tireoidiana, sexo feminino e em área suficiente em iodo.[14] O hipotireoidismo geralmente aparece entre 6 a 12 meses do início do tratamento com amiodarona e não difere na apresentação clínica do hipotireoidismo de outras etiologias e deve ser tratado de acordo com a idade e valores de TSH. Não há necessidade de interromper o tratamento com amiodarona na presença de hipotireoidismo. Caso a amiodarona seja suspensa, a função tireoidiana retornará ao normal após 2 a 4 meses, exceto naqueles que possuem doença autoimune de base.
4. *Interferon, Interleucina 2, Inibidores de Tirosina Quinase, Inibidores de CTLA4 ou PD1:* o uso dessas medicações para imunoterapia em doenças autoimunes ou antineoplásicos pode levar à indução ou à exacerbação de uma tireoidite autoimune preexistente ou agir diretamente destruindo a glândula tireoidiana.[15-17] Pacientes do sexo feminino e a presença antes do tratamento de anticorpos anti-TPO são riscos importantes para o desenvolvimento de hipotireoidismo. O hipotireoidismo pode ser clinicamente confundido com os efeitos colaterais da imunoterapia, como fadiga e depressão. A função tireoidiana deve ser monitorizada durante o tratamento. Os inibidores de *check point* podem causar hipofisite e hipopituitarismo, com desenvolvimento de hipotireoidismo central associado a outras deficiências hipofisárias.[15,16]
5. *Lítio:* o carbonato de lítio inibe a liberação dos hormônios tireoidianos, além de inibir a ação do TSH. O hipotireoidismo pode se instalar em poucas semanas após o início do tratamento ou até anos depois. O lítio também parece precipitar uma doença autoimune de base, evidenciada pelo aumento dos títulos de anticorpos anti-TPO durante o tratamento. Portanto, recomenda-se a avaliação da função tireoidiana, assim como anticorpos anti-TPO antes da introdução do lítio e depois anualmente.[13]

### Substâncias que Inibem a Secreção de TSH

1. *Glicocorticoide:* os glicocorticoides inibem a secreção de TRH pelo hipotálamo, diminuindo a secreção de TSH de acordo com o tipo e a dose administrada. Dexametasona em dose baixa (0,5 mg/dia) pode causar supressão do TSH, assim como doses elevadas de prednisona (40 mg/dia).[13] Entretanto, raramente causam concentrações baixas de T3 e T4, que levem a necessidade de tratamento.
2. *Dopamina, dobutamina e agonistas dopaminérgicos:* dopamina, dobutamina e agonistas dopaminérgicos (somatostatina e análogos) causam supressão do TSH logo após a administração de doses comumente usadas em terapia intensiva ou no tratamento de acromegalia e prolactinomas, através de mecanismos desconhecidos. Após a suspensão, o TSH retorna aos níveis anteriores em 24 a 48 horas. Raramente os pacientes desenvolvem hipotireoidismo com uso crônico, mas pode ser usado nos tumores hipofisários secretores de TSH.[18]
3. *Ácidos retinoicos:* bexaroteno leva à supressão da secreção de TSH, além de aumentar a degradação periférica dos hormônios tireoidianos, causando um quadro de hipotireoidismo central reversível.[13]

### Hipotireoidismo Central

Lesões hipotalâmicas, como craniofaringioma ou lesões granulomatosas, podem comprometer a secreção de TRH e, consequentemente, a secreção de TSH pela hipófise, causando hipotireoidismo terciário ou central. As doenças que acometem a hipófise, como adenoma hipofisário e meningioma, podem diminuir a secreção de TSH por destruição do tireotrofo, levando ao hipotireoidismo secundário. As lesões que causam hipotireoidismo central (secundário e terciário) também causam deficiência dos outros hormônios hipofisários, principalmente GH e ACTH, além das gonadotropinas, e podem elevar a secreção de prolactina.[6]

## APRESENTAÇÃO CLÍNICA

A apresentação clínica pode ser diferente de acordo com a faixa etária acometida e ainda ser classificada, especialmente no adulto, em hipotireoidismo clínico (franco ou evidente), hipotireoidismo subclínico e coma mixedematoso, baseado nas concentrações de TSH e nas concentrações dos hormônios tireoidianos (ver diagnóstico laboratorial do hipotireoidismo no adulto).

A glândula tireoidiana pode estar discretamente aumentada à palpação ou não ser palpável na tireoidite crônica autoimune, de consistência firme e com superfície irregular.

### Hipotireoidismo Congênito

Somente 10% a 15% dos pacientes com hipotireoidismo congênito apresentam algum sinal ou sintoma no período neonatal. Alargamento da fontanela posterior com suturas cranianas abertas, resultante do atraso na maturação esquelética, icterícia prolongada, dificuldade de sucção, hipotonia, língua aumentada, choro rouco e a presença de hérnia umbilical são vistas nos quadros mais floridos. Como a maioria apresenta-se assintomática, o rastreamento é fundamental a fim de evitar os danos neurológicos, que são permanentes e irreversíveis.[6] Malformações congênitas, principalmente cardíacas, são mais frequentemente encontradas no hipotireoidismo congênito.[6]

### Hipotireoidismo na Criança e no Adolescente

Em crianças e adolescentes, a etiologia mais frequente é a tireoidite de Hashimoto, causando atraso na velocidade de crescimento, na dentição e idade óssea com baixa estatura. Muitas vezes a criança pode ter sobrepeso em relação à altura, mas raramente são obesas. Também raramente se observa

Quadro 13-2. Sintomas e Sinais Típicos do Hipotireoidismo Clínico no Adulto

| Mecanismo | Sintomas | Sinais |
|---|---|---|
| ▪ Redução dos processos metabólicos | ▪ Cansaço | ▪ Extremidades frias |
| ▪ Acúmulo de glicosaminoglicanos | ▪ Fraqueza | ▪ Alopecia difusa |
| | ▪ Intolerância ao frio | ▪ Bradicardia |
| | ▪ Queda de cabelos e pelos | ▪ Diminuição de reflexos neurológicos |
| | ▪ Obstipação intestinal | ▪ Pele espessa e áspera |
| | ▪ Ganho de peso | ▪ Edema em face, mãos e pés (mixedema) |
| | ▪ Perda de apetite | ▪ Edema de membros inferiores |
| | ▪ Dispneia | |
| | ▪ Oligomenorreia ou amenorreia | |
| | ▪ Infertilidade | |
| | ▪ Pele seca | |
| | ▪ Diminuição da audição | |
| | ▪ Voz rouca | |
| | ▪ Parestesia | |

letargia, sonolência, pele seca ou edemas. A puberdade pode estar atrasada e muito raramente causa puberdade precoce, quando o hipotireoidismo é extremamente importante.[19]

## Hipotireoidismo no Adulto

As características típicas de hipotireoidismo podem estar presentes no adulto, dependendo da causa, da velocidade de instalação, da idade, do grau de deficiência hormonal e também das características individuais. Geralmente, pacientes submetidos à tireoidectomia total apresentam o quadro clínico típico quando não tratados com levotiroxina em poucas semanas. Já os pacientes com hipotireoidismo por tireoidite autoimune ou hipotireoidismo central, cuja evolução pode ser lenta e compensatória, os sintomas e sinais podem ser muito discretos. No hipotireoidismo central, o hipogonadismo e a insuficiência suprarrenal concomitantes podem mascarar a apresentação clínica.

As manifestações do hipotireoidismo evidente ou clínico refletem a falta do hormônio tireoidiano nos diversos tecidos causando a diminuição generalizada dos processos metabólicos, e o acúmulo de glicosaminoglicanos (polissacarídeos, ácido hialurônico e condroitina) no interstício de diversos tecidos (Quadro 13-2). No hipotireoidismo clínico, hiponatremia, hipercolesterolemia, anemia e miopatia também podem ser observadas.

# DIAGNÓSTICO LABORATORIAL NO HIPOTIREOIDISMO CONGÊNITO

## Triagem Neonatal

A triagem neonatal é mandatória após 48 horas do nascimento até o 5º dia de vida, com a dosagem de TSH neonatal (TSHneo). Considerando que o hipotireoidismo primário é a forma mais comum de hipotireoidismo congênito, o TSH encontra-se sempre aumentado. No programa de triagem neonatal, o valor de corte do TSHneo é de 10 mUI/L. Resultados de TSHneo entre 10 e 20 mUI/L requerem a solicitação de uma segunda amostra e, na maioria das vezes, o segundo resultado é normal. Quando o resultado do TSH for maior que 20 mUI/L, a criança deve ser consultada e procedidos os testes para avaliação da função tireoidiana em amostras de sangue com a maior brevidade possível. A confirmação dos resultados de triagem deve ser feita com a dosagem de T4 (total e/ou livre) e TSH séricos. Pacientes com valores de TSH > 10 mUI/L, com concentrações de T4 livre (T4L) < 0,8 ng/dL ou T4 < 7 μg/dL, confirmam o diagnóstico de hipotireoidismo congênito e o tratamento deve ser prontamente instituído.[5] Excluídos os casos de hipotireoidismo transitório, confirma-se, então, o diagnóstico de hipotireoidismo congênito definitivo. A avaliação etiológica deve, então, ser determinada, iniciando com a ultrassonografia cervical ou a cintilografia da tireoide, e a dosagem da tireoglobulina sérica. Na impossibilidade de determinação, o diagnóstico etiológico pode ser feito a partir dos 3 anos de idade, quando a suspensão da levotiroxina pode ser feita, sem prejuízo à criança.

## Diagnóstico Etiológico do Hipotireoidismo Congênito

A ultrassonografia da região cervical é útil para localização da tireoide, determinando eutopia ou ectopia. A ultrassonografia também é útil para avaliar a presença de bócio. Como este exame pode ser realizado a qualquer tempo, sem necessidade de suspensão da medicação e com custo relativamente baixo, a ultrassonografia se torna um excelente exame para a abordagem diagnóstica inicial.[20]

A tireoglobulina é o marcador da presença de tecido tireoidiano, refletindo a quantidade de tecido tireoidiano diferenciado presente e funcionante, podendo ser útil no diagnóstico etiológico, juntamente com a ultrassonografia. A Figura 13-1 mostra os diferentes cenários do diagnóstico etiológico de hipotireoidismo congênito com a sequência de exames até o diagnóstico molecular.[20]

A cintilografia com $^{131}I$, $^{123}I$ ou $^{99}Tc$ é usada para determinação da função e auxilia também na localização da tireoide ectópica. Esta avaliação só deve ser feita após os 3 anos de idade, após interrupção do tratamento. Nas disgenesias tireoidianas observa-se localização ectópica, desde a região sublingual até o mediastino superior. Nas hipoplasias, a captação está diminuída, mostrando localização tópica da glândula. No defeito de captação do iodeto, a captação estará ausente pela incapacidade do transporte de iodo para dentro do folículo. Nos demais defeitos da síntese dos hormônios tireoidianos, a captação geralmente estará aumentada inicialmente (2 horas), com rápido declínio do clareamento de iodo pela ausência

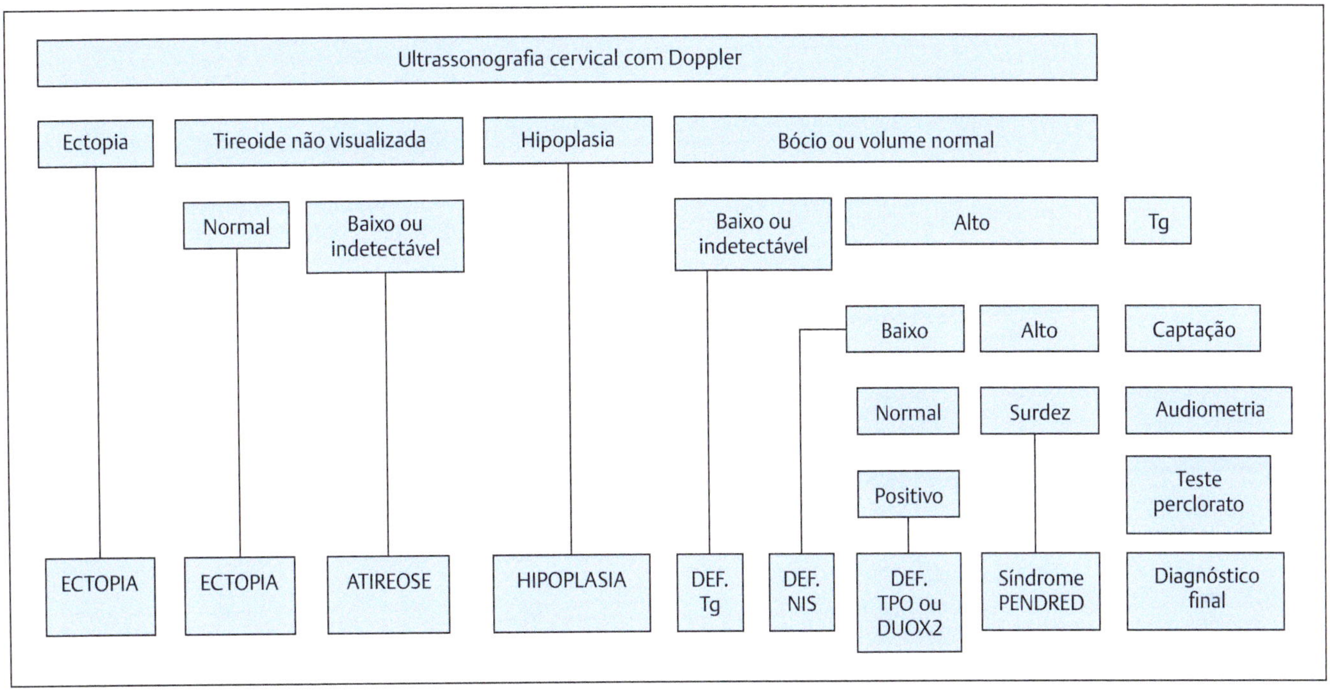


Fig. 13-1. Fluxograma para diagnóstico etiológico do hipotireoidismo congênito. Tg: tireoglobulina sérica; DEF: deficiência; NIS: sódio-iodo simportador; TPO: tireoperoxidase. (Modificada de Beltrão et al.)[20]

de formação dos hormônios tireoidianos. Nesses casos, não há como diferenciar os defeitos, então, pode ser utilizado o teste do perclorato, que não é disponibilizado no Brasil ou a determinação do defeito genético, através de painel molecular.

O Quadro 13-3 resume os defeitos moleculares e a apresentação clínica em cada defeito da disgenesia tireoidiana e disormonogênese em pacientes com hipotireoidismo congênito.[7]

## Outros Exames Radiológicos no Hipotireoidismo Congênito

Existem alterações dismórficas de ossos que podem ocorrer já no período intrauterino. A disgenesia epifisária é um sinal característico do hipotireoidismo com numerosos centros de ossificação e aspecto pontilhado ao exame. No crânio, há atraso no fechamento de fontanelas e suturas, com osso nasal

Quadro 13-3. Características dos Defeitos Encontrados na Disgenesia e Disormonogênese Tireoidianas

| Gene | Herança | Volume da tireoide | Captação de iodo | Tg sérica | Outras características |
|---|---|---|---|---|---|
| *TTF1* | AD | Ausente, hipoplasia, normal | Ausente, baixa ou normal | Dosável | Insuficiência respiratória, coreoatetose, retardo mental |
| *TTF2* | AR | Ausente, hipoplasia | Ausente, baixa ou normal | Dosável | Palato em ogiva, atresia de coanas, cabelos eriçados |
| *PAX8* | AR | Ausente, hipoplasia, ectopia | Ausente, baixa ou normal | Dosável | Malformação renal |
| *TSHR* | AR | Hipoplasia | Ausente, baixa ou normal | Dosável | |
| *NIS* | AR | Bócio | Ausente ou baixa | Elevada | |
| *TPO* | AR | Bócio | Aumentada | Elevada | |
| *SCL26A4 (Pendrina)* | AR | Bócio | Aumentada | Elevada | Surdez neurossensorial |
| *DUOX2* | AR | Bócio | Aumentada | Elevada | |
| *Tg* | AR | Normal ou bócio | Aumentada | Baixa ou indetectável | Bócio pode ser tardio |
| *DEHAL1* | AR | Normal ou bócio | Aumentada | Elevada | Bócio pode ser tardio, atrasos físico e mental graves, iodotirosinas séricas aumentadas |

Tg: Tireoglobulina; AD: autossômica dominante, AR: autossômica recessiva

pode ser curto e achatado. Observa-se atraso na idade óssea e na erupção dentária quando o tratamento é ineficiente.

## DIAGNÓSTICO LABORATORIAL NO HIPOTIREOIDISMO DO ADULTO

O diagnóstico laboratorial do hipotireoidismo primário no adulto é baseado na concentração elevada de TSH. Valores dentro dos valores de referência para o método usado, exclui o hipotireoidismo primário. Baseado nos valores de TSH e T4L, podemos classificar o hipotireoidismo primário no adulto em subclínico e clínico (ou evidente ou franco). Hipotireoidismo subclínico é caracterizado por TSH acima do limite superior do valor de referência para a idade e método usado, na presença de T4L dentro dos valores normais.[21] A determinação de T3 (livre ou total) não auxilia no diagnóstico de hipotireoidismo, pois frequentemente encontra-se em concentrações normais. Já o hipotireoidismo clínico é caracterizado por TSH elevado, na presença de T4L baixo.

Se houver a suspeita de hipotiroidismo central (doença hipofisária ou hipotalâmica), mas a repetição do TSH é normal, o T4L deve estar baixo, caracterizando hipotireoidismo central. Os valores de TSH podem estar baixos ou inapropriadamente normais para uma concentração baixa de T4 baixo, ou ligeiramente aumentado (em torno de 5 a 7 mUI/L), devido à secreção de TSH biologicamente inativo.[9]

O hipotireoidismo central caracteriza-se por TSH dentro dos valores de referência, com concentração baixa de T4 (livre ou total). Em alguns casos de hipotireoidismo hipotalâmico, o TSH pode estar discretamente aumentado (em torno de 5 a 7 mU/L), devido à secreção de TSH biologicamente inativo,[21] mas sempre na presença de concentrações baixas de T4.

Concentração sérica elevada do anticorpo anti-TPO determina o diagnóstico etiológico de tireoidite de Hashimoto. A dosagem de anticorpo antitireoglobulina só deve ser feita na suspeita de tireoidite de Hashimoto com anti-TPO ausente. A dosagem de anticorpo contra o receptor de TSH (TRAb) é desnecessária no diagnóstico de hipotireoidismo primário.[22]

Sabendo que o TSH apresenta flutuações nas suas concentrações, especialmente após doenças agudas e quando os valores são pouco aumentados, sempre deve ser feita nova dosagem para confirmação do diagnóstico (Fig. 13-2).[23]

Na avaliação ultrassonográfica, a tireoide com tireoidite de Hashimoto geralmente apresenta um parênquima heterogêneo, hipoecogênico, até com formações de pseudonódulos e com vascularização aumentada (Fig. 13-3).

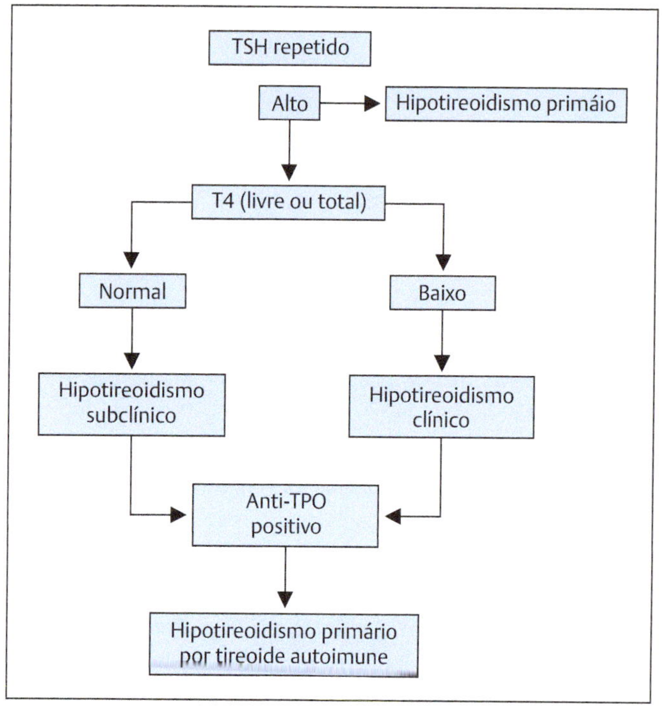


Fig. 13-2. Fluxograma de avaliação de hipotireoidismo primário.

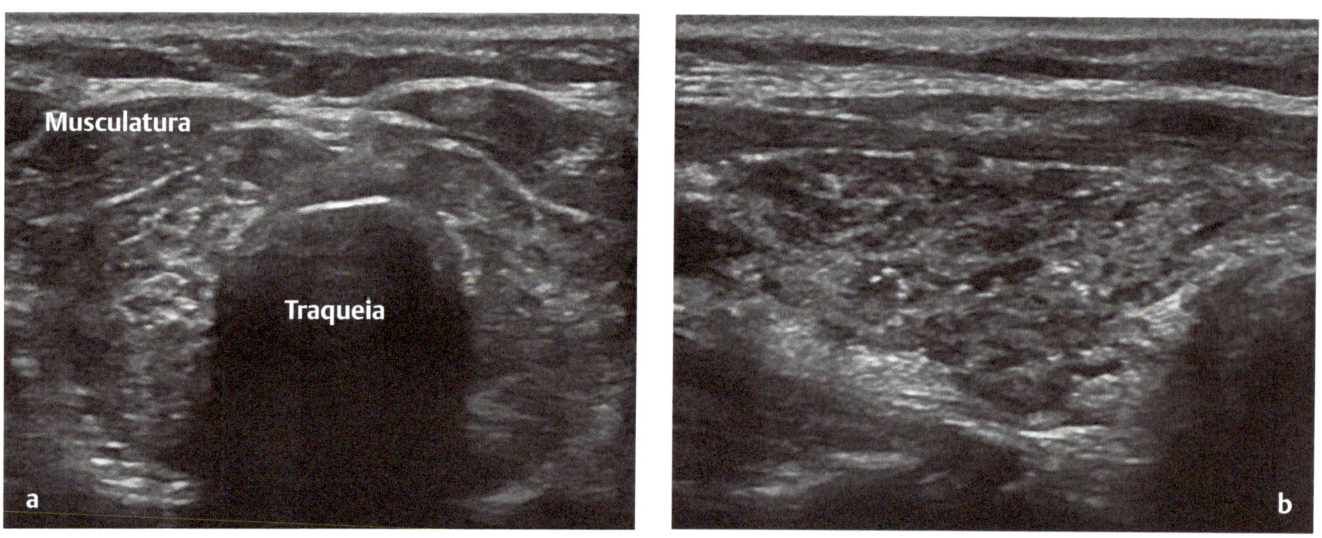


Fig. 13-3. Corte transversal (a) e longitudinal (b) da tireoide com tireoidite de Hashimoto ao exame ultrassonográfico. O parênquima tireoidiano apresenta-se hipoecogênico e heterogêneo, com finas traves hiperecogênicas de permeio, caracterizando a tireoidite autoimune. (Imagens de arquivo pessoal.)

## TRATAMENTO

Independentemente da etiologia do hipotireoidismo, o tratamento preconizado consiste na administração oral de levotiroxina sódica, mimetizando a fisiologia tireoidiana normal. O mercado brasileiro possui diversas marcas com variadas apresentações por comprimido. A medicação deve ser ingerida com água em jejum, preferencialmente pela manhã. O paciente pode se alimentar somente após 30 a 60 minutos.[1]

### Tratamento e Acompanhamento no Hipotireoidismo Congênito

O tratamento deve ser instituído mesmo quando há dúvida no diagnóstico, com monitorização e ajuste da dose. A dose é elevada para recém-nascidos (10 a 15 mcg/kg de peso), com diminuição progressiva ao longo da infância (Quadro 13-4).[6,19] O comprimido deve ser macerado e diluído em pouca quantidade de água e deve ser administrado antes da próxima mamada, pois não dispomos de solução líquida. Após o início do tratamento, a concentração de T4 deve ser normalizada em 1 a 2 semanas, com o objetivo de manter a concentração de T4 total entre 10 e 16 mcg/dL ou T4L na metade superior do valor de referência. Após 4 semanas, espera-se normalização do TSH.[6]

O acompanhamento deve ser feito a cada 4 a 6 semanas com o objetivo de manter a concentração de T4 no limite superior do valor de referência e TSH < 2 mUI/L. A velocidade de crescimento e idade óssea devem ser avaliados clinicamente. Por causa da associação com malformações cardíacas, recomenda-se a realização de ecocardiograma.

### Tratamento e Acompanhamento do Hipotireoidismo no Adulto

O tratamento depende do grau de hipotireoidismo, da idade do paciente e da presença de comorbidades, especialmente cardiovasculares. Pacientes após tireoidectomia total devem receber a dose plena de levotiroxina sódica no pós-operatório, calculada em 1,6 a 1,8 mcg/kg de peso ideal ao dia.[2] Na prática, a dosagem de levotiroxina sódica após tireoidectomia total em adultos varia de 75 a 150 mcg/dia.

No paciente adulto jovem, sem cardiopatia associada, com TSH < 50 mUI/L também pode receber dose plena de 1,6 a 1,8 mcg/kg de peso ideal/dia. Para o paciente acima de 50 anos ou que possua doença cardiovascular associada, recomenda-se iniciar com doses baixas, como 25 a 50 mcg/dia, com aumento progressivo a cada semana, até atingir a dose ideal.[24]

**Quadro 13-4.** Doses de Levotiroxina Sódica para Tratamento de Hipotireoidismo Congênito

| Idade | Dose sugerida |
|---|---|
| 0-3 meses | 10 a 15 mcg/kg/dia |
| 3-6 meses | 7 a 10 mcg/kg/dia |
| 6-12 meses | 6 a 8 mcg/kg/dia |
| 1-5 anos | 4 a 6 mcg/kg/dia |
| 6-12 anos | 3 a 5 mcg/kg/dia |
| 12-16 anos | 2 a 4 mcg/kg/dia |

O paciente deve ser orientado a ingerir a levotiroxina sódica em jejum, diariamente, preferencialmente pela manhã, e manter-se na mesma marca do fabricante. Apesar da bioequivalência do fármaco, pode ocorrer variabilidade na absorção, atribuída aos diferentes compostos do comprimido de acordo com cada marca, acarretando em oscilações de TSH.[25] Em um estudo americano, a troca do genérico para a marca referência de levotiroxina não causou mudanças estatisticamente significativas nas concentrações de TSH.[26]

A levotiroxina sódica possui meia-vida de 7 dias (em eutireoidismo), com pico de absorção em 2 a 4 horas. Para a levotiroxina em comprimido, a acidez gástrica promove a dissolução do comprimido, levando a sua absorção predominantemente no duodeno. Na apresentação líquida e em gel, não há a necessidade da acidez gástrica, mas não estão disponíveis no Brasil.[27] A eliminação é renal (80%) e fecal (20%), não havendo necessidade de ajustes na insuficiência renal.

O parâmetro clínico mais precoce de melhora do hipotireoidismo clínico é o aumento da diurese, levando a melhora no edema e consequentemente na perda de peso. Os demais sintomas e sinais melhoram em semanas até meses, variando individualmente.

O controle laboratorial deve ser feito após 6 a 8 semanas, com dosagens de T4L e TSH até atingir os parâmetros normais. Orienta-se a coleta laboratorial antes do uso da levotiroxina, evitando o pico de absorção. Geralmente, após normalização, o seguimento pode ser feito anualmente. Não há necessidade de acompanhamento com anti-TPO ao longo do tratamento, pois sua variação não reflete mudança na dose ou na evolução da doença autoimune.[22]

Na falta de controle do hipotireoidismo, a aderência ao tratamento deve ser sempre investigada, pois pequenas oscilações de T4 podem causar as variações de TSH. Há maior necessidade de levotiroxina durante a gestação e na presença de má absorção, como na doença celíaca, gastrite ou após cirurgia bariátrica disabsortiva e uso de orlistate. Alguns medicamentos podem aumentar a degradação da levotiroxina, como rifampicina, carbamazepina, fenitoína e fenobarbital. Outros medicamentos podem diminuir a absorção, como antiácidos, sulfato ferroso, carbonato de cálcio e fibras. O paciente deve ser orientado a fazer um intervalo de 2 a 4 horas entre a ingestão dessas medicações e da levotiroxina.[13]

Os efeitos colaterais são extremamente raros, e sempre relacionados com a iatrogenia, causando osteopenia, espessamento ventricular cardíaco e fibrilação atrial, com doses excessivas, causando hipertireoidismo.

Quando os sintomas de hipotireoidismo persistem apesar dos valores normais de TSH e de T4L, a presença de outras doenças deve ser investigada, como depressão, menopausa, fibromialgia, distúrbios do sono, entre outras.[21]

A reposição com liotironina sódica, associada ou não à levotiroxina, é uma alternativa considerada por alguns autores na presença de sintomas de hipotireoidismo apesar do controle laboratorial, melhorando especialmente a qualidade de vida, a cognição e a depressão.[28] Entretanto, a liotironina não está disponível no Brasil, tanto para seu manuseio como em medicamentos.

### Tratamento do Hipotireoidismo Subclínico

Como o diagnóstico de hipotireoidismo subclínico depende da idade e do método usado, não existem recomendações universalmente aceitas para indicar ou não o uso de levotiroxina. A única exceção é durante a gestação.[29] Geralmente não se recomenda o tratamento quando os níveis de TSH estão abaixo de 7 mU/L, pois há chance de normalização após algumas semanas.[21] O tratamento pode ser considerado na presença de anti-TPO, devido ao maior risco de evolução para o hipotireoidismo clínico, assim como na presença de valores acima de 10 mUI/L.[30]

O tratamento é iniciado com uma dose baixa de levotiroxina sódica (25 a 50 mcg/dia), com o objetivo de normalizar o TSH, sem causar hipertireoidismo (mantendo o T4L normal).

## COMA MIXEDEMATOSO

O paciente em coma mixedematoso deve apresentar um hipotireoidismo grave, de longa duração, sem tratamento adequado. Atualmente essa condição é rara, mas pode acometer especialmente pacientes com hipotireoidismo primário com tratamento inadequado e acometido de um fator desencadeador, como sangramentos (principalmente de trato gastrointestinal), uso de diuréticos, infecções (principalmente pulmonar). O diagnóstico é feito pela presença de: 1. alteração do nível de consciência: desorientação, letargia, confusão mental, psicose, convulsões e até coma; 2. hipotermia ou ausência de febre na presença de quadro infeccioso; e 3. presença de fator precipitante. Os exames laboratoriais mostram hormônios tireoidianos não dosáveis, incluindo T3. Os valores de TSH podem não ser tão elevados quanto o esperado no hipotireoidismo primário, pela presença de doença grave (*euthyroidism sick syndrome*).

O tratamento deve ser rápido, visando suportes ventilatório e hemodinâmico, juntamente com a reposição de levotiroxina sódica. Devido à possibilidade de insuficiência suprarrenal concomitante, hidrocortisona deve ser administrada por via endovenosa (100 mg a cada 8 horas), com redução progressiva. A reposição com levotiroxina sódica deve ser feita idealmente por via endovenosa. Entretanto, devido à dificuldade de obter essa medicação em nosso meio, a reposição pode ser feita por sonda nasogástrica ou nasoenteral na dose de 300 mcg (em paciente mais idoso ou com risco de doença cardiovascular) a 500 mcg como dose de ataque e depois mantido em 100 a 150 mcg ao dia.[31]

## REFERÊNCIAS BIBLIOGRÁFICAS


1. Chaker L, Bianco AC, Jonklaas J, Peeters RP. Hypothyroidism. Lancet. 2017;390(10101):1550-62.
2. Jonklaas J, Bianco AC, Bauer AJ, Burman KD, Cappola AR, Celi FS, et al. Guidelines for the treatment of hypothyroidism: prepared by the american thyroid association task force on thyroid hormone replacement. Thyroid. 2014;24(12):1670-751.
3. Saúde Md. 2016 [Triagem Neonatal biológica: manual técnico.]. Available from: https://bvsms.saude.gov.br/bvs/publicacoes/triagem_neonatal_biologica_manual_tecnico.pdf
4. Iodine Global Network [Available from: https://ign.org/regions/south-america-countries-iodine-status/].
5. Saúde Md. Protocolo Clínico e Diretrizes Terapêuticas Hipotireoidismo Congênito. 2021.
6. van Trotsenburg P, Stoupa A, Léger J, Rohrer T, Peters C, Fugazzola L, et al. Congenital Hypothyroidism: A 2020-2021 Consensus Guidelines Update-An ENDO-European Reference Network Initiative Endorsed by the European Society for Pediatric Endocrinology and the European Society for Endocrinology. Thyroid. 2021;31(3):387-419.
7. Brust ES, Beltrao CB, Chammas MC, Watanabe T, Sapienza MT, Marui S. Absence of mutations in PAX8, NKX2.5, and TSH receptor genes in patients with thyroid dysgenesis. Arq Bras Endocrinol Metabol. 2012;56(3):173-7.
8. Kopp P. Perspective: genetic defects in the etiology of congenital hypothyroidism. Endocrinology. 2002;143(6):2019-24.
9. Persani L. Clinical review: Central hypothyroidism: pathogenic, diagnostic, and therapeutic challenges. J Clin Endocrinol Metab. 2012;97(9):3068-78.
10. Refetoff S, Dumitrescu AM. Syndromes of reduced sensitivity to thyroid hormone: genetic defects in hormone receptors, cell transporters and deiodination. Best Pract Res Clin Endocrinol Metab. 2007;21(2):277-305.
11. Eveleigh ER, Coneyworth L, Welham SJM. Systematic review and meta-analysis of iodine nutrition in modern vegan and vegetarian diets. Br J Nutr. 2023:1-15.
12. Marui S. Clínica Médica. In: Martins MdA, Crrilho FJ, Alves VAF, Castilho EAd, Cerri GG, Wen CL, editors. Doenças Endócrinas e Metabólicas. 5. São Paulo, Brazil: Editora Manole; 2015. p. 230- 8.
13. Burch HB. Drug Effects on the Thyroid. N Engl J Med. 2019;381(8):749-61.
14. Bartalena L, Bogazzi F, Chiovato L, Hubalewska-Dydejczyk A, Links TP, Vanderpump M. 2018 European Thyroid Association (ETA) Guidelines for the Management of Amiodarone-Associated Thyroid Dysfunction. Eur Thyroid J. 2018;7(2):55-66.
15. Torino F, Barnabei A, Paragliola R, Baldelli R, Appetecchia M, Corsello SM. Thyroid dysfunction as an unintended side effect of anticancer drugs. Thyroid. 2013;23(11):1345-66.
16. Byun DJ, Wolchok JD, Rosenberg LM, Girotra M. Cancer immunotherapy - immune checkpoint blockade and associated endocrinopathies. Nat Rev Endocrinol. 2017;13(4):195-207.
17. Danilovic DL, Mendes-Correa MC, Chammas MC, Zambrini H, Barros RK, Marui S. Thyroid disturbance related to chronic hepatitis C infection: role of CXCL10. Endocr J. 2013;60(5):583-90.
18. Langouche L, Jacobs A, Van den Berghe G. Nonthyroidal Illness Syndrome Across the Ages. J Endocr Soc. 2019;3(12):2313-25.
19. Maciel LM, Kimura ET, Nogueira CR, Mazeto GM, Magalhães PK, Nascimento ML, et al. Congenital hypothyroidism: recommendations of the Thyroid Department of the Brazilian Society of Endocrinology and Metabolism. Arq Bras Endocrinol Metabol. 2013;57(3):184-92.
20. Beltrao CB, Juliano AG, Chammas MC, Watanabe T, Sapienza MT, Marui S. Etiology of congenital hypothyroidism using thyroglobulin and ultrasound combination. Endocr J. 2010;57(7):587-93.
21. Biondi B, Cappola AR, Cooper DS. Subclinical Hypothyroidism: a review. Jama. 2019;322(2):153-60.
22. Dora JM, Biscolla RPM, Caldas G, Cerutti J, Graf H, Hoff AO, et al. Choosing Wisely for Thyroid Conditions: Recommendations of the Thyroid Department of the Brazilian Society of Endocrinology and Metabolism. Arch Endocrinol Metab. 2021;65(2):248-52.
23. Ehrenkranz J, Bach PR, Snow GL, Schneider A, Lee JL, Ilstrup S, et al. Circadian and circannual rhythms in thyroid hormones: determining the TSH and free T4 reference intervals based upon time of day, age, and sex. Thyroid. 2015;25(8):954-61.
24. Garber JR, Cobin RH, Gharib H, Hennessey JV, Klein I, Mechanick JI, et al. Clinical practice guidelines for hypothyroidism in adults: cosponsored by the American Association of Clinical

Endocrinologists and the American Thyroid Association. Thyroid. 2012;22(12):1200-35.
25. Ward LS. Levothyroxine and the problem of interchangeability of drugs with narrow therapeutic index. Arquivos Brasileiros de Endocrinologia e Metabologia. 2011;55(7):429-34.
26. Brito JP, Deng Y, Ross JS, Choi NH, Graham DJ, Qiang Y, et al. Association Between Generic-to-Generic Levothyroxine Switching and Thyrotropin Levels Among US Adults. JAMA Intern Med. 2022;182(4):418-25.
27. Liu H, Li W, Zhang W, Sun S, Chen C. Levothyroxine: conventional and novel drug delivery formulations. Endocr Rev. 2023;44(3):393-416.
28. Jonklaas J, Bianco AC, Cappola AR, Celi FS, Fliers E, Heuer H, et al. Evidence-based use of levothyroxine/liothyronine combinations in treating hypothyroidism: a consensus document. Thyroid. 2021;31(2):156-82.
29. Solha STG, Mattar R, Teixeira PdFdS, Chiamolera MI, Maganha CA, Zaconeta ACM, et al. Rastreio, diagnóstico e manejo do hipotireoidismo na gestação FEBRASGO POSITION STATEMENT. 2022;10:1-10.
30. Vanderpump MP, Tunbridge WM. Epidemiology and prevention of clinical and subclinical hypothyroidism. Thyroid. 2002;12(10):839-47.
31. Wartofsky L. Myxedema coma. Endocrinol Metab Clin North Am. 2006;35(4):687-98, vii-viii.

# CAPÍTULO 14

# CARCINOMA DIFERENCIADO DE TIREOIDE

Debora Lucia Seguro Danilovic ▪ Beatriz Godoi Cavalheiro

## INTRODUÇÃO

Nas últimas décadas, houve um incremento universal do diagnóstico do carcinoma da glândula tireoide em função, principalmente, do crescente uso de exames de imagem cervicais na investigação e acompanhamento de patologias não tireoidianas. No Brasil, excluindo os tumores de pele não melanoma, o câncer da tireoide representa o 7° tipo de neoplasia maligna mais frequente. São estimados 16.600 novos casos para cada ano do triênio de 2023 a 2025, especialmente em mulheres, em que representa o 3° câncer mais frequente. No entanto, a mortalidade permanece baixa, sendo que no Brasil, em 2020, ocorreram 837 óbitos relacionados com a doença (0,4 por 100 mil acometidos).[1]

O carcinoma diferenciado da tireoide, habitualmente, não causa sintomas e é frequentemente diagnosticado como achado incidental. Entretanto, a doença mais avançada pode apresentar-se por meio de aumento do volume cervical anterior, de crescimento gradual e, eventualmente, com sintomas compressivos ou rouquidão. Seu diagnóstico também pode ser feito por metástases cervicais ou à distância. Alguns fatores predisponentes conhecidos incluem a exposição à radiação na infância ou adolescência, antecedentes familiares e síndromes tumorais hereditárias, como a síndrome de Cowden, a polipose adenomatose familiar e o complexo de Carney.[2]

## ETIOLOGIA

Os carcinomas diferenciados da tireoide têm origem clonal. O modelo clássico de carcinogênese tireoidiana envolve alterações genéticas, mutações e rearranjos gênicos, bem como ativadores das vias de sinalização intracelular MEK-ERK e PI3K-ATK-mTOR.

As alterações moleculares dos carcinomas papilíferos contemplam:

1. *BRAF-like*, por meio da ativação preferencial da via de sinalização intracelular MEK-ERK. Inclui a mutação p.V600E do *BRAF* e os rearranjos *RET/PTC1* e *RET/PTC3*. São mais frequentes nos carcinomas papilíferos de variantes clássica, células altas e *hobnail*, com graus variados de diferenciação e maior risco de recorrência. A mutação p.V600E *BRAF* é a alteração genética mais frequente nos carcinomas papilíferos da tireoide, presente em 30% a 60% dos casos,[3,4] ou
2. *RAS-like*, em que existe baixa sinalização de MEK-ERK e ativação preferencial da via PI3K-AKT-mTOR. Inclui mutações de *RAS*, *EIF1AX*, rearranjos *PAX8/PPARγ* e *NTRK*. São mais frequentes nos carcinomas papilíferos de variante folicular, com alto grau de diferenciação e baixo risco de recorrência.[4]

O perfil molecular *RAS-like* é o mais observado nos carcinomas foliculares, que contam com mutações *RAS* em 22 a 49% dos casos e rearranjo *PAX8/PPARG* em cerca de 40% dos espécimes. Tanto mutações *RAS*, como o rearranjo *PAX8/PPARG*, são considerados eventos precoces da tumorogênese, sendo que em adenomas foliculares foram relatados mutações de *RAS* em 23% a 48% dos casos e rearranjo *PAX8/PPARG* em 4% dos casos.[5]

A relação entre a presença das mutações iniciadoras e o prognóstico dos carcinomas diferenciados da tireoide é controversa, ao passo que sua associação a eventos moleculares adicionais confere um pior prognóstico. Mutações da região promotora *TERT* contribuem para maior risco de recorrência e metástases, região essa não codificadora de DNA, que aumenta a atividade da telomerase. As mutações da região promotora de *TERT*, C228T e C250T estão presentes em 9% dos carcinomas papilíferos, 14% dos carcinomas foliculares, 40% dos carcinomas pouco diferenciados de tireoide e em 45% a 73% dos carcinomas anaplásicos, sendo associadas à progressão da doença, desenvolvimento de metástases a distância e indiferenciação tumoral. Favorecem, por exemplo, a perda da capacidade de expressar o simportador sódio-iodeto (NIS), com consequente refratariedade ao tratamento com $^{131}$I.[6,7]

Por sua vez, os carcinomas oncocíticos contam com alterações moleculares diferentes das dos carcinomas papilíferos e foliculares. Seus eventos moleculares mais frequentes são as mutações recorrentes do DNA mitocondrial e as alterações cromossômicas, especialmente amplas perdas cromossômicas e duplicação dos cromossomos 5, 7 e 12, particularmente em carcinomas extensamente invasivos. Os carcinomas oncocíticos têm maior densidade de mutações (~2,6/Mb) e apresentam grande diversidade de eventos recorrentes envolvendo os genes da via Wnt/B-catenina, como os *APC e FAT1* da via MEK-ERK, *RAS*, e *MTOR* da via *PI3K-AKT-mTOR*, além de mutações em genes de reparo de DNA, *EIF1AX*, região promotora de *TERT e TP53*. O prognóstico dos carcinomas oncocíticos de tireoide, extensamente invasivos, está relacionado com a ampla perda cromossômica, à duplicação do cromossomo 7 e, assim como os demais carcinomas diferenciados, à presença de mutações da região promotora do *TERT*.[8-10]

## HISTOLOGIA

Os carcinomas papilíferos representam 85% dos tumores malignos da tireoide. Metástases linfonodais cervicais, clinicamente aparentes, ocorrem em cerca de 30% dos pacientes, ao passo que metástases distantes são diagnosticadas em menos de 10% dos casos, especialmente em pulmões e ossos. As variantes histológicas mais frequentes e de evolução favorável são as: clássica e folicular, sendo fatores de risco para recorrência e metástases: idade inferior a 20 ou superior a 55 anos, tumores primários maiores de 4 cm, presença de extensão extratireoidiana e variantes histológicas mais agressivas como células altas, células colunares, *hobnail*, esclerosante difusa e sólida. A mortalidade associada é baixa.[2]

Os carcinomas foliculares compõem menos de 10% das neoplasias malignas. São classificados como minimamente invasivos, quando intratireoidianos e com invasão microscópica de sua cápsula ou com até quatro vasos sanguíneos capsulares acometidos; e extensamente invasivos, quando associados à invasão macroscópica da cápsula tumoral, extensão extratireoidiana ou para mais de 4 vasos sanguíneos. Como sua principal via de disseminação é hematogênica, as metástases linfonodais não são habituais, enquanto a disseminação sistêmica, principalmente para pulmões e ossos, ocorre com maior frequência em comparação ao carcinoma papilífero.[2]

Já, os carcinomas oncocíticos contribuem com 3% a 5% dos cânceres de tireoide e têm um comportamento clínico diverso dos tipos papilífero e folicular. Metástases linfonodais cervicais são descritas em menor frequência em comparação aos papilíferos, mas as taxas de metástases distantes, assim como a mortalidade relacionada com o câncer, são superiores aos demais carcinomas diferenciados. Da mesma forma que os carcinomas foliculares, são classificados como mínima ou extensamente invasivos. Quando metastáticos, é habitual não captarem iodo, com comprometimento terapêutico e prognóstico.[2,11]

## TRATAMENTO

O tratamento inicial dos carcinomas diferenciados de tireoide consiste, classicamente, na tireoidectomia total, associada à terapia com $^{131}$I, a depender de sua classificação de risco e supressão de TSH.

Por sua vez, tem-se considerado a possibilidade de operações parciais para pacientes com carcinomas de baixo risco e até mesmo a vigilância ativa para portadores altamente selecionados de microcarcinomas papilíferos de tireoide (até 1 cm). Segundo as mais recentes diretrizes, a extensão do tratamento cirúrgico inicial poderá depender do diagnóstico citológico pré-operatório:[2]

1. Nódulos únicos, com classificações citológicas Bethesda III, IV ou V podem ser tratados com lobectomia e istmectomia iniciais. A totalização da tireoidectomia poderá ser realizada à confirmação da malignidade. Entretanto, a tireoidectomia parcial pode ser a opção terapêutica se microcarcinoma papilífero ou carcinoma bem diferenciado de baixo risco, menor do que 4 cm, unifocal, com variante histológica favorável, sem evidências de invasão vascular ou extensão extratireoidiana, ausência de metástases linfonodais ou a distância, especialmente em pacientes sem antecedentes de radiação ionizante cervical prévia ou antecedentes familiares de neoplasias malignas da tireoide. Considerações acerca da vigilância ativa serão tratadas em capítulo específico.
2. Para nódulo único com classificação citológica Bethesda VI ou nódulos bilaterais citologicamente classificados como Bethesda III, IV ou V, pode-se indicar a tireoidectomia total.
3. O esvaziamento cervical eletivo é indicado quando há diagnóstico de metástases linfonodais no pré ou intraoperatório. Para garantir uma melhor programação terapêutica, a ultrassonografia cervical (US) deve preceder a operação e, na presença de linfonodo suspeito para acometimento metastático, indica-se sua punção aspirativa por agulha fina (PAAF) para a avaliação citológica e dosagem de tireoglobulina no lavado da agulha do aspirado.

A indicação de terapia com $^{131}$I e a supressão de TSH dependerão do estadiamento clínico do tumor e classificação de risco.[2,12] Os sistemas de estadiamento mais frequentemente utilizados para o carcinoma diferenciado da tireoide são o da *American Joint Comission on Cancer (AJCC)* (Quadro 14-1) preditor validado de mortalidade relacionada ao câncer, e o da *American Thyroid Association*, melhor preditor de risco de recorrência (Quadro 14-2). O estadiamento da *American Joint Comission in Cancer (AJCC)* utiliza critérios de idade, tamanho e invasividade tumoral, presença de metástases linfonodais e de metástases a distância (TNM).[12]

Utilizando-se o estadiamento de risco para recorrência da *American Thyroid Association*, a terapia com $^{131}$I não é indicada como rotina para pacientes com carcinoma diferenciado de tireoide de baixo risco, mas pode ser considerada para pacientes com risco intermediário e está indicada nos casos de alto risco de recorrência. A terapia com $^{131}$I é feita sob estímulo de TSH, obtido por meio da suspensão da reposição de levotiroxina ou com a administração sistêmica de TSH recombinante (rhTSH), nos casos de pacientes de risco intermediário de recorrência ou naqueles com contraindicação ao preparo com hipotireoidismo endógeno. Espera-se que o TSH sérico atinja níveis superiores a 30 mUI/L. A pesquisa de corpo inteiro (PCI) deve ser realizada após a administração da dose ablativa/terapêutica de $^{131}$I.[2]

Quanto à administração de levotiroxina, no primeiro ano após a tireoidectomia, sua dose deve ser guiada pelo risco de recorrência inicial. Estipulou-se o alvo de TSH sérico no primeiro ano de seguimento de pacientes com baixo risco de recorrência em 0,1-0,5 mU/L, mas se tireoidectomia parcial ou, nos casos de tireoidectomia total e com títulos séricos indetectáveis de tireoglobulina sem anticorpos anti-tireoglobulina, o alvo de TSH passa a ser 0,5-2,0 mU/L. Já nos pacientes com risco intermediário de recorrência, o alvo de TSH foi estipulado em 0,1-0,5 mU/L, ao passo que em TSH $< 0,1$ mU/L naqueles com alto risco.[2]

**Quadro 14-1.** Estadiamento AJCC-TNM para Portadores de Carcinomas Diferenciados da Tireoide[12]

| Critérios | | | | |
|---|---|---|---|---|
| **Tumor (T)** | | | | |
| Tx | Tumor primário não pode ser acessado | | | |
| T0 | Sem evidências de tumor primário | | | |
| T1a | Tumor ≤ 1 cm na maior dimensão, limitado à tireoide | | | |
| T1b | Tumor > 1 cm e ≤ 2 cm na maior dimensão, limitado à tireoide | | | |
| T2 | Tumor > 2 cm e ≤ 4 cm, na maior dimensão, limitado à tireoide | | | |
| T3a | Tumor > 4 cm limitado à tireoide | | | |
| T3b | Tumor de qualquer tamanho com extensão tireoidiana grosseira, mas invadindo somente a musculatura adjacente (esterno-hióideo, esternotireóideo, tireo-hióideo ou omo-hióideo | | | |
| T4a | Tumor de qualquer tamanho com invasão subcutânea, de tecidos moles, laringe, traqueia, esôfago ou nervo laríngeo recorrente | | | |
| T4b | Tumor de qualquer tamanho com invasão da fáscia paravertebral, encapsulamento de artéria carótida ou vasos do mediastino | | | |
| **Metástases linfonodais (N)** | | | | |
| NX | Linfonodos regionais não podem ser acessados | | | |
| N0 | Sem evidências de metástase locorregional para linfonodos | | | |
| N0a | Um ou mais linfonodos não metastáticos confirmados por citologia ou histologia | | | |
| N0b | Sem evidências clínica ou radiológica de metástase locorregional linfonodal | | | |
| N1 | Metástase para linfonodos regionais | | | |
| N1a | Metástase para níveis VI e/ou VII, uni ou bilateral | | | |
| N1b | Metástase unilateral, bilateral ou contralateral para linfonodos cervicais laterais (nível I, II, III, IV ou V) ou linfonodo retrofaríngeo | | | |
| **Metástases a distância (M)** | | | | |
| M0 | Ausência de metástase a distância | | | |
| M1 | Presença de metástase a distância | | | |
| **Idade** | **T** | **N** | **M** | **Estádio** |
| < 55 anos | Qualquer T | Qualquer N | M0 | I |
| | Qualquer T | Qualquer N | M1 | II |
| ≥ 55 anos | T1 | N0/NX | M0 | I |
| | T1 | N1 | M0 | II |
| | T2 | N0/NX | M0 | II |
| | T2 | N1 | M0 | II |
| | T3a/T3b | Qualquer N | M0 | II |
| | T4a | Qualquer N | M0 | III |
| | T4b | Qualquer N | M0 | IVA |
| | Qualquer T | Qualquer N | M1 | IVB |

Quadro 14-2. Estadiamento da *American Thyroid Association* para Estimativa de Risco de Recorrência[2]

| Baixo risco | Risco intermediário | Alto risco |
|---|---|---|
| Sem metástases | Extensão extratireoidiana mínima | Extensão extratireoidiana macroscópica |
| Ressecção completa | Invasão vascular | Ressecção incompleta |
| Sem invasão local ou vascular | N1 (< 3cm) | Metástases à distância |
| Histologia favorável* | Histologia agressiva# | Tireoglobulina aumentada, sugestiva de metástase à distância |
| PCI sem captação fora do leito tireoidiano | PCI com captação cervical fora do leito tireoidiano (N1) | N1 com linfonodos ≥ 3 cm ou N1 com extensão extranodal |
| N1: ≤ 5 micrometástases (foco metastático ≤ 0,2cm) | | Ca folicular ou oncocítico com extensa invasão vascular (> 4 focos) |

PCI: pesquisa de corpo inteiro com $^{131}$I; N1, metástase linfonodal; (*) variantes clássica e folicular dos carcinomas papilíferos e carcinomas foliculares e oncocíticos minimamente invasivos; (#) variantes de células altas, de células colunares, *hobnail*, esclerosante difusa e sólida dos carcinomas papilíferos e carcinomas foliculares e oncocíticos extensamente invasivos.

## ACOMPANHAMENTO

O acompanhamento pós-terapêutico visa a diagnosticar e tratar a recorrência da doença, mais frequente nos primeiros 5 a 10 anos do tratamento inicial. É feito por meio de avaliações clínicas; dosagens séricas de tireoglobulina (Tg), anticorpos antitireoglobulina (anti-Tg) e TSH; US cervicais, preferencialmente com Doppler colorido, a cada 6 a 12 meses.[2]

A dosagem de Tg deve ser feita sempre em conjunto com a avaliação de anti-Tg, uma vez que sua presença pode interferir nos ensaios imunométricos de dosagem da primeira, levando à interpretação de falsos títulos reduzidos de Tg. Quando disponível, a dosagem de Tg por meio de ensaio radiométrico pode ser uma alternativa nos pacientes com presença de anti-Tg. Outra opção é seguir a tendência dos títulos de anti-Tg, dosados no mesmo ensaio e em níveis similares de TSH, já que a elevação persistente sugere a recorrência de doença. Com a disponibilidade de ensaios ultrassensíveis de tireoglobulina, não é mais indicada, de rotina, a realização de dosagem de Tg estimulada após 1 ano do tratamento inicial. Entretanto, pacientes submetidos a tireoidectomia total e terapia com I-131 e que persistem com níveis séricos de Tg sob supressão de TSH entre 0,2 e 1 ng/mL, devem ser submetidos à dosagem de Tg estimulada por rhTSH ou TSH endógeno após 1 ano, para avaliação da resposta ao tratamento.[2] A US cervical complementa a avaliação da recorrência tumoral com o objetivo de identificar linfonodos suspeitos de acometimento metastático ou doença residual em leito glandular. Linfonodos metastáticos apresentam-se com forma arredondada, sem hilo hiperecogênico central, associado à presença de microcalcificações, áreas císticas e/ou vascularização aumentada ou periférica. A PAAF é indicada em linfonodos com menor diâmetro maior que 8 mm no compartimento central ou maior que 10 mm no compartimento lateral. Na PAAF, é feita a avaliação da citologia e dosagem de tireoglobulina no lavado. Após a tireoidectomia, a Tg no lavado < 1 ng/mL descarta a presença de metástase, enquanto a Tg > 10 ng/mL é altamente suspeita. Valores intermediários de Tg no lavado, entre 1 e 10 ng/mL, devem ser interpretados considerando-se o grau de suspeição de doença metastática à US e a comparação com os níveis séricos de Tg. Linfonodos que ainda não atingiram dimensões suficientes para a PAAF devem ser acompanhados e biopsiados se crescerem ou ameaçarem estruturas vitais.[2]

Exames radiológicos adicionais podem ser indicados se o nível sérico de Tg estiver elevado na ausência de evidência de doença à US cervical. A tomografia computadorizada (TC) de tórax permite o diagnóstico de metástases pulmonares e mediastinais. TC ou ressonância magnética de pescoço podem ser úteis nos pacientes já submetidos a esvaziamentos cervicais para o diagnóstico de metástases linfonodais em sítios de difícil avaliação à US, como o espaço retrofaríngeo, ou na programação cirúrgica de ressecção de doença localmente invasiva ou de doença linfonodal volumosa para melhor avaliação da relação e planos de clivagem entre as estruturas anatômicas. Quando a Tg estimulada for > 10 ng/mL, sem evidência de metástases à US cervical ou à TC tórax, indica-se a realização da pesquisa de corpo inteiro com $^{131}$I (PCI) diagnóstica para tentativa de detecção de metástases ávidas por $^{131}$I. A PCI combinada ao SPECT/CT aumenta a possibilidade do diagnóstico de metástases linfonodais e permite a identificação de lesões não ávidas por $^{131}$I.[13] O exame de PET/CT com $^{18}$FDG está indicado nos pacientes com Tg > 10 ng/mL e quando a PCI não identificar focos tumorais. O PET é um exame sensível para o diagnóstico de metástases linfonodais, em sítios de difícil acesso por US e em mediastino, e de metástases ósseas, que, por serem frequentemente líticas, podem não ser identificadas em exame de cintilografia óssea. Outras indicações do PET/CT com $^{18}$FDG são o estadiamento de carcinomas pouco diferenciados ou oncocíticos, cujas metástases podem não captar I-131, a avaliação do prognóstico da doença metastática, já que lesões com maior captação de $^{18}$FDG têm progressão mais acelerada e estão associadas à maior mortalidade relacionada com o câncer, e a avaliação da resposta terapêutica de carcinomas metastáticos ou localmente invasivos.[2]

Após 1 ano do tratamento inicial, os pacientes devem ser reestadiados conforme sua resposta ao tratamento. Essa estratificação é dinâmica e deve ser feita a cada avaliação clínica do paciente (Quadro 14-3).[2]

Quadro 14-3. Estratificação de Risco Dinâmica Baseada na Resposta ao Tratamento[2,14]

| Resposta excelente | Resposta indeterminada | Resposta bioquímica incompleta | Resposta estrutural incompleta |
|---|---|---|---|
| ▪ Tg < 0,2 ng/mL, com anti-Tg negativo ou<br>▪ Tg estimulada < 1 ng/mL (<2, se não RIT), com antiTg negativo e<br>▪ Ultrassonografia sem linfonodos suspeitos | ▪ Tg 0,2-1,0 ng/mL (0,2-5 ng/mL se não RIT) ou<br>▪ Tg estimulada 1-10 ng/mL ou<br>▪ Anti-Tg positivo estável ou em queda ou<br>▪ Achados inespecíficos em exames de imagem ou<br>▪ Baixa captação no leito tireoidiano em PCI com I-131 | ▪ Tg ≥ 1ng/mL (>5 ng/mL se não RIT) ou<br>▪ Tg estimulada ≥ 10 ng/mL ou<br>▪ Tg aumentando, no mesmo nível de TSH ou<br>▪ Anti-Tg positivo em elevação e<br>▪ Exames de imagem negativos | ▪ Qualquer Tg, com qualquer anti-Tg e<br>▪ Evidência estrutural ou funcional de doença |

RIT: Terapia com I-131.

A partir da resposta ao tratamento, a frequência das avaliações clínicas, laboratoriais e radiológicas, assim como a intensidade do tratamento, serão modificados.

Pacientes com resposta excelente ao tratamento podem ser reavaliados com menor frequência. Dosagens de Tg, anti-Tg e US cervical são indicados a cada 6 meses nos pacientes de alto risco inicial, ou a cada 12 meses, naqueles de riscos baixo ou intermediário inicial. A dose de levotiroxina pode ser reduzida com o objetivo de manter os níveis séricos de TSH entre 0,5 e 2,0 mUI/L, nos pacientes de risco inicial de recorrência baixo ou intermediário, e TSH entre 0,1 e 0,5 mUI/L nos primeiros 5 anos de acompanhamento de pacientes de alto risco.

Pacientes com resposta indeterminada ao tratamento podem ser reavaliados com títulos séricos de Tg e anti-Tg e US cervical a cada 6 ou 12 meses. A dose de levotiroxina pode ser modificada para manter os níveis séricos de TSH entre 0,1 e 0,5 mUI/L. Entretanto, casos de riscos de recorrência iniciais baixo ou intermediário, com alterações estáveis ou em regressão, particularmente em pacientes idosos, com osteoporose ou fibrilação atrial, pode-se manter os títulos de TSH entre 0,5 e 2,0 mUI/L.[2]

Pacientes com resposta bioquímica incompleta ao tratamento devem ser reavaliados com dosagens séricas de Tg e anti-Tg e US cervical a cada 6 meses. Se Tg ou anti-Tg em elevação, exames de imagem adicionais são necessários na procura de evidência estrutural ou funcional de doença metastática. A dose de levotiroxina deve ser ajustada a fim de se manter o TSH < 0,1 mUI/L, mas, dependendo do risco inicial, nível sérico de Tg ou sua tendência à queda, além da presença de fatores de risco para supressão mais agressiva, pode-se considerar a manutenção do TSH entre 0,1 e 0,5 mUI/L.

Finalmente, pacientes com resposta estrutural incompleta ao tratamento devem ser reavaliados por meio de exames laboratoriais e radiológicos a cada 3 a 6 meses e seus níveis de TSH mantidos < 0,1 mUI/L. Entretanto, a presença de fibrilação atrial é considerada uma contraindicação para a supressão do TSH, de tal forma que pacientes com esse diagnóstico e doença metastática persistente podem ser conduzidos com níveis de TSH entre 0,1 e 0,5 mUI/L. Nos pacientes com resposta estrutural incompleta, a decisão sobre terapias adicionais ou observação ativa dependerá das características da doença metastática (tamanho, localização, velocidade de crescimento, avidez por $^{131}$I ou por $^{18}$FDG).[2]

## REFERÊNCIAS BILIOGRÁFICAS


1. Instituto Nacional do Câncer. Estimativa 2023: incidência de câncer no Brasil. https://www.inca.gov.br/publicacoes/livros/estimativa-2023-incidencia-de-cancer-no-brasil. Acesso em 12/06/23.
2. Haugen BR, Alexander EK, Bible KC, Doherty GM, Mandel SJ, Nikiforov YE, et al. 2015 American Thyroid Association Management Guidelines for Adult Patients with Thyroid Nodules and Differentiated Thyroid Cancer: The American Thyroid Association Guidelines Task Force on Thyroid Nodules and Differentiated Thyroid Cancer. Thyroid. 2016 Jan;26(1):1-133.
3. Danilovic DL, Lima EU, Domingues RB, Brandao LG, Hoff AO, Marui S. Pre-operative role of BRAF in the guidance of the surgical approach and prognosis of differentiated thyroid carcinoma. Eur J Endocrinol [Internet]. 2014;170(4):619-25.
4. Network CGAR. Integrated genomic characterization of papillary thyroid carcinoma. Cell [Internet]. 2014;159(3):676-90.
5. Nikiforova MN, Lynch RA, Biddinger PW, Alexander EK, Dorn GW, Tallini G, et al. RAS point mutations and PAX8-PPAR gamma rearrangement in thyroid tumors: evidence for distinct molecular pathways in thyroid follicular carcinoma. J Clin Endocrinol Metab [Internet]. 2003;88(5):2318-26.
6. Melo M, Gaspar da Rocha A, Batista R, Vinagre J, Martins MJ, Costa G, et al. TERT, BRAF, and NRAS in Primary Thyroid Cancer and Metastatic Disease. J Clin Endocrinol Metab [Internet]. 2017;102(6):1898-907.
7. Riesco-Eizaguirre G, Santisteban P. Endocrine tumours: advances in the molecular pathogenesis of thyroid cancer: lessons from the cancer genome. Eur J Endocrinol [Internet]. 2016;175(5):R203-17.
8. Ganly I, Ricarte Filho J, Eng S, Ghossein R, Morris LG, Liang Y, et al. Genomic dissection of Hurthle cell carcinoma reveals a unique class of thyroid malignancy. J Clin Endocrinol Metab [Internet]. 2015;98(5):E962-72.
9. Gopal RK, Kübler K, Calvo SE, Polak P, Livitz D, Rosebrock D, et al. Widespread Chromosomal Losses and Mitochondrial DNA Alterations as Genetic Drivers in Hürthle Cell Carcinoma. Cancer Cell [Internet]. 2018;34(2):242-255.e5.
10. Santana NO, Lerario AM, Schmerling CK, Marui S, Alves VAF, Hoff AO, et al. Molecular profile of Hürthle cell carcinomas: recurrent mutations in the Wnt/β-catenin pathway. Eur J Endocrinol. 2020 Dec;183(6):647-56.
11. Santana NO de. Perfil clínico e molecular dos carcinomas de células de Hürthle da tireoide. [São Paulo]: Universidade de São Paulo; 2020.

12. Tuttle RM, Haugen B, Perrier ND. Updated American Joint Committee on Cancer/Tumor-Node-Metastasis Staging System for Differentiated and Anaplastic Thyroid Cancer (Eighth Edition): What Changed and Why? Thyroid [Internet]. 2017/05/19. 2017;27(6):751-6.
13. Danilovic DLS, Coura-Filho GB, Recchia GM, Castroneves LA, Marui S, Buchpiguel CA, et al. Is there a role for diagnostic scans in the management of intermediate-risk thyroid cancer? Endocr Relat Cancer. 2022 Aug 1;29(8):475-83.
14. Momesso DP, Vaisman F, Yang SP, Bulzico DA, Corbo R, Vaisman M, et al. Dynamic risk stratification in patients with differentiated thyroid cancer treated without radioactive iodine. J Clin Endocrinol Metab [Internet]. 2016;101(7):2692-700.

# TUMORES DA TIREOIDE NA INFÂNCIA E ADOLESCÊNCIA

Felipe Augusto Brasileiro Vanderlei ▪ Yasmin Laryssa Moura Guimarães

## INTRODUÇÃO

Historicamente, nódulos e neoplasias de tireoide nas crianças e adolescentes eram tratados como em adultos,[1] mas o maior conhecimento do comportamento dessas doenças na população pediátrica mostrou diferenças e devemos ter um olhar mais cuidadoso no manejo dos pacientes jovens com doença tireoidiana.

Apesar do aumento da incidência nos últimos 30 anos, os nódulos tireoidianos não são frequentes na população pediátrica, principalmente se comparados com os adultos.[2,3] Menos de 2% das crianças apresentam nódulos sólidos na tireoide, com aumento na incidência com o avançar da idade.[4] Nos adultos, aproximadamente 5% dos nódulos de tireoide são malignos, mas nas crianças essa porcentagem pode chegar a 25%.[4,5]

A maior dificuldade atual parece ser a avaliação adequada desses nódulos, principalmente em relação à necessidade de exames complementares e tratamento.

## EMBRIOLOGIA DA TIREOIDE E PRODUÇÃO DE HORMÔNIO

A glândula tireoide tem origem no endoderma e está presente a partir da 4ª semana gestacional. As células foliculares se originam do divertículo na faringe primitiva, enquanto as células parafoliculares se originam da quarta bolsa faríngea. Após sua origem, a tireoide em formação inicia por volta da 7ª semana de gestação, sua descida para se alojar na região cervical anterior. No trajeto de descida forma-se o ducto tireoglosso que, posteriormente, regride.[6] Em alguns indivíduos o ducto não se oblitera, o que pode originar o cisto do ducto tireoglosso.

A produção de hormônios pela tireoide permanece baixa no início da gestação, com aumento significativo a partir do segundo trimestre.[6] Após o nascimento, quando há mudança da vida intraútero para extrauterina, há estímulo para produção de TRH que estimula a hipófise a produzir TSH, fazendo com que o pico de TSH ocorra nos primeiros 30 minutos de vida, estimulando a tireoide do recém-nascido a produzir T4 livre, com maior produção após 48 horas. O ápice do TSH dura alguns dias, mas a normalização dos valores de T4 demora algumas semanas.[6]

## NÓDULOS TIREOIDIANOS

O nódulo tireoidiano é a representação clínica do câncer de tireoide, e fazer a distinção entre uma lesão benigna e uma neoplasia maligna é a maior preocupação dos médicos. É nesse sentido que caminham os esforços na avaliação desses nódulos.

A presença de nódulos tireoidianos em crianças é bastante variável, dependendo da população avaliada e método diagnóstico, mas a literatura é relativamente consensual em relação ao maior risco de malignidade, se comparado aos nódulos identificados em adultos.[1,7]

Durante a avaliação de uma criança ou adolescente com nódulo em tireoide é muito importante avaliar os fatores de risco para a malignidade: história familiar e, principalmente, a exposição à radiação ionizante. Deficiência de iodo e tireoidite autoimune são possíveis fatores de risco, mas o tema ainda é controverso na literatura.[8]

A irradiação do pescoço com baixas doses em indivíduos mais jovens é fator importante no desenvolvimento na neoplasia maligna de tireoide, mas a neoplasia raramente aparece nos primeiros 5 anos após a irradiação.[9] Aparentemente, altas doses de radiação induzem a morte celular e as doses baixas predispõem a mutação somática.[10]

Durante o exame físico a presença de nódulo palpável, endurecido e a presença de linfonodos cervicais deve aumentar o nível de suspeição para uma neoplasia maligna.[8] Importante ressaltar que a presença de linfonodos é bastante comum em crianças, principalmente no nível II cervical (jugulocarotídeos altos/acima do nível do osso hioide) e geralmente são alongados, fibroelásticos e móveis. Linfonodos fixos, endurecidos e globosos localizados nos níveis III e IV (jugulocarotídeos médios e baixos) são mais suspeitos de malignidade.

Algumas síndromes genéticas estão associadas a um risco aumentado para o aparecimento de nódulos e carcinoma bem diferenciado de tireoide: polipose adenomatosa familiar/síndrome de Gardner; síndrome do hamartoma múltiplo (síndromes de Cowden e Babbayan-Riley-Ruvalcaba); síndrome DICER1; complexo de Carney; aíndrome de Werner. Nesses pacientes a presença de nódulo tireoidiano deve acender um alerta para a possibilidade de neoplasia maligna.[1,8] Pacientes com neoplasia endócrina múltipla (NEM) tipo 2, com mutação no proto-oncogene RET, têm risco próximo de 100% de desenvolver o carcinoma de medular de tireoide e dependendo do códon mutado a neoplasia pode aparecer nos primeiros anos de vida.[1,11,12]

## MANEJO DOS NÓDULOS TIREOIDIANOS

Todos os pacientes em avaliação por nódulo tireoidiano devem ter TSH medido e ultrassonografia do pescoço para avaliar as características da tireoide, do nódulo e presença de linfonodos cervicais suspeitos.[1]

O critério de tamanho de 1 cm, utilizado em adultos para indicar a punção aspirativa por agulha fina (PAAF), não parece ser o mais adequado quando se trata da população pediátrica. Nesse grupo, com tireoides menores e com mudança de tamanho durante o crescimento, outras informações também devem ser utilizadas. Características ultrassonográficas, crescimento do nódulo, presença de linfonodos suspeitos e história clínica são parâmetros importantes na decisão sobre a necessidade de PAAF.[1,4,8]

Na população pediátrica, a PAAF também é o melhor exame para diferenciar nódulos benignos e malignos e possui excelente acurácia diagnóstica.[13,14] Apesar de bastante popular e adequado na população adulta, o uso dos critérios definidos pelo ACR TI-RADS para a indicação de PAAF é inadequado para essa população, podendo levar ao atraso no diagnóstico e tratamento.[15] Essas crianças devem ser acompanhadas em centros especializados e a indicação criteriosa de punção dos nódulos deve ser discutida entre profissionais experientes e em avaliação multidisciplinar. Mesmo nódulos pequenos, com menos de 1 cm, devem ser puncionados, sempre com o auxílio da ultrassonografia, quando apresentam características ultrassonográficas suspeitas.[1,15]

Lesões sem critérios ultrassonográficos para PAAF ou com resultado benigno na punção devem ser reavaliadas em 6 meses e, posteriormente, a cada 12 meses caso não apresentem mudanças.[4,16]

Nódulos com punções não diagnósticas (Bethesda I) devem ser repuncionados após 3 a 6 meses e se a dúvida persistir há indicação de cirurgia.

Comparando com os adultos, a população pediátrica tem porcentagem de neoplasia maligna maior em punções Bethesda III (30% a 45%) e Bethesda IV (até 70%), favorecendo o tratamento cirúrgico nesses casos em vez de repetidas punções.[1,17]

Pacientes com nódulos com resultado de punção Bethesda IV e V também devem ser submetidos a tratamento cirúrgico.[1,8]

## CÂNCER DE TIREOIDE NA INFÂNCIA E ADOLESCÊNCIA

O câncer de tireoide é a neoplasia maligna endócrina mais comum e sua incidência cresceu nos últimos 30 anos.[1,4] Nas crianças a incidência é semelhante nos diferentes sexos, mas após a puberdade há aumento na incidência em indivíduos do sexo feminino.[1,2,18,19]

Na população pediátrica o carcinoma de tireoide tem características diferentes dos tumores em adultos. Normalmente a doença é mais avançada ao diagnóstico, porém, com excelente resposta ao tratamento e ótimo prognóstico. Até 90% dos pacientes têm doença multicêntrica e metástase linfonodal e 30% metástase a distância.[1,2] Apesar da agressividade inicial, o prognóstico é excelente, com sobrevida de 10 anos superior a 98%.[18]

Existe também diferença nas características e evolução dentro da população pediátrica. Antes da puberdade os tumores são mais agressivos e após a puberdade as características e a evolução são mais parecidas com a população adulta.[20-22]

A histologia mais frequente é o carcinoma papilífero (aproximadamente 83%), seguido pelo carcinoma folicular (9,5%) e pelo carcinoma medular (5%).[4,23]

Nos carcinomas papilíferos de tireoide, a diferença na apresentação inicial e evolução, comparando adultos e crianças, pode ser explicada parcialmente pelo perfil genético díspar dos tumores. Nas crianças as fusões são mais comuns que as mutações.[1,4,24] A mutação no BRAF é a mais comum nos adultos (aproximadamente 60%) e bastante rara nas crianças (5%).[1,4,24] Nessa população, o carcinoma folicular é normalmente minimamente invasivo, unifocal, sem metástases linfonodais, mas com maior possibilidade de metástase a distância.[4]

O carcinoma medular de tireoide pode ser esporádico ou familiar, dentro das neoplasias endócrinas múltiplas (NEM) tipo 2. O diagnóstico de carcinoma medular de tireoide nas crianças e adolescentes leva à suspeição de uma neoplasia familiar com necessidade de avaliar a presença de mutação no proto-oncogene RET.[4,11] As particularidades do carcinoma medular de tireoide serão tratadas em capítulo específico.

## TRATAMENTO

A ressecção cirúrgica é o primeiro e mais importante passo no tratamento das neoplasias malignas de tireoide. Em centros especializados com cirurgiões experientes e alto volume de tireoidectomia, as complicações relacionadas com o procedimento são minimizadas.[25-27] A cirurgia também participa do tratamento dos nódulos benignos. Em pacientes sintomáticos com nódulos benignos na citologia, mas que causam compressão das estruturas cervicais, pacientes com queixas estéticas ou com nódulos maiores que 4 cm que apresentam crescimento, a cirurgia também tem papel na resolução do problema.[1]

O tratamento das neoplasias malignas de tireoide na população pediátrica deve ser feito por equipe multidisciplinar em centro de referência contando com endocrinologistas, médicos nucleares, oncologistas e principalmente com cirurgiões experientes.[1,4,27]

A maioria das crianças com carcinoma bem diferenciado de tireoide deve ser tratada inicialmente com uma tireoidectomia total; essa decisão está baseada nos múltiplos estudos que mostram o elevado índice de doença multifocal e bilateral. Além disso, a ressecção dos dois lobos da tireoide, comparada à ressecção unilateral, diminui o risco de recidiva ou persistência da doença.[1]

Nos pacientes com carcinoma papilífero de tireoide, o esvaziamento eletivo (profilático) dos linfonodos do compartimento central do pescoço (nível VI) pode aumentar bastante a morbidade cirúrgica em relação ao nervo laríngeo inferior e principalmente às paratireoides. Não há consenso sobre a necessidade da realização em todos os pacientes, mas em pacientes com evidência de extensão extratireoidiana grosseira, o esvaziamento do compartimento central está associado à menor necessidade de novas cirurgias e ao aumento da sobrevida livre de doença.[1] Nos pacientes com metástases diagnosticadas no pré-operatório ou durante a cirurgia, há necessidade de realização do esvaziamento cervical compartimental: central ou central e lateral, dependendo da localização dos linfonodos comprometidos.[1,4]

Nos pacientes com carcinoma folicular de tireoide, o esvaziamento cervical profilático não está indicado.

Nos carcinomas bem diferenciados de tireoide, após a cirurgia, devemos estratificar os pacientes pelo risco de recidiva. A estratificação auxilia na indicação do tratamento complementar com iodo radioativo e intensidade da supressão do TSH. Pacientes com baixo risco apresentam doença restrita a tireoide, N0, NX ou N1a incidental (metástase microscópica em um pequeno número de linfonodos). Pacientes com risco intermediário apresentam metástases clinicamente detectáveis no compartimento central do pescoço ou poucas metástases no compartimento lateral. Já os pacientes com tumores invasivos localmente (T4), extensas metástases cervicais laterais ou metástases a distância são classificados com de alto risco.[1,4]

Pacientes com risco intermediário e alto necessitam de terapia adjuvante com iodo radioativo.[1,4] O nível de supressão do TSH também depende da estratificação de risco dos pacientes. Nos pacientes de baixo risco o TSH deve ficar entre 0,5 e 1,0 mIU/L, entre 0,1 e 0,5 mil/L nos pacientes de risco intermediário e indetectável nos pacientes de alto risco.

O seguimento é feito com medida periódica da tireoglobulina e antitireoglobulina e ultrassonografia do pescoço 6 meses após o início do tratamento e, posteriormente, a cada 12 meses.

Os pacientes com carcinoma medular de tireoide são tratados preferencialmente com tireoidectomia total e esvaziamento do compartimento central do pescoço, mesmo sem evidência de linfonodos comprometidos no nível VI. O esvaziamento do compartimento central pode ser dispensado nas tireoidectomias profiláticas, ou seja, nos pacientes com doença familiar, com calcitonina menor que 40 pg/mL e operados na idade recomendada pela estratificação de risco baseada no códon mutado do proto-oncogene RET.[11] Os pacientes com carcinoma medular de tireoide são seguidos com ultrassom cervical e medida periódica de calcitonina e CEA.

## RESUMO

- Nódulos tireoidianos são muito menos frequentes nas crianças se comparado aos adultos, porém, apresentam maior risco de neoplasia maligna.
- Na população pediátrica, os nódulos pequenos com características suspeitas, mesmo menores de 1,0 cm, merecem avaliação citológica.
- Apesar da maior agressividade ao diagnóstico, os pacientes pediátricos com neoplasia malignas de tireoide, se tratados de forma adequada, possuem excelente prognóstico.
- A tireoidectomia total é o tratamento de escolha nos carcinomas bem diferenciados e na maioria dos casos não há indicação de esvaziamento cervical profilático. Nesses pacientes a radioiodoterapia deve ser indicada com critério com base no risco de recidiva.
- Nos pacientes com carcinoma medular há necessidade de esvaziamento eletivo do compartimento central excluindo quando são feitas tireoidectomias profiláticas.
- A tireoidectomia nesses pacientes carrega maior risco de complicações e por isso deve ser feita por profissionais experientes e com alto volume cirúrgico.
- Centros especializados com equipe multiprofissional e estrutura adequada são os melhores lugares para tratar essas crianças com todas as suas peculiaridades.

## REFERÊNCIAS BIBLIOGRÁFICAS


1. Francis GL, Waguespack SG, Bauer AJ, Angelos P, Benvenga S, Cerutti JM, et al. Management Guidelines for Children with Thyroid Nodules and Differentiated Thyroid Cancer. Thyroid. 2015;25(7):716-59.
2. Tuli G, Munarin J, Matarazzo P, Marino A, Corrias A, Palestini N, et al. Clinical features of thyroid cancer in paediatric age. Experience of a tertiary centre in the 2000–2020 period. *Endocrine*. Published online 2023.
3. White AK, Smith RJH. Thyroid Nodules in Children. Otolaryngol Neck Surg. 1986;95(1):70-5.
4. Sandy JL, Titmuss A, Hameed S, Cho YH, Sandler G, Benitez-Aguirre P. Thyroid nodules in children and adolescents: Investigation and management. J Paediatr Child Health. 2022;58(12):2163-8.
5. Richman DM, Benson CB, Doubilet PM, Peters HE, Huang SA, Asch E, et al. Thyroid Nodules in Pediatric Patients: Sonographic Characteristics and Likelihood of Cancer. Radiology. 2018;288(2):591-9.
6. Eng L, Lam L. Thyroid function during the fetal and neonatal periods. Neoreviews. 2020;21(1):e30-e36.
7. Bauer AJ, Francis GL. Evaluation and management of thyroid nodules in children. Curr Opin Pediatr. 2016;28(4):536-44.
8. Corrias A, Mussa A. Thyroid nodules in pediatrics: which ones can be left alone, which ones must be investigated, when and how. J Clin Res Pediatr Endocrinol. 2012;4(4):57-69.
9. Veiga LHS, Holmberg E, Anderson H, Pottern L, Sadetzki S, Adams MJ, et al. Thyroid cancer after childhood exposure to external radiation: an updated pooled analysis of 12 studies. Radiat Res. 2016;185(5):473.
10. Sigurdson AJ, Ronckers CM, Mertens AC, Stovall M, Smith SA, Liu Y, et al. Primary thyroid cancer after a first tumour in childhood (the Childhood Cancer Survivor Study): a nested case-control study. Lancet. 2005;365(9476):2014-23.
11. Wells SA Jr, Asa SL, Dralle H, Elisei R, Evans DB, Gagel RF, et al. Revised American Thyroid Association Guidelines for the Management of Medullary Thyroid Carcinoma. Thyroid. 2015;25(6):567-610.
12. American Thyroid Association Guidelines Task Force, Kloos RT, Eng C, Evans DB, Francis GL, Gagel RF, et al. Medullary thyroid cancer: management guidelines of the American Thyroid Association. Thyroid. 2009;19(6):565-612.
13. Stevens C, Lee JKP, Sadatsafavi M, Blair GK. Pediatric thyroid fine-needle aspiration cytology: a meta-analysis. J Pediatr Surg. 2009;44(11):2184-91.
14. Rossi ED, Martini M, Cenci T, Capodimonti S, Larocca LM. The role of thyroid FNA cytology in pediatric malignant lesions: An overview of the literature. Cancer Cytopathol. 2017;125(8):594-603.
15. Richman DM, Benson CB, Doubilet PM, Wassner AJ, Asch E, Cherella CE, et al. Assessment of American College of Radiology Thyroid Imaging Reporting and Data System (TI-RADS) for Pediatric Thyroid Nodules. Radiology. 2020;294(2):415-20.
16. Machac J. Thyroid cancer in pediatrics. Endocrinol Metab Clin North Am. 2016;45(2):359-404.
17. Bauer AJ. Thyroid nodules in children and adolescents. Curr Opin Endocrinol Diabetes Obes. 2019;26(5):266-74.

18. Hogan AR, Zhuge Y, Perez EA, Koniaris LG, Lew JI, Sola JE. Pediatric thyroid carcinoma: incidence and outcomes in 1753 patients. J Surg Res. 2009;156(1):167-72.
19. Hay ID, Johnson TR, Kaggal S, Reinalda MS, Iniguez-Ariza NM, Grant CS, et al. Papillary Thyroid Carcinoma (PTC) in Children and Adults: Comparison of Initial Presentation and Long-Term Postoperative Outcome in 4432 Patients Consecutively Treated at the Mayo Clinic During Eight Decades (1936–2015). World J Surg. 2018;42(2):329-342.
20. Lazar L, Lebenthal Y, Steinmetz A, Yackobovitch-Gavan M, Phillip M. Differentiated thyroid carcinoma in pediatric patients: comparison of presentation and course between pre-pubertal children and adolescents. J Pediatr. 2009;154(5):708-14.
21. Redlich A, Luster M, Lorenz K, Lessel L, Rohrer TR, Schmid KW, et al. Age, American Thyroid Association Risk Group, and Response to Therapy Are Prognostic Factors in Children with Differentiated Thyroid Cancer. J Clin Endocrinol Metab. 2022;107(1):E165-E177. Grigsby PW, Gal-or A, Michalski JM, Doherty GM. Childhood and adolescent thyroid carcinoma. Cancer. 2002;95(4):724-729.
22. Zimmerman D. Thyroid carcinoma in children and adolescents. Curr Opin Pediatr. 2013;25(4):528-31.
23. Pekova B, Sykorova V, Dvorakova S, Vaclavikova E, Moravcova J, Katra R, et al. RET, NTRK, ALK, BRAF, and MET Fusions in a Large Cohort of Pediatric Papillary Thyroid Carcinomas. Thyroid. 2020;30(12):1771-80.
24. Hanba C, Svider PF, Siegel B, Sheyn A, Shkoukani M, Lin HS, et al. Pediatric thyroidectomy: hospital course and perioperative complications. Otolaryngol Neck Surg. 2017;156(2):360-7.
25. Tuggle CT, Roman SA, Wang TS, Boudourakis L, Thomas DC, Udelsman R, et al. Pediatric endocrine surgery: Who is operating on our children? Surgery. 2008;144(6):869-87.
26. Wang TS, Roman SA, Sosa JA. Predictors of outcomes following pediatric thyroid and parathyroid surgery. Curr Opin Oncol. 2009;21(1):23-8.

# CARCINOMA MEDULAR DE TIREOIDE: FORMAS CLÍNICAS, DIAGNÓSTICO, ESTADIAMENTO E TRATAMENTO

Marcos Roberto Tavares ▪ Luciana Audi de Castro Neves

O carcinoma medular da tireoide (CMT) é um tumor raro responsável por cerca de 1%-2% dos carcinomas da tireoide e ao redor de 8%-14% das mortes relacionadas aos cânceres da tireoide.[1-4] Sua origem é neuroendócrina e proveniente das células parafoliculares, também conhecidas como "Células C" que são encontradas em toda a tireoide, em maior número nos 2/3 superiores da glândula. Elas são produtoras do hormônio calcitonina e do antígeno carcinoembrionário (CEA), utilizados como marcadores tumorais para o diagnóstico, estadiamento e seguimento do CMT.[1,2]

O CMT pode ocorrer na forma esporádica em cerca de 75% dos casos, com diagnóstico ao redor de 45-55 anos de idade. A forma familiar ocorre em 25% dos casos, sendo relacionada à Neoplasia endócrina múltipla do tipo 2 (NEM2). Essa síndrome é associada a variantes patogênicas germinativas no proto-oncogene *RET*, herdadas de forma autossômica dominante ou variantes *de novo* que resultam em ativação constitutiva do receptor de membrana tirosina quinase RET, independente dos seus ligantes, levando à ativação das vias sinalizadoras PI3K/AKT e RAS/MAPK, com aumento da proliferação, diferenciação celular e potencial transformação neoplásica.[2]

A forma familiar (NEM2) é subdividida em:

1. Neoplasia Endócrina Múltipla Tipo 2A (NEM2A – 95% dos casos) apresenta quatro variantes:
   - CMT Clássico em praticamente todos os casos, associado ao feocromocitoma em 20% a 50% dos casos e hiperparatireoidismo, em 5% a 20% dos casos.
   - NEM 2A associada ao líquen cutâneo amiloidótico (*cutaneous lichen amyloidosis* – CLA), lesão pruriginosa, pigmentosa e papular presente na região interescapular descrita em indivíduos, portadores de variante no códon 634 do *RET* e menos comumente, nos códons 804 e 891 (Fig. 16-1).[5,6]
   - NEM 2A associada à doença de Hirschsprung (HD) ou aganglioneurose congênita é caracterizada pelo desenvolvimento anormal do sistema nervoso entérico, o que resulta em constipação severa no período neonatal. A doença é causada por uma mutação inativadora do *RET*, entretanto, por um mecanismo ainda desconhecido, algumas famílias com NEM2A com variantes nos códons 609, 611, 618 e 620 apresentam esta manifestação.[2,7]

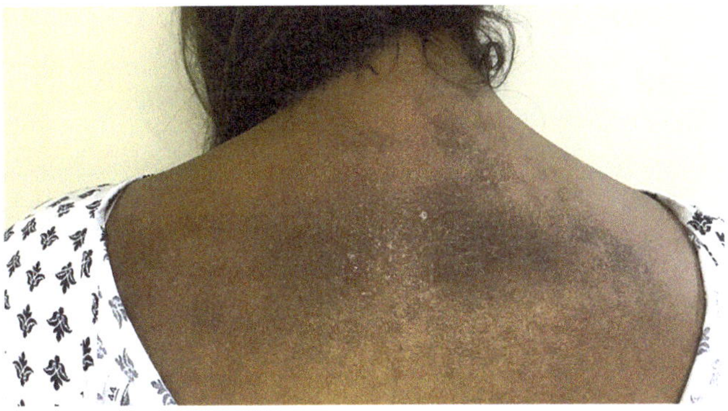

Fig. 16-1. Paciente com NEM2A e líquen cutâneo amiloidótico portadora da variante do *RET* (C634R). (Paciente HC – com permissão.)

   - CMT familiar isolado (raro – apenas três famílias descritas).
2. Neoplasia endócrina múltipla tipo 2B (NEM2B – 5% dos casos) forma mais agressiva de CMT com 75% dos casos com variantes *de novo* nos códons 918 ou 883 do *RET*, relacionadas a CMT em 100% dos casos, feocromocitoma em 50% e características fenotípicas como hábito marfanoide, pálpebras evertidas, lábios grossos e neuromas de mucosa em todo o trato gastrointestinal (Fig. 16-2).

Mais de 100 variantes germinativas já foram descritas nos CMT, havendo associação entre a variante patogênica do *RET* e o potencial de agressividade da doença. As variantes são classificadas como de altíssimo, alto risco e moderado risco de agressividade, e a idade para realização da tireoidectomia profilática em portadores dessas variantes é sugerida de acordo com essa classificação (Quadro 16-1).

O proto-oncogene *RET* também se associa à patogênese dos tumores esporádicos, tendo sido identificadas variantes patogênicas somáticas nesse gene em frequência bastante variável (23%-88%) ou no gene *RAS* (HRAS, KRAS, ou NRAS) menos frequentemente, sendo esses achados mutuamente exclusivos.[8-11] A variante somática do *RET* frequentemente encontrada nos CMT esporádicos é a do códon 918 (M918T), e a presença de variantes RET no tumor está associada à maior agressividade tumoral e pior prognóstico.[2,12-14]

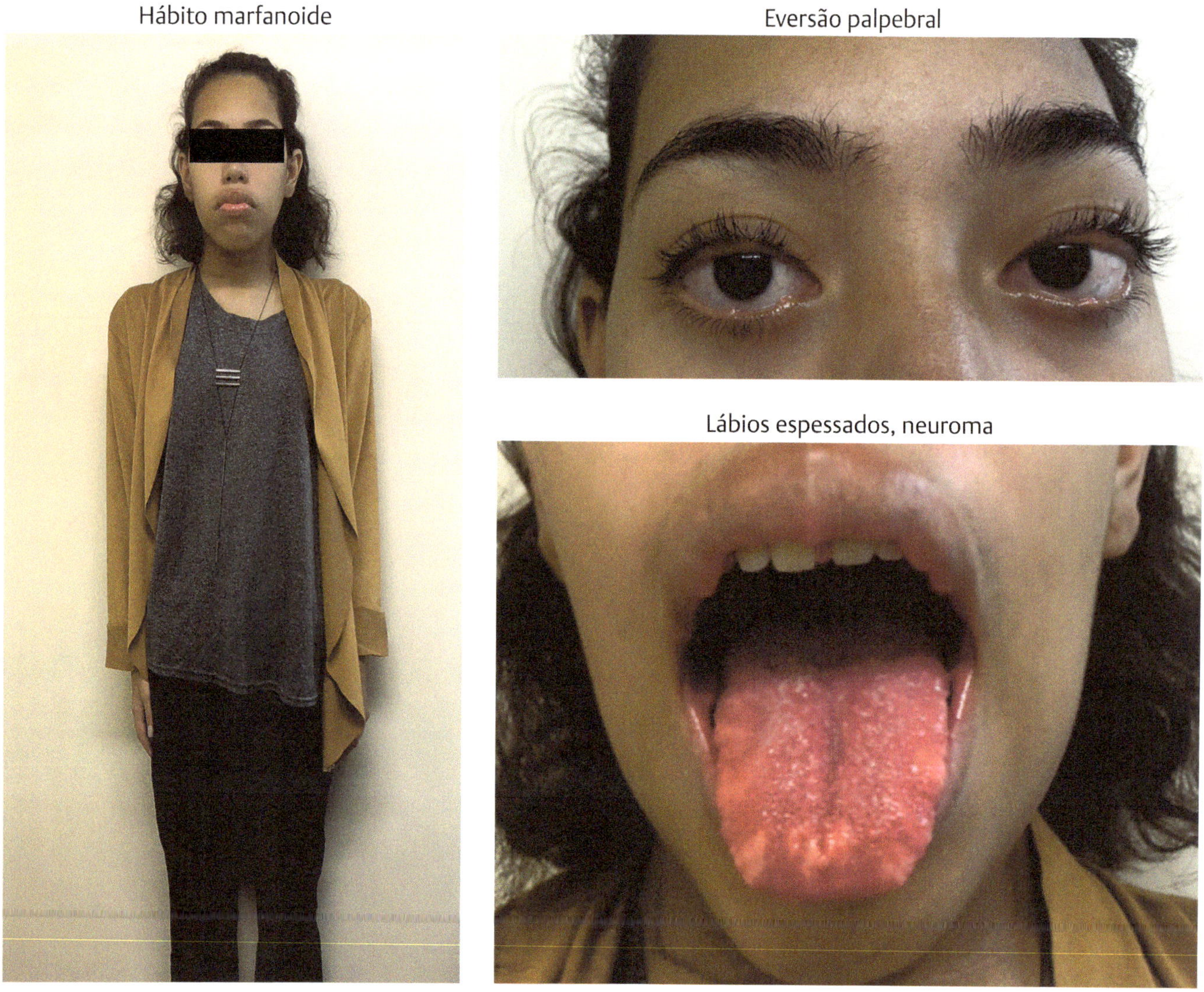


**Fig. 16-2.** Paciente com NEM2B portadora da variante do *RET* (M918T). (Paciente HC – com permissão.)

**Quadro 16-1.** Classificação de Risco de Agressividade do CMT Relacionado à Variante Patogênica Germinativa do *RET* e Recomendação Sugerida da Idade para Realizar a Tireoidectomia Profilática, Esvaziamento Cervical Central e Rastreamento de Feocromocitoma e Hiperparatireoidismo em Portadores de tais Variantes

| Risco de CMT | Códons gene *RET* | Idade Recomendada | Esvaziamento linfonodal | Feocromocitoma (FEO) | Hiperparatireoidismo (HPT) |
|---|---|---|---|---|---|
| Altíssimo | 918 | < 1 ano | Se suspeita<br>Profilático apenas se paratireoides visualizadas | 11 anos | ---------- |
| Alto | 634<br>883 | ≤ 5 anos | Ct > 40 pg/mL ou suspeita | 11 anos | 11 anos |
| Moderado | 533<br>609<br>611<br>618<br>620<br>630<br>631<br>666<br>786<br>790<br>804<br>891<br>912 | > 5 anos<br>Calcitonina elevada (basal ou estimulada) | Ct > 40 pg/mL ou suspeita | 16 anos | 16 anos |

## DIAGNÓSTICO DO CARCINOMA MEDULAR DA TIREOIDE

O CMT é geralmente mais agressivo que os carcinomas bem diferenciados da tireoide e quanto mais precoce for seu diagnóstico, com o tumor ainda confinado à tireoide, melhor será seu prognóstico. A taxa de sobrevida em 10 anos de acordo com o estádio tumoral I, II, III e IV do CMT é de 100%, 93%, 71% e 21%, respectivamente.[15]

Em geral, não existem sintomas ou achados de imagem ultrassonográficos específicos de nódulos tireoidianos sugestivos de CMT, exceto os sintomas de diarreia e *flushing* que podem ocorrer em pacientes com doença avançada e metástases hepáticas, além da produção de ACTH com sintomas de síndrome de Cushing em casos também metastáticos.[1]

A avaliação do nódulo tireoidiano é feita com ultrassonografia (US) e punção aspirativa com agulha fina (PAAF) quando indicada, de acordo com as características ultrassonográficas preditivas de malignidade descritas para todos os nódulos tireoidianos.[16] As características morfológicas clássicas de CMT na citologia incluem: células plasmocitoides e poligonais, multinucleação, arranjo disperso, cromatina em sal e pimenta e presença de amiloide, porém tais achados são incomuns, e a PAAF possui baixa sensibilidade (45%-63%) no diagnóstico do CMT com alta frequência de achados morfológicos inconclusivos, classificados como Bethesda III a V.[17-20]

Dada a baixa prevalência do CMT, a dosagem da calcitonina sérica na população em geral com nódulos tireoidianos e de rotina no pré-operatório de cirurgias tireoidianas é controversa e geralmente não indicada, devido a limitantes técnicos e interferentes, o que pode causar grande número de falso-positivos, além de não ser custo efetiva.[2,21,22] Entretanto, sua dosagem sérica é recomendada em pacientes com nódulos tireoidianos suspeitos, cuja citologia na PAAF foi classificada como indeterminada (Bethesda III a V).

A calcitonina pode estar acima de 10 pg/mL em 3% a 10% dos indivíduos em condições fisiológicas, sendo mais alta no sexo masculino, crianças menores de 3 anos de idade e após atividade física, além de situações como o uso de drogas, como o omeprazol, glicocorticoides, betabloqueadores, glucagon e enzimas pancreáticas. Além disso, a calcitonina pode estar elevada em algumas condições, como hipergastrinemia encontrada na gastrite atrófica e gastrinoma, hipercalcemias (hiperparatireoidismo), insuficiência renal, tumores neuroendócrinos entéricos ou pulmonares, além do feocromocitoma, paraganglioma, VIPoma, insulinoma, tumor pulmonar de pequenas e grandes células, câncer de próstata, mastocitose e tireoidite crônica autoimune.[2,21,23]

Testes de estímulo de calcitonina com pentagastrina ou cálcio endovenoso podem aumentar a sensibilidade da avaliação da calcitonina sérica, porém, a pentagastrina atualmente é indisponível no Brasil, e o teste de cálcio carece de padronização de valores de corte para sua positividade.[2]

Na suspeita de CMT, a acurácia da PAAF aumenta consideravelmente quando associada à dosagem da calcitonina no lavado da agulha ou teste de imunocitoquímica para calcitonina, cromogranina e CEA positivos e negativos para tireoglobulina.[2,17,18,24-26]

A avaliação pré-operatória dos indivíduos com CMT confirmado deve incluir exames de imagem para definir a extensão da doença. O valor da calcitonina basal pode auxiliar na escolha desses exames. Em pacientes com calcitonina inferior a 500 pg/mL a doença tende a ser localizada, nestes casos recomenda-se a ultrassonografia (US) e/ou tomografia computadorizada (TC) do pescoço para avaliação dos linfonodos cervicais. Em pacientes com calcitonina basal superior a 500 pg/mL, recomenda-se a avaliação de possíveis metástases a distância com TC de tórax com contraste, ressonância magnética (RM) do abdome e pelve ou TC trifásica do abdome, cintilografia óssea e RM de coluna.[2]

## INDICAÇÃO DO TESTE GENÉTICO DO PROTO-ONCOGENE RET

O teste genético do proto-oncogene RET é indicado:

1. Para todos os casos de CMT, mesmo que não haja história familiar aparente de CMT.[2] Como o resultado de tal estudo pode demorar algumas semanas para ser obtido, nos casos sem diagnóstico genético definido e nos casos sabidamente familiares, deve-se realizar investigação de feocromocitoma com metanefrinas plasmáticas e/ou metanefrinas e catecolaminas urinárias e avaliação do perfil de cálcio e PTH antes da realização do tratamento cirúrgico.
2. Parentes de primeiro grau de indivíduos confirmados como portadores de CMT e variantes patogênicas do *RET*.[2]

## RASTREAMENTO DE FEOCROMOCITOMA E HIPERPARATIREOIDISMO NOS CASOS DE CMT FAMILIARES

A periodicidade do rastreamento do feocromocitoma e hiperparatireoidismo nos pacientes com NEM2A e do feocromocitoma no NEM2B é recomendada ser anual com idade de início baseada na classificação de risco das variantes do *RET* (Quadro 16-1).[2]

## TRATAMENTO CIRÚRGICO

O único tratamento definitivo do CMT é a cirurgia e quanto melhor planejada e executada, maior a chance de cura. A idade de indicação do tratamento profilático baseia-se na classificação de risco de agressividade da variante do *RET* presente na família (Quadro 16-1).[2]

Nos casos familiares, indica-se sempre a tireoidectomia total, uma vez que a mutação seja germinativa e esteja presente em todas as células parafoliculares, cuja lesão precursora do CMT é a hiperplasia difusa das células C com o desenvolvimento frequente de tumores multicêntricos.

No CMT esporádico, os casos multicêntricos são raros, e esta observação repercute na situação do diagnóstico de CMT chegar ao cirurgião como surpresa no pós-operatório de uma lobectomia. A totalização da tireoidectomia deve ser feita após pesquisa da mutação *RET*. Se presente, totalizar e realizar esvaziamento do compartimento central. Se ausente e o valor da calcitonina pós-operatória for indetectável, realizar acompanhamento cuidadoso e seriado com avaliação dos marcadores tumorais e da US cervical.

## ESVAZIAMENTO CERVICAL

Recomenda-se a tireoidectomia total (TT) e o esvaziamento cervical do compartimento central em todos os casos, sendo esse último dispensado, nos casos familiares de tireoidectomia profilática de pacientes com valores de calcitonina sérica menores de 40 pg/mL, nódulo tireoidiano menor de 5 mm e não evidência de doença linfonodal (Quadro 16-1).[2]

Na presença de doença estrutural linfonodal nos exames de imagem, no pescoço e/ou mediastino, recomenda-se esvaziamento regrado do compartimento em que foi identificada e confirmada a doença com PAAF (citologia e/ou dosagem de calcitonina no lavado da agulha) seja no compartimento central seja no lateral.[2]

Mesmo com valores séricos de calcitonina entre 50 e 200 pg/mL, frequentemente relacionados à doença N1b ipsilateral, não deve ser indicado o esvaziamento eletivo sem identificação prévia de doença metastática por PAAF. O mesmo se aplica para calcitonina acima de 200 pg/mL quando é frequente o pescoço ser N1b contralateral ou haver doença no mediastino.[2,27]

## SEGUIMENTO

As células C não possuem o receptor de TSH e o cotransportador de sódio e iodo em suas membranas plasmáticas, portanto o tratamento do CMT não requer supressão do TSH e complementação com iodo radioativo.[2]

O seguimento pós-cirúrgico é fundamental para avaliação da resposta ao tratamento inicial e definição do comportamento da doença. A calcitonina é o marcador bioquímico mais sensível e o melhor momento da sua dosagem é controverso, apesar de sua meia-vida ser curta (aproximadamente 30 horas), é prudente aguardar 2-3 meses no pós-operatório para realizar sua avaliação.[4]

A resposta excelente após a cirurgia é definida por uma calcitonina indetectável: basal e/ou após o teste de estímulo com pentagastrina e/ou cálcio, porém há controvérsias na utilidade da calcitonina pós-estímulo nestes pacientes. Não há dúvida que os pacientes potencialmente curáveis são aqueles que tanto a calcitonina basal, como após estímulo com cálcio ou pentagastrina são indetectáveis. Entretanto, na prática clínica, o uso do teste de estímulo tem o potencial de gerar grande ansiedade ao paciente e não alterar a conduta, já que a calcitonina é um marcador muito sensível e se altera muito antes de a doença se tornar detectável.

A doença residual é extremamente comum, e estudos retrospectivos indicam que 35% a 90% dos pacientes com CMT possuem valores detectáveis de calcitonina, após a primeira intervenção cirúrgica, indicando presença de doença residual que pode ser bioquímica ou estrutural.[28] Valores até 150 pg/mL são frequentemente associados à doença metastática confinada ao pescoço ou bioquímica (oculta). Valores de calcitonina acima de 150 pg/mL podem estar associados a doença metastática a distância, sendo recomendado estadiamento dos principais locais de doença metastática do CMT (pescoço, mediastino, pulmão, fígado e osso) (Fig. 16-3) com US de pescoço,[2,27] tomografia computadorizada (TC) de tórax, ressonância magnética (RM) do abdome e pelve ou TC trifásica do abdome, cintilografia óssea e RM de coluna. Até o presente momento, nenhum exame de corpo inteiro mostrou ser superior aos exames radiológicos convencionais combinados na avaliação de doença metastática do CMT, o $^{18}$F-FDG PET/CT não é recomendado rotineiramente no seguimento desses pacientes, e o $^{68}$Ga-DOTATATE PET/CT foi superior à cintilografia óssea, podendo ser um substituto da combinação da cintilografia óssea e RM de coluna vertebral, no estadiamento da doença metastática óssea nos pacientes com CMT. O uso do $^{68}$Ga-DOTATATE PET/CT resultou em mudança de conduta

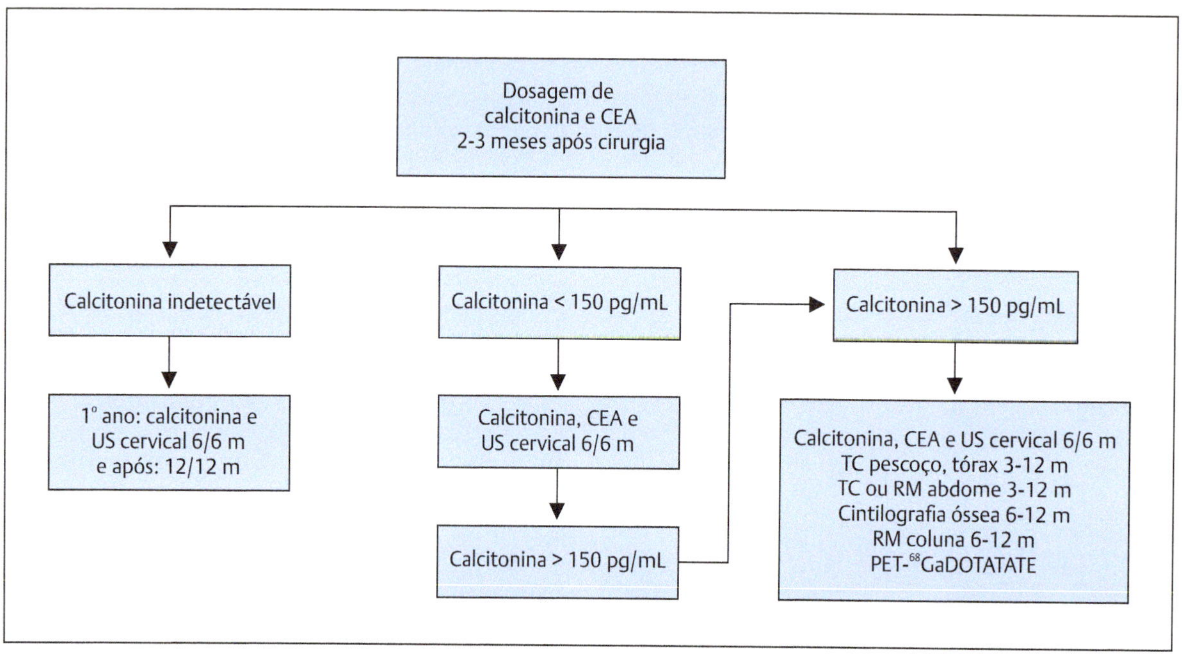


Fig. 16-3. Algoritmo sugerido de seguimento dos pacientes com CMT no pós-operatório. US: ultrassonografia; TC: tomografia computadorizada; RM: ressonância magnética.

Quadro 16-2. Tempo de Duplicação da Calcitonina e CEA e Correlação com Sobrevida dos Pacientes em 5 e 10 anos

| Tempo de duplicação da calcitonina | Sobrevida 5 anos | Sobrevida 10 anos |
|---|---|---|
| < 6 meses | 25% | 8% |
| 6-24 meses | 92% | 37% |
| > 24 meses | 100% | 100% |
| **Tempo de duplicação do CEA** | **Sobrevida 5 anos** | **Sobrevida 10 anos** |
| < 6 meses | < 6 meses | 0% |
| 6-24 meses | 6-24 meses | 75% |
| > 24 meses | > 24 meses | 100% |

Wells S, ATA Guideline, Thyroid 2015.[2] Barbet J, JCEM, 2005.[31]

como prescrição de drogas anti reabsortivas ósseas, cirurgia e/ou radioterapia em 35% dos pacientes.[29,30]

A periodicidade dos exames varia com a curva e comportamento dos marcadores tumorais, podendo ser a cada 3 a 12 meses.[2]

Como os valores de calcitonina podem variar entre uma dosagem e outra, sua avaliação deve-se basear em dosagens sequenciais num período de 1 a 2 anos. O CEA não é um marcador específico de CMT, porém ele é usado no seguimento desse tumor, e aumentos importantes das suas dosagens, acompanhados de diminuição ou estabilidade da calcitonina, podem indicar MTC pouco diferenciado e pior prognóstico.[2,28] Uma ferramenta útil na avalição dos marcadores tumorais que possui valor prognóstico é o cálculo do tempo de duplicação da calcitonina e do CEA que apresenta boa correlação com a sobrevida dos pacientes em 5 e 10 anos, esse cálculo também ajuda a identificar com maior precisão os pacientes com sobrevida curta que necessitam de tratamento sistêmico se doença radiológica em progressão. São necessárias no mínimo quatro medidas de calcitonina e CEA num período preferencialmente de 2 anos para realizar o cálculo através da calculadora disponível online no site da *American Thyroid Association* (https://www.thyroid.org/professionals/calculators/thyroid-cancer-carcinoma/) (Quadro 16-2).[2,31]

Nos pacientes em que a intervenção cirúrgica inicial foi incompleta, é razoável que se considere a reintervenção cirúrgica com esvaziamento dos compartimentos central (VI) e cervicais bilaterais (II-V), se identificada e comprovada doença metastática.

## TRATAMENTOS COMPLEMENTARES E SISTÊMICOS

O efeito da radioterapia (RT) adjuvante em pacientes com doença locorregional residual avançada ainda não está bem definido, sendo um tratamento de exceção considerado após inúmeras cirurgias com doença estrutural residual ou risco de obstrução de via aérea. Entretanto, a experiência clínica e alguns estudos retrospectivos indicam que a RT não reduz a mortalidade, mas resulta em controle da doença local, reduzindo a recidiva e melhorando a qualidade de vida. Seu uso atualmente, está cada vez mais restrito, devido à disponibilidade de terapias sistêmicas cada vez mais efetivas.[32]

Em pacientes assintomáticos com metástases a distância e estáveis, a conduta apropriada é a observação. O tratamento é indicado nos pacientes com doença sintomática ou evidência de progressão radiológica significativa. Em pacientes oligometastáticos com doença em progressão ou risco de complicação em sítios isolados específicos, podem-se indicar tratamentos localizados de metástases a distância, como ressecção cirúrgica, ablação ou radioterapia em lesões pulmonares, mediastinais, cranianas, hepáticas ou ósseas. Metástases ósseas sintomáticas podem ser tratadas com cirurgia, radioterapia, bisfosfonatos ou denusomab e tratamentos locais, como a embolização e ablação por radiofrequência. Nos casos em que o envolvimento hepático estiver associado à dor, diarreia, *flushing* ou à síndrome de Cushing, a embolização da artéria hepática ou ablação do tumor por radiofrequência são opções terapêuticas.[28]

O tratamento do CMT é primariamente cirúrgico, entretanto nos casos de doença recorrente ou metástases a distância em progressão, a análise molecular do tumor torna-se imperativa e muito importante para selecionar os pacientes para tratamentos sistêmicos com inibidores de tirosina quinase não seletivos ou inibidores específicos do RET.

O tratamento sistêmico do CMT metastático é recomendado em pacientes que tenham doença irressecável, sintomática ou progressiva. A partir de estudos prospectivos, randomizados de fase III, dois inibidores de tirosina quinase (TKI), vandetanibe e cabozantinibe e dois inibidores específicos do RET, selpercatinibe e pralsetinibe, foram aprovados para o tratamento do CMT metastático nos Estados Unidos e Europa.[33-38] No Brasil, somente o vandetanibe recebeu aprovação da ANVISA até o momento.

Essas quatro drogas revolucionaram o tratamento do CMT avançado, entretanto é importante notar que estas drogas não são curativas e estão associadas a efeitos colaterais importantes. Por esta razão, e pelo fato de o CMT, em sua maioria, ser uma doença indolente, atualmente recomenda-se que estes medicamentos sejam iniciados em pacientes com doença irressecável e/ou sintomática e/ou na evidência de progressão estrutural da doença.

## REFERÊNCIAS BIBLIOGRÁFICAS


1. Leimbach RD, Hoang TD, Shakir MKM. Diagnostic Challenges of Medullary Thyroid Carcinoma. Vol. 99,. Oncology (Switzerland). S. Karger AG. 2021. p. 422–32.
2. Wells SA, Asa SL, Dralle H, Elisei R, Evans DB, Gagel RF, et al. Revised American thyroid association guidelines for the management of medullary thyroid carcinoma. Thyroid. 2015 Jun 1;25(6):567-610.
3. Sung H, Ferlay J, Siegel RL, Laversanne M, Soerjomataram I, Jemal A, et al. Global Cancer Statistics 2020: GLOBOCAN Estimates of Incidence and Mortality Worldwide for 36 Cancers in 185 Countries. CA Cancer J Clin. 2021 May;71(3):209-49.
4. Roman S, Lin R, Sosa JA. Prognosis of medullary thyroid carcinoma: Demographic, clinical, and pathologic predictors of survival in 1252 cases. Cancer. 2006 Nov 1;107(9):2134-42.
5. Gagel RF, Levy ML, Donovan DT, Alford BR, Wheeler T, Tschen JA. Multiple Endocrine Neoplasia Type 2a Associated with

Cutaneous Lichen Amyloidosis [Internet]. 1989. Available from: https://annals.org/
6. Scapineli JO, Ceolin L, Puñales MK, Dora JM, Maia AL. MEN 2A-related cutaneous lichen amyloidosis: report of three kindred and systematic literature review of clinical, biochemical and molecular characteristics. Fam Cancer. 2016 Oct 1;15(4):625-33.
7. Borst MJ, VanCamp JM, Peacock ML, Decker RA, Arbor A. Mutational analysis of multiple endocrine neoplasia type 2A associated with Hirschsprung's disease. 1995.
8. Ciampi R, Romei C, Ramone T, Prete A, Tacito A, Cappagli V, et al. Genetic Landscape of Somatic Mutations in a Large Cohort of Sporadic Medullary Thyroid Carcinomas Studied by Next-Generation Targeted Sequencing. iScience. 2019 Oct 25;20:324-36.
9. Moura MM, Cavaco BM, Nio A, Pinto E, Leite V, Gentil F, et al. High Prevalence of RAS Mutations in RET-Negative Sporadic Medullary Thyroid Carcinomas. J Clin Endocrinol Metab [Internet]. 2011;96(5). Available from: http://jcem.endojournals.org
10. Boichard A, Croux L, Al Ghuzlan A, Broutin S, Dupuy C, Leboulleux S, et al. Somatic RAS Mutations Occur in a Large Proportion of Sporadic RET-Negative Medullary Thyroid Carcinomas and Estend to a Previously Unidentified Exon. J Clin Endocrinol Metab. 2012;(10):97.
11. Marsh DJ, Learoyd DL, Andrew SD, Krishnanz L, Pojer R, Richardson AL, et al. Somatic mutations in the RET proto-oncogene in sporadic medullary thyroid carcinoma. Vol. 44. Clinical Endocrinology. 1996.
12. Elisei R, Cosci B, Romei C, Bottici V, Renzini G, Molinaro E, et al. Prognostic significance of somatic RET oncogene mutations in sporadic medullary thyroid cancer: A 10-year follow-up study. Journal of Clinical Endocrinology and Metabolism. 2008;93(3):682-7.
13. Romei C, Casella F, Tacito A, Bottici V, Valerio L, Viola D, et al. New insights in the molecular signature of advanced medullary thyroid cancer: Evidence of a bad outcome of cases with double RET mutations. J Med Genet. 2016 Nov 1;53(11):729-34.
14. Vuong HG, Odate T, Ngo HTT, Pham TQ, Tran TTK, Mochizuki K, et al. Clinical significance of RET and RAS mutations in sporadic medullary thyroid carcinoma: A meta-analysis. Endocr Relat Cancer [Internet]. 2018 Jun 1 [cited 2020 Apr 6];25(6):633–41. Available from: http://www.ncbi.nlm.nih.gov/pubmed/29615431.
15. Modigliani E, Gis Cohen R, Marie Campos J, Conte-Devolx B, Atrice Maes B, Boneu A, et al. Prognostic factors for survival and for biochemical cure in medullary thyroid carcinoma: results in 899 patients. Vol. 48. Clinical Endocrinology. 1998.
16. Haugen BR, Alexander EK, Bible KC, Doherty GM, Mandel SJ, Nikiforov YE, et al. 2015 American Thyroid Association Management Guidelines for Adult Patients with Thyroid Nodules and Differentiated Thyroid Cancer: The American Thyroid Association Guidelines Task Force on Thyroid Nodules and Differentiated Thyroid Cancer. Thyroid. 2016 Jan 1;26(1):1-133.
17. Trimboli P, Cremonini N, Ceriani L, Saggiorato E, Guidobaldi L, Romanelli F, et al. Calcitonin measurement in aspiration needle wash out fluids has higher sensitivity than cytology in detecting medullary thyroid cancer: A retrospective multicentre study. Clin Endocrinol (Oxf). 2014 Jan;80(1):135-40.
18. Diazzi C, Madeo B, Taliani E, Zirilli L, Romano S, Granata ARM, et al. The diagnostic value of calcitonin measurement in wash out fluid from fine-needle aspiration of thyroid nodules in the diagnosis of medullary thyroid cancer. Endocrine Practice. 2013 Sep 1;19(5):769-79.
19. Bugalho MJM, Santos JR, Sobrinho L. Preoperative diagnosis of medullary thyroid carcinoma: Fine needle aspiration cytology as compared with serum calcitonin measurement. Journal of Surgical Oncology. 2005;91: 56-60.
20. Essig G, Porter K, Schneider D, Debora A, Lindsey S, Busonero G, et al. Fine needle aspiration and medulla. Endocrine Practice. 2013 Nov 1;19(6):920-7.
21. Verbeek HHG, de Groot JWB, Sluiter WJ, Muller Kobold AC, van den Heuvel ER, Plukker JTM, et al. Calcitonin testing for detection of medullary thyroid cancer in people with thyroid nodules. Vol. 2020. Cochrane Database of Systematic Reviews. John Wiley and Sons Ltd. 2020.
22. Costante G, Meringolo D, Durante C, Bianchi D, Nocera M, Tumino S, et al. Predictive value of serum calcitonin levels for preoperative diagnosis of medullary thyroid carcinoma in a cohort of 5817 consecutive patients with thyroid nodules. Journal of Clinical Endocrinology and Metabolism. 2007;92(2):450-5.
23. Toledo SPA, Lourenço DM, Santos MA, Tavares MR, Toledo RA, Correia-Deurl JE de M. Hypercalcitoninemia is not pathognomonic of medullary thyroid carcinoma. Vol. 64. Clinics. 2009. p. 699-706.
24. Trimboli P, Guidobaldi L, Bongiovanni M, Crescenzi A, Alevizaki M, Giovanella L. Use of fine-needle aspirate calcitonin to detect medullary thyroid carcinoma: A systematic review. Vol. 44. Diagnostic Cytopathology. John Wiley and Sons Inc. 2016. p. 45-51.
25. Elisei R. Routine serum calcitonin measurement in the evaluation of thyroid nodules. Vol. 22. Best Practice and Research: Clinical Endocrinology and Metabolism. 2008. p. 941-53.
26. Boi F, Maurelli I, Pinna G, Atzeni F, Piga M, Lai ML, et al. Calcitonin measurement in wash-out fluid from fine needle aspiration of neck masses in patients with primary and metastatic medullary thyroid carcinoma. Journal of Clinical Endocrinology and Metabolism. 2007;92(6):2115–8.
27. Machens A, Schneyer U, Holzhausen HJ, Dralle H. Prospects of remission in medullary thyroid carcinoma according to basal calcitonin level. Journal of Clinical Endocrinology and Metabolism. 2005 Apr;90(4):2029-34.
28. Hoff AO, Hoff PM. Medullary Thyroid Carcinoma. Vol. 21. Hematology/Oncology Clinics of North America. 2007. p. 475-88.
29. Castroneves LA, Filho GC, De Freitas RMC, Salles R, Moyses RA, Lopez RVM, et al. Comparison of 68Ga PET/CT to Other Imaging Studies in Medullary Thyroid Cancer: Superiority in Detecting Bone Metastases. Journal of Clinical Endocrinology and Metabolism. 2018 Sep 1;103(9):3250-9.
30. Tuncel M, Kılıçkap S, Süslü N. Clinical impact of 68Ga-DOTATATE PET-CT imaging in patients with medullary thyroid cancer. Ann Nucl Med. 2020 Sep 1;34(9):663–74.
31. Barbet J, Campion L, Kraeber-Bodéré F, Chatal JF. Prognostic impact of serum calcitonin and carcinoembryonic antigen doubling-times in patients with medullary thyroid carcinoma. Journal of Clinical Endocrinology and Metabolism. 2005 Nov;90(11):6077-84.
32. Schwartz DL, Rana V, Shaw S, Yazbeck C, Ang KK, Morrison WH, et al. Postoperative radiotherapy for advanced medullary thyroid cancer - local disease control in the modern era. Head Neck. 2008 Jul;30(7):883-8.
33. Kreissl MC, Bastholt L, Elisei R, Haddad R, Hauch O, Jarza B, et al. Efficacy and Safety of Vandetanib in Progressive and Symptomatic Medullary Thyroid Cancer: Post Hoc Analysis

From the ZETA Trial [Internet]. Vol. 38. J Clin Oncol. 2020. Available from: https://doi.org/10.

34. Valerio L, Bottici V, Matrone A, Piaggi P, Viola D, Cappagli V, et al. Medullary thyroid cancer treated with vandetanib: predictors of a longer and durable response. 2020; Available from: https://doi.org/10.1530/ERC-19-0259https://erc.bioscientifica.com
35. Schlumberger M, Elisei R, Müller S, Schöffski P, Brose M, Shah M, et al. Overall survival analysis of EXAM, a phase III trial of cabozantinib in patients with radiographically progressive medullary thyroid carcinoma. Annals of Oncology. 2017 Nov 1;28(11):2813–9.
36. Elisei R, Schlumberger MJ, Müller SP, Schöffski P, Brose MS, Shah MH, et al. Cabozantinib in progressive medullary thyroid cancer. Journal of Clinical Oncology. 2013.
37. Wirth LJ, Brose MS, Elisei R, Capdevila J, Hoff AO, Hu MI, et al. LIBRETTO-531: A phase III study of selpercatinib in multikinase inhibitor-naïve RET-mutant medullary thyroid cancer. Vol. 18., Future Oncology. Newlands Press Ltd. 2022. p. 3143-50.
38. Subbiah V, Hu MI, Wirth LJ, Schuler M, Mansfield AS, Curigliano G, et al. Pralsetinib for patients with advanced or metastatic RET-altered thyroid cancer (ARROW): a multi-co-hort, open-label, registrational, phase 1/2 study. Lancet Diabetes Endocrinol. 2021 Aug 1;9(8):491-501.

# CARCINOMA POUCO DIFERENCIADO DE TIREOIDE: FORMAS CLÍNICAS, DIAGNÓSTICO, ESTADIAMENTO E TRATAMENTO

Ana Kober Nogueira Leite ▪ Mariana Faccini Teixeira

## INTRODUÇÃO

A maioria das neoplasias de tireoide tem origem nas células foliculares da glândula. Entre esses tumores, a apresentação mais comum é de neoplasias bem diferenciadas, mas são encontrados também tumores de outros graus de diferenciação, com comportamentos distintos, sendo os pouco diferenciados e indiferenciados mais raros, porém mais agressivos.

Classificar um nódulo tireoidiano como carcinoma pouco diferenciado pode ser um desafio, pois diversos critérios clínicos e histológicos já foram propostos para essa definição.[1] A definição mais recente, atualizada, em 2022, pela Organização Mundial da Saúde (OMS),[2-4] separa as neoplasias de tireoide de origem folicular em lesões benignas, neoplasias de baixo risco e neoplasias malignas. As malignas são subdivididas de acordo com características celulares e moleculares e com a agressividade de cada subtipo. Entre elas, encontramos os carcinomas pouco diferenciados, que podem corresponder a 4% e 7% dos tumores malignos da tireoide.

O carcinoma pouco diferenciado, assim como os demais tumores de origem folicular da tireoide, é mais comum em pacientes acima dos 50 anos de idade e em mulheres. É mais prevalente em partes da Europa, como na Itália, e também na América Latina. A sobrevida em 5 anos varia em torno de 60%-70%, e o prognóstico é pior em tumores de estadiamento mais avançado, em pacientes maiores de 45 anos, em lesões com extensão extratireoidiana, na presença de metástases ao diagnóstico e quando identificada positividade de alguns marcadores imuno-histoquímicos. A taxa de recorrência é maior do que em carcinomas bem diferenciados, sendo comum a recorrência antes de um ano, indicando que os tumores pouco diferenciados têm um comportamento biológico distinto, associado a pior prognóstico.[2]

Já os tumores indiferenciados, também chamados de carcinomas anaplásicos, são um tipo raro de neoplasia maligna da tireoide, porém de comportamento extremamente agressivo, rápida progressão e, em geral, prognóstico reservado, e serão abordados com mais detalhes em outro capítulo.

## FORMAS CLÍNICAS

O carcinoma pouco diferenciado de tireoide representa uma forma clínica intermediária das neoplasias malignas que acometem a glândula, sendo mais invasivo e com maiores taxas de recorrência que os carcinomas bem diferenciados, porém menos agressivo e de melhor prognóstico que os carcinomas anaplásicos.

A apresentação clínica pode variar desde casos assintomáticos, em que o tumor pode ser um achado de exame, passando por apresentações comuns (nódulos palpáveis, seja na tireoide ou na forma de linfonodos cervicais, mas com pouca repercussão clínica), até casos de estadiamento avançado ao diagnóstico, apresentando invasão de estruturas adjacentes à tireoide (como nervo laríngeo inferior, traqueia, esôfago ou laringe) ou com presença de metástases a distância.

O carcinoma pouco diferenciado pode surgir *de novo* ou por meio de áreas de desdiferenciação em carcinomas previamente bem diferenciados. A história clínica mais comum dos carcinomas pouco diferenciados de tireoide é de um nódulo único, muitas vezes de longa data, de grande dimensão e com crescimento recente. Muitos pacientes apresentam metástases cervicais no momento do diagnóstico (15%-65%). Em alguns casos, as linfonodomegalias cervicais podem ser o primeiro sintoma percebido pelo paciente. A disseminação também pode ocorrer por via hematogênica, e os sítios mais comumente acometidos por metástases a distância são os pulmões e os ossos.[5]

Casos localmente avançados podem cursar com invasão de outras estruturas cervicais. No acometimento do nervo laríngeo inferior (ou diretamente do nervo vago por presença de metástases laterais), ocorre paralisia de prega vocal ipsilateral ao nervo, o que gera disfonia. A invasão da laringe pode cursar com dispneia, disfonia, paralisia de pregas vocais, engasgos e disfagia. A invasão traqueal leva à queixa de dispneia progressiva e, se houver invasão da mucosa, pode ser responsável por episódios de hemoptise. A invasão de esôfago acarreta disfagia progressiva. Outras estruturas cervicais, como nervo acessório, veia jugular interna, musculatura cervical, pele e tecido subcutâneo entre outros, também podem ser acometidas, seja pelo tumor primário, seja por metástases linfonodais. De uma forma geral, a história de massa cervical de crescimento rápido, linfonodomegalias associadas, rouquidão e invasão de outras estruturas cervicais sempre deve levantar a suspeita de malignidade. Um exemplo de carcinoma pouco diferenciado de tireoide com invasão de parede posterior de traqueia e esôfago está ilustrado na Figura 17-1.

Por outro lado, muitos tumores de tireoide, mesmo os pouco diferenciados, são diagnosticados em estágios iniciais, quando ainda são assintomáticos ou oligossintomáticos. Embora não exista indicação para exames de imagem de *screening* tireoidiano, muitos pacientes realizam ultrassonografias cervicais como parte de exames de *check-up*, ou, ao realizarem exames da região cervical devido a outras patologias, descobrem nódulos tireoidianos, ainda sem sintomas associados.

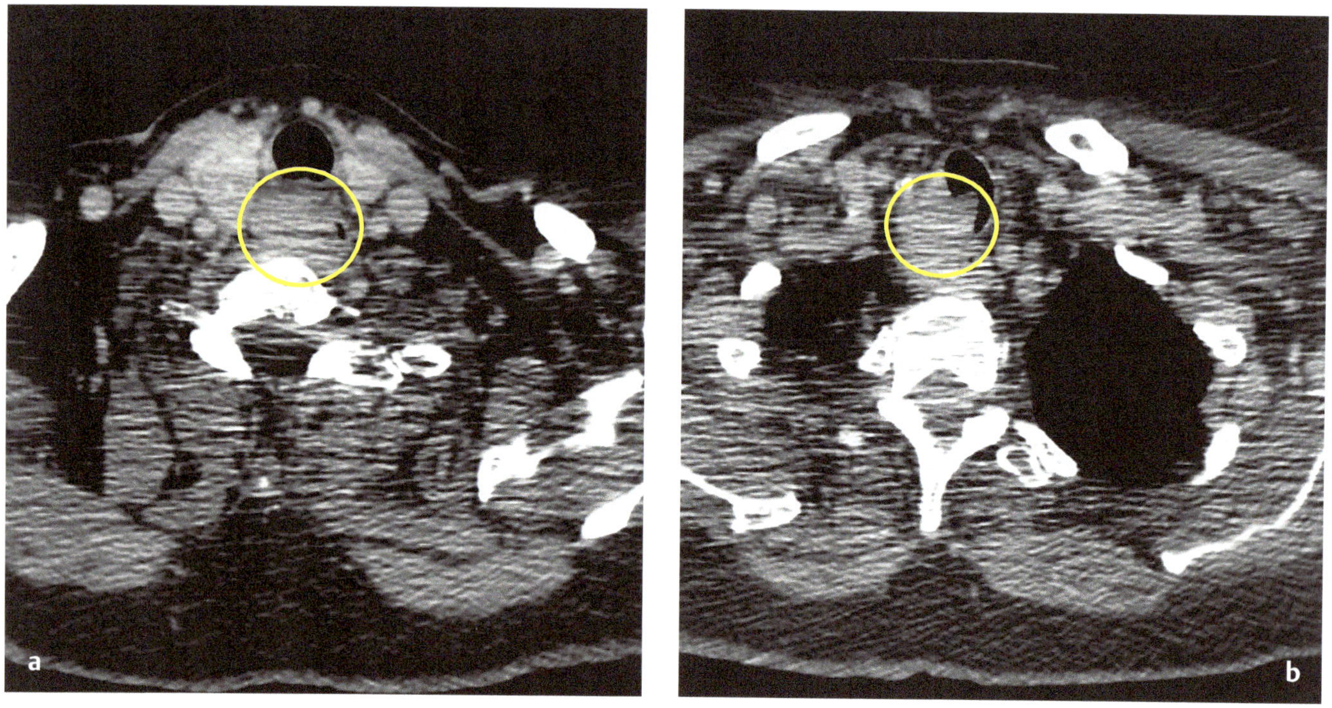

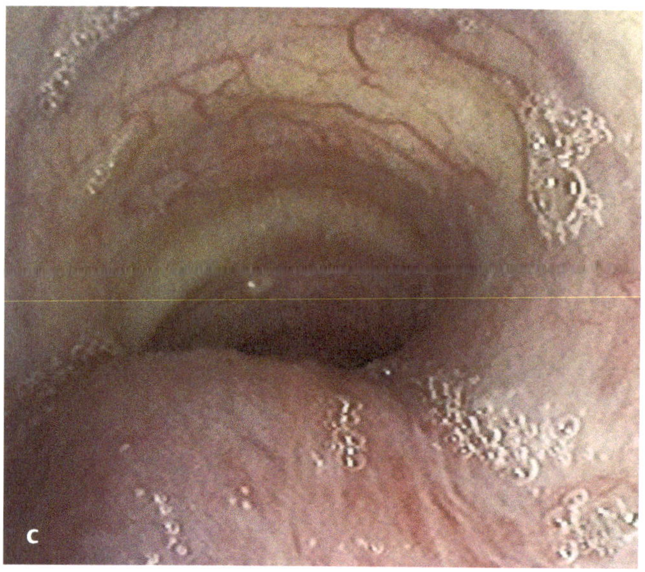

**Fig. 17-1.** (**a**, **b**) Tomografia computadorizada demonstrando invasão de esôfago e traqueia por carcinoma pouco diferenciado de tireoide. (**c**) Broncoscopia demonstrando abaulamento extrínseco e invasão traqueal.

## DIAGNÓSTICO

No diagnóstico dos carcinomas pouco diferenciados, são empregados os mesmos passos que na investigação de qualquer outro nódulo tireoidiano. A história clínica e o exame físico do pescoço são etapas importantes e não devem ser negligenciadas, pois podem sugerir o diagnóstico com base no comportamento do nódulo e nas alterações encontradas ao examinar o paciente. É importante questionar sobre sintomas e tempo de evolução, dando especial atenção a queixas que possam sugerir comportamentos maligno e agressivo. No exame físico, a palpação da tireoide e dos níveis cervicais é essencial. Além de orientarem o raciocínio clínico, a história e o exame físico podem fornecer dados importantes para a tomada de decisão sobre quais exames complementares devem ser solicitados e quais os próximos passos a seguir na condução de cada caso.

### Exames Complementares

Em todos os pacientes com nódulos tireoidianos, a função da glândula deve ser avaliada, por meio da dosagem sérica de TSH. A função tireoidiana raramente é alterada pela presença de nódulos, e, no caso dos carcinomas, incluindo os pouco diferenciados, em geral se encontra um TSH normal.

Entre os exames de imagem, o principal a ser solicitado é a ultrassonografia (USG), que deve ser realizada em todos os pacientes com nódulos tireoidianos. A USG fornece informações quanto às características da glândula, como ecotextura, além de informações sobre as características, tamanho e localização dos nódulos e de linfonodos cervicais. Utilizamos os critérios da ATA (*American Thyroid Association*) para definir quais nódulos apresentam características à USG que demandam investigação adicional. De uma forma geral, nódulos grandes, com crescimento acelerado ou com características suspeitas à ultrassonografia (sólido, hipoecogênico, irregular, mais alto do que largo, com microcalcificações), devem ser submetidos à punção por agulha fina (PAAF) guiada por ultrassom.[6] O produto da PAAF passa por análise citológica e é classificado conforme os critérios de Bethesda dos nódulos tireoidianos.[7] Nessa fase da investigação, em geral ainda não é possível afirmar se um tumor é bem diferenciado ou pouco diferenciado, uma vez que os carcinomas pouco diferenciados não tenham características citológicas específicas exclusivas. Muitas vezes esses tumores são classificados como nódulos Bethesda IV (neoplasia folicular ou suspeito para neoplasia folicular), mas a presença de hipercelularidade, atividade mitótica elevada, arquitetura de padrão sólido ou insular, entre outras características, pode sugerir o diagnóstico correto.[8]

Outros exames são úteis na suspeita de malignidade e são frequentemente empregados, como a tomografia computadorizada, que pode oferecer informações sobre a relação entre os tumores e as demais estruturas cervicais, e a nasofibrolaringoscopia, que permite avaliar a mobilidade de pregas vocais, que pode estar comprometida na invasão do nervo laríngeo inferior ou do nervo vago pelo tumor. Exames, como autoanticorpos (anti-TPO, antitireoglobulina, TRAb), cintilografia, ressonância magnética e PET-CT, devem ser empregados, caso necessário, após análise individualizada de cada caso. Ao ultrassom, os carcinomas pouco diferenciados geralmente se apresentam como massas heterogêneas, hipoecogênicas. No pré-operatório, não há indicação de dosagem de tireoglobulina de rotina.

## Anatomopatológico

Casos suspeitos ou confirmados para malignidade são submetidos à cirurgia, e o exame anatomopatológico da peça cirúrgica permitirá o diagnóstico de carcinoma pouco diferenciado de tireoide. Este diagnóstico pode ser um desafio, pois nem sempre houve consenso sobre as características citológicas, histológicas e moleculares que caracterizam esse tipo de tumor e nem sobre a nomenclatura a ser utilizada.

Na análise anatomopatológica, os carcinomas pouco diferenciados em geral têm coloração branco-acinzentada, possuem áreas de necrose, podem ser parcialmente encapsulados e podem apresentar nódulos satélites. Extensão a tecidos peritireoidianos e invasão angiolinfática são comuns.[9]

Entre os critérios microscópicos, em 2006, foi proposto o consenso de Turin, um algoritmo diagnóstico baseado em padrões de crescimento e em características arquiteturais e citológicas. A classificação da OMS sobre os tumores tireoidianos também leva em consideração esses critérios. Os carcinomas pouco diferenciados foram então definidos como nódulos com padrão de crescimento sólido, trabecular ou insular, sem fatores nucleares característicos de carcinoma papilífero e com pelo menos uma das seguintes características: núcleos convolutos, necrose, ≥ 3 mitoses/2 mm.[8]

Muitos tumores apresentam mais de um subtipo histológico em seu interior. Como os carcinomas pouco diferenciados podem surgir como áreas de desdiferenciação a partir de nódulos tireoidianos já existentes, sabe-se que a porcentagem relativa ao componente pouco diferenciado pode variar.[1] No entanto, não é bem estabelecido qual a porcentagem exata deste componente capaz de culminar em um comportamento mais agressivo. Mesmo componentes pequenos, da ordem de 10% de neoplasia pouco diferenciada em um nódulo, afetam a chance de recorrência e a sobrevida. Dessa forma, é de extrema importância estabelecer um diagnóstico anatomopatológico correto para definir estratégias efetivas de tratamento e seguimento.

Quanto ao perfil molecular, não existe um padrão específico que caracterize os carcinomas pouco diferenciados. Assim como nas demais neoplasias malignas de tireoide, diferentes alterações moleculares podem ser encontradas. Mutações do BRAF, RAS, PIK3CA, TP53, TERT e outras são descritas em carcinomas pouco diferenciados de tireoide.[2,10]

Na imuno-histoquímica, os carcinomas pouco diferenciados têm expressão negativa para calcitonina, em geral positiva (focalmente) para tireoglobulina, positiva para TTF1, PAX8 e citoqueratinas e Ki67, variando entre 5% e 30%.[11]

Essas alterações estruturais, citológicas, moleculares e imuno-histoquímicas auxiliam a diferenciar os carcinomas pouco diferenciados dos bem diferenciados, dos indiferenciados e de outras neoplasias, como linfomas e metástases de outros sítios, e de doenças não neoplásicas. Como os carcinomas pouco diferenciados são raros e podem representar um desafio diagnóstico, é importante tentar caracterizá-los de maneira correta, visando ao tratamento e seguimento adequados ao seu comportamento.

# ESTADIAMENTO

A avaliação pré-operatória através de exames de imagem também segue as linha gerais propostas para carcinomas diferenciados de tireoide, com algumas ressalvas. A ultrassonografia cervical é o exame inicial indicado para avaliação da tireoide e dos linfonodos cervicais. No entanto, exames de imagem seccionais, como tomografia computadorizada e ressonância magnética, que nos casos de CDT são utilizados na minoria dos casos, tem um papel mais importante nos CPDT devido a sua maior agressividade e apresentação frequentemente mais avançada localmente ou com doença a distância.[12]

A tomografia com emissão de pósitrons (PET-CT), que não é recomendada como parte da avaliação inicial dos CDT, pode ser considerada nos casos de CPDT pelo risco de metástases a distância.

A avaliação inicial através desses exames irá compor a base para o estadiamento clínico de cada paciente.

O estadiamento do CPDT é feito em conjunto com o estadiamento dos carcinomas diferenciados de tireoide. A classificação mais aceita é a proposta pela *American Joint Committee on Cancer* (AJCC), com base no sistema TNM *(tumor, node, metastasis)*, que se encontra na sua 8ª edição (2017).[12] O objetivo principal dessa classificação é tentar predizer risco de mortalidade pela doença.

Os critérios da classificação TNM 8ª edição estão descritos no Quadro 17-1 e o estadiamento propriamente dito no Quadro 17-2. A AJCC distingue o estadiamento entre CDT e carcinomas anaplásicos, não havendo uma classificação específica para os CPDT.

**Quadro 17-1.** Classificação do Tumor (T), Metástases Linfonodais (N) e Metástases a Distância (M) de Acordo com a AJCC (8ª edição) para Carcinoma Papilífero, Folicular, pouco Diferenciado, Células de Hurtle e Anaplásico

| Estadio T | Descrição |
|---|---|
| T1 | Tumor com 2 cm ou menos no maior eixo, limitado à tireoide:<br>▪ T1a: 1 cm ou menos no maior eixo<br>▪ T1b: mais de 1 cm, mas não mais do que 2 cm no maior eixo |
| T2 | Tumor menor do que 2 cm, mas não mais do que 4 cm no maior eixo, limitado à tireoide |
| T3 | Tumor maior do que 4 cm no maior eixo limitado à tireoide ou com extensão extratireoidiana grosseira, com invasão da musculatura pré-tireoidiana:<br>▪ T3a: maior de 4 cm limitado à tireoide<br>▪ T3b: tumor de qualquer tamanho com extensão extratireoidiana grosseira com invasão da musculatura pré-tireoidiana |
| T4a | Tumor estende-se além da cápsula da tireoide e invade tecido subcutâneo, laringe, traqueia, esôfago e/ou nervo laríngeo inferior |
| T4b | Tumor invade a fáscia pré-vertebral, vasos mediastinais ou envolve a artéria carótida |
| **Estadio N** | |
| N0 | Ausência de linfonodos regionais metastáticos |
| N1a | Linfonodos metastáticos no compartimento central (pré-laríngeo, paratraqueal ou pré-traqueal) |
| N1b | Linfonodos metastáticos no compartimento lateral (níveis I a V), mediastino superior ou retrofaríngeos |
| **Estadio M** | |
| M0 | Ausência de metástases a distância |
| M1 | Presença de metástases a distância |

Adaptado de Amin *et al.*[12]

**Quadro 17-2.** Estadiamento dos Carcinomas Diferenciados da Tireoide de acordo com a AJCC (8ª edição)

| **Idade: abaixo de 55 anos** | | | |
|---|---|---|---|
| Estádio I | Qualquer T, qualquer N, M0 | | |
| Estádio II | Qualquer T, qualquer N, M1 | | |
| **Idade: 55 anos ou mais** | | | |
| Estádio I | T1a, T1b, T2 | N0 | M0 |
| Estádio II | T3<br>T1, T2, T3 | N0<br>N1 | M0<br>M0 |
| Estádio III | T4a | Qualquer N | M0 |
| Estádio IVa | T4b | Qualquer N | M0 |
| Estádio IVb | Qualquer T | Qualquer N | M1 |

Adaptado de Amin *et al.*[12]

## TRATAMENTO

Devido à raridade desses casos e a heterogeneidade das classificações, não existem protocolos terapêuticos específicos bem estabelecidos para CPDT, e as condutas terapêuticas são de forma geral extrapoladas das recomendações para CDT.

A base do tratamento cirúrgico com tireoidectomia total e esvaziamento cervical, caso haja evidência de metástases linfonodais. A extensão da ressecção em casos em que há extensão extratireoidiana com invasão de estruturas adjacentes não é bem estabelecida e deve ser discutida caso a caso.

Em casos em que a ressecção completa da lesão é possível, pode-se obter bom controle locorregional (81% em 5 anos).[13] No entanto, a sobrevida livre de doença é baixa (66%), sendo as metástases a distância a principal causa de falha terapêutica.[10] Ressecções com margem macroscópica positiva (R2), mesmo com tratamento complementar, são acompanhadas de altas taxas de recidivas locais e óbito pela doença. Mas é claro que a extensão do tratamento cirúrgico deve ser individualizada para cada caso, inclusive atendendo a expectativas do paciente devidamente informado.

Não existe consenso em relação à indicação de tratamento adjuvante, e seu real benefício não é comprovado. A captação de iodo pelos CPDT é variável devido à presença de componentes mais e menos diferenciados. Quando a doença é iodo captante, a radioiodoterapia pode ser empregada.[10,14]

O papel da radioterapia também é controverso. Embora algumas séries não tenham descrito melhora da sobrevida com sua utilização, seu uso é aceito em casos de alto risco para recidiva locorregional como T4, extensão extratireoidiana, grande volume de doença linfonodal ou em casos de ressecções incompletas.[15]

Até o momento, não há protocolos de quimioterapia definidos para CPDT.

O uso de terapia-alvo com inibidores da tirosina quinase (sorafenibe e levantinibe), que já é bem estabelecido para CDT refratários a iodo, pode ser considerado em CPDT também refratários a iodo, mas com benefício não comprovado.[10,14]

Com o avanço das tecnologias de sequenciamento e correlação do perfil molecular com características clínico patológicas, a expectativa é que terapias de precisão possam modificar o cenário terapêutico dos CPDT no futuro.

## REFERÊNCIAS BIBLIOGRÁFICAS

1. Rosai J. Poorly differentiated thyroid carcinoma: introduction to the issue, its landmarks, and clinical impact. Endocr Pathol. 2004;15(4):293-6.
2. Baloch ZW, Cibas ES, Clark DP, Layfield LJ, Ljung BM, Pitman MB, et al. The National Cancer Institute Thyroid fine needle aspiration state of the science conference: a summation. Cytojournal. 2008;5:6.
3. Rossi ED, Baloch Z. The Impact of the 2022 WHO Classification of Thyroid Neoplasms on Everyday Practice of Cytopathology. Endocr Pathol. 2023;34(1):23-33.
4. Jung CK, Bychkov A, Kakudo K. Update from the 2022 World Health Organization Classification of Thyroid Tumors: A Standardized Diagnostic Approach. Endocrinol Metab (Seoul). 2022;37(5):703-18.
5. Nambiar A, Pv S, Susheelan V, Kuriakose MA. The concepts in poorly differentiated carcinoma of the thyroid: a review article. J Surg Oncol. 2011;103(8):818-21.
6. Haugen BR, Alexander EK, Bible KC, Doherty GM, Mandel SJ, Nikiforov YE, et al. 2015 American Thyroid Association Management Guidelines for Adult Patients with Thyroid Nodules and Differentiated Thyroid Cancer: The American Thyroid Association Guidelines Task Force on Thyroid Nodules and Differentiated Thyroid Cancer. Thyroid. 2016;26(1):1-133.
7. Cibas ES, Ali SZ. The Bethesda System for Reporting Thyroid Cytopathology. Thyroid. 2009;19(11):1159-65.
8. Volante M, Collini P, Nikiforov YE, Sakamoto A, Kakudo K, Katoh R, et al. Poorly differentiated thyroid carcinoma: the Turin proposal for the use of uniform diagnostic criteria and an algorithmic diagnostic approach. Am J Surg Pathol. 2007;31(8):1256-64.
9. Hiltzik D, Carlson DL, Tuttle RM, Chuai S, Ishill N, Shaha A, et al. Poorly differentiated thyroid carcinomas defined on the basis of mitosis and necrosis: a clinicopathologic study of 58 patients. Cancer. 2006;106(6):1286-95.
10. Ibrahimpasic T, Ghossein R, Shah JP, Ganly I. Poorly Differentiated Carcinoma of the Thyroid Gland: Current Status and Future Prospects. Thyroid. 2019;29(3):311-21.
11. Albores-Saavedra J, Carrick K. Where to set the threshold between well differentiated and poorly differentiated follicular carcinomas of the thyroid. Endocr Pathol. 2004;15(4):297-305.
12. Amin MB, Greene FL, Edge SB, Compton CC, Gershenwald JE, Brookland RK, et al. The Eighth Edition AJCC Cancer Staging Manual: Continuing to build a bridge from a population-based to a more "personalized" approach to cancer staging. CA Cancer J Clin. 2017;67(2):93-9.
13. Ibrahimpasic T, Ghossein R, Carlson DL, Nixon I, Palmer FL, Shaha AR, et al. Outcomes in patients with poorly differentiated thyroid carcinoma. J Clin Endocrinol Metab. 2014;99(4):1245-52.
14. Tong J, Ruan M, Jin Y, Fu H, Cheng L, Luo Q, et al. Poorly differentiated thyroid carcinoma: a clinician's perspective. Eur Thyroid J. 2022;11(2).
15. Sanders EM, Jr. LiVolsi VA, Brierley J, Shin J, Randolph GW. An evidence-based review of poorly differentiated thyroid cancer. World J Surg. 2007;31(5):934-45.

# CARCINOMA INDIFERENCIADO DE TIREOIDE: FORMAS CLÍNICAS, DIAGNÓSTICO E TRATAMENTO

Evelin C. Farias ▪ Ana Hoff

## INTRODUÇÃO

O carcinoma anaplásico de tireoide (CAT) é um tumor com origem no epitélio folicular tireoidiano e corresponde à forma mais agressiva das neoplasias da tireoide com alto índice de mortalidade. Após o diagnóstico a sobrevida é, em média, de 6 meses e somente 20% dos pacientes estarão vivos após 1 ano do diagnóstico.[1] Entretanto, é um tumor raro e indiferenciado, representando em torno de 1% a 2% das neoplasias malignas da tireoide; e comparativamente em relação ao carcinoma diferenciado de tireoide (CDT), as células do CAT não apresentam as características biológicas e funcionais das células foliculares, como captação de iodo, síntese de tireoglobulina e dependência de TSH.[2]

O pico de incidência ocorre entre a sexta e sétima décadas de vida e, apenas, 10% dos pacientes com CAT apresentam menos de 50 anos ao diagnóstico.[3] Predominantemente afeta o sexo feminino, em uma proporção de aproximadamente 2:1,5.[2] Embora o CAT seja raro, ele é responsável por 20% a 50% das mortes por neoplasias malignas de tireoide.[4]

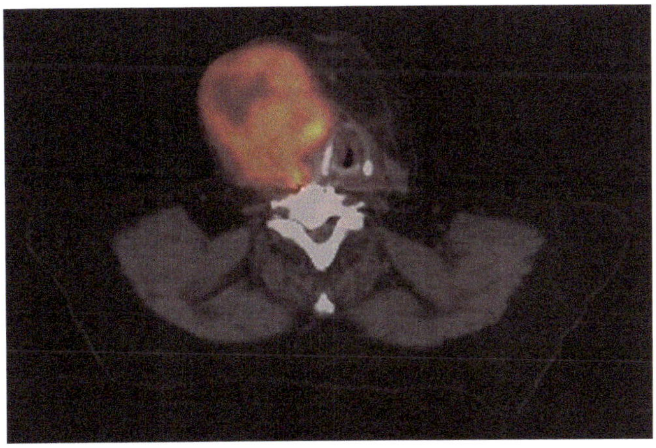

Fig. 18-1. PET-CT com $^{18}$F-FDG em paciente com CAT evidenciando volumosa lesão expansiva no lobo tireoidiano à direita cujo efeito de massa promove abaulamento dos planos superficiais à direita e desvio contralateral da traqueia e redução do seu calibre luminal (seta).

## MANIFESTAÇÃO CLÍNICA

Na maioria dos casos, o CAT representa o estágio mais avançado na desdiferenciação de um carcinoma papilífero (CPT) ou folicular (CFT) da tireoide, sendo o CPT o tipo histológico mais frequente, principalmente a variante de células altas.[1] O carcinoma pouco diferenciado de tireoide (CPDT) também pode ocorrer de forma sincrônica com o CAT, porém com menor incidência.[2] É importante salientar que em torno de um terço dos pacientes possui um histórico de bócio, e 30% a 50% apresentam CDT concomitante.[5,6]

O CAT também pode-se apresentar em pacientes jovens e sem histórico de alteração na tireoide, sustentando a hipótese de uma transformação direta da célula folicular normal para uma célula completamente indiferenciada, que é identificada como de origem tireoidiana somente pela sua localização e características moleculares.[2]

Aproximadamente 97% dos CAT se apresentam com uma massa na região cervical anterior de crescimento rápido, endurecida e fixa nas estruturas adjacentes, que podem estar acompanhadas de dor e hemoptise (Fig. 18-1).[2] Em razão da sua alta agressividade, a maior parte dos pacientes apresenta sintomas relacionados à extensão local do carcinoma por mecanismos compressivos e de invasão aos tecidos adjacentes, como rouquidão, disfagia, dispneia, estridor, hemoptise, dor cervical e tosse.[4] A rápida progressão local do CAT, que frequentemente resulta em asfixia, é a principal causa de morte nos pacientes afetados.[2] Sintomas constitucionais também podem estar presentes, incluindo perda de peso, fadiga e anorexia.[4]

As metástases para linfonodos cervicais e o envolvimento do nervo laríngeo recorrente estão presentes em cerca de 40% e 30%, respectivamente. As estruturas adjacentes são acometidas em 70% dos pacientes, incluindo músculos cervicais (65%), traqueia (46%), esôfago (44%) e laringe (13%).[2] Já as metástases a distância estão presentes em cerca de 50% dos pacientes ao diagnóstico, e aproximadamente 25% dos pacientes desenvolverão metástases durante o curso da doença.[7]

Recentemente, houve uma evolução sobre a patogênese do CAT, o que resultou no desenvolvimento de terapias mais direcionadas e eficazes. No cenário atual, a medicina de precisão proporciona o conhecimento das alterações moleculares presentes no tumor e se tornou uma ferramenta imprescindível na prática clínica para a escolha do melhor tratamento para os pacientes com esse diagnóstico.

O CAT apresenta mutações classificadas em precoces e tardias. As mutações precoces, como dos genes *BRAF*, *NRAS*, *KRAS* e *HRAS*, que são frequentes no CDT, também são encontradas no CAT, já que estes são precursores do carcinoma anaplásico. Já as mutações tardias, como dos genes *TP53* e *TERT*, são mais prevalentes no CAT, porém raras no CDT.[8,9]

A mutação precoce do *BRAF V600E*, frequentemente encontrada no CDT, está presente em 40% a 70% dos carcinomas anaplásicos. Muitos CATs com mutação *BRAF V600E* apresentam um componente bem diferenciado de CPT, geralmente a variante de células altas. Nesta situação, a mutação do gene *BRAF* ocorre em ambas as áreas, indicando que ela ocorre em uma fase precoce da carcinogênese. As mutações ativadoras do gene *RAS*, comumente presentes no CFT, são encontradas em 15% a 40% dos carcinomas anaplásicos.[1]

As mutações tardias, como foram citadas anteriormente, são associadas ao processo de desdiferenciação, acometem principalmente os genes supressores de tumores *p53* (50% a 70%) e, menos comumente, *NF1* e *PTEN*. Outras mutações que podem coexistir com as mutações mencionadas são as dos genes *PIK3CA*, promotor *TERT*, *CTNNB1*, *EIF1AX*, *mTOR*, *CDKN2A* e *AKT1*. Apesar de raras no CAT, a fusão do gene *NTRK* e a fusão do *RET/PTC, ALK e ROS1* também são relevantes, pois propiciam o uso de terapia-alvo.[1,8,10]

Outras alterações moleculares que, quando presentes, podem auxiliar na escolha do tratamento, mais especificamente a imunoterapia, incluem a alta carga mutacional tumoral, que é cerca de 6 vezes maior que a observada no CDT,[1] e a expressão do ligante de morte celular programada 1 (*programmed death-ligand 1* – PD-L1), que está presente em 11% a 28% de pacientes.

## DIAGNÓSTICO

Em grande parte dos casos (> 60%), a avaliação da citologia obtida pela punção aspirativa com agulha fina (PAAF) é suficiente para o diagnóstico de CAT, especialmente quando complementada com a imuno-histoquímica (IHQ).[1] Entretanto, para os casos em que a PAAF é insuficiente para confirmar o diagnóstico de CAT, pode ser necessária a *core biopsy*.[1,3]

Apesar de importantes para o diagnóstico de CAT, os diferentes padrões morfológicos não possuem relevâncias clínica e prognóstica.[1] Histologicamente os três padrões morfológicos mais comuns são sarcomatoide (50%), de células gigantes (30% a 40%) e epitelial (< 20%), que podem ocorrer isoladamente ou de forma combinada. Já as variantes paucicelular, rabdoide e de células pequenas são raramente observadas.[2]

Algumas características são comuns em todos os padrões histológicos de CAT, como áreas confluentes de necrose, intenso pleomorfismo nuclear e alto grau de proliferação celular.[5] Mitoses atípicas são muito comuns, refletindo a instabilidade genômica do CAT.[8]

Devido à natureza indiferenciada do CAT, a avaliação do perfil imuno-histoquímico mostra a expressão de marcadores da linhagem tireoidiana que geralmente se encontra ausente, com tireoglobulina e TTF-1 negativos, indicando a natureza indiferenciada do CAT. Contudo, a expressão de *PAX8*, outro marcador da linhagem tireoidiana, está presente em 40% a 60%, pelo menos focalmente. A expressão de citoqueratinas, especialmente as de baixo peso molecular, está presente na maioria dos CAT.[1]

O diagnóstico diferencial de CAT compreende os carcinomas da tireoide medular e pouco diferenciados, bem como sarcomas, carcinoma de células escamosas, linfomas e tireoidite fibrosante crônica. Dentre esses, o linfoma de tireoide é o principal diagnóstico diferencial, quando a apresentação envolve uma massa cervical de crescimento rápido.[1,2,5]

Em pacientes com diagnóstico citopatológico de CAT, a avaliação deve ser rápida e incluir exames laboratoriais, radiológicos e teste rápido para mutação *BRAF V600E*, para estadiamento e caracterização do *status* do paciente, auxiliando no planejamento do tratamento e na monitorização da sua resposta. Nesta etapa, a avaliação das vias aéreas também é crítica para a melhor condução do caso.

Nos exames laboratoriais, o hemograma pode revelar a presença de anemia e leucocitose, contudo, em até 30% dos CAT, pode haver leucocitose secundária à secreção de linfocitocinas pelo tumor, o que não indicaria um quadro infeccioso.O hormônio tireoestimulante (TSH) e a tiroxina livre ($T_4L$) geralmente estão normais, porém grandes massas tumorais podem comprometer a função tireoidiana e, raramente, levar à tireotoxicose. Mesmo não sendo um marcador do CAT, a tireoglobulina sérica pode estar aumentada secundária à produção por um CDT coexistente. O cálcio e o fósforo séricos geralmente estão normais, mas há relatos de hipoparatireoidismo secundário à invasão tumoral das paratireoides e, menos frequentemente, hipercalcemia da malignidade.[1]

No que diz respeito aos exames de imagem, a ultrassonografia (USG) cervical é o método para avaliação do tumor primário. Geralmente o tumor apresenta-se como uma lesão hipoecoica, de contornos irregulares, com invasão dos tecidos peritireoidianos. Adicionalmente, linfonodos cervicais metastáticos podem ser visualizados.[4]

A PET-CT com $^{18}$F-FDG é o exame preferível para o estadiamento inicial e a monitorização de pacientes com CAT, já que se trata de uma doença intensamente hipermetabólica com alta captação do $^{18}$F-FDG no tumor primário da tireoide e metástases (Fig. 18-2). Portanto, se disponível, esse exame se torna o método de escolha para acompanhamento, visto que essas metástases podem não ser visualizadas na tomografia computadorizada (TC) ou ressonância magnética (RM). Se o PET-CT com $^{18}$F-FDG não estiver disponível, uma TC com contraste das regiões cervical, torácica, abdominal e pélvica, ou alternativamente uma RM com gadolínio, deve ser realizada para o adequado estadiamento. Na indisponibilidade de PET-CT com $^{18}$F-FDG, a cintilografia óssea pode auxiliar no diagnóstico de metástases ósseas.[4]

Metástases cerebrais ocorrem em 5% dos CAT na apresentação clínica inicial. A RM ou TC de crânio são mais sensíveis que a PET-CT com $^{18}$F-FDG, sendo a RM de crânio o exame preferível para o diagnóstico de metástase nesse sítio.[1]

Para o planejamento cirúrgico, é indicada a realização de uma TC de pescoço e mediastino superior com contraste para avaliar a extensão do tumor primário e identificar possível invasão de grandes vasos e do trato aerodigestivo superior. Em casos de suspeita de invasão do esôfago e/ou traqueia, é necessário complementar com esofagoscopia e/ou broncoscopia, respectivamente.[1]

A avaliação das pregas vocais com laringoscopia deve ser realizada na apresentação inicial do paciente e durante o acompanhamento, caso ocorra alteração da voz.[1]

Para melhor direcionamento terapêutico, como será explicado mais à frente, a pesquisa de mutação do *BRAF V600E* deve ser realizada em todos os pacientes com CAT, inicialmente por imuno-histoquímica, e, se negativa, a avaliação deve ser

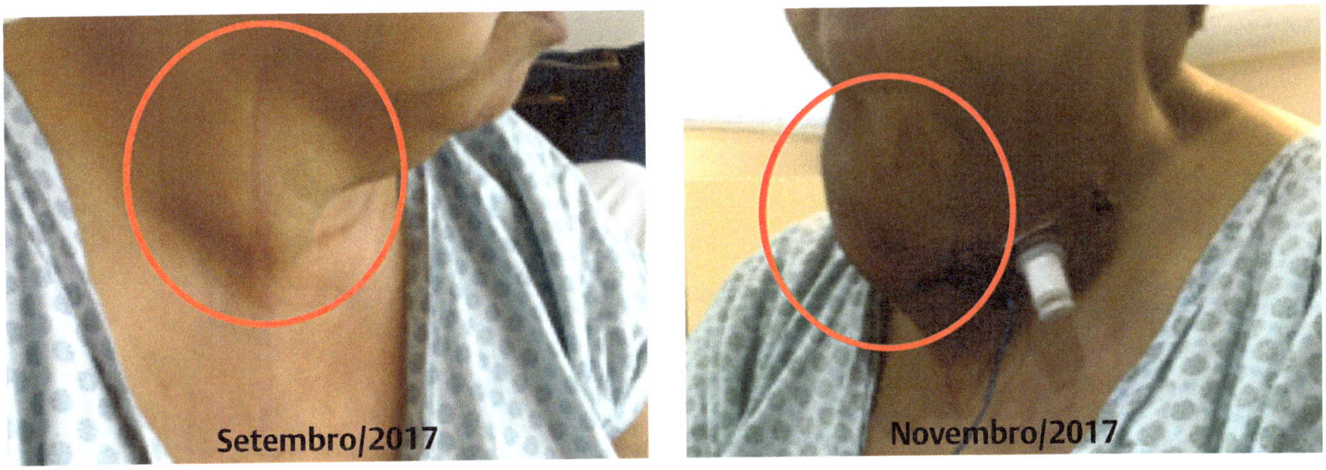


Fig. 18-2. Representação evolutiva da lesão supradescrita ao exame físico.

Quadro 18-1. Estadiamento do Carcinoma Anaplásico de Tireoide de acordo com *AJCC/TNM Cancer Staging System*

| Estadiamento do CAT | |
|---|---|
| IVA | Intratireoide, N0, M0 |
| IVb | Extratireoide, qualquer N, M0 |
| IVC | M1 |

complementada com a pesquisa por sequenciamento de nova geração (*next generation sequencing* – NGS).[1] Esta análise deve ser preferencialmente realizada pelo patologista de maneira concomitante à avaliação citológica da biópsia ou da tireoide após a tireoidectomia e antes mesmo de se enviar o material para realização do painel de NGS quando este for possível.

Painéis de NGS são a forma preferencial para análise do perfil molecular do CAT, pois avaliam a vasta maioria dos genes de interesse e, diferentemente do exoma, requerem menor quantidade de DNA, além de oferecerem um resultado mais rápido e, portanto, proporcionam o início precoce da terapia-alvo quando indicada.[1]

De acordo com a oitava versão do American Joint Committee on Cancer (AJCC), publicado em outubro de 2016, *AJCC/TNM Cancer Staging System*, todos os pacientes com diagnóstico de CAT são classificados como estádio IV.[11] O estádio IV do CAT é subdividido em A, B e C. O estádio IVA é definido quando o tumor está confinado à tireoide, o IVB quando a neoplasia se estende além da glândula e o IVC na presença de metástases a distância (Quadro 18-1).[11]

## TRATAMENTO

O tratamento para o CAT é multimodal, incluindo ressecção total ou parcial do tumor primário, radioterapia combinada com quimioterapia radiossensibilizante, terapias-alvo e, mais recentemente, imunoterapia.[1,12,13] Portanto, devido à sua complexidade, deve envolver uma equipe multidisiciplinar com profissionais de diversas áreas. O pilar principal dessa terapia é a ressecção completa do tumor, quando possível. Porém a maioria dos pacientes apresenta doença irressecável ao diagnóstico.[1,14] Deve-se lembrar que a terapia com iodo radioativo, tratamento bem estabelecido nos pacientes com CDT, é inefetiva nesse perfil de paciente e, portanto, não deve ser utilizada.[1]

Em razão da sua alta agressividade, o manejo inicial dos pacientes com CAT deve incluir a avaliação das vias aéreas, pelo risco iminente de obstrução que estes pacientes podem apresentar, em muitos casos necessitando de traqueostomia de emergência. Após a garantia de uma via aérea estável, é necessário realizar o estadiamento da doença, visto que 50% dos casos de CAT se apresentam com metástase a distância ao diagnóstico. Essa avaliação proporciona um melhor direcionamento para o tratamento mediante à extensão da neoplasia.[1,5,14]

Na ausência de metástase a distância, o paciente deverá realizar a ressecção do tumor primário. A cirurgia é indicada quando o tumor puder ser totalmente ressecado (R0 – margens microscópicas negativas – ou R1 – margens macroscópicas negativas). A citorredução da lesão primária, ao contrário do que ocorre em outros tumores de tireoide, como no CMT, não melhora os resultados e apenas atrasa o tratamento mais efetivo. Portanto, se o tumor for considerado ressecável, a cirurgia deve ser realizada imediatamente, e o tratamento complementar com quimiorradiação deve ser realizado dentro de 2 a 4 semanas após a cirurgia.[1,2,14]

Diante do cenário de um grande volume de doença metastática a distância o tratamento paliativo deve ser considerado, tendo em vista o comportamento agressivo da doença. O regime preconizado nesse cenário consiste em um período curto de radioterapia seguido de quimioterapia *versus* quimioterapia isolada, ou nenhuma intervenção mediante à avaliação global do paciente.[1,2]

No caso de um paciente que se apresente com doença localmente avançada que impossibilita a ressecção do tumor e sem evidência de metástase a distância, a radioterapia modulada por intensidade definitiva (> 60 Gy) no tumor primário associada à quimioterapia sistêmica adjuvante é o tratamento de escolha.[1,14]

Já para os pacientes com doença metastática de pequeno volume e/ou com uma velocidade de progressão mais lenta, a radioterapia deve ser realizada seguida de terapia sistêmica.

No que diz respeito aos agentes quimioterápicos, a doxorrubicina foi historicamente utilizada por seu efeito radiossensibilizante, porém, mais recentemente, outros agentes radiossensibilizantes, como paclitaxel e docetaxel, além de platinas (cisplatina e carboplatina), têm sido o tratamento de escolha, devido a seu provável efeito superior ao da doxorrubicina.[15] Portanto, o uso de quimioterapia citotóxica envolvendo um taxano (paclitaxel ou docetaxel), administrado com ou sem antraciclinas (doxorrubicina), apesar de seu efeito modesto, é recomendado em pacientes tratados com radioterapia.[1] A quimioterapia citotóxica de indução tem sido estudada para reduzir o volume do tumor e facilitar a cirurgia, entretanto as taxas de resposta são baixa, em torno de 20%-30%.[16]

Para os pacientes com CAT e doença irressecável ou avançada que desejam terapia agressiva, sugerimos o início precoce de quimioterapia citotóxica até a obtenção dos resultados da avaliação mutacional do tumor.[1,13,14]

A terapia-alvo deve ser iniciada após a quimiorradiação e para seu melhor direcionamento, e todos os CAT devem ter seu perfil genético analisado previamente, ou pelo menos deve haver a análise da mutação do *BRAF*. No caso da impossibilidade dessa avaliação, os inibidores de tirosina quinase (ITK) ou a imunoterapia podem ser considerados (Fig. 18-3).[13,15]

O tratamento sistêmico para os tumores que apresentam a mutação *BRAF V600E* é geralmente realizado com a combinação de inibidores de *BRAF* e *MEK* (dabrafenibe e trametinibe), ou apenas com um inibidor de *BRAF* (vemurafenibe), que mostraram eficácia nesse perfil de pacientes.[1,13,17] A experiência com a terapia dirigida para a mutação do *BRAF* demonstrou que esta resulta em regressão tumoral importante e, em certos casos, de maneira dramática, tornando uma lesão irressecável em ressecável.[18] Os pacientes com estádio IVB cujo tumor possui a mutação do gene *BRAF* são os mais beneficiados com o tratamento neoadjuvante. Nestes pacientes, assim como nos pacientes com estádio IVC, na possibilidade de acesso a essas medicações, deve-se considerar a combinação de dabrafenibe e trametinibe (aprovados pela Agência Nacional de Vigilância Sanitária – Anvisa – em junho de 2021) como tratamento inicial. Porém, devemos ressaltar que a associação de quimioterapia e radioterapia como tratamento inicial também se mostra como uma opção já bem estabelecida.[17,19,20] Um estudo de coorte retrospectivo de pacientes com CAT e mutação *BRAFV600E*, tratados com inibidor do *BRAF* no MD Anderson Cancer Center para explorar a utilidade da cirurgia após o tratamento neoadjuvante, demonstrou resultados promissores com uma média de redução tumoral de 61%, reduzindo a extensão e a morbidade cirúrgica e melhora significativa na sobrevida livre de progressão, reforçando a importância do tratamento cirúrgico nesses pacientes. Foram

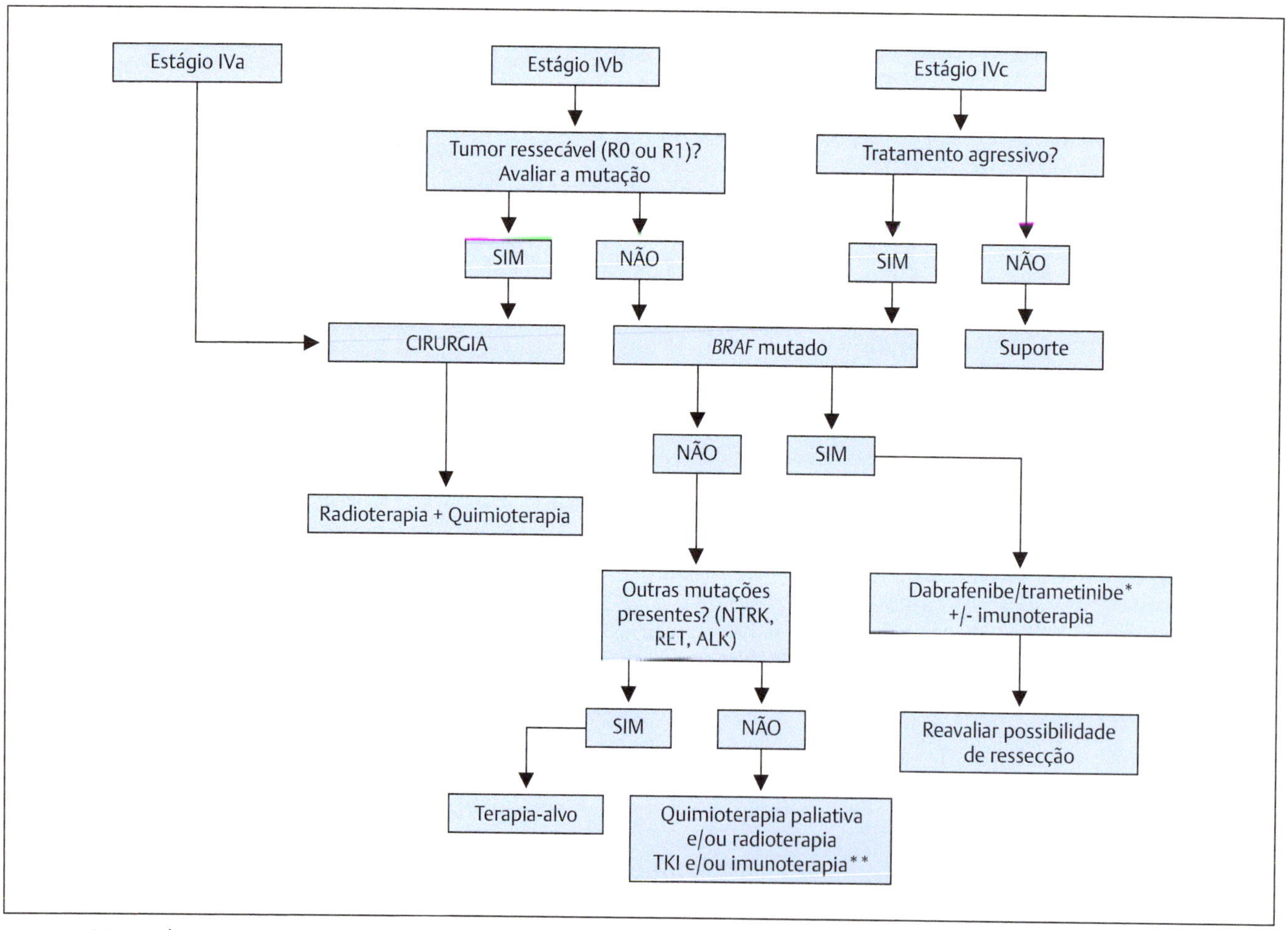


**Fig. 18-3.** Manejo do paciente com diagnóstico de carcinoma anaplásico de tireoide de acordo com a extensão da doença. O tratamento agressivo, incluindo terapia sistêmica, deve ser considerado após a avaliação global do paciente, extensão da doença e discussão em conjunto com os familiares. * O uso neoadjuvante de dabrafenibe e trametinibe é considerado *off-label*. **Considerar uso lenvatinibe isolado ou preferencialmente associado ao pembrolizumabe. (Adaptada de Alobuia W, et al., 2020.)[14]

avaliados 32 pacientes com terapia dirigida neoadjuvante seguida de cirurgia que tiveram sobrevida global (SG) de 93,6% e sobrevida livre de progressão (SLP) de 84,4% em 12 meses. Os doze pacientes que fizeram cirurgia antes de fazer uso com os inibidores de *BRAF* tiveram SG de 74,1% e SLP de 50% em 12 meses. Já os treze pacientes que não receberam cirurgia após terapia dirigida por *BRAF* tiveram SG de 12 meses de 38,5% e SLP de 15,4%. Por fim, foi constatada uma notável melhora da sobrevida global de aproximadamente 80% em 24 meses.[16]

No caso da ausência de mutação do *BRAF*, outras alterações genéticas, incluindo *ALK*, *NTRK* ou *RET*, podem ser encontradas, permitindo a personalização do tratamento sistêmico.[1]

No caso da presença da fusão *NTRK*, o larotrectinibe é uma droga-alvo recentemente aprovada pela Anvisa e pela Food and Drug Administration (FDA) e é um inibidor específico da tropomiosina quinase (TRK 1-3). Este tratamento é indicado para vários tipos de tumores sólidos na faixa etária adulta ou pediátrica que apresentem fusões de *NTRK* independentemente da histologia primária, sendo classificado, dessa maneira, como um tratamento agnóstico. A análise de eficácia e segurança do larotrectinibe foi demonstrada em um estudo que avaliou pacientes com neoplasia de tireoide, com quqtro (4) pacientes mostrando resposta parcial e um (1) paciente, resposta completa.[21,22]

Já o selpercatinibe, um inibidor específico do *RET*, foi aprovado recentemente pela FDA para os pacientes com neoplasia de pulmão e de tireoide. Sua aprovação foi baseada em um estudo de fases I/II que incluiu dois (2) pacientes com CAT, com um desses indivíduos apresentando resposta por 18 meses a essa medicação.[23]

As fusões de *ALK* são raras em CAT, com apenas um caso reportando o tratamento e, portanto, apresentando informações limitadas a respeito do seu tratamento.[1]

No caso da ausência de alterações genéticas que personalizem o tratamento, outras medicações devem ser consideradas, já que a quimioterapia citotóxica confere resultados limitados. O lenvatinibe, um ITK com atividade inibitória em receptores 1, 2 e 3 do fator de crescimento endotelial vascular (VEGFR), receptores 1 a 4 do fator de crescimento de fibroblastos (FGFR), receptor do fator de crescimento derivado de plaquetas alfa (PDGFR-$\alpha$), *RET* e *KIT* aprovados pela Anvisa e pela FDA para CDT metastático iodo refratário, pode ser considerado para o tratamento do CAT, pois demonstrou sua eficácia em um estudo prospectivo realizado no Japão, onde é aprovado para o tratamento do CAT, com uma média de sobrevida global de 10,6 meses.[24] Outros estudos não demonstraram o mesmo benefício, e, portanto, novos ensaios clínicos devem ser realizados para avaliar o real benefício. O risco do seu uso especificamente nesse grupo de pacientes, além dos efeitos colaterais já sabidos do lenvatinibe, consiste no risco de sangramento e fístulas.[1,12]

A imunoterapia, uma realidade para o tratamento de outras neoplasias, está sob constante investigação para o CAT. A proteína da morte celular programada 1 (PD-1) é expressa por macrófagos e células T, e sua ligação com seus ligantes (PD-L1 ou PD-L2) inibe a resposta imune das células T citotóxicas, promovendo um escape imunológico das células que expressam esses ligantes. Em particular para o CAT, foi demonstrada a expressão de PD-L1 em até 65% a 90% das suas células, propondo a via PD/PDL-1 como alvo de imunoterapia.[25] Consequentemente, os anticorpos anti-PD-1 (p. ex., pembrolizumabe e espartalizumabe), após dados promissores sobre seu uso em melanoma mutado em *BRAF*, foram usados como agentes únicos em pacientes com CAT.[15]

O pembrolizumabe, um anticorpo monoclonal anti-PD-1 seletivo, foi testado em CDT avançado e nos pacientes com diagnóstico de CAT, em combinação com quimioterapia e radioterapia, e apresentou resultados desanimadores. Em um estudo retrospectivo, o pembrolizumabe foi avaliado em associação a outros ITK. Doze pacientes com CAT receberam pembrolizumabe além de lenvatinibe (n = 5), dabrafenibe mais trametinibe (n = 6) ou trametinibe (n = 1), no momento da progressão com ITK. O resultado mostrou resposta parcial e doença estável nos pacientes tratados com pembrolizumabe e lenvatinibe em 60% e 20%, respectivamente, e naqueles recebendo pembrolizumabe e dabrafenibe com trametinibe em 17% e 67%, respectivamente. O pembrolizumabe parece ser uma terapia de resgate eficaz, além de outros TKI. Vários estudos prospectivos estão em andamento com inibidores de *checkpoints* para CAT.[6,26]

Um ensaio clínico de fase II avaliou em 42 pacientes a eficácia e a tolerabilidade do espartalizumabe, um anticorpo monoclonal humanizado que se liga à PD-1 e que bloqueia a interação com PDL-1. A taxa de resposta global foi de 19%, e os indivíduos que apresentavam uma expressão de PD-L1 acima de 50% (35%) se mostraram com melhor resposta ao tratamento, com uma taxa de sobrevida de 52,1% em 1 ano. Os eventos adversos mais frequentes foram diarreia, prurido, fadiga e febre, tendo havido eventos adversos de grau ≥ III em 10% da população estudada.[27]

Um estudo retrospectivo, avaliando o tratamento de lenvatinibe com pembrolizumabe em pacientes com estadiamento IVC, com ausência de mutação no *BRAF* e com falência dos tratamentos convencionais, demonstrou ser bem tolerado e efetivo com uma taxa de resposta parcial/completa de 66% em 16 meses.[28]

O avanço no tratamento do CAT, ocorrido nos últimos anos com terapias direcionadas, e a integração de terapias multidisciplinares alteraram a história natural dessa doença com um aumento significativo da sobrevida.[20] A pesquisa da mutação do *BRAF*, quando disponível, torna-se imperativa para melhor direcionamento do tratamento. Aliado à medicina de precisão, a experiência acumulada dos últimos anos consolidou a importância da utilização de protocolos institucionais que otimizem o fluxo de diagnóstico, a análise molecular do tumor e o rápido início do tratamento. A instituição desse fluxo é fundamental para uma melhor resposta terapêutica e aumento de sobrevida destes pacientes.

## REFERÊNCIAS BIBLIOGRÁFICAS


1. Bible KC, Kebebew E, Brierley J, Brito JP, Cabanillas ME, Clark TJ, et al. 2021 American Thyroid Association Guidelines for Management of Patients with Anaplastic Thyroid Cancer. Thyroid. 2021;31(3):337-86.
2. Molinaro E, Romei C, Biagini A, Sabini E, Agate L, Mazzeo S, et al. Anaplastic thyroid carcinoma: from clinicopathology to genetics and advanced therapies. Nat Rev Endocrinol. 2017;13(11):644-60.
3. Neff RL, Farrar WB, Kloos RT, Burman KD. Anaplastic thyroid cancer. Endocrinol Metab Clin North Am. 2008;37(2):525-38, xi.

4. Chintakuntlawar AV, Foote RL, Kasperbauer JL, Bible KC. Diagnosis and Management of Anaplastic Thyroid Cancer. Endocrinol Metab Clin North Am. 2019;48(1):269-84.
5. Abe I, Lam AK. Anaplastic thyroid carcinoma: Updates on WHO classification, clinicopathological features and staging. Histol Histopathol. 2021;36(3):239-48.
6. Tiedje V, Stuschke M, Weber F, Dralle H, Moss L, Führer D. Anaplastic thyroid carcinoma: review of treatment protocols. Endocr Relat Cancer. 2018;25(3):R153-R61.
7. Nagaiah G, Hossain A, Mooney CJ, Parmentier J, Remick SC. Anaplastic thyroid cancer: a review of epidemiology, pathogenesis, and treatment. J Oncol. 2011;2011:542358.
8. Volante M, Lam AK, Papotti M, Tallini G. Molecular Pathology of Poorly Differentiated and Anaplastic Thyroid Cancer: What Do Pathologists Need to Know? Endocr Pathol. 2021;32(1):63-76.
9. Landa I, Ibrahimpasic T, Boucai L, Sinha R, Knauf JA, Shah RH, et al. Genomic and transcriptomic hallmarks of poorly differentiated and anaplastic thyroid cancers. J Clin Invest. 2016;126(3):1052-66.
10. Smallridge RC, Copland JA. Anaplastic thyroid carcinoma: pathogenesis and emerging therapies. Clin Oncol (R Coll Radiol). 2010;22(6):486-97.
11. Tuttle RM, Haugen B, Perrier ND. Updated American Joint Committee on Cancer/Tumor-Node-Metastasis Staging System for Differentiated and Anaplastic Thyroid Cancer (Eighth Edition): What Changed and Why? Thyroid. 2017;27(6):751-6.
12. Prete A, Matrone A, Gambale C, Torregrossa L, Minaldi E, Romei C, et al. Poorly Differentiated and Anaplastic Thyroid Cancer: Insights into Genomics, Microenvironment and New Drugs. Cancers (Basel). 2021;13(13).
13. Cabanillas ME, Ryder M, Jimenez C. Targeted Therapy for Advanced Thyroid Cancer: Kinase Inhibitors and Beyond. Endocr Rev. 2019;40(6):1573-604.
14. Alobuia W, Gillis A, Kebebew E. Contemporary Management of Anaplastic Thyroid Cancer. Curr Treat Options Oncol. 2020;21(10):78.
15. De Leo S, Trevisan M, Fugazzola L. Recent advances in the management of anaplastic thyroid cancer. Thyroid Res. 2020;13(1):17.
16. Zhao X, Wang JR, Dadu R, Busaidy NL, Xu L, Learned KO, et al. Surgery After BRAF-Directed Therapy Is Associated with Improved Survival in BRAF(V600E) Mutant Anaplastic Thyroid Cancer: A Single-Center Retrospective Cohort Study. Thyroid. 2023;33(4):484-91.
17. Subbiah V, Kreitman RJ, Wainberg ZA, Cho JY, Schellens JHM, Soria JC, et al. Dabrafenib and Trametinib Treatment in Patients With Locally Advanced or Metastatic BRAF V600-Mutant Anaplastic Thyroid Cancer. J Clin Oncol. 2018;36(1):7-13.
18. Cabanillas ME, Ferrarotto R, Garden AS, Ahmed S, Busaidy NL, Dadu R, et al. Neoadjuvant BRAF- and Immune-Directed Therapy for Anaplastic Thyroid Carcinoma. Thyroid. 2018;28(7):945-51.
19. Tennvall J, Lundell G, Wahlberg P, Bergenfelz A, Grimelius L, Akerman M, et al. Anaplastic thyroid carcinoma: three protocols combining doxorubicin, hyperfractionated radiotherapy and surgery. Br J Cancer. 2002;86(12):1848-53.
20. Maniakas A, Dadu R, Busaidy NL, Wang JR, Ferrarotto R, Lu C, et al. Evaluation of Overall Survival in Patients With Anaplastic Thyroid Carcinoma, 2000-2019. JAMA Oncol. 2020;6(9):1397-404.
21. Drilon A, Laetsch TW, Kummar S, DuBois SG, Lassen UN, Demetri GD, et al. Efficacy of Larotrectinib in TRK Fusion-Positive Cancers in Adults and Children. N Engl J Med. 2018;378(8):731-9.
22. Hong DS, DuBois SG, Kummar S, Farago AF, Albert CM, Rohrberg KS, et al. Larotrectinib in patients with TRK fusion-positive solid tumours: a pooled analysis of three phase 1/2 clinical trials. Lancet Oncol. 2020;21(4):531-40.
23. Wirth LJ SE, Drilon A, et al., S. LOXO-292 in Patients with RET-Altered Thyroid Cancers. Annals of Oncology. 2019. p. 851-934.
24. Schlumberger M, Tahara M, Wirth LJ, Robinson B, Brose MS, Elisei R, et al. Lenvatinib versus placebo in radioiodine-refractory thyroid cancer. N Engl J Med. 2015;372(7):621-30.
25. Ahn J, Jin M, Song E, Ryu YM, Song DE, Kim SY, et al. Immune Profiling of Advanced Thyroid Cancers Using Fluorescent Multiplex Immunohistochemistry. Thyroid. 2021;31(1):61-7.
26. Xu B, Fuchs T, Dogan S, Landa I, Katabi N, Fagin JA, et al. Dissecting Anaplastic Thyroid Carcinoma: A Comprehensive Clinical, Histologic, Immunophenotypic, and Molecular Study of 360 Cases. Thyroid. 2020;30(10):1505-17.
27. Capdevila J, Wirth LJ, Ernst T, Ponce Aix S, Lin CC, Ramlau R, et al. PD-1 Blockade in Anaplastic Thyroid Carcinoma. J Clin Oncol. 2020;38(23):2620-7.
28. Dierks C, Seufert J, Aumann K, Ruf J, Klein C, Kiefer S, et al. Combination of Lenvatinib and Pembrolizumab Is an Effective Treatment Option for Anaplastic and Poorly Differentiated Thyroid Carcinoma. Thyroid. 2021;31(7):1076-85.

# SEGUIMENTO ATIVO DO CARCINOMA BEM DIFERENCIADO DE TIREOIDE

Beatriz Godoi Cavalheiro

## INTRODUÇÃO E EXPERIÊNCIAS INICIAIS

É senso comum que a glândula tireoide pode abrigar desde uma neoplasia maligna primária de comportamento indolente, até um tumor altamente agressivo levando seu portador ao óbito em questão de meses. Do primeiro grupo, participa um segmento do carcinoma papilífero, especialmente sua variante clássica. Como neoplasia maligna de origem nas células foliculares e bem diferenciada, o carcinoma papilífero propicia a seus portadores taxa de sobrevivência relativa superior a 99,5% em 5 anos, se doença localizada, proporção que se mantém em 99% se doença regional, mas que se reduz para 74% se metástases distantes presentes.[1] Sendo esse último um evento pouco frequente, sua presença não impacta a taxa de sobrevivência relativa associada e que permanece superior a 99% em 5 anos.

Nas décadas passadas, observou-se um aumento no diagnóstico do carcinoma diferenciado da tireoide, dado atribuído a um incremento real de sua frequência, mas, especialmente, ao acesso a exames ultrassonográficos de rotina com a detecção de nódulos assintomáticos e de dimensões reduzidas, inclusive microcarcinomas papilíferos (≤ 1 cm em seu maior diâmetro). Entretanto, apesar do aumento da frequência das tireoidectomias, as taxas de mortalidade associada mantiveram-se estáveis no decorrer deste período.[2] Concluiu-se que o tratamento cirúrgico de microcarcinomas papilíferos da tireoide (MCPT) não resultava na redução da mortalidade relacionada à doença, em um conceito oncológico não usual. Enfatiza-se, por sua vez, que a ressecção cirúrgica de todo o tumor locorregional deve ser idealmente realizada, com margens oncológicas e inclusão de metástases linfonodais, se presentes, seguindo-se consensos. É, por exemplo, uma recomendação considerada "forte", embora por evidência de qualidade moderada, pelas diretrizes da *American Thyroid Association* (ATA).[3]

Taxas de doença metastática linfonodal cervical superiores a 60%[4] já foram associadas aos MCPT fazendo, destas lesões, neoplasias malignas verdadeiras e não lesões pré-neoplásicas, mas que podem carregar baixo potencial letal ao contar com habilidades proliferativas restritas e que as caracterizam como o que se denominou "cânceres autolimitados".[5] É interessante observar, por sua vez, a discrepância entre a agressividade tumoral e o desfecho clínico. O carcinoma diferenciado da tireoide tem entre seus critérios de estadiamento pelo sistema AJCC-UICC TNM a idade como um ponto de corte classificatório.[6] Jovens podem ter tumores de rápida progressão, inclusive com metástases distantes, mas com reduzido impacto no óbito pela doença, se adequadamente conduzidos, ao passo que idosos, já com doença metastática distante, contam com um risco considerável de fatalidade ("câncer letal" em oposição ao "câncer autolimitado"),[3,7] contrariando a ideia de que os carcinomas diferenciados da tireoide adquirem gradualmente características de agressividade à incorporação de alterações moleculares na cascata da carcinogênese. Talvez trabalhemos com cânceres de histologia semelhantes, mas diferentes em suas origens celulares, padrões de crescimento e evoluções clínicas.[5]

Após a tireoidectomia, portadores de MCPT contam com taxas de recorrência locorregional entre 2% e 6%, desenvolvimento de metástases distantes entre 1% e 2% e mortalidade doença-específica inferior a 1%.[8,9] Por sua vez, tais tumores têm sido classificados sob três tipos: 1. lesão assintomática, diagnosticada acidentalmente e que se manterá estável no decorrer dos anos; 2. carcinoma papilífero usual e de baixo risco, ainda pequeno e em estádio inicial, mas com indicação de tratamento cirúrgico por progressão, embora não deva evoluir para situações oncológicas fatais; e 3. MCPT sintomáticos e de alto risco, com potencial de óbito pela doença. Esses últimos são considerados se extensão extraglandular, metástases com extensão extranodal, presença de metástases linfonodais ≥ 2 cm ou presença de componentes de indiferenciação tumoral.[10]

Na década de 1990, japoneses foram pioneiros na condução de estudos prospectivos que propuseram a vigilância ativa de pacientes portadores de MCPT criteriosamente selecionados.[10-12] Tais estudos resultaram em diversas publicações abordando os desfechos clínicos a curto e longos prazos; história natural da doença; processos, compreensão e aceitação dos pacientes; especificação e ampliação dos critérios de inclusão e considerações econômicas. Foram seguidos também por enorme repercussão literária nos últimos anos. Em um primeiro momento, eram elegíveis à conduta observacional pacientes com, no mínimo, 20 anos de idade ao diagnóstico, portadores de carcinomas papilíferos sem evidências citológicas de variantes de alto risco, com ≤ 1 cm no maior diâmetro, não adjacentes à traqueia ou em face dorsal do lobo acometido, distantes do trajeto do nervo laríngeo recorrente, sem sinais ultrassonográficos de invasão neural ou traqueal e extensão extraglandular, ausência de evidências clínicas e imagenológicas de doença metastática cervical ou distante e em pacientes não submetidos a radioterapia cervical prévia.[11] No decorrer dos anos, o grupo pioneiro japonês tornou-se mais liberal quanto à relativização dos critérios de exclusão. Permitiu-se que lesões que invadissem a cápsula glandular em topografias lateral ou anterior, acometendo, portanto, somente a musculatura pré-tireóidea; que ocupassem posições desfavoráveis, mas com a existência de faixa de tecido não patológico entre a superfície tumoral e o limite glandular; bem como próximos à traqueia, mas formando com essa estrutura um ângulo agudo e não obtuso, pudessem ser submetidas à observação ativa.[12] Foram considerados critérios de conversão para o tratamento cirúrgico: crescimento tumoral maior ou igual a 3 mm em um dos diâmetros, ofertando-se a possibilidade da observação até que a neoplasia alcançasse 13 mm, o desenvolvimento de doença metastática linfonodal cervical citologicamente confirmada, sinais de extensão tumoral, bem como o desejo do paciente.[13]

Em 2014, foram apresentados os números acerca do seguimento ativo de 1.235 pacientes, conduzidos por 60 meses em média (18 a 227 meses) e em instituição japonesa única. Observaram-se taxas de crescimento tumoral ≥ 3 mm em 4,9% e 8% dos pacientes, em 5 e 10 anos, respectivamente. Metástases linfonodais cervicais foram diagnosticadas em 1,7% e 3,8% dos pacientes em 5 e 10 anos, respectivamente. O acompanhamento foi realizado por meio de ultrassonografias semestrais em um primeiro momento e, então, anuais. O tratamento cirúrgico foi indicado a 191 pacientes (15,5% da coorte) que, seguidos por 75 meses em média após a tireoidectomia (1 a 246 meses), evoluíram sem intercorrências oncológicas. Um dos indivíduos, sem evidência de doença ao final do seguimento, evoluiu com recorrência local.[13]

Outros pesquisadores incluíram uma coorte de 230 pacientes (300 lesões assintomáticas) submetidos a seguimento por 5 anos em média (1 a 17 anos) e por meio de estudo prospectivo iniciado em 1995 também no Japão. Tal grupo compreendeu 94% dos pacientes elegíveis e que aceitaram a conduta não cirúrgica proposta. Observou-se taxa de 7% de crescimento tumoral ≥ 3 mm, embora as lesões tenham reduzido de volume em 3% dos casos, enquanto 1% da coorte desenvolveu metástases linfonodais aparentes. Em função da progressão da doença, a taxa de conversão para tireoidectomia foi de 4%, embora quase 9% dos pacientes tenham optado pelo tratamento cirúrgico no decorrer de seus seguimentos. Não foram observados eventos oncológicos adversos entre os pacientes submetidos à conversão por progressão tumoral.[10]

## CINÉTICA TUMORAL E IDADE AO DIAGNÓSTICO

Em portadores de carcinoma papilífero da tireoide, a sobrevivência doença-específica reduz-se com o avançar da idade ao diagnóstico, ao passo que a sobrevivência livre de doença conta um padrão bifásico de comprometimento nos extremos etários. A coorte de 1.235 pacientes com MCPT classificados como baixo risco, sob observação ativa e citada anteriormente, foi agrupada por idade em < 40 anos, 40 a 59 anos e ≥ 60 anos ao diagnóstico. Observou-se uma relação inversa e com significância estatística entre aumento de volume tumoral, diagnóstico de metástases linfonodais cervicais e progressão para doença clínica e grupo etário. Por exemplo, relatou-se 22,5% de progressão para doença clínica entre os mais jovens, 4,9% entre o grupo intermediário e 2,5% para os mais idosos em 10 anos de seguimento. Conclui-se que idade (< 40 anos), e de diâmetros tumorais ≥ 9 mm ao diagnóstico são variáveis independentes de progressão, especialmente quanto ao crescimento, embora também tenha sido observada relação com a exuberância da vascularização tumoral. Os autores do estudo, por sua vez, não consideram que a conduta observacional deva ser proscrita aos jovens. A progressão da doença também foi menor, embora sem significância estatística, naqueles pacientes conduzidos sob supressão de TSH. É interessante observar as diferenças de comportamento tumoral em indivíduos mais velhos quando portadores de MCPT subclínicos e de neoplasias que se manifestam clinicamente. Talvez, essas últimas já tenham sido tumores latentes, mas que readquiriram suas habilidades proliferativas.[13]

Outro estudo, esse norte-americano e conduzido com 291 pacientes, constatou que os pacientes com menos de 50 anos ao diagnóstico contaram com um risco cinco vezes maior de progressão da doença, em comparação com aqueles mais velhos. Observou que volume e diâmetro, como medidas de magnificações distintas, progridem em proporções diferentes, recomendando-se cuidado na interpretação e na comparação dessas variáveis. Enquanto a taxa de crescimento tumoral ≥ 3 mm foi observada em 2,5%, e 12,1% em 2 e 5 anos, respectivamente, 11,5% dos pacientes contaram com ganhos volumétricos maiores ou iguais a 50% em 2 anos, taxa que saltou para 24,8% em 5 anos. O acréscimo ≥ 3 mm no diâmetro tumoral representou um aumento volumétrico médio de 178%. Destaca-se também que 6,5% dos tumores contaram com uma redução > 50% nos seus volumes, 78,7% apresentaram variações volumétricas de até 50% para mais ou para menos e 12,5% incrementaram-no em mais de 50%. Credita-se a redução do volume tumoral a mecanismos autoimunes e/ou necrose que podem ser induzidos pelo trauma da punção aspirativa diagnóstica.[14]

Ito e Miyauchi, os precursores da observação ativa, relataram os pontos altos da conduta. Afirmaram que os MCPT tendem a crescer lentamente, mantêm-se estáveis ou até sofrem redução de seus volumes em 5% a 15% dos casos. Cerca de 10% a 15% contam com crescimentos ≥ 3 mm nos primeiros anos de seguimento ativo, entretanto, o aumento não é linear, e o ritmo de crescimento pode desacelerar-se após certo tempo. Atribuem à progressão tumoral alterações genéticas adicionais, como os mecanismos de escape. Destacaram, por sua vez, que, frente à necessidade da conversão cirúrgica, os pacientes não tendem a evoluir com condições oncológicas que os coloquem sob risco de óbito pela doença, afirmando que a "operação nunca é muito tardia" após uma observação ativa criteriosa.[15] Testes moleculares ainda não têm suficiente poder de predição para serem aplicados na seleção dos pacientes.[3,15,16]

## OUTRAS EXPERIÊNCIAS

A experiência oriental inspirou outros serviços pelo mundo a desenvolverem estudos correlatos e com resultados semelhantes quanto à segurança da conduta, embora com protocolos particulares quanto aos critérios de inclusão, à rotina observacional, bem como com tempos de seguimento e taxas distintas de aceitação pelo paciente. A própria ATA, citada anteriormente, sugere em suas diretrizes a possibilidade de seguimento ativo, como uma alternativa à operação imediata, em portadores de tumores bem diferenciados de muito baixo risco, com elevado risco cirúrgico em função de comorbidades clínicas, com reduzida expectativa de vida ou com necessidades médicas e/ou cirúrgicas prioritárias.[3] As recomendações do *National Comprehensive Cancer Network* (NCCN), em sua última atualização,[16] apontaram o seguimento ativo se preferência do paciente. Segundo o documento, são elegíveis aqueles com lesões de até 1 cm e restritas à glândula, mas com indicação de conversão cirúrgica se escolha do paciente, evidências de metástases linfonodais e/ou a distância, bem como de invasão de nervo laríngeo, traqueia ou esôfago e extensão tumoral extraglandular, além de aumento de 3 mm em qualquer diâmetro ou de 50% do volume tumoral. Entretanto, a punção aspirativa de lesões < 1 cm não é recomendada pela diretriz.

Na Coreia do Sul, um estudo multicêntrico contemplou 370 pacientes com uma taxa de conversão de 15,7% para a terapia cirúrgica e em um período médio de seguimento de apenas 32,5 meses. Em cerca de 38% dos casos a principal motivação para a tireoidectomia foi atribuída à ansiedade do paciente.[17] Interessantemente, o receio pelo diagnóstico oncológico também foi relatado em 37% daqueles que optaram pelo seguimento ativo no Japão, embora houvesse redução do sentimento de medo em 60% dos pacientes, no decorrer do processo.[15] São dados interessantes frente à ideia de que os orientais são mais cordatos e possivelmente menos “emotivos” à sugestão de uma conduta observacional para uma doença oncológica.

Por meio de metanálise,[18] nove estudos, incluindo as experiências orientais já citadas, contemplaram 4.156 pacientes do Japão, Coreia do Sul, Estados Unidos e Colômbia e com média de seguimento de 51,7 meses (13,3 a 82 meses). Entre estudos prospectivos e retrospectivos, dois incluíram portadores de neoplasias com até 1,5 cm de diâmetro (Estados Unidos e Colômbia), ao passo que os demais restringiram-nos àquelas com até 1 cm. O crescimento tumoral ≥ 3 mm foi computado em 4,4% das lesões (3,2% a 5,8%) ao passo que 6,7% (2,4% a 13,1%) sofreram redução de seus diâmetros em ≤ 3 mm. Entre 0,8% e 1,5% dos pacientes (1,2% em média) evoluíram com metástases linfonodais cervicais. As taxas de conversão para a tireoidectomia foram relatadas entre 6,4% e 14% (média de 9,9%) em estudos que incluíram lesões de até 15 mm de diâmetro. Se considerados somente aqueles que contemplaram tumores com até 10 mm, 7,3% a 15,9% (média de 11,2%) dos pacientes foram submetidos à tireoidectomia. Atenta-se heterogeneidade de tendências entre os estudos quanto a essas variáveis, embora haja semelhança nas taxas – e próximas a zero – quanto ao desenvolvimento de doença metastática distante e mortalidade associada. Recidiva tumoral após a conversão cirúrgica foi calculada em 1,1% dos casos estudados (0,1% a 3,8%). Em mais de 51% dos pacientes a indicação da tireoidectomia partiu da preferência dos mesmos, e não por indícios de progressão tumoral.

## CONSIDERAÇÕES

Práticas terapêuticas distintas do preconizado como rotina pelos consensos devem ser introduzidas, preferencialmente, sob o respaldo de protocolos de estudo e em ambientes controlados. Envolvem decisões terapêuticas complexas que devem contemplar o desejo do paciente, evidências científicas confiáveis, dados fidedignos compartilhados entre pares e a experiência dos profissionais responsáveis. Evita-se a decisão individual, seja essa do paciente, da equipe médica, da instituição ou dos provedores de saúde.

A conduta observacional demanda equipes multiprofissionais e pacientes motivados, com ciência da possibilidade de progressão tumoral e necessidade de conversão cirúrgica. Ao se decidir entre a tireoidectomia e o seguimento ativo, o paciente deve ter consciência de sua tolerância e preferências individuais à presença de uma doença oncológica que pode, eventualmente, progredir, e aos riscos e custos pessoais inerentes a um tratamento cirúrgico. Esse também deverá comprometer-se com uma participação ativa, talvez maior do que se submetido ao tratamento cirúrgico.

Da mesma forma que o paciente responde a critérios que o torna elegível ao seguimento ativo, a instituição e provedores também devem ser elegíveis para tal. O seguimento deve ser regular e confiável, com a garantia da disponibilidade do tratamento cirúrgico à evidência de progressão tumoral ou desejo pessoal. O acesso do paciente ao serviço de saúde deve ser tecnicamente viável, lembrando-se da necessidade de exames periódicos rigorosos e realizados por profissionais experientes e engajados. Nossa realidade inclui populações que contam com acessos distintos aos serviços de saúde, tanto em termos quantitativos, como qualitativos. Interessantemente sugeriu-se que, frente à nossa realidade, talvez o termo “seguimento efetivo” seja mais adequado que seguimento ativo.[19]

Atribui-se às populações latinas um perfil mais “emotivo”, sendo menos afeitas ao seguimento oncológico ativo. De fato, serviços japoneses foram precursores da conduta observacional, e a maior parte das casuísticas e estudos deriva de tais estudos, bem como do amadurecimento desses centros frente à proposta. No grupo do *Kuma Hospital*, introdutor do seguimento ativo no Japão, a aceitação por tal modalidade entre os pacientes saltou de menos de 30% na década de 1990, para mais de 85% em 2014 e 95%, em 2018, números creditados à aproximação e incentivo à conversa entre os pacientes e a equipe assistencial, além das abordagens multidisciplinares.[15]

Um estudo australiano abordou a experiência dos pacientes ao receberem o diagnóstico de um MCPT acidental, considerando suas preferências terapêuticas e tomadas de decisão. Para a maioria, o tratamento cirúrgico fora ofertado como única opção terapêutica, e a vigilância ativa apresentada para somente um paciente entre 25. Em geral, os pacientes confiaram no exposto pelos médicos que os assistiam não questionando a terapia proposta. Interessantemente, o medo quanto à eventual progressão ou recidiva do câncer permaneceu entre tais pacientes operados e apenas um demonstrou interesse no seguimento ativo, caso tal opção tivesse sido ofertada. Indivíduos com nível superior de escolaridade compuseram a maioria da coorte e o termo “câncer” foi responsável por sentimentos de ansiedade e mal-estar, embora alguns pacientes considerassem o tumor maligno de tireoide um “bom câncer”.[20]

Finalmente, algumas características de risco somente são obtidas à análise anatomopatológica da neoplasia, a exemplo da extensão tumoral extratireóidea e de micrometástases linfonodais. Todos os carcinomas invasivos e agressivos já foram pequenos um dia e não contamos com recursos que nos forneçam informações inequívocas quanto ao padrão de progressão. Tamanho não é um critério exclusivo e isolado de segurança oncológica. Temos exemplos de evoluções oncológicas desfavoráveis, onde as reduzidas dimensões tumorais não garantiram o comportamento insidioso esperado.[21] É fato também que, frente à cinética tumoral do carcinoma bem diferenciado da tireoide, são necessários estudos que abranjam décadas de seguimento clínico prospectivo, embora os dados disponíveis não sejam desprezíveis.

Talvez a maior limitação ao seguimento ativo seja a adequada seleção do paciente, balanceando-se informações precisas quanto à possibilidade de progressão e o impacto da terapia e suas sequelas, quando em vigência de uma doença mais avançada, no comprometimento da qualidade de vida do paciente e daqueles ao seu entorno, mesmo que frente a um baixo risco de morte pela doença. Da mesma forma que diferentes tipos de MCPT existem e devem ser individualmente conduzidos, trabalhamos com pacientes diferentes e com necessidades distintas.

## REFERÊNCIAS BIBLIOGRÁFICAS


1. Surveillance, Epidemiology, and End Results. American Cancer Society. Revisto em 1 de março de 2023, acesso em 25 de abril de 2023. Disponível em: https://www.cancer.org/cancer/thyroid-cancer/detection-diagnosis-staging/survival-rates.html.
2. Tufano RP, Noureldine SI, Angelos P. Incidental thyroid nodules and thyroid cancer: considerations before determining management. JAMA Otolaryngol Head Neck Surg. 2015 Jun;141(6):566-72. 3.
3. Haugen BR, Alexander EK, Bible KC, Doherty GM, Mandel SJ, Nikiforov YE, et al. 2015 American Thyroid Association Management Guidelines for Adult Patients with Thyroid Nodules and Differentiated Thyroid Cancer: The American Thyroid Association Guidelines Task Force on Thyroid Nodules and Differentiated Thyroid Cancer. Thyroid. 2016 Jan;26(1):1-133.
4. Wada N, Duh QY, Sugino K, Iwasaki H, Kameyama K, Mimura T, Ito K, et al. Lymph node metastasis from 259 papillary thyroid microcarcinomas: frequency, pattern of occurrence and recurrence, and optimal strategy for neck dissection. Ann Surg. 2003 Mar;237(3):399-407.
5. Takano T. Natural history of thyroid cancer [Review]. Endocr J. 2017; Mar 31;64(3):237-44.
6. Union for International Cancer Control (UICC). Brierly JD, Gospodarowics MK, Wittekind C., O'Sullivan B, Mason M, Asamura H, Lee A, Van Eycken E, Denny L, et al. (eds.). TNM Classification of Malignant Tumours, 8th ed. Oxford, UK; Hoboken, NJ: John Wiley & Sons, 2017.
7. Cavalheiro BG, de Matos LL, Leite AKN, Kulcsar MAV, Cernea CR, Kowalski LP. Survival in differentiated thyroid carcinoma: Comparison between the 7th and 8th editions of the AJCC/UICC TNM staging system and the ATA initial risk stratification system. Head Neck. 2021 Oct;43(10):2913-22.
8. Mazzaferri EL. Management of low-risk differentiated thyroid cancer. Endocr Pract. 2007 Sep;13(5):498-512.
9. Hay ID. Management of patients with low-risk papillary thyroid carcinoma. Endocr Pract. 2007 Sep;13(5):521-33.
10. Sugitani I, Toda K, Yamada K, Yamamoto N, Ikenaga M, Fujimoto Y. Three distinctly different kinds of papillary thyroid microcarcinoma should be recognized: our treatment strategies and outcomes. World J Surg. 2010;34(6):1222-31.
11. Ito Y, Uruno T, Nakano K, Takamura Y, Miya A, Kobayashi K, et al. An observation trial without surgical treatment in patients with papillary microcarcinoma of the thyroid. Thyroid. 2003 Apr;13(4):381-7.
12. Ito Y, Miyauchi A, Oda H, Kobayashi K, Kihara M, Miya A. Revisiting Low-Risk Thyroid Papillary Microcarcinomas Resected Without Observation: Was Immediate Surgery Necessary? World J Surg. 2016 Mar;40(3):523-8.
13. Ito Y, Miyauchi A, Kihara M, Higashiyama T, Kobayashi K, Miya A. Patient age is significantly related to the progression of papillary microcarcinoma of the thyroid under observation. Thyroid. 2014;24(1):27-34.
14. Tuttle RM, Fagin JA, Minkowitz G, Wong RJ, Roman B, Patel S, et al. Natural History and Tumor Volume Kinetics of Papillary Thyroid Cancers During Active Surveillance. JAMA Otolaryngol Head Neck Surg. 2017;143(10):1015-20.
15. Ito Y, Miyauchi A. Active surveillance of low-risk papillary thyroid microcarcinomas in Japan and other countries: a review. Expert Rev Endocrinol Metab. 2020;15(1):5-12.
16. NCCN Clinical Practice Guidelines in Oncology. Thyroid Carcinoma. Natl Compr Cancer Netw. Version 1.2023. Disponível em: https://www.nccn.org/store/login/login.aspx?Return URL=https://www.nccn.org/professionals/physician_gls/pdf/thyroid.pdf.
17. Oh HS, Ha J, Kim HI, Kim TH, Kim WG, Lim DJ, et al. Active surveillance of low-risk papillary thyroid microcarcinoma: a multicenter cohort study in Korea. Thyroid. 2018;28(12):1587-94.
18. Saravana-Bawan B, Bajwa A, Paterson J, McMullen T. Active surveillance of low-risk papillary thyroid cancer: A meta-analysis. Surgery. 2020 Jan;167(1):46-55.
19. Cernea CR. Active surveillance of thyroid microcarcinomas. Arch Endocrinol Metab. 2019 Oct 10;63(5):454-5.
20. Nickel B, Brito JP, Moynihan R, Barratt A, Jordan S, McCaffery K. Patients' experiences of diagnosis and management of papillary thyroid microcarcinoma: a qualitative study. BMC Cancer. 2018 Mar 2;18(1):242.
21. Leite AKN, Cavalheiro BG, Kulcsar MA, Hoff AO, Brandão LG, Cernea CR, et al. Deaths related to differentiated thyroid cancer: a rare but real event. Arch Endocrinol Metab. 2017 May-Jun;61(3):222-7.

# HIPERPARATIREOIDISMO PRIMÁRIO ESPORÁDICO: FORMAS CLÍNICAS, DIAGNÓSTICO E TRATAMENTO



# CAPÍTULO 20

Marcelo Belli ▪ Marília D'Elboux Guimarães Brescia

## INTRODUÇÃO

O hiperparatireoidismo primário (HPTp) é definido pela secreção inapropriada do paratormônio (PTH) causado por alteração de uma ou mais glândulas paratireoides, levando à hipercalcemia. Os casos esporádicos (não causados por mutações genéticas germinativas) podem ocorrer em qualquer idade, mas são 3-4 vezes mais frequentes em mulheres acima dos 45 anos, pós-menopausa.[1] Já nos casos decorrentes de alterações genéticas, em especial, as neoplasias endócrinas múltiplas (NEM) tipo 1, o HPTp se manifesta em idade precoce (90% dos casos na segunda década de vida), sem diferença de prevalência entre os sexos.

A incidência mundial de HPTp varia de 0,4-82 casos por 100.000 pessoas-ano.[2-4] Existe uma tendência de crescimento no diagnóstico em indivíduos assintomáticos a partir da coleta de calcemia em exames de rotina de *checkup*.[2]

## FISIOPATOLOGIA DO HIPERPARATIREOIDISMO PRIMÁRIO (HPTP)

Alterações sutis na fisiologia regulatória do cálcio podem acarretar alterações fisiológicas significativas, já que, em condições normais, o cálcio iônico é mantido numa faixa ideal de concentração sérica, à custa da liberação pulsátil do PTH em resposta à queda da calcemia.[5] A liberação do PTH eleva a calcemia de três maneiras:

A) Mobilização do cálcio ósseo (reabsorção).
B) Aumento da absorção intestinal do cálcio (indiretamente).
C) Aumento da reabsorção do cálcio no túbulo distal do néfron, diminuindo sua excreção na urina.[5,6]

No HPTp, um crescimento de clones desregulados de tecido paratireóideo promove a secreção exacerbada de PTH com concomitante redução da expressão do receptor sensor de cálcio (CaSR). O CaSR é responsável pelo reconhecimento dos cátions de cálcio séricos, inibindo a secreção de PTH, a expressão gênica do PTH e a proliferação celular da paratireoide. A secreção de PTH também é regulada pelo receptor da vitamina D ($1,25(OH)_2D$) bem como pela ativação desta vitamina na célula paratireóideia, através do CaSR. O CaSR presente no tecido renal promove a excreção de cálcio, e o PTH, por sua vez (para evitar a queda de cálcio), promove a fosfatúria e estimula a absorção de cálcio, aumenta a reabsorção óssea e estimula a absorção intestinal de cálcio aumentando a produção de vitamina D ($1,25(OH)_2D$) no túbulo proximal.[7]

A fisiologia envolvida no metabolismo do cálcio que foi mais bem tratada em capítulo específico. Qualquer alteração neste processo contribui para a fisiopatologia do HPTp, em particular, no *set point* de inibição da disponibilização de cálcio frente à secreção elevada do PTH.

## FORMAS CLÍNICAS DO HIPERPARATIREOIDISMO PRIMÁRIO (HPTP)

O adenoma de uma única paratireoide é responsável por 80% dos casos de HPTp esporádico. O adenoma duplo é encontrado em apenas 5% dos pacientes; em outros 10%-15%, pode ser decorrente de hiperplasia das paratireoides, que pode ser esporádica ou estar associada à NEM 1 e 2; em 2%-3%, adenoma atípico e, muito raramente, em menos de 1% dos pacientes com HPTp, é decorrente de carcinoma de paratireoide.[8] O Quadro 20-1 exemplifica, comparativamente, as diversas afecções que se manifestam com HPTp.[9] Neste capítulo serão abordados apenas os casos de adenomas e hiperplasias esporádicas.

Quadro 20-1. Categorias de Hiperparatireoidismo Primário

| Característica | Esporádico | NEM 1 | HFF | Neonatal severo | Carcinoma de paratireoide |
|---|---|---|---|---|---|
| Herança genética | Não | Autossômica dominante | Autossômica dominante | Autossômica recessiva | Esporádico: Não<br>HPT-Tumor de Maxila-Mandíbula: Sim |
| Excreção urinária de cálcio | Normal ou elevada | Normal ou elevada | Normal ou baixa | Normal ou baixa | Normal ou elevada |
| PTH sérico | Elevado | Elevado | Normal | Muito elevado | Muito elevado |
| Acometimento das paratireoides | Uniglandular (80%-90%) | Multiglandular (acometimento assimétrico e assíncrono) | Multiglandular (tamanho normal ou pouco aumentado) | Multiglandular (tamanho muito aumentado) | Uniglandular na quase totalidade |

NEM1: neoplasia endócrina múltipla tipo 1; HFF: hipercalcemia hipocalciúrica familiar benigna; PTH: paratormônio.

## MANIFESTAÇÕES CLÍNICAS

As complicações mais frequentes do HPT primário, resultantes da exposição perniciosa à hipercalcemia com PTH elevado são: a diminuição da densidade mineral óssea (osteopenia ou osteoporose); nefrolitíase e/ou nefrocalcinose; e distúrbios neurocognitivos e psiquiátricos.[10,11] O Quadro 20-2 enumera as múltiplas manifestações possivelmente relacionadas ao HPTp.

**Quadro 20-2.** Manifestações Clínicas do Hiperparatireoidismo Primário

| Sistema | Manifestação |
|---|---|
| Esquelético (Osteocartilaginoso) | Osteoporose/osteopenia, fraturas, tumor marrom, osteíte fibrosa cística, otosclerose, condrocalcinose, (pseudo) gota |
| Urinário (renal) | Nefrolitíase, hipercalciúria, nefrocalcinose, diminuição da função renal |
| Cardiovascular | Arritmias e anormalidades de condução, hipertensão, rigidez de vasos, hipertrofia de ventrículo esquerdo, disfunção diastólica, calcificação valvar e de miocárdio |
| Gastrointestinal | Constipação, azia, náusea, perda de apetite/peso, pancreatite aguda, úlcera |
| Neuropsiquiátrico | Declínio cognitivo e de memória, dificuldade de concentração, ansiedade, depressão, alterações de personalidade, distúrbios do sono |
| Inespecífico | Dor corporal, fadiga muscular/fraqueza, polidipsia, poliúria, piora da qualidade de vida |

## DIAGNÓSTICO

O diagnóstico clássico do HPTp é dado pela hipercalcemia com níveis inapropriados ou elevados de PTH. Existem diversas situações em que o PTH ou o cálcio podem estar elevados, mas não concomitantemente, respeitando-se a fisiologia normal do metabolismo do cálcio, diferentemente do HPTp.

Entretanto, muitas vezes estas alterações não são tão evidentes e temos situações, como hiperparatireoidismo secundário à deficiência de vitamina D ou à perda de função renal, que podem estar superajuntados e dificultar o diagnóstico de HPTp justamente por estimularem a produção de PTH.

O Quadro 20-3 e a Figura 20-1 resumem os resultados laboratoriais e o raciocínio para o diagnóstico diferencial do HPTp.

Um aspecto fundamental é que exames de imagem não fazem diagnóstico de HPTp, mas sim os laboratoriais. Os exames de imagem têm a função apenas de localizar, após o diagnóstico, a(s) paratireoide(s) a ser(em) abordada(s), portanto, são reconhecidos como exames localizatórios.

## TRATAMENTO

O tratamento cirúrgico, ainda hoje, é a única maneira de se promover a resolução definitiva do HPTp, sendo bem tolerado e seguro, além de promover a estabilização bioquímica--hormonal, promovendo melhora das lesões de órgão-alvo.[12,13] Recentemente, o uso de calcimiméticos, como o Cinacalcete, utilizado nos pacientes com DRC e HPT secundário, foi validado também para uso em pacientes com HPTp, quando há contraindicação clínica à paratireoidectomia.[13,14] Esta medicação tem como objetivo reduzir os níveis de PTH e controlar

**Quadro 20-3.** Resultados de Exames Laboratoriais Esperados no Diagnóstico Diferencial do Hiperparatireoidismo Primário

| Afecção | Teste laboratorial | | | | |
|---|---|---|---|---|---|
| | PTH sérico | Ca sérico | CaU (mg/24h) | *Clearance* Ca/Cr* | 25OHVitD |
| HPTp | nl ou elevado | Elevado | nl ou elevado | 0,01-0,05 (> 0,02) | nl ou baixa |
| HPTp com deficiência 25OHVitD | Elevado | nl ou elevado | nl ou baixo (< 200) | _ | Baixa (< 20 ng/mL) |
| HPTp com deterioração renal | Elevado | nl ou elevado | nl ou baixo | _ | nl ou baixa |
| HPTp normocalcêmico | Elevado | nl | nl | _ | nl |
| Hipercalcemia da malignidade | Baixo (<20 pg/mL) | Elevado | Elevado | _ | Depende da malignidade |
| FHH | nl ou pouco elevado (15%-20%) | Elevado | Baixo (< 100) | < 0,01 | nl |
| Hiperparatireoidismo secundário à deficiência de vitamina D | Elevado | nl ou baixo | Baixo | _ | Baixa (< 20 ng/mL) |
| Hiperparatireoidismo secundário à deterioração renal (não dialítica) | Elevado | Normal | Baixo | _ | nl ou baixa |

HPTp: hiperparatireoidismo primário; FHH: hipercalcemia hipocalciúrica familiar benigna; PTH: paratormônio; Ca: cálcio; CaU: cálcio urinário; Cr: creatinina; CrU: creatinina urinária; 25OHVit D: vitamina D; nl: normal; * *Clearance* Ca/Cr: [CaU 24 h × Cr sérica]/Ca sérico x CaU 24 h].

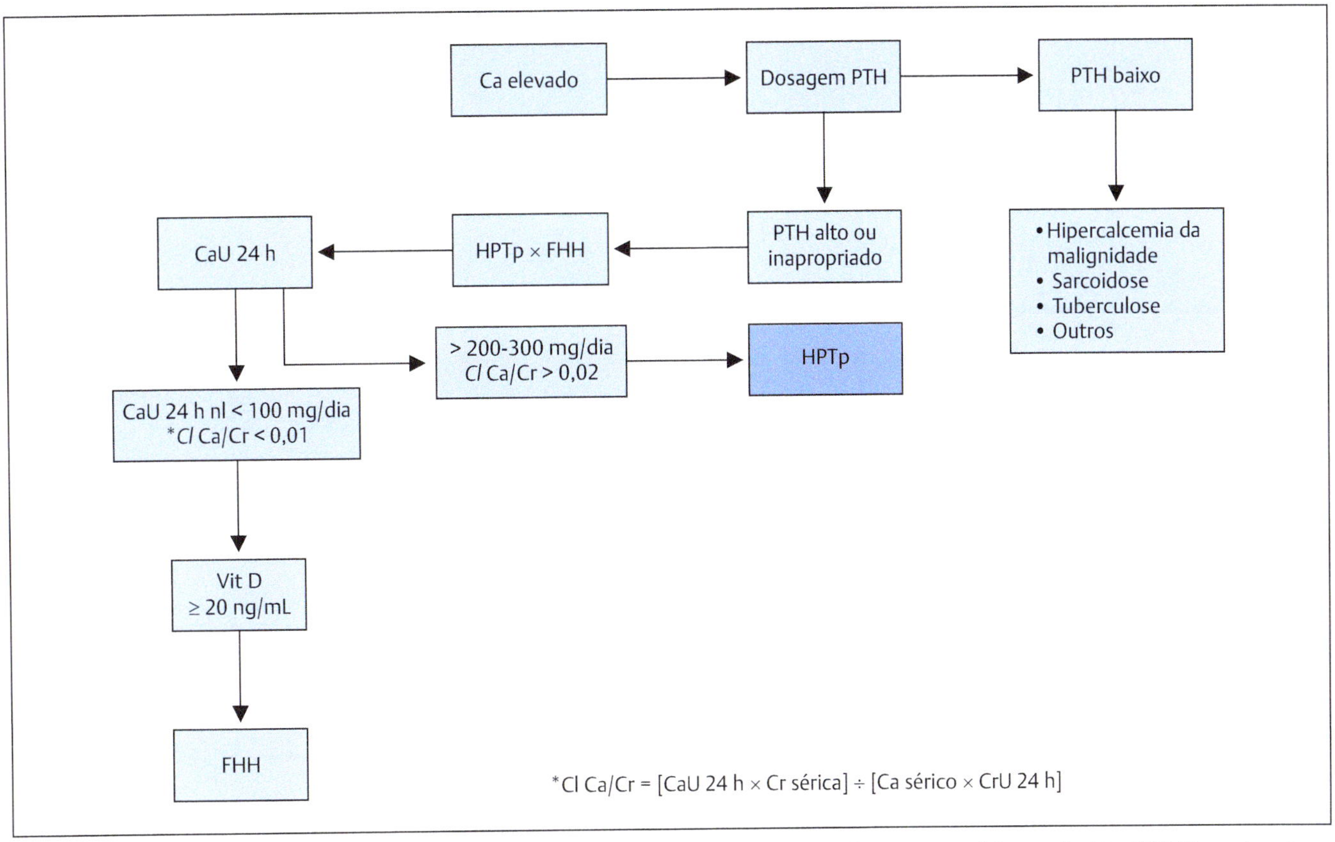


**Fig. 20-1.** Fluxograma para o diagnostico diferencial de hiperparatireoidismo primário. HPTp: hiperparatireoidismo primário; FHH: hipercalcemia hipocalciúrica familiar benigna; PTH: paratormônio; Cl: *Clearance*; Ca: cálcio sérico; CaU: cálcio urinário; Cr: creatinina sérica; CrU: creatinina urinária; Vit D: vitamina D; nl: normal.

parcialmente a hipercalcemia nos pacientes com HPTp com níveis de calcemia >1 mg/dL (> 0,25 mmol/L) acima do limite superior da normalidade do método.[7,15] Nestes pacientes cuja paratireoidectomia não pode ser realizada, os bisfosfonados (por exemplo, o alendronato) ou denozumabe (baixo nível de evidência) podem ser indicados para pacientes com baixa densidade mineral óssea. Por fim, naqueles com hipercalciúria a redução de ingesta de sódio e uso de tiazídicos pode ser associada.

Em todos os pacientes que têm deficiência de vitamina D associada ao HPTp, a despeito da programação de cirurgia ou seguimento clínico, a reposição deve ser realizada ainda que na presença da calcemia elevada.

Conforme consenso publicado, em 2022,[7] o tratamento cirúrgico é indicado a todos os pacientes com HPTp sintomáticos. Nos pacientes assintomáticos, a paratireoidectomia pode se restringir aos mais jovens (< 50 anos) e naqueles com alguma lesão de órgão-alvo: 1. ossos: a) densitometria óssea com T-escore < 2,5 (coluna lombar, quadril, colo do fêmur ou 1/3 distal de rádio) b) Fratura vertebral à radiografia, tomografia ou ressonância; 2. rins: a) nefrocalcinose ou nefrolitíase na radiografia, ultrassonografia, tomografia computadorizada ou qualquer outra modalidade de imagem; b) a taxa de filtração glomerular inferior a 60 mL/min x 1,73 $m^2$ e calciúria de 24 h superior a > 250 mg/vol 24 h (> 6,25 mmol/vol 24 h) em mulheres, ou, > 300 mg/vol 24 h (> 7,5 mmol/vol 24 h) em homens. Outros fatores que indicam cirurgia incluem hipercalcemia severa, ou seja, 1 mg/dL (0,25 mmol/L) acima do limite superior da normalidade do método, piora da osteoporose, fraturas atraumáticas, deterioração da função renal.[7] Vale ressaltar a questão da calciúria de 24 h, cuja indicação como critério de indicação da paratireoidectomia em pacientes assintomáticos tem sofrido constantes revisões, e utilizamos neste capítulo a indicação mais recente.

A extensão da paratireoidectomia depende da suspeita diagnóstica, da presença de doença uni ou multiglandular, assim como dos achados dos exames de ultrassonografia cervical, cintilografia das paratireoides com $^{99}$Tc Sestamibi ou imagens seccionais obtidas por ressonância magnética ou tomografia computadorizada 4D.[16,17] Nos pacientes com adenoma único, com ao menos dois exames de imagem concordantes, são indicadas paratireoidectomias com exploração unilateral, com abordagem bem direcionada à glândula doente e, por isso, são procedimentos rápidos e com mínimo trauma, geralmente realizados sob anestesia geral. Em casos selecionados, portanto de exceção, podem ser realizadas sob anestesia local e sedação, numa plataforma de internação aos moldes de hospital-dia.[18]

A Figura 20-2 exemplifica um caso de paratireoidectomia focalizada, desde os exames de ultrassonografia e cintilografia localizando a paratireoide alterada e a peça cirúrgica (paratireoide inferior direita) e o resumo intraoperatório, com suas medidas, esquema de desenho com sua localização e a curva do PTH intraoperatório.

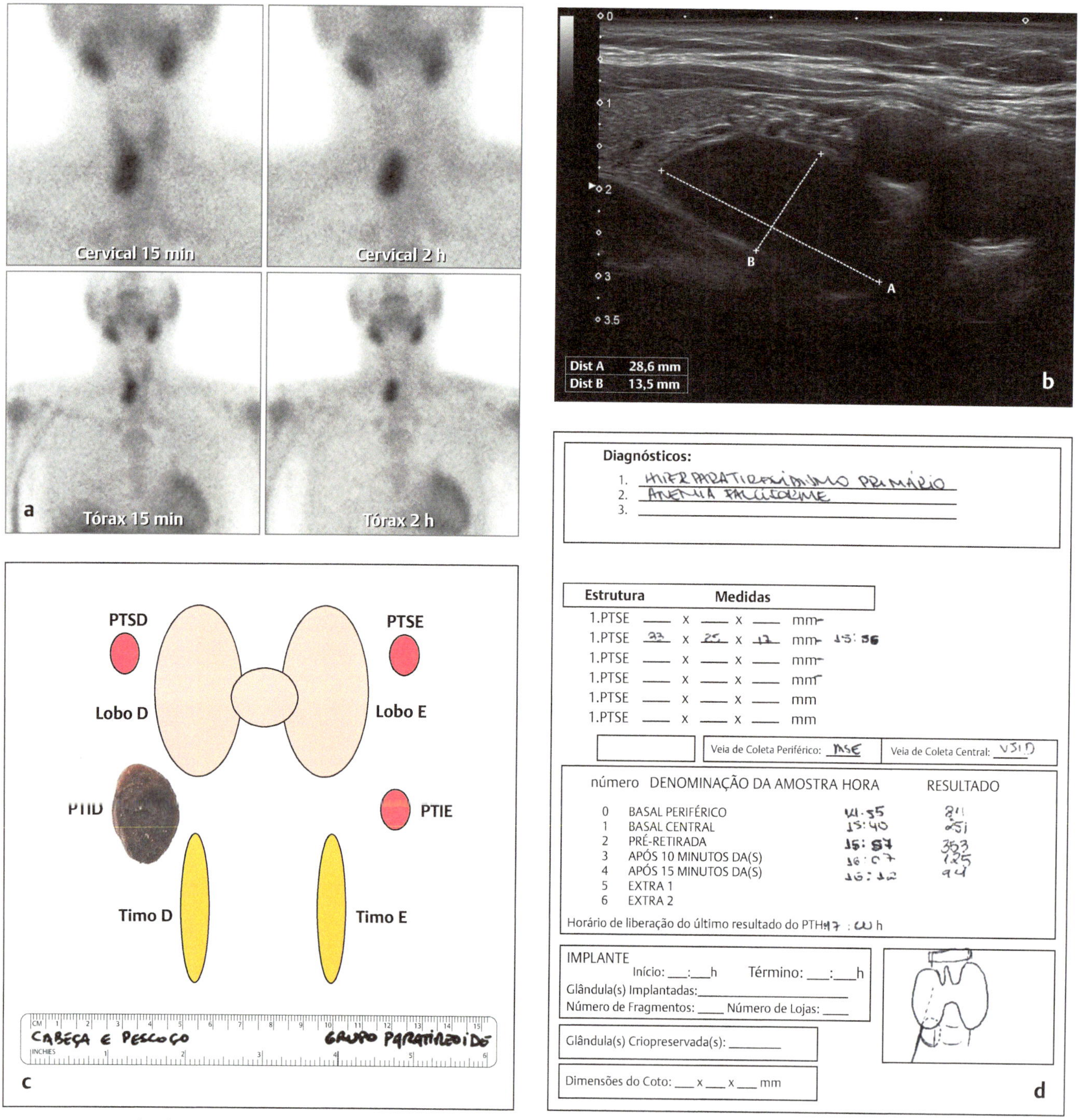


Fig. 20-2. Exames localizatórios e achados cirúrgicos de um caso de hiperparatireoidismo primário esporádico uniglandular com abordagem focalizada. (a) Cintilografia de paratireoides: achado cintilográfico sugestivo de paratireoide hiperfuncionante projetada junto à porção inferolateral do lobo tireoidiano direito. (b) Ultrassonografia cervical: presença de nódulo oval, hipoecogênico, de limites definidos, textura homogênea, medindo cerca de 2,8 x 2,0 × 1,3 cm, localizado na topografia da glândula paratireoide inferior à direita. (c) Peça cirúrgica (paratireoide inferior direita PTID). (d) Resumo dos achados intraoperatórios com sua medida, curva de PTH intraoperatória e esquema de desenho com sua posição cervical e sintopia com o nervo laríngeo inferior e o lobo direito de tireoide.

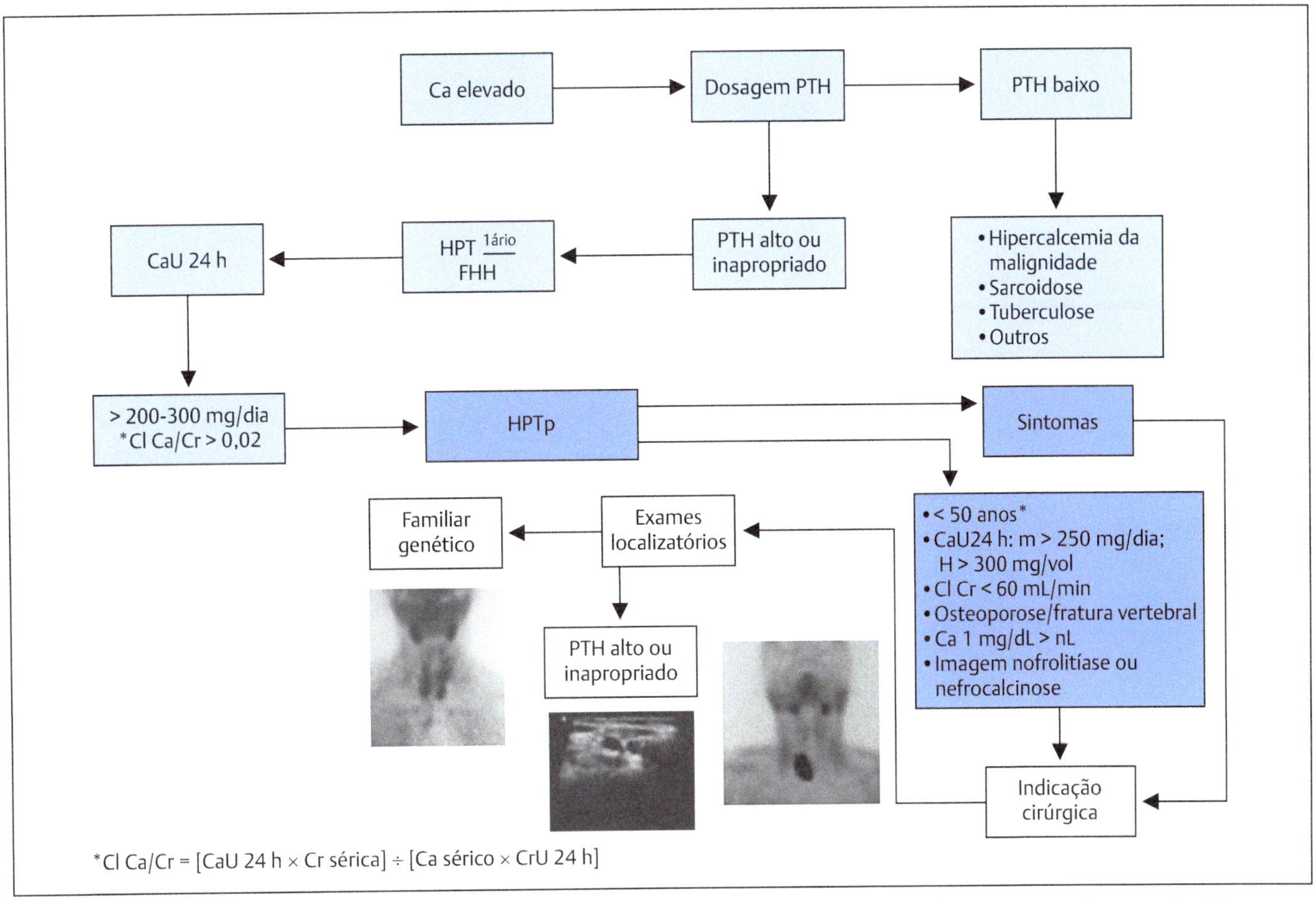


**Fig. 20-3.** Fluxograma para diagnóstico, indicação de tratamento cirúrgico e planejamento da paratireoidectomia. HPTp: hiperparatireoidismo primário; PTH: paratormônio, Ca: cálcio sérico; CaU: cálcio urinário; Cr: creatinina sérica; CrU: creatinina urinária; Vit D: vitamina D; Cl: *clearance*; nl: normal.

Nos pacientes com hiperplasia de paratireoides esporádica ou naqueles em que os exames localizatórios foram discordantes ou negativos, a exploração bilateral é geralmente indicada. Em se tratando de uma hiperplasia, a paratireoidectomia subtotal, ou paratireoidectomia total com autoenxerto autólogo heterotópico, é indicada.[16]

A Figura 20-3 sintetiza o passo a passo desde o diagnóstico do hiperparatireoidismo primário até o tratamento cirúrgico.

Pode haver prolongamento do tempo cirúrgico em casos de dificuldade na localização de uma ou mais paratireoides, e nos casos de glândula supranumerária ou ectópica. O recurso da aferição do PTH sérico no intraoperatório (PTH rápido) pode ser usado para presumir a chance de sucesso do tratamento, assim como motivar eventual mudança de conduta cirúrgica durante o procedimento.[16] Este método auxiliar intraoperatório será mais detalhadamente abordado no Capítulo 26.

## PÓS-OPERATÓRIO

No pós-operatório imediato da paratireoidectomia, o PTH pode-se apresentar suprimido por alguns motivos:

1. Inatividade das paratireoides residuais (*sleeping parathyroids*) pelo regime de hipercalcemia prévio ou ainda não normalizado (principalmente em casos de hipercalcemia severa ou reposição exacerbada de cálcio no pós-operatório).
2. Decorrente de um hipoparatireoidismo por manipulação das paratireoides residuais em uma exploração bilateral, ou em casos de hiperplasia em que foi realizada uma paratireoidectomia total com autoenxerto (momento em que o autoenxerto ainda não está funcionante – momento aparatireóideo) ou subtotal (com coto ainda com atividade insuficiente ou bloqueada pela hipercalcemia residual).

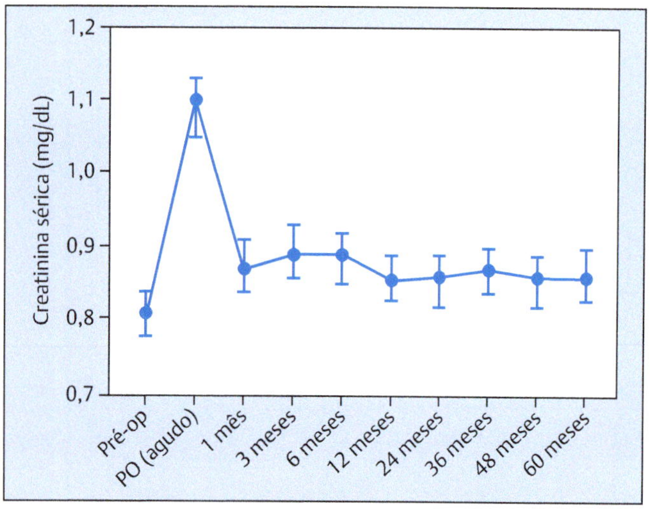


**Fig. 20-4.** Valores de mediana e IC 95% de creatinina sérica (mg/dL) do pré-operatório até 60 meses. (Fonte: Belli, Marcelo. Variações da função renal após paratireoidectomias por hiperparatireoidismo primário [thesis]. São Paulo, Faculdade de Medicina; 2018 [cited 2023-04-23].)[6]

Outro fenômeno metabólico que pode ocorrer após a paratireoidectomia, que pode se estender por alguns meses, é a fome óssea. Nesta situação observa-se uma elevação do PTH justamente para aumentar a absorção de cálcio, muitas vezes com o paciente ainda com reposição oral de cálcio para manter a calcemia. Da mesma forma, em resposta metabólica, fósforo sérico encontra-se baixo.

Alterações de função renal no período pós-operatório de cirurgias das paratireoides são relatadas, tanto no HPT após transplante renal quanto nos pacientes operados por HPTp.[6,19] Apesar do pequeno porte das operações (trauma cirúrgico pequeno), observam-se elevação da creatinina sérica e redução da taxa de filtração glomerular (eGFR) nos primeiros dias pós-operatórios, alterações essas que podem persistir a longo prazo (Fig. 20-4).

## REFERÊNCIAS BIBLIOGRÁFICAS

1. Kim SJ, Shoback DM. Sporadic Primary Hyperparathyroidism. Endocrinol Metab Clin North Am. 2021; 50(4):609-28.
2. Yeh MW, Ituarte PH, Zhou HC, Nishimoto S, Liu IL, Harari A, et al. Incidence and prevalence of primary hyperparathyroidism in a racially mixed population. J Clin Endocrinol Metab. 2013; 98(3):1122-9.
3. Wermers RA, Khosla S, Atkinson EJ, Achenbach SJ, Oberg AL, Grant CS, et al. Incidence of primary hyperparathyroidism in Rochester, Minnesota, 1993-2001: an update on the changing epidemiology of the disease. J Bone Miner Res. 2006; 21(1):171-7.
4. Press DM, Siperstein AE, Berber E, Shin JJ, Metzger R, Monteiro R, et al. The prevalence of undiagnosed and unrecognized primary hyperparathyroidism: a population-based analysis from the electronic medical record. Surgery. 2013; 154(6):1232-7
5. Khundmiri SJ, Murray RD, Lederer E. PTH and Vitamin D. Compr Physiol. 2016 Mar 15;6(2):561-601.
6. Belli M. Variações da função renal após paratireoidectomias por hiperparatireoidismo primário [thesis]. São Paulo, Faculdade de Medicina; 2018.
7. Bilezikian JP, Khan AA, Silverberg SJ, Fuleihan GE, Marcocci C, Minisola S, et al. International Workshop on Primary Hyperparathyroidism. Evaluation and Management of Primary Hyperparathyroidism: Summary Statement and Guidelines from the Fifth International Workshop. J Bone Miner Res. 2022; 37(11):2293-314.
8. Walker MD, Silverberg SJ. Primary hyperparathyroidism. Nat Rev Endocrinol. 2018; 14(2):115-125.
9. Marx SJ. Hyperparathyroid and hypoparathyroid disorders. N Engl J Med. 2000; 343(25):1863-75. doi: 10.1056/NEJM200012213432508. Erratum in: N Engl J Med 2001; 344(3):240. Erratum in: N Engl J Med 2001; 344(9):696.
10. Bilezikian JP, Cusano NE, Khan AA, Liu JM, Marcocci C, Bandeira F. Primary hyperparathyroidism. Nat Rev Dis Primers. 2016; 2:16033.
11. Verdelli C, Corbetta S. MECHANISMS IN ENDOCRINOLOGY: Kidney involvement in patients with primary hyperparathyroidism: an update on clinical and molecular aspects. Eur J Endocrinol. 2017; 176(1):R39-R52.
12. Bilezikian JP, Silverberg SJ, Bandeira F, Cetani F, Chandran M, Cusano NE, et al. Management of Primary Hyperparathyroidism. J Bone Miner Res. 2022; 37(11):2391-403.
13. Marcocci C, Bollerslev J, Khan AA, Shoback DM. Medical management of primary hyperparathyroidism: proceedings of the fourth International Workshop on the Management of Asymptomatic Primary Hyperparathyroidism. J Clin Endocrinol Metab. 2014; 99(10):3607-18.
14. Peacock M, Bilezikian JP, Klassen PS, Guo MD, Turner SA, Shoback D. Cinacalcet hydrochloride maintains long-term normocalcemia in patients with primary hyperparathyroidism. J Clin Endocrinol Metab. 2005; 90(1):135-41.
15. Peacock M, Bolognese MA, Borofsky M, Scumpia S, Sterling LR, Cheng S, et al. Cinacalcet treatment of primary hyperparathyroidism: biochemical and bone densitometric outcomes in a five-year study. J Clin Endocrinol Metab. 2009; 94(12):4860-7.
16. Udelsman R, Åkerström G, Biagini C, Duh QY, Miccoli P, Niederle B, et al. The surgical management of asymptomatic primary hyperparathyroidism: proceedings of the Fourth International Workshop. J Clin Endocrinol Metab. 2014; 99(10):3595-606.
17. Bunch PM, Randolph GW, Brooks JA, George V, Cannon J, Kelly HR. Parathyroid 4D CT: What the Surgeon Wants to Know. Radiographics. 2020; 40(5):1383-94.
18. Udelsman R, Lin Z, Donovan P. The superiority of minimally invasive parathyroidectomy based on 1650 consecutive patients with primary hyperparathyroidism. Ann Surg. 2011; 253(3):585-91.
19. Ferreira GF, Montenegro FL, Machado DJ, Ianhez LE, Nahas WC, David-Neto E. Parathyroidectomy after kidney transplantation: short-and long-term impact on renal function. Clinics (São Paulo). 2011; 66(3):431-5.

# HIPERPARATIREOIDISMOS SECUNDÁRIO E TERCIÁRIO: FORMAS CLÍNICAS, DIAGNÓSTICO E INDICAÇÃO DE TRATAMENTO CIRÚRGICO

CAPÍTULO 21

Sérgio Samir Arap ▪ Stênio Roberto de Castro Lima Santos ▪ André Fernandes D'Alessandro

O hiperparatireoidismo secundário (HPT2) classicamente é conhecido pela hiperfunção de várias glândulas paratireoides, com o aumento do número de suas células,[1] ocasionado normalmente por uma alteração metabólica, que causa o estímulo dessas glândulas. Diversas doenças podem causar o HPT2, mas a doença renal crônica (DRC) é a mais frequente entre elas e será o foco desse capítulo, cuja associação da DRC com a hiperplasia das glândulas foi descrita pela primeira vez, em 1934, por Albright *et al.*[2]

Com a perda da função glomerular no rim, há sobrecarga do fósforo, que age no osteócito para produzir FGF-23, estimular a eliminação do fósforo do sangue, que inibe o calcitriol. Esse balanço é controlado até o último estágio da DRC, mas com estímulo das paratireoides pelo excesso de fósforo ou pela falta de calcitriol. Portanto, associa-se alteração no paratormônio (PTH) e na vitamina D. Além disso, há anormalidades no "turnover" ósseo e calcificações extraesqueléticas.[3]

Cerca de metade dos pacientes com DRC em diálise evoluem com HPT2, e o tratamento clínico, que inclui uso de análogos de vitamina D e calcimiméticos, além de dieta restritiva em fósforo e o uso de quelantes desse íon junto à dieta, é eficaz em 85% a 95% dos pacientes,[4] pode haver necessidade de tratamento cirúrgico.[5,6]

Por outro lado, no caso de o paciente com DRC em diálise receber um enxerto renal efetivo, espera-se que o HPT2 se reverta.[7,8] Mas entre 15% a 50% dos transplantados podem persistir com a doença, mesmo após um enxerto bem-sucedido, e com o estímulo cessado,[7,9] pois as alterações estruturais das glândulas persistem, e elas perdem seu controle fisiológico habitual. É o que chamamos de hiperparatireoidismo terciário (HPT3).[7,10,11]

Os dados da população brasileira em diálise são, normalmente, subestimados e com seus números oficiais temporalmente defasados, mas sugere-se que, em 2012, tínhamos cerca de 134 mil pessoas no Brasil em terapia renal substitutiva.[12] Conforme os mesmos dados oficiais, a taxa de prevalência de pacientes em diálise no Sistema Unificado de Saúde (SUS) era de 55,47 por 100.000 habitantes no Brasil, e varia de 64,61 por 100.000 habitantes na região Sudeste e 30,52 por 100.000 habitantes no Norte.[12]

Podemos estimar que precisariam ser submetidos à paratireoidectomia cerca de 10% a 20% dos 134.000 dialíticos, ou seja, 13.400 a 27.000 paratireoidectomias.[13,14] Esse é um grave problema de saúde pública no País, pela escassez de centros com cirurgiões e nefrologistas preparados para esse tipo de procedimento e acompanhamento clínico pós-operatório imediato.

Os pacientes com HPT2 podem apresentar dores osteoarticulares, fraqueza muscular e prurido, mas em casos mais avançados, podem apresentar fraturas espontâneas, calcifilaxia, diminuição de estatura, por achatamento de vértebras e doenças cardiovasculares associadas às calcificações vasculares. Quanto menos evoluída a doença, esperamos menos impactos nos órgãos-alvo.[15,16]

No quadro laboratorial do HPT2, podemos ter uma variabilidade grande do cálcio (baixo, normal ou alto), mas o fósforo está normalmente elevado (levar em consideração que esses níveis ainda podem estar menos elevados pela diálise e pelos tratamentos medicamentosos associados), assim como o PTH, muito elevado, a níveis de 10 vezes o limite superior da normalidade, para mais.[17]

O KDIGO (*Kidney Disease: Improving Global Outcomes*), órgão mundial que tem como missão "melhorar os cuidados e desfechos dos pacientes com doença renal pelo mundo, promovendo coordenação, colaboração e integração das iniciativas para desenvolver e implementar diretrizes de práticas clínicas". As recomendações desse órgão sugerem que, durante o tratamento clínico, os níveis de fósforo sérico devem ser mantidos entre 3,5 a 5,5 mg/dL, que o cálcio total fique abaixo de 9,5 mg/dL e, por fim, que os pacientes em diálise precisam de mais PTH que os pacientes normais e, por isso, o nível desse hormônio fique entre duas a nove vezes o limite superior da normalidade para o ensaio.[17]

Já nos pacientes com HPT3, além da história pregressa de perda de função renal, com enxerto renal funcionante, o seu quadro laboratorial é mais similar aos casos de hiperparatireoidismo primário, já que o enxerto renal, mesmo com sua função normal, ou prejudicada parcialmente, consegue compensar a hiperfosfatemia, com a eliminação desse íon pelos glomérulos funcionantes, com consequente retenção de cálcio. Com isso, o quadro laboratorial é de cálcio elevado, fósforo normal ou baixo e o PTH elevado, mas não tão elevado como nos casos de HPT2 (2 a 5 vezes o limite superior da normalidade). Além disso, pelo excesso de sobrecarga do enxerto, pode haver comprometimento da função renal, com níveis crescentes de creatinina (Quadro 21-1).[18]

Nos pacientes com HPT2 com falha no tratamento clínico, há indicação de tratamento cirúrgico, como melhor forma de se resolver, definitivamente, a doença, com menor custo

**Quadro 21-1.** Comparação entre Quadro Laboratorial do Hiperparatireoidismo Secundário e Terciário

| | HPT2 | HPT3 |
|---|---|---|
| **Cálcio** | Baixo, normal ou alto | Aumentado |
| **Fósforo** | Aumentado | Normal ou baixo |
| **PTH** | Muito elevado (acima de 10× o limite superior da normalidade) | Elevado (acima do normal de 1 a 4 ×) |
| **Creatinina** | Aumentada | Normal ou discretamente aumentada (depende da função do enxerto) |

ao se comparar com o tratamento clínico, já no primeiro ano após a cirurgia.

Com foi visto anteriormente, tanto HPT2 quanto HPT3 apresentam doenças laboratorialmente distintas, porém, ambas têm uma base estrutural similar (doença multiglandular), e o tratamento deve ser a redução do volume de células hiperfuncionantes, mas com objetivo de manter um volume de células que sejam suficientes para manter um nível mínimo de PTH necessário para o metabolismo ósseo.

Porém, cada doença, apesar de base estrutural similar e tratamento cirúrgico similar, apresenta metas laboratoriais após a cirurgia também distintas, já que aqueles com DRC não transplantados necessitam de mais PTH que os pacientes transplantados, cujos níveis de PTH e cálcio devem estar dentro da normalidade.

O tratamento cirúrgico melhora dor óssea, prurido e miopatia, além de melhorar a sobrevida e desfecho dos pacientes, associado à hiperfosfatemia e eventos cardiovasculares. Há, também, melhora da densidade mineral óssea e redução de fraturas.[19-27]

O *Kidney Disease Outcomes Quality Initiative* (KDOQI) tem indicações padronizadas para paratireoidectomia:[28]

A) Hipercalcemia severa.
B) Doença óssea debilitante e progressiva.
C) Prurido refratário.
D) Calcifilaxia ou calcificação extraesquelética progressiva.
E) Miopatias sem outras causas.

Outra indicação pode ser hiperfosfatemia refratária.

O tratamento cirúrgico do HPT2 evoluiu com o passar dos anos. O primeiro tratamento planejado para o HPT2 foi descrito por Stanbury, Lumb e Nicholson em 1960, e consistiu na paratireoidectomia subtotal (SPTX).[29] Era uma técnica que, à época, apresentava um número considerável de recidivas e persistências e, por esse motivo, novas abordagens foram propostas. Após 7 anos, Ogg descreveu a paratireoidectomia total (TPTX), mas com risco de o paciente ficar sem tecido de paratireoide, pois não havia enxerto nem preservação de coto da glândula no pescoço.[30] Com o desafio do hipoparatireoidismo por uma técnica e as recidivas e persistências por outra, estudos foram elaborados e, finalmente, em 1975, Wells *et al.* descreveram a padronização da paratireoidectomia total com autoenxerto imediato heterotópico de paratireoide (PTX + AE),[31] com intuito de não determinar hipoparatireoidismo obrigatoriamente, apresentar menor risco de recidiva e proporcionar uma reoperação de menor risco, no caso de recidivas do enxerto, já que o tecido estaria localizado fora do pescoço.[31]

Cada uma dessas técnicas apresenta vantagens e desvantagens já citadas anteriormente. Na SPTX, relata maior taxa de recidiva e recorrência, risco maior de complicações em casos de reexploração cervical, que necessitam normalmente anestesia geral e intercorrências relacionadas ao coto. Dentre as vantagens, a facilidade de identificar o local da recidiva (quando atribuída ao coto), baixa morbimortalidade e menores índices de hipoparatireoidismo.[32]

No caso da cirurgia descrita por Wells *et al.* (PTX + AE), há descrições de desvantagem por risco de hipoparatireoidismo persistente, dificuldade de localização da recidiva (relacionada ao enxerto, por glândula supranumerária no pescoço ou mediastino, ou algumas vezes por ambas as situações), dificuldade de ressecção do enxerto, outra incisão e um pequeno tempo cirúrgico superior. Por outro lado, descrevem-se vantagens, como a possibilidade de enxerto precoce ou tardio, baixa taxa de recorrência, facilidade de localização da recidiva (por mensuração do nível do PTH em veia de drenagem do enxerto em comparação a uma medida de via sistêmica) e exploração do enxerto sob anestesia local.[32]

Uma das grandes preocupações do cirurgião e nefrologista que lidam com esse tipo de paciente é oferecer, dentro das diretrizes atualizadas periodicamente, níveis satisfatórios de produção de PTH, com o menor risco possível de recidivas, e minimizar a necessidade de reposição de cálcio, calcitriol ou de quelantes de fósforo, pelo menos por um período de seguimento, já que, infelizmente, apesar de ser um país com número alto de transplantes renais, para aqueles que aguardam na fila e não recebem um transplante de rim funcionante, a doença de base e o estímulo ao tecido residual se perpetuarão e, a longo prazo, poderá haver recidiva do hiperparatireoidismo em boa parte dos pacientes, mesmo que adequadamente operados. No nosso próprio serviço, Nascimento Júnior demonstrou isso em cerca de 15% dos pacientes submetidos a PTX + AE.[33]

Ambas as técnicas permitem a criopreservação de parte do tecido ressecado, após encaminhamento de parte de cada glândula para comprovação e classificação histológica. Porém, há pouco mais de 8 anos, por dificuldades técnicas e legais, abandonamos a criopreservação de paratireoides.

Nos últimos anos, na Divisão de Cirurgia de Cabeça e Pescoço (DCCP) do Hospital das Clínicas da Faculdade de Medicina da Universidade de São Paulo (HCFMUSP), migramos da técnica exclusiva da paratireoidectomia total com autoenxerto nas fibras do músculo braquiorradial do membro superior não dominante, técnica de escolha,[5,6] para um tratamento mais personalizado, pois comprovamos, com análise de desfechos metabólicos e clínicos de pós-operatório em 1 a 3 anos, ao comparar dois grupos distintos de técnicas (SPTX e PTX + AE), que a SPTX pode ser uma ótima opção para casos onde a técnica seja possível de ser aplicada no transoperatório.

A maior vantagem para a SPTX, ao comparar os dois grupos analisados (SPTX e PTX + AE), é maior no número de pacientes com nível alcançado de PTH dentro do recomendado pelo KDIGO (43% *vs.* 23%), menor nível de PTH insuficiente pela mesma recomendação (33% *vs.* 77%), mas com a desvantagem de um grupo maior de pacientes com nível de PTH acima de 585 pg/dL, acima do recomendado (24% *vs.* zero), apesar de somente três pacientes necessitarem reoperações.

Outro ponto de atenção são os níveis superiores de fósforo no grupo SPTX após 6 meses do procedimento primário. Por outro lado, o consumo de cálcio e calcitriol foi semelhante, e o consumo de sevelamer foi superior, provavelmente nos casos com níveis de fósforo superiores após 6 meses do procedimento.[34]

Em breve serão publicadas as avaliações de desfechos e complicações clínicas tardias, e de mortalidade em ambos os grupos.

## HIPERPARATIREOIDISMO TERCIÁRIO

O hiperparatireoidismo terciário (HPT3) corresponde a um estado de secreção aumentada de PTH após um hiperparatireoidismo secundário (HPT2) prolongado em que a causa foi sanada, frequentemente em pacientes transplantados renais. Resulta em hipercalcemia em vez da hipocalcemia que estimulou a hiperplasia das paratireoides no HPT2. Alguns autores reservam este termo para designar um HPT2 que persiste mesmo após transplante renal com sucesso, ou seja, um HPT persistente.

Era de se esperar que pacientes após a correção da causa do HPT2 tivessem seus níveis de PTH normalizados em curto espaço de tempo com uma produção de 1,25-diidroxivitamina D normalizada. Entretanto na prática, isso não é a regra.

Em estudo retrospectivo de 11 anos analisando 1.165 indivíduos receptores de implante renal notou-se, após o transplante, um declínio inicial dos níveis de PTH seguido de uma fase de declínio mais lento e constante em direção ao limite superior da normalidade. Todavia 17% dos pacientes necessitaram tratamento cirúrgico por causa de níveis persistentemente elevados em até 4 anos de seguimento.[35]

Pacientes com níveis de PTH persistentemente elevados após 3 meses de transplante renal bem-sucedido podem sugerir HPT3. Casos menos pronunciados se resolvem à medida que a taxa de filtração glomerular do rim transplantado se estabelece.[36]

Como o HPT3 pode ocorrer entre 15%-50% dos pacientes pós-transplante renal o *KDOQI* sugere uma rotina de monitorização do PTH precoce.[28]

Reconhecer que o HPT3 é uma realidade pós-transplante renal e que os níveis de PTH devem ser monitorados ainda em fase precoce são pontos de poucas controvérsias. Mais complexo é o consenso sobre quais os níveis de PTH são adequados nesses indivíduos. Alguns autores definem como HPT3 quando os níveis de PTH estão acima de 2,5 vezes o limite superior da normalidade.[37]

A persistência de alterações estruturais nas paratireoides, como hiperplasia e formação de adenomas (proliferação monoclonal), bem como a própria severidade do HPT2 aumentam o risco de HPT3.[38] A incidência do hiperparatireoidismo hipercalcêmico, ou seja, o hiperparatireoidismo terciário aumenta com a duração de tratamento dialítico prévio ao transplante renal.[39] As paratireoides com hiperplasia difusa são mais propensas a retornar a sua função normal em comparação às paratireoides com hiperplasia nodular, consequentemente estas têm mais chance de evoluir para o HPT3.[40]

Entre muitos indivíduos assintomáticos e oligossintomáticos percebe-se que as manifestações clínicas derivam, na sua maioria, dos elevados níveis de cálcio e de baixos níveis de fósforo.[41] Aumento da produção de calcitriol, uso de altas doses de glicocorticoides e excesso de produção de fator de crescimento de fibroblastos pelos FGF-23 pelos osteócitos contribuem também para a hipercalcemia e hipofosfatemia.[42]

Concentrações elevadas de PTH resultam em maior produção de calcitriol pelos rins com consequente aumento da absorção intestinal de cálcio e mobilização deste do tecido ósseo via atividade dos osteoclastos. No implante renal ocorre aumento da reabsorção tubular de cálcio. Os níveis aumentados de cálcio não são acompanhados pela diminuição da produção do PTH, caracterizando autonomia de produção desse hormônio tão característica do HPT3.

Portanto, a investigação laboratorial revela hipercalcemia, hipofosfatemia, elevação de fosfatase alcalina e PTH moderadamente elevado.

Alterações no metabolismo ósseo são frequentes nos pós-transplante renal cursando com diversas comorbidades. Três grandes fatores contribuem para os distúrbios do metabolismo ósseo após o transplante renal: tempo de osteodistrofia preexistente, uso de agentes imunossupressores, bem como redução da função renal pós-transplante.[43]

Perda de massa óssea, dor óssea, aumento do risco de fratura, nefrolitíase, calcificações vasculares e de tecidos moles ou mesmo alterações na funcionalidade do enxerto renal também são encontrados.

A densitometria óssea revela transformações compatíveis com osteopenia ou osteoporose.

Em um estudo de 143 receptores de transplante renal com níveis de PTH maior que 130 pg/mL em 3 meses após o transplante foi associada a uma taxa 7,5 vezes maior de risco de fratura em 5 anos.[44]

O HPT3 tem sido descrito como fator de risco para pancreatite aguda no paciente transplantado, assim como na gênese ou piora do quadro da doença cardiovascular.[45,46]

Mialgias, alterações do estado mental, nefrocalcinose e cálculos renais, fraqueza muscular, insônia, doença ulcerosa péptica, prurido e diarreia também são associados ao HPT3.

Tratamento medicamentoso tem sido utilizado principalmente no primeiro ano pós-transplante renal. A utilização de imunossupressores favorece a perda óssea com aumento do risco de fratura. A diretriz do KDIGO sugere que o calcitriol, alfacalcidol e bifosfonados podem prevenir a perda da densidade mineral do primeiro ano pós-transplante, porém com eventos adversos.[17]

O cinacalcete é um agente calcimimético que baixa diretamente os valores de PTH por aumentar a sensibilidade do receptor ao cálcio extracelular. A redução da PTH está associada a uma diminuição concomitante dos valores séricos de cálcio. Aprovado para tratar o HPT2 pela Food and Drug Administration (FDA) dos Estados Unidos da América, em 2004. Seu uso tem aumentado em pequenos estudos com curto acompanhamento ainda. Promissora no aspecto de segurança, mas com importantes efeitos colaterais gastrointestinais.[47]

Revisão sistemática comparando cinacalcete com tratamento cirúrgico revelou que efeitos colaterais e complicações em ambas as modalidades foram leves e ocorreram em uma minoria de pacientes com a paratireoidectomia se mostrando com taxas de cura mais altas e com uma boa relação custo-benefício.[48]

Quanto às indicações de tratamento cirúrgico do HPT3, temos bem estabelecidos alguns critérios de indicação. Pacientes assintomáticos com hipercalcemia e níveis elevados de PTH persistentes 3 a 12 meses após o transplante renal são encaminhados a tratamento cirúrgico.[49]

Pacientes que apresentam piora progressiva da função renal do novo enxerto em vigência de hipercalcemia, calcificações anômalas (tecidos moles, articulações, nefrocalcinose no enxerto, fraturas patológicas, tumores marrons) e pacientes que previamente ao transplante renal já apresentavam paratireoides muito aumentadas em relação ao tamanho normal e que em exames de imagem comparativos não houve alteração em seu tamanho, podem ter indicações de tratamento cirúrgico antes dos 12 meses preconizados, principalmente se ocorrer piora da função renal do transplante.[49]

As formas de tratamento cirúrgico mais utilizadas são a paratireoidectomia total com autoenxerto imediato (PTX+AE) e a paratireoidectomia subtotal (SPTX). Alguns autores indicam ressecções menos extensas que a subtotal, de apenas uma ou duas glândulas, mas restrito a casos em que se identificam apenas uma ou duas paratireoides hiperplásicas e/ou nodulares, pois as taxas de recidiva e persistência da doença podem ser elevadas se indicada erroneamente.[50]

Observa-se que, assim como os pacientes tratados de hiperparatireoidismo primário, ou seja, doença da paratireoide não associada à perda de função renal, os pacientes submetidos à paratireoidectomia devido ao quadro de HPT3 podem apresentar uma perda temporária da função renal, que os estudos de seguimento mais longos mostram que não há prejuízo para o enxerto, porém requer uma vigilância no pós-operatório a curto prazo.[51]

## REFERÊNCIAS BIBLIOGRÁFICAS


1. Naveh-Many T, Rahamimov R, Livni N, Silver J. Parathyroid cell proliferation in normal and chronic renal failure rats: the effects of calcium, phosphate, and vitamin D. J Clin Invest. 1995;96:1786-93.
2. Albright F, Baird PC, Cope O, Bloomberg E. Studies on the physiology of the parathyroid glands: renal complications of hyperparathyroidism. Am J Med Sci. 1934;187:49-65.
3. Cannata-Andia JB, Martin KJ. The Challenge of controling phosphorus in Chronic kidney disease. Nephrol Dial Transplant. 2016 Apr;31(4):541-7.
4. Welsh CL, Taylor GW, Cattell WR, Baker LR. Parathyroid surgery in chronic renal failure: subtotal parathyroidectomy or autotransplantation? Br J Surg. 1984Aug;71(8):591-2.
5. Montenegro FLM, Cordeiro AC. Cirurgia das glândulas paratireoides. Rev Med.1997;76:266-73.
6. Montenegro FLM. Paratireoidectomia total com ou sem autotransplante no tratamento do hiperparatireoidismo secundário [Tese]. São Paulo: Faculdade de Medicina, Universidade de São Paulo; 2000.
7. Julian BA, Quarles LD, Niemann KM. Musculoskeletal complications after renal transplantation: pathogenesis and treatment. Am J Kidney Dis. 1992;19:99.
8. Heaf JG. Bone disease after renal transplantation. Transplantation. 2003;75:315.
9. Wolf M, Weir MR, Kopyt N, Mannon RB, Von Visger J, Deng H, et al. A Prospective Cohort Study of Mineral Metabolism After Kidney Transplantation. Transplantation. 2016;100:184.
10. Fukuda N, Tanaka H, Tominaga Y, Fukagawa M, Kurokawa K, Seino Y. Decreased 1,25-dihydroxyvitamin D3 receptor density is associated with a more severe form of parathyroid hyperplasia in chronic uremic patients. J Clin Invest. 1993; 92:1436.
11. Drüeke TB. The pathogenesis of parathyroid gland hyperplasia in chronic renal failure. Kidney Int. 1995; 48:259.
12. Brasil. Ministério da Saúde / SE / Datasus. Sistema de Informações Ambulatoriais do SUS - SIA/SUS. D. 22 Prevalência de pacientes em diálise (SUS). 2012. [citado 28 abr 2023]. Disponível em: http://tabnet.datasus.gov.br/cgi/tabcgi.exe?idb2012/d22.def.
13. Higgins RM, Richardson AJ, Ratcliffe PJ, Woods CG, Oliver DO, Morris PJ. Total parathyroidectomy alone or with autograft for renal hyperparathyroidism? Q J Med. 1991;79:323-32.
14. Neonakis E, Wheeler MH, Krishnan H, Coles GA, Davies F, Woodhead JS. Results of surgical treatment of renal hyperparathyroidism. Arch Surg. 1995;130:643-8.
15. Moe, Sharon M, Sprague SM. Mineral Bone Disorders in Chronic Kidney Disease. In: The Kidney, 8th, Barry M. Brenner (Ed.). Philadelphia: Saunders Elsevier. 2008. Vol 2, p. 1785.
16. Coyne DW, Larson DS, Delmez JA. Bone Disease. In: Handbook of Dialysis, 5th, Daugirdas JT, Blake PG, Ing TS (Eds.). Philadelphia: Wolters Kluwer. 2015. p. 665.
17. Kidney Disease: Improving Global Outcomes (KDIGO) CKD–MBD Work Group. KDIGO clinical practice guideline for the diagnosis, evaluation, prevention, and treatment of chronic kidney disease–mineral and bone disorder (CKD–MBD). Kidney Int. 2009;76(Suppl 113):S1-S130.
18. Evenepoel P, Claes K, Kuypers D, Maes B, Bammens B, Vanrenterghem Y. Natural history of parathyroid function and calcium metabolism after kidney transplantation: a single-centre study. Nephrol Dial Transplant. 2004;19:1281.
19. Punch JD, Thompson NW, Merion RM. Subtotal parathyroidectomy in dialysis-dependent and post-renal transplant patients. A 25-year single-center experience. Arch Surg. 1995;130:538.
20. Tominaga Y, Uchida K, Haba T, Katayama A, Sato T, Hibi Y, et al. More than 1,000 cases of total parathyroidectomy with forearm autograft for renal hyperparathyroidism. Am J Kidney Dis. 2001;38:S168.
21. Sato T, Tominaga Y, Ueki T, Goto N, Matsuoka S, Katayama A, et al. Total parathyroidectomy reduces elevated circulating fibroblast growth factor 23 in advanced secondary hyperparathyroidism. Am J Kidney Dis. 2004;44:481.
22. Moorthi RN, Moe SM. CKD-mineral and bone disorder: core curriculum 2011. Am J Kidney Dis. 2011;58:1022.
23. Wetmore JB, Liu J, Dluzniewski PJ, Ishani A, Block GA, Collins AJ. Geographic variation of parathyroidectomy in patients receiving hemodialysis: a retrospective cohort analysis. BMC Surg. 2016;16:77.
24. Tzanno-Martins C, Futata E, Jorgetti V, Duarte AJ. Restoration of impaired T-cell proliferation after parathyroidectomy in hemodialysis patients. Nephron. 2000;84:224.
25. Pizzarelli F, Fabrizi F, Postorino M, Curatola G, Zoccali C, Maggiore Q. Parathyroidectomy and blood pressure in hemodialysis patients. Nephron. 1993;63:384.
26. Abdelhadi M, Nordenström J. Bone mineral recovery after parathyroidectomy in patients with primary and renal hyperparathyroidism. J Clin Endocrinol Metab. 1998;83:3845.
27. Rudser KD, de Boer IH, Dooley A, Young B, Kestenbaum B. Fracture risk after parathyroidectomy among chronic hemodialysis patients. J Am Soc Nephrol. 2007;18:2401.
28. KDOQI Clinical Practice Guidelines for Bone Metabolism and Disease in Chronic Kidney Disease. Am J Kidney Dis. 2003;42(Suppl 3):S1.

29. Stanbury SW, Lumb GA, Nicholson WF. Elective subtotal parathyroidectomy for renal hyperparathyroidism. Lancet. 1960 Apr 9;1(7128):793-9.
30. Ogg CS. Total parathyroidectomy in treatment of secondary (renal) hyperparathyroidism. Br Med J. 1967 Nov11;4(5575):331-4.
31. Wells SA Jr, Gunnells JC, Shelburne JD, Schneider AB, Sherwood LM. Transplantation of the parathyroid glands in man: clinical indications and results. Surgery. 1975 Jul;78(1):34-44.
32. Magnabosco FF, Tavares MR, Montenegro FL. Tratamento cirúrgico do hiperparatireoidismo secundário: Revisão sistematizada da literatura. Arq Bras Endocrinol Metabol. 2014 Jul; 58(5):562-71.
33. Nascimento Júnior CP. Perfil funcional do autoenxerto de tecido paratireóideo em pacientes submetidos à paratireoidectomia total por hiperparatireoidismo secundário à doença renal crônica [tese]. São Paulo, Faculdade de Medicina; 2011 [citado 2023-04-28].
34. Arap SS. Paratireoidectomia subtotal no tratamento do hiperparatireoidismo secundário à Doença Renal Crônica [livre docência]. São Paulo: Universidade de São Paulo, Faculdade de Medicina; 2015 [citado 2023-04-28].
35. Evenepoel P, Claes K, Kuypers D, Maes B, Bammens B, Vanrenterghem Y. Natural history of parathyroid function and calcium metabolism after kidney transplantation: a single-centre study. Nephrol Dial Transplant. 2004;19(5):1281-7.
36. Copley JB, Wuthrich RP. Therapeutic management of postkidney transplant hyperparathyroidism. Clin Transplant. 2011;(1):24-39.
37. Bleskestad IH, Bergrem H, Leivestad T, Gøransson LG. Intact parathyroid hormone levels in renal transplant patients with normal transplant function. Clin Transplant. 2011;25(5):E566-70.
38. Muirhead N, Zaltman JS, Gill JS, Churchill DN, Poulin-Costello M, Mann V, et al. Hypercalcemia in renal transplant patients: prevalence and management in Canadian transplant practice. Clin Transplant. 2014;28(2):161-5.
39. D'Alessandro AM, Melzer JS, Pirsch JD, Sollinger HW, Kalayoglu M, Vernon WB, et al. Tertiary hyperparathyroidism after renal transplantation: operative indications. Surgery. 1989; 106:1049-56.
40. Kerby JD, Rue LW, Blair H, Hudson S, Sellers MT, Diethelm AG. Operative treatment of tertiary hyperparathyroidism: a single-center experience. Ann Surg. 1998;227:878-86.
41. Sprague SM, Belozeroff V, Danese MD, Martin LP, Olgaard K. Abnormal bone and mineral metabolism in kidney transplant patients- -a review. Am J Nephrol. 2008;28(2):246-53.
42. Borchhardt K, Sulzbacher I, Benesch T, Födinger M, SunderPlassmann G, Haas M. Low-turnover bone disease in hypercalcemic hyperparathyroidism after kidney transplantation. Am J Transplant. 2007;7(11):2515-21.
43. Malluche HH, Monier-Faugere MC, Herberth J. Bone disease after renal transplantation. Nat Rev Nephrol. 2010;6:32-40.
44. Hernández D, Rufino M, Bartolomei S, González-Rinne A, Lorenzo V, Cobo M, et al. Clinical impact of preexisting vascular calcifications on mortality after renal transplantation. Kidney Int. 2005;67(5):2015-20.
45. Stephani J, Akinli AS, von Figura G, Stephani J, Akinli AS, Barth TF, et al. Acute Pancreatitis in a Patient with Hypercalcemia due to Tertiary Hyperparathyroidism. Z Gastroenterol. 2011;49:1263-66.
46. Taylor EN, Curhan GC, Forman JP. Parathyroid hormone and the risk of incident hypertension. J Hypertens. 2008;26:1390-94.
47. Cohen JB, Gordon CE, Balk EM, Francis JM. Cinacalcet for the treatment of hyperparathyroidism in kidney transplant recipients: a systematic review and meta-analysis. Transplantation. 2012;94:1041-8.
48. Dulfer RR, Franssen GJH, Hesselink DA, Hoorn EJ, van Eijck CHJ, van Ginhoven TM. Systematic review of surgical and medical treatment for tertiary hyperparathyroidism. Br J Surg. 2017;104(7):804-13.
49. Tominaga Y. Surgical and Medical Management of Tertiary Hyperparathyroidism. World J Endocrine Surg. 2010;2(3):105-109.
50. Pitt SC, Panneerselvan R, Chen H, Sippel RS. Tertiary hyperparathyroidism: is less than a subtotal resection ever appropriate? A study of long-term outcomes. Surgery. 2009 Dec;146(6):1130-7.
51. Ferreira GF, de Menezes Montenegro FL, Machado DJ, Lanhez LE, Nahas WC, David-Neto E. Parathyroidectomy after kidney transplantation: short- and long-term impact on renal function. Clinics (São Paulo) 2011;66:431-5.

# CÂNCER DE PARATIREOIDE: QUADRO CLÍNICO, DIAGNÓSTICO, ESTADIAMENTO E TRATAMENTO



# CAPÍTULO 22

Felipe Ferraz Magnabosco ▪ Hudson Sá Sodré ▪ Fábio Luiz de Menezes Montenegro

## INTRODUÇÃO

O carcinoma de paratireoide (CP) representa um dos tipos mais raros de neoplasias malignas conhecidas.[1] Estima-se uma prevalência de 0,005% dentre todos os cânceres e de 0,5% até 5,0% dentre todas as afecções paratireóideas primárias.[2-6] Sua incidência varia de 0,02 até 0,05 caso por 100.000 habitantes em algumas regiões.[3,4,7] Entretanto, apesar de rara, sua ocorrência vem aumentando, principalmente, em países do ocidente.[2-4] Nos Estados Unidos, por exemplo, a incidência de CP aumentou em 60% nos últimos 16 anos.[8,9] De modo semelhante, o mesmo ocorreu na Finlândia, com aumento de incidência em quase três vezes em uma década.[10] Tal tendência não foi diferente na casuística do Hospital das Clínicas da Faculdade de Medicina da Universidade de São Paulo (HCFMUSP). Entre os anos de 1970 a 1995, houve incidência de 0,36 caso por ano, passando para 0,80 entre 1996 a 2000 e 0,85 entre 2001 e 2021.[11,12] Comparando os primeiros 25 anos do período (1970 a 1995) à última metade (1996 a 2021), percebeu-se um aumento de 133% na frequência da condição, principalmente a partir de 2005 (Fig. 22-1). Apesar de não ser possível afirmar o motivo do incremento, maior atenção para suspeita clínica e a melhora do conhecimento médico (tanto de clínicos, como cirurgiões e patologistas) possam ter contribuído.

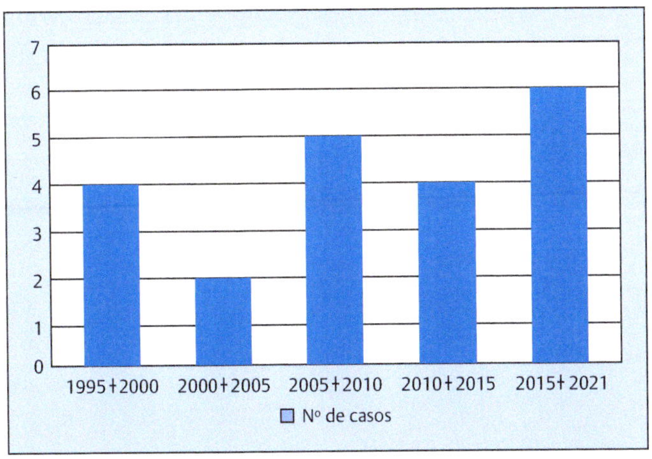


Fig. 22-1. Número de casos de CP distribuídos ao longo do tempo no HCFMUSP de 1995 a 2021.

O CP ocorre em frequências semelhantes para ambos os sexos e acomete, geralmente, pacientes mais jovens, na quinta década de vida – diferentemente dos distúrbios benignos da paratireoide.[2,4,6,7]

Ainda que se façam esforços para o estudo do CP, é notório que a experiência no seu manejo ainda é limitada mesmo em grandes centros de referência, com estudos carentes de casuística expressiva dada a raridade da condição.

## PATOLOGIA

Ainda que o padrão ouro para diagnóstico de neoplasias malignas sólidas seja o exame anatomopatológico, o CP enfrenta dificuldades adicionais, visto não apresentar um padrão histológico muito bem definido.[3,13] Sua morfologia frequentemente evidencia uma massa mal definida, aderida a tecidos adjacentes, com padrão de crescimento variado.[2,4,14]

Historicamente, alguns dos critérios utilizados para definir CP foram os propostos por Schantz e Castelman, elaborados, em 1973, quando as seguintes características histológicas estavam presentes (mesmo que não simultaneamente): padrão trabecular, necrose, atipia nuclear (como macronucléolos), presença de mitoses, bandas fibrosas largas e invasão capsular (Fig. 22-2).[2,4,15-17] Entretanto, mesmo que cumpridos esses critérios, alguns tumores apresentam crescimento intracapsular, sendo caracterizados como adenomas atípicos.[2,3] Por conta disso, esses critérios, posteriormente, foram revistos e atualmente são considerados indicadores histológicos de agressividade em lesões paratireóideas, não permitindo a distinção confiável entre neoplasias benignas ou malignas da paratireoide.

Atualmente, a Organização Mundial da Saúde (OMS) define critérios mais restritos, em que o diagnóstico de CP é dado exclusivamente na presença de pelo menos um dos seguintes: invasão vascular, invasão linfática, invasão perineural, invasão local de estruturas/órgãos adjacentes ou metástase (regional ou distante).[3,13,18] Assim como em outras neoplasias endócrinas, a demonstração de angioinvasão é um critério altamente confiável de malignidade e comum de ser encontrado, podendo ser destacado pelo exame imuno-histoquímico com o uso dos marcadores ERG, CD31 ou CD34 (Fig. 22-3), enquanto a invasão linfática pode ser documentada com o antígeno D2-40.[18] Porém, visto sua raridade e dificuldade diagnóstica, a doença ainda é frequentemente subestimada e subtratada.[4]

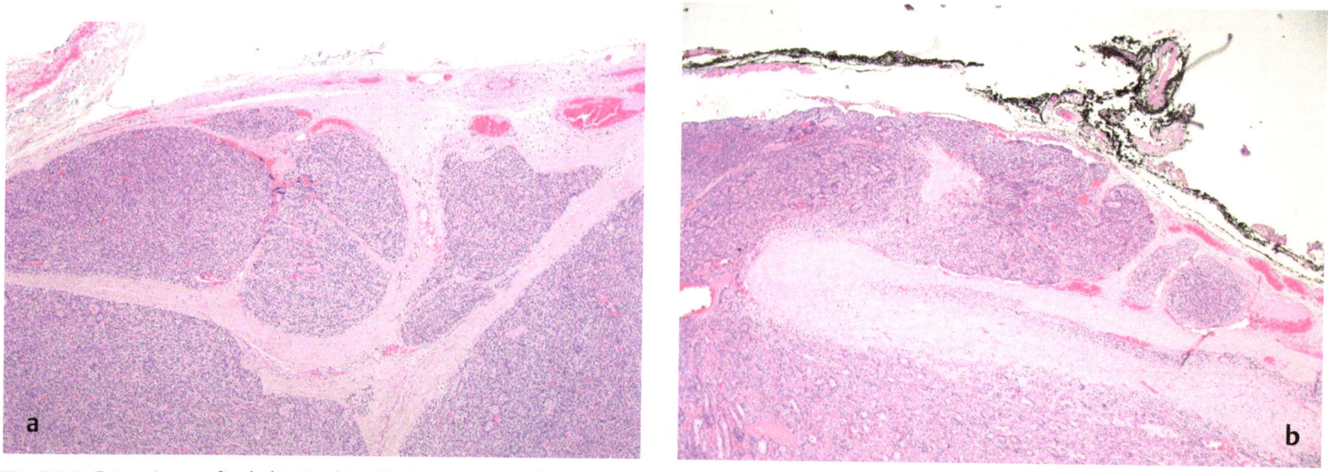

Fig. 22-2. Fotomicrografia de lâmina histológica evidenciando (a) bandas largas de tecido conjuntivo fibroso que se estendem da pseudocápsula peritumoral e (b) invasão capsular.

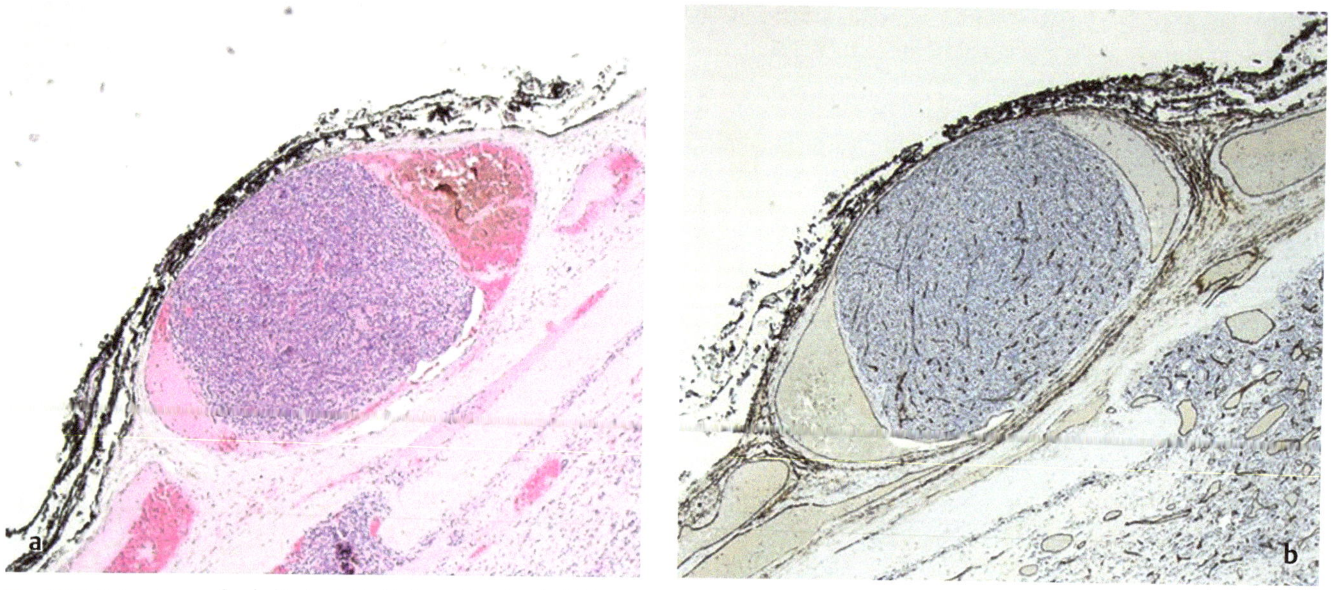

Fig. 22-3. Fotomicrografia de lâmina histológica evidenciando (a) invasão vascular e (b) reação imuno-histoquímica de CD34, realçando espaço vascular acometido por carcinoma angioinvasivo.

## Biomarcadores

Visto a grande dificuldade de se dar o diagnóstico de CP no momento pré-operatório, diversos biomarcadores séricos, urinários e teciduais foram pesquisados como potenciais na melhora da acurácia diagnóstica tanto no pré, como no pós-tratamento. Destarte, já é sugerido a improbabilidade de biomarcadores individualmente diferenciar de forma confiável neoplasias benignas e malignas.[3] No entanto, estudos recentes buscam marcadores que ajudem nesta definição. Os carcinomas de paratireoide estão associados à perda de expressão imuno-histoquímica de parafibromina, APC, E-caderina, p27, Bcl-2a, mdm-2 e 5-hmC e positividade para PGP9.5, galectina3, hTERT e superexpressão de *p53*, além do índice aumentado de *Ki67* (frequentemente > 5%), achados não encontrados nos adenomas da paratireoide. Dentre os marcadores imuno-histoquímicos, destaca-se a perda da expressão da parafibromina nuclear, como um biomarcador confiável de malignidade no cenário morfológico apropriado.[18]

Ademais, com o progresso nas descobertas no campo genético e molecular, alguns marcadores já foram considerados auxiliadores no diagnóstico, como cálcio e PTH no soro, além de mutação nos genes *CDC73/HRPT2* e APC.[3,19] No entanto, apesar dos atuais avanços no âmbito da patologia molecular, ainda não há nenhum marcador específico e totalmente sensível.

## APRESENTAÇÃO CLÍNICA

De modo geral, o CP apresenta-se de forma esporádica.[2,4] No entanto, sua frequência é maior em portadores da síndrome hiperparatireoidismo-tumor de mandíbula, associada à mutação germinativa do gene *CDC73*, e pode acontecer em cerca de 15% dos afetados.[20]

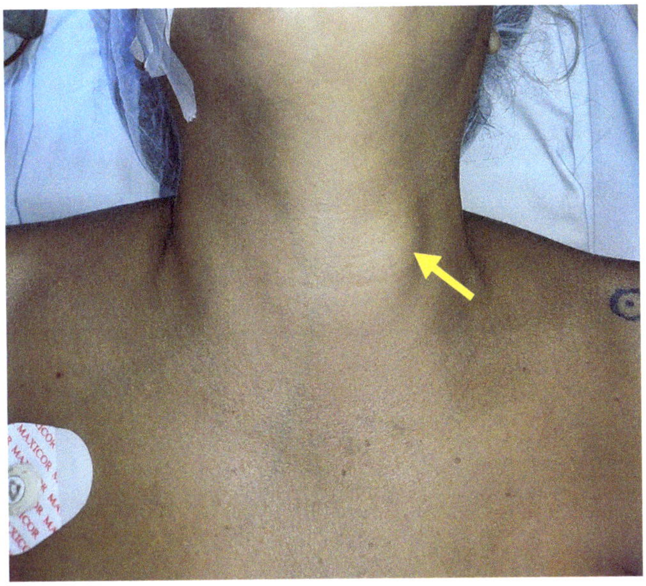

Fig. 22-4. Pescoço de paciente com CP evidenciando nódulo cervical visível e palpável em nível VI à esquerda (seta).

A maioria dos CP representa lesões funcionantes, por vezes se apresentando com massa cervical palpável (Fig. 22-4), promovendo um quadro clínico geralmente relacionado à hipercalcemia, usualmente severa, e hiperparatormonemia.[2,12,21] No entanto, deve-se notar que mesmo pacientes com hipercalcemia marcada e lesões grandes palpáveis podem ter lesões benignas da paratireoide.[22,23] Da mesma forma, pacientes com quadro bioquímico mais tênue podem ter CP, apesar de isso ser menos comum.

Dentre as repercussões metabólicas e distúrbios orgânicos ocasionados pela hipercalcemia, pacientes com diagnóstico de CP possuem mais comumente acometimento renal, gastrointestinal, ósseo e psiquiátrico.[13]

Ao momento do diagnóstico, o envolvimento linfonodal ou metástase a distância não é um evento comum.[2] Acometimento linfonodal regional no momento do diagnóstico é visto em menos de 15% dos pacientes, enquanto que a distância em menos de 7,0%.[4,13] Tal característica também se observou no HCFMUSP. Dentre os pacientes, 64,7% se encontravam ainda em estádios iniciais (T1 ou T2), sendo que, no total, apenas 11,8% apresentavam metástases a distância no diagnóstico e nenhum para linfonodos regionais.

## DIAGNÓSTICO PRÉ-OPERATÓRIO

O diagnóstico de CP é desafiador e pode ser questionável, frequentemente não sendo possível no pré-tratamento.[2-4,24] Devido à limitação do conhecimento atual sobre o tema, a taxa de erro de diagnóstico pré-operatório ainda é relevante, podendo chegar a 80% dos casos.[1]

No pré-operatório, o diagnóstico só é possível em caso de recidiva de um câncer previamente tratado ou então na demonstração inequívoca de metástase linfonodal ou a distância. De fato, o diagnóstico definitivo muitas vezes só é feito após o procedimento cirúrgico ou então após evidência de recorrência ou metástase.[2,4]

Apesar dessa dificuldade, existem algumas informações que aumentam a suspeita pré-tratamento de CP em pacientes com hiperparatireoidismo frente às afecções benignas que são as mais comuns na prática clínica.[2,25] São elas: níveis elevados de cálcio e paratormônio (PTH) séricos, massa cervical palpável, quadro clínico severo com lesão orgânica ou até mesmo paralisia do nervo laríngeo inferior.[2-5,16,24,26] A atenção a esses sinais pode auxiliar a tomada de decisões no intraoperatório.

O cálcio sérico total acima de 14 mg/dL ou 3 a 4 mg/dL acima do limite superior da normalidade associado a sintomas de hipercalcemia (astenia, poliúria polidipsia, anorexia, vômitos, perda ponderal, confusão mental), principalmente quando exuberantes, deve fazer suspeitar de neoplasia maligna.[2,4,7,25,27] Quanto ao PTH, geralmente se encontra elevado duas vezes e, frequentemente, até 3 a 10 vezes o limite superior da normalidade.[2,4,7,25,27] Entretanto, em áreas do globo em que o cálcio sérico é facilmente acessível, não seria surpreendente o diagnóstico de pacientes assintomáticos – ainda que portadores de acometimento renal ou ósseo subclínico – através de achados incidentais de hipercalcemia.[28]

Ainda, com relação aos achados clínicos, é comum nesses pacientes observar marcadamente acometimento renal e ósseo ao diagnóstico (insuficiência renal, nefrolitíase, nefrocalcinose, dor óssea, reabsorção subperiosteal, fraturas patológicas, osteíte fibrosa cística, crânio em "sal e pimenta", tumores marrons) em comparação às etiologias benignas (Figs. 22-5 a 22-10).[2,4,7,25,27] A presença de massa cervical palpável na região anterior (> 3 cm) em paciente com hipercalcemia também é indicativa de CP, estando presente em até 76% dos casos.[2,4,25,27]

A importância de se realizar uma predição adequada de etiologia maligna se dá devido à necessidade de um tratamento oncológico adequado que, se realizado precocemente, além de melhorar o resultado, evita operações adicionais com risco aumentado de morbidade.[2,3] De modo paralelo, aumentando a acurácia diagnóstica pré-operatória e o descarte de carcinoma de maneira segura, há o potencial de reduzir a taxa de intervenções radicais desnecessárias em casos de tumores benignos volumosos antes considerados como suspeitos para malignos.[3]

### Punção Aspirativa por Agulha Fina

Apesar de conduta frequente frente a neoplasias na cabeça e pescoço, a análise citológica de material obtido por punção aspirativa por agulha fina (PAAF) não é recomendada em lesões de paratireoide, especialmente na suspeita clínica de carcinoma.[2,4,6] Devido ao seu potencial de ruptura da cápsula do tumor e de disseminar células neoplásicas locorregionalmente, pode conferir um desfecho indesejável ao paciente.[2,4,6,29,30] Há na literatura, inclusive, relato de disseminação de células tumorais pelo trajeto da agulha de punção, mesmo com a agulha fina.[31] Além disso, as informações citopatológicas obtidas são pobres no tangente ao diagnóstico para a distinção entre doenças malignas e benignas.[4,6]

Todavia, a PAAF pode ser, sim, considerada para a confirmação de lesões metastáticas em localizações não habituais para tecido paratireóideo, usando como recurso adicional a dosagem do PTH do conteúdo aspirado.[4,6]

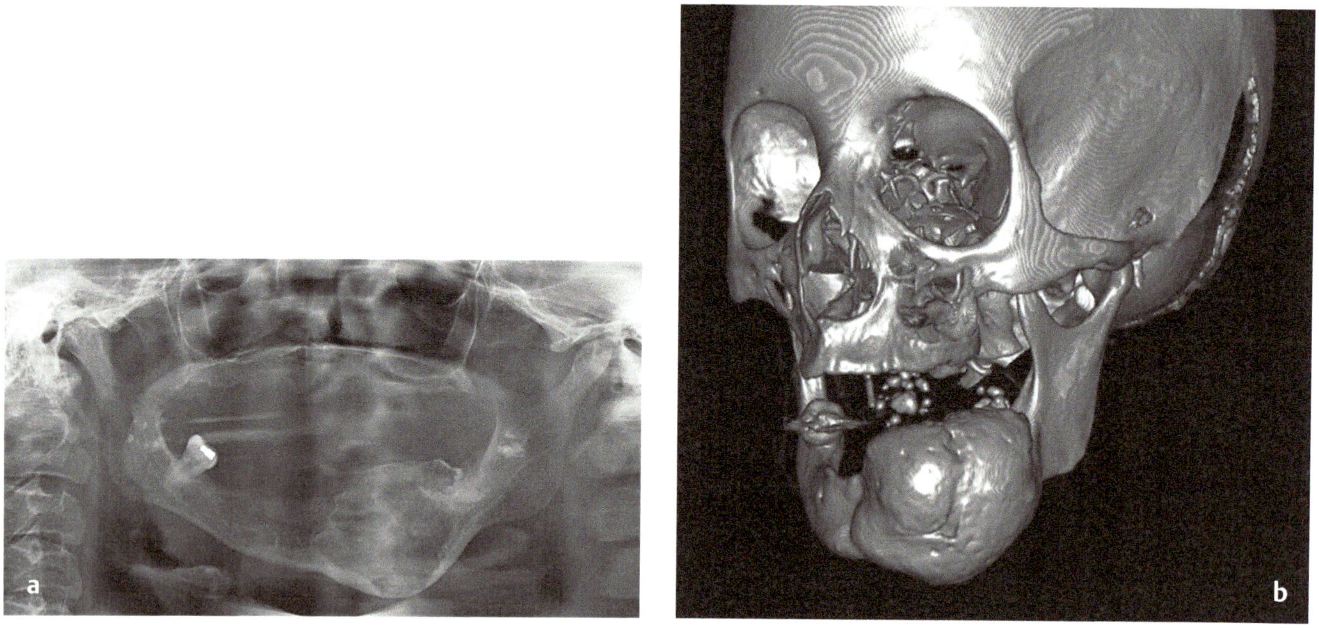


Fig. 22-5. (a) Radiografia panorâmica de mandíbula e (b) reconstrução tridimensional de TC evidenciando volumoso tumor marrom à esquerda em paciente com CP.

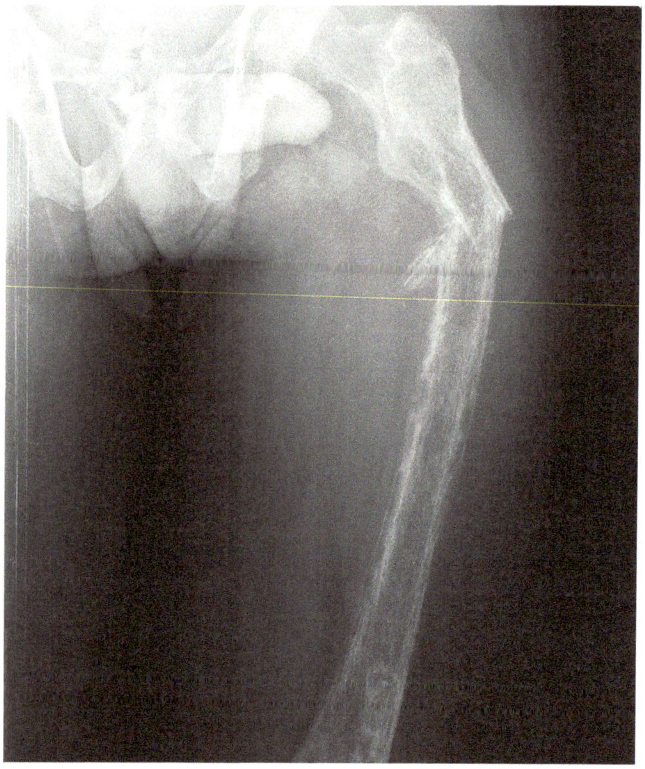

Fig. 22-6. Fratura patológica com rarefação óssea em fêmur esquerdo em paciente portador de CP evidenciada por radiografia.

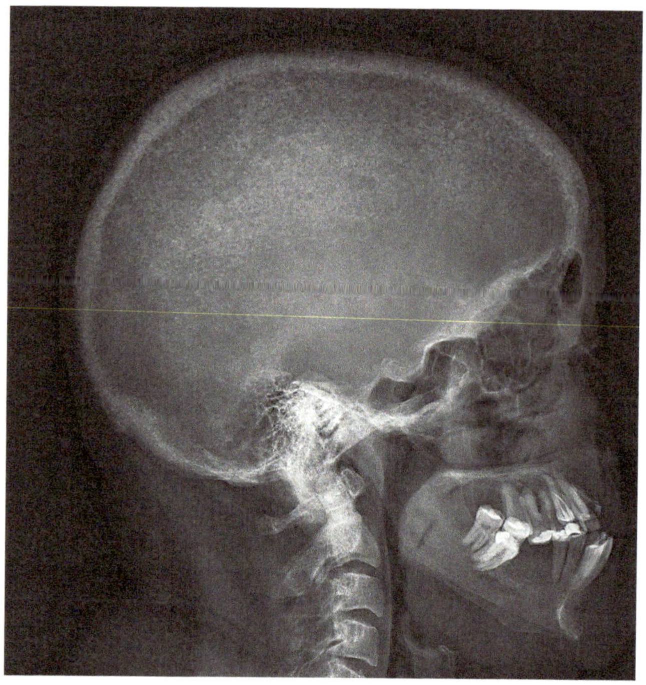

Fig. 22-7. Radiografia de crânio evidenciando aspecto em "sal e pimenta" em paciente portador de CP.

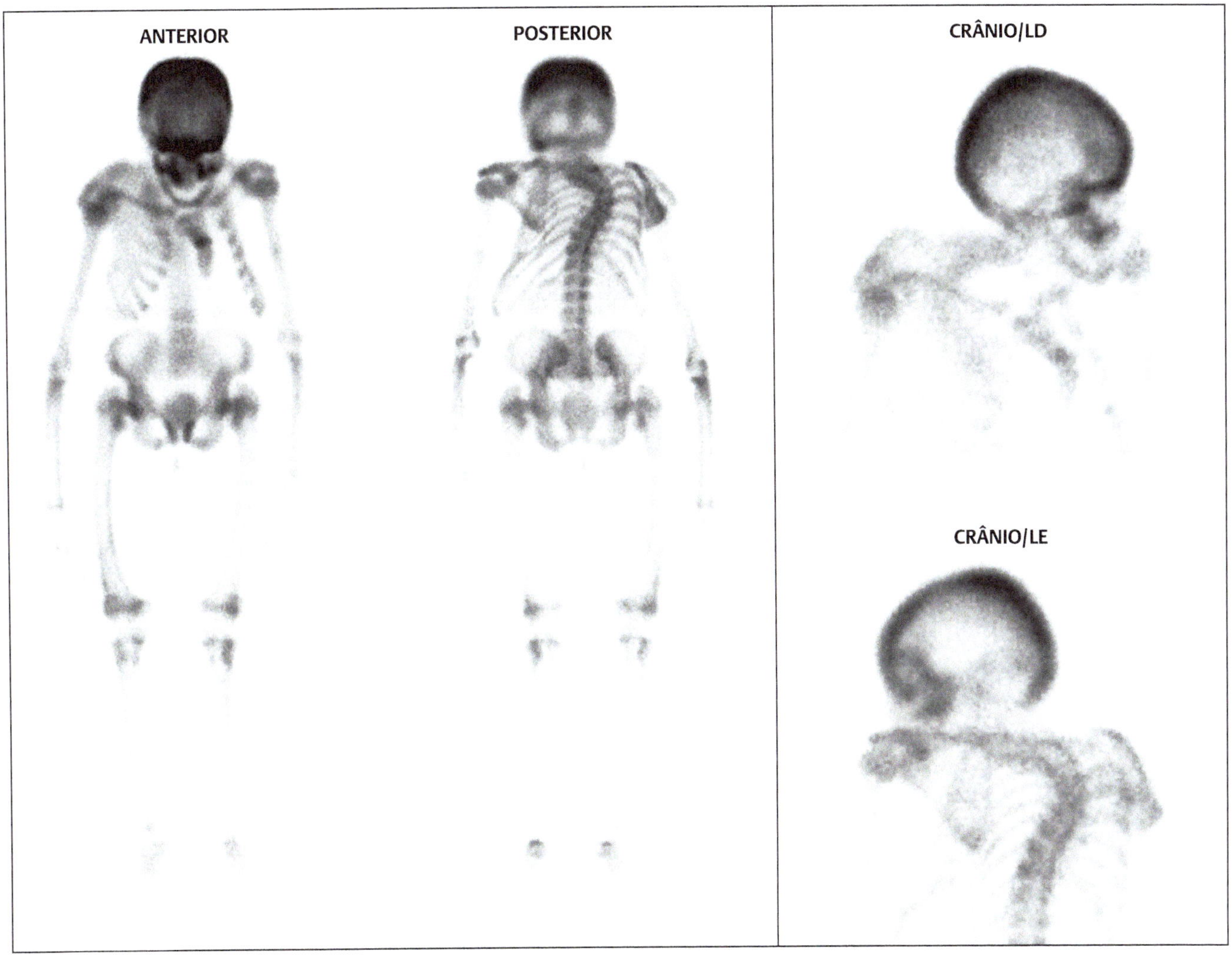


Fig. 22-8. Cintilografia óssea de paciente portador de CP evidenciando deformidades ósseas importantes e intensa atividade de reabsorção óssea.

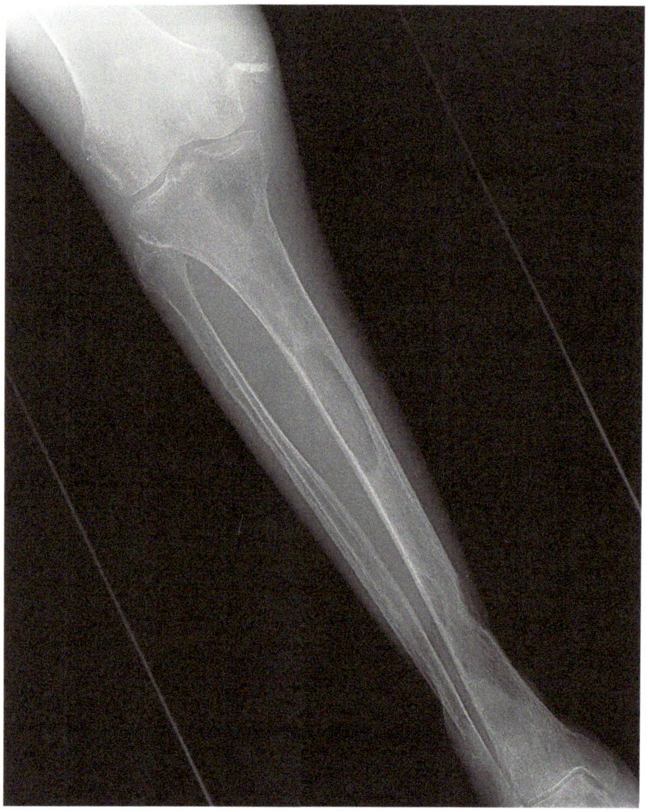

Fig. 22-9. Radiograma de tíbia e fíbula direitas em paciente com CP demostrando tumores marrons.

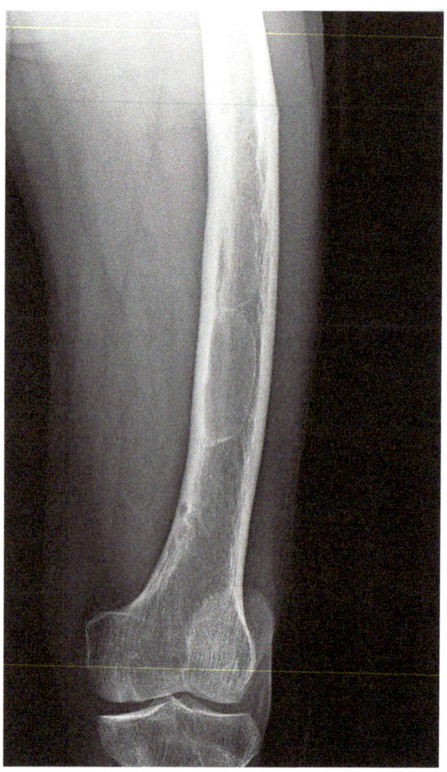

Fig. 22-10. Tumores marrons em fêmur esquerdo evidenciados por radiografia de coxa em paciente portador de CP.

## EXAMES DE IMAGEM

Como ferramentas de auxílio para o diagnóstico do CP, alguns exames de imagem podem ser empregados. Quando usados em combinação, podem aumentar a sensibilidade e especificidade.[2,32]

### Ultrassonografia

A ultrassonografia cervical pode ser útil tanto na localização do tumor, quanto na suspeição de malignidade. Pode-se suspeitar de CP quando observada lesão em topografia de paratireoide com infiltração de estruturas adjacentes.[2,4,19] Ainda que discutíveis e não unânimes, tumores maiores de 3 cm, lobulados e hipoecogênicos/heterogêneos, com cápsula espessada, vascularização, calcificação, degeneração cística e até mesmo com relação profundidade/largura > 1, em algumas casuísticas, mostraram-se suspeitos.[2,19,25,33]

### Tomografia Computadorizada e Ressonância Magnética

A tomografia computadorizada (TC) e a ressonância magnética (RM) também podem auxiliar na identificação de invasão local e lesões metastáticas.[2,4] As características tomográficas sugestivas de malignidade são alta relação entre o menor e o maior eixo, formato irregular, presença de infiltração e calcificação peritumoral e baixo realce pelo contraste (Fig. 22-11).[4]

Na ressonância magnética, todas as lesões da paratireoide são brilhantes em imagens T2 saturadas de gordura, sendo o CP grande, mal definido e heterogêneo.[4]

A TC quadridimensional (TC-4D), que adiciona dimensão multifásica à imagem de TC, tem sido estudada principalmente na doença benigna da paratireoide, mas também pode ser utilizada para o CP.[4]

### Cintilografia

A cintilografia com MIBI é útil na localização da lesão, embora não consiga distinguir entre etiologias maligna e benigna.[2] Seu emprego continua sendo útil da mesma maneira que as outras etiologias de hiperparatireoidismo primário (Fig. 22-12).

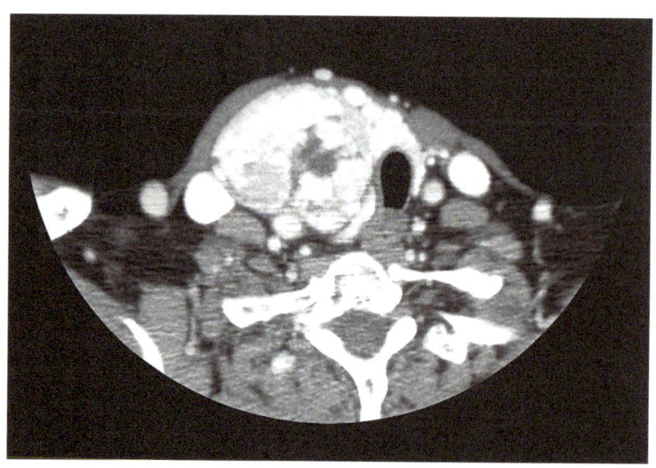

Fig. 22-11. Tomografia computadorizada sugestiva de carcinoma de paratireoide de grande volume à direita, heterogêneo, formatos irregular e lobulado, invadindo estruturas adjacentes.

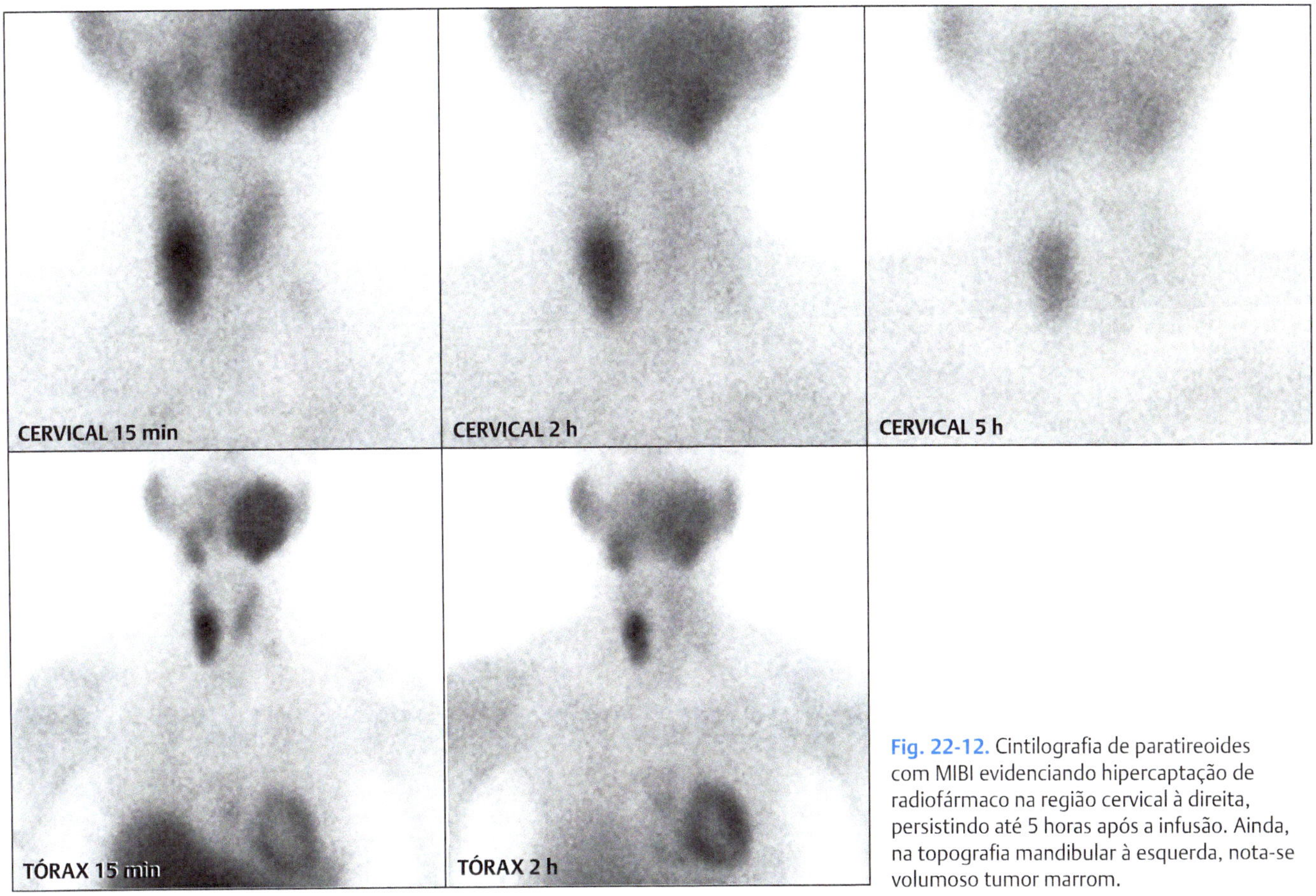


Fig. 22-12. Cintilografia de paratireoides com MIBI evidenciando hipercaptação de radiofármaco na região cervical à direita, persistindo até 5 horas após a infusão. Ainda, na topografia mandibular à esquerda, nota-se volumoso tumor marrom.

### Tomografia Computadorizada por Emissão de Pósitrons

A tomografia computadorizada por emissão de pósitrons (PET-CT) com 18F-FDG já foi aventado para avaliar a extensão do CP antes do tratamento e para identificar recorrência.[2,4] Infelizmente, tal técnica tem baixa sensibilidade na detecção de pequenas lesões.[2] Consequentemente, seu uso no estadiamento precoce não é indicado, sendo utilizado principalmente na avaliação de doença locorregionalmente avançada, de metástases a distância e de doença residual potencial após o tratamento.[2,4] Na experiência dos autores, mesmo esta indicação tem resultados ruins.

O PET-CT com 18-fluorocolina (PET 18F-Colina) é um método novo e promissor para a localização pré-operatória de massas paratireóideas.[4] No entanto, os tumores marrons também são positivos para o método, o que deve ser considerado para não serem confundidos com metástases.[4]

### Cateterismo Venoso Seletivo

O cateterismo venoso seletivo com medida de PTH pode ser utilizado para localizar recidivas quando os exames de imagem com as demais técnicas não invasivas são negativos ou duvidosos.[2] Entretanto, devido à sua dificuldade de realização e melhora dos outros métodos complementares, cada vez menos tem sido empregado.

## ESTADIAMENTO

Inicialmente, dois sistemas de estadiamento TNM foram propostos: um por Shaha e Shah (denominado sistema Shaha), em 1999, e outro por Talat e Schulte (denominado sistema Schulte), em 2010.[34,35] Este último sendo, posteriormente, validado, em 2012.[36]

As principais diferenças entre os dois estão relacionadas à classificação T1-T3; o sistema Shaha usa o diâmetro (3 cm) para separar os tumores T1 e T2, enquanto que no sistema Schulte a divisão é baseada em características histopatológicas. Os tumores T3 são definidos pela invasão dos tecidos moles circundantes no sistema Shaha e pela invasão vascular no sistema Schulte.

Talat e Schulte também desenvolveram um modelo alternativo (denominado Schulte b) que classifica os CP de forma binária como de baixo risco (invasão capsular ou invasão de tecidos moles circundantes) ou alto risco (invasão vascular e/ou metástases linfonodais e/ou invasão de órgãos vitais e/ou metástases a distância) (Quadro 22-1).

Mais recentemente, em 2017, o CP foi incluído na oitava edição do manual de câncer de tumor, nódulo, metástase (TNM) do *American Joint Committee on Cancer* (AJCC) e da *Union for International Cancer Control* (UICC).[37] No entanto, apesar disso, reconhece-se que os dados disponíveis sobre as características e prognóstico do tumor são limitados, sendo prematuro propor um sistema de estadiamento.[37] Nele, são propostas variáveis específicas a serem verificadas e registradas prospectivamente para facilitar o desenvolvimento de um sistema formal de estadiamento no futuro (Quadro 22-2).[37]

**Quadro 22-1.** Sistemas de Estadiamento Propostos por Shaha e Shah, em 1999, e por Talat e Schulte, em 2010

| | Shaha | | Schulte [a] | | Schulte [b] | |
|---|---|---|---|---|---|---|
| **T** | (Tx) | Não definido pelo autor | Tx | Sem informação disponível | Baixo risco | Invasão capsular<br>Invasão de tecidos moles adjacentes |
| | T1 | Tumor primário < 3 cm | T1 | Evidência de invasão capsular | | |
| | T2 | Tumor primário > 3 cm | T2 | Invasão de tecidos moles adjacentes excluindo os órgãos vitais: traqueia, laringe e esôfago | | |
| | T3 | Tumor primário de qualquer tamanho com invasão de tecidos moles adjacentes (tireoide, musculatura estriada etc.) | T3 | Evidência de invasão vascular | | |
| | T4 | Doença massiva no compartimento central invadindo traqueia e esôfago ou carcinoma de paratireoide recidivado | T4 | Invasão de órgãos vitais, como hipofaringe, traqueia, esôfago, laringe, nervo laríngeo inferior, artéria carótida | | |
| **N** | (Nx) | Não definido pelo autor | Nx | Linfonodos não avaliados | Alto risco | Invasão vascular e/ou metástase linfonodal e/ ou invasão de órgãos vitais e/ ou metástase a distância |
| | N0 | Ausência de metástase para linfonodos regionais | N0 | Ausência de metástase para linfonodos regionais | | |
| | N1 | Metástase para linfonodos regionais | N1 | Metástase para linfonodos regionais | | |
| **M** | (Mx) | Não definido pelo autor | Mx | Metástases a distância não avaliadas | | |
| | M0 | Sem evidência de metástase à distância | M0 | Sem evidência de metástase a distância | | |
| | M1 | Evidência de metástase a distância | M1 | Evidência de metástase a distância | | |
| **Estádio** | I | T1N0M0 | I | T1 ou T2 N0M0 | | |
| | II | T2N0M0 | II | T3 N0 M0 | | |
| | IIIa | T3N0M0 | III | Qualquer T, N1 M0, ou T4 | | |
| | IIIb | T4N0M0 | | | | |
| | IIIc | Qualquer T, N1M0 | | | | |
| | IV | Qualquer T, qualquer N, M1 | IV | Qualquer N, M1 | | |

Adaptado de Talat N, Schulte KM. Clinical Presentation, Staging and Long-Term Evolution of Parathyroid Cancer. Ann Surg Oncol. 2010;17:2156-2174 [35]

**Quadro 22-2.** Definições de TNM Propostas de Carcinoma de Paratireoide pela AJCC UICC 8ª edição

| Tumor primário (T) | |
|---|---|
| **Categoria T** | **Critério T** |
| TX | Tumor primário não pode ser avaliado |
| T0 | Sem evidência de tumor primário |
| Tis | Neoplasia paratireóidea atípica (neoplasia de potencial maligno incerto)* |
| T1 | Localizado à glândula paratireoide com extensão limitada a tecidos frouxos |
| T2 | Invasão direta à glândula tireoide |
| T3 | Invasão direta ao nervo laríngeo recorrente, esôfago, traqueia, musculatura estriada esquelética, linfonodos adjacentes ou timo |
| T4 | Invasão direta a grandes vasos sanguíneos ou coluna |

*Definida como tumores que são histológica ou clinicamente preocupantes, porém não preenchem os critérios mais robustos (por exemplo: invasão, metástase) para carcinoma. Geralmente incluídos tumores que possuem duas ou mais características relativas, como bandas fibrosas, figuras mitóticas, necrose, crescimento trabecular ou aderência a tecidos adjacentes no intraoperatório. Neoplasias paratireóideas atípicas geralmente possuem dimensões, peso e volume menores comparados aos carcinomas e são menos propensos a terem necrose tumoral coagulativa.

(Continua.)

Quadro 22-2. *(Cont.)* Definições de TNM Propostas de Carcinoma de Paratireoide pela AJCC UICC 8ª edição

| **Linfonodos regionais (N)** | |
|---|---|
| **Categoria N** | **Critério N** |
| NX | Linfonodos regionais não podem ser avaliados |
| N0 | Ausência de metástase para linfonodos regionais |
| N1 | Metástase para linfonodos regionais |
| N1a | Metástase para nível VI (pré-traqueal, paratraqueal e pré-laríngeo/linfonodos Délficos) ou linfonodos no mediastino superior (nível VII) |
| N1b | Metástase cervical unilateral, bilateral ou contralateral (níveis I, II, III, IV ou V) ou linfonodos retrofaríngeos |
| **Metástase a distância** | |
| **Categoria M** | **Critério M** |
| M0 | Ausência de metástase a distância |
| M1 | Metástase a distância |
| **Grupos de estádios prognósticos** | |
| Não há dados suficientes para propor estadiamento anatômico e grupos prognósticos para carcinoma de paratireoide. | |

## TRATAMENTO

A cirurgia é o tratamento padrão para o CP, atualmente sendo a única terapia curativa.[2,4,5,13,26] O procedimento de ressecção da lesão em bloco na primeira operação com margens microscopicamente negativas traduz a maior chance de cura ao paciente.[2,4,6,26] Durante a cirurgia, a suspeita de CP é elevada em caso de evidência macroscópica de invasão locorregional, principalmente com aderência aos tecidos adjacentes, além de tumoração volumosa (diâmetro médio de 3,0 a 3,5 cm), endurecida e lobulada.[2,3,4]

A técnica cirúrgica deve contar com a extirpação da massa tumoral, por via aberta, com a exérese em bloco do lobo tireoidiano ipsilateral e tecidos circunjacentes em caso de invasão local, primando por margens cirúrgicas livres (Fig. 22-13).[2,4-6,13,16] Deve-se remover a doença com a mínima manipulação possível, evitando ruptura da cápsula e disseminação tumoral no campo cirúrgico.[2,4,5,16]

Em caso de acometimento linfonodal, recomenda-se a retirada dos mesmos.[2,13,16] A realização de esvaziamento cervical lateral eletivo ainda é controversa e não recomendada rotineiramente, haja vista não prolongar a sobrevida e aumentar morbidade.[2,4,5,13,16,38] O esvaziamento do compartimento central (nível VI) deve ser julgado pelo cirurgião no momento da cirurgia e o seu grau de suspeita. Na opinião dos autores, a margem livre é o aspecto mais relevante. Caso o diagnóstico seja após a cirurgia, a reoperação não é mandatória, se as margens estiverem livres.

No HCFMUSP, a cirurgia padrão para o CP consiste, portanto, na paratireoidectomia e exérese dos tecidos adjacentes a fim de se proporcionar margens oncológicas adequadas – na maioria das vezes, isso significa a realização da tireoidectomia parcial mais a linfadenectomia ipsilateral, preservando sempre que possível a integridade do nervo laríngeo inferior (Fig. 22-14). O esvaziamento ipsilateral é recomendado com o de oportunidade. Tal cirurgia, apesar de acrescentar pouco mais de morbidade que apenas a paratireoidectomia focalizada, justifica-se, haja vista um desfecho oncológico pior, caso a neoplasia não tenha sido extirpada por completo. Ainda, como a manipulação, geralmente, dá-se em apenas um lado do pescoço, a chance de hipoparatireoidismo definitivo e lesão de nervo laríngeo inferior, mesmo em caso de um eventual achado de benignidade, é baixa. Nos portadores da mutação do CDC-73, a exploração bilateral pode ser recomendada, principalmente se houver evidência de doença multiglandular nos exames de imagem.

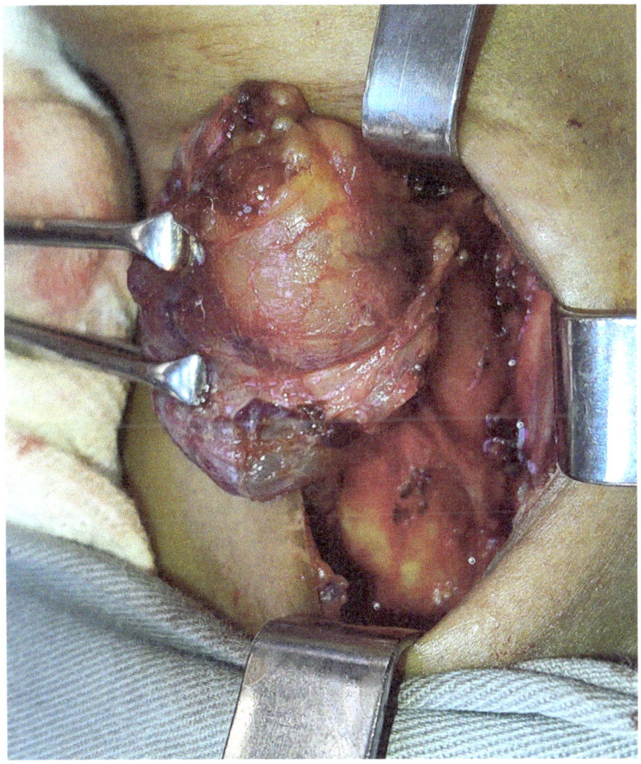

Fig. 22-13. Campo cirúrgico evidenciando CP aderido ao lobo tireoidiano esquerdo. Nota-se a ruptura da cápsula da lesão na parte superior, apesar do cuidado na dissecção.

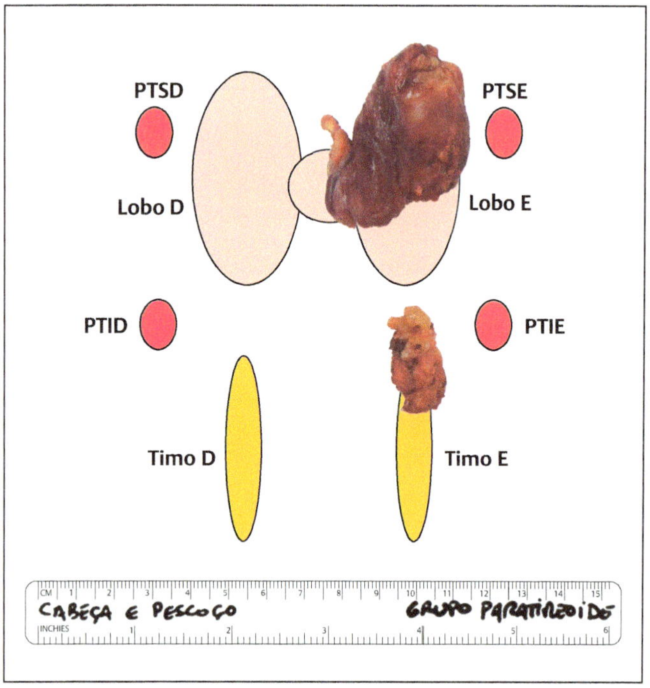


Fig. 22-14. Espécime cirúrgico após tratamento para CP. Na imagem, é possível observar o produto de tireoidectomia parcial esquerda e o CP em contato com o lobo tireoidiano. Mais abaixo, o produto de linfadenectomia do nível VI ipsilateral, sem evidência de metástase linfonodal macroscópica.

## PTH Intraoperatório

O uso do PTH intraoperatório (PTHio), apesar de carecer de estudos mais robustos, é sugerido por alguns autores como auxiliar em predizer doença maligna durante a paratireoidectomia ao mostrar um valor basal mais elevado associado a uma porcentagem de decaimento após 10 minutos mais expressiva se comparado a doenças benignas.[39] Os autores discordam dessa afirmação da literatura, sendo ainda não bem estabelecido e muito questionável. De fato, a queda do PTH poderá sugerir expectativa de melhora da calcemia num momento precoce, mas jamais indicar a cura do paciente.

## Congelação Intraoperatória

Apesar de ferramenta útil em diversas neoplasias do segmento da cabeça e pescoço, o advento da congelação intraoperatória não apresenta acurácia satisfatória para distinção de doença paratireóidea maligna, obtendo êxito em apenas 15% dos casos.[1] Desse modo, o cirurgião não deve ter a expectativa de que a consulta anatomopatológica intraoperatória pelo método da congelação possa lhe orientar sobre a etiologia tumoral ou mesmo guiar a extensão do procedimento. Isso reforça a importância da suspeição clínica pré-operatória ou intraoperatória e necessidade de cirurgiões experientes no manejo desses casos.

# TERAPIA ADJUVANTE

Muito se tem pesquisado a respeito de terapias não cirúrgicas para o CP, tanto prévias ao tratamento operatório, bem como em substituição ou até mesmo adjuvância.

## Hipocalcemiantes

Diversas drogas estão presentes no arsenal de controle da hipercalcemia. O tratamento medicamentoso no intuito de reduzir a calcemia e corrigir distúrbios metabólicos é peça-chave no manejo de pacientes que estão aguardando cirurgia ou naqueles com doença irressecável.[4,40] Os bisfosfonados (como o pamidronato ou ácido zoledrônico), ao inibir a atividade osteoclástica, são a medicação de escolha.[2,4,40] A calcitonina também pode ser utilizada, uma vez que inibe a reabsorção óssea e diminui a reabsorção tubular renal de cálcio, sendo utilizada principalmente como um hipocalcemiante rápido.[2,4] Outras medicações utilizadas são os calciomiméticos (como o cinacalcet), que atuam como moduladores alostéricos do receptor sensível de cálcio, utilizado, principalmente, em pacientes com doença inoperável.[2,6,40,41]

## Imunobiológicos e Terapia-Alvo

Com o avanço nas terapias imunobiológicas, o denosumab mostrou-se eficiente em reduzir o cálcio sérico em mais de 60% de pacientes com CP e hipercalcemia persistente após uso de bisfosfonados.[2,4] É um anticorpo humano monoclonal que apresenta alta afinidade ao ligante RANK, inibindo a maturação, ativação e funcionamento dos osteoclastos.[2,4]

Como terapia-alvo, o sorafenib mostrou-se eficaz apenas em alguns relatos de caso.[4] Ainda em caráter de protocolo para estudo clínico, o erdafitinibe também tem sido testado no HCFMUSP, porém com resultados preliminares pouco promissores.

## Quimioterapia

Poucos trabalhos foram publicados relacionando o uso da quimioterapia no CP.[2] Apesar de apresentar resposta parcial em alguns casos, não mostrou ser um tratamento efetivo no CP, não melhorando sobrevida livre de doença nem mesmo sobrevida global.[2,4,6]

## Radioterapia

O emprego da radioterapia no manejo do CP ainda é controverso.[4,42] O CP é um tumor resistente à radiação, não havendo indicação de tratamento como primeira linha.[4,5] Além disso, o método aparenta não conferir vantagem quanto a controle locorregional nem mesmo à sobrevida global.[2,4,6,43] Mesmo no cenário paliativo, em que geralmente é empregada, o papel da radioterapia também é incerto.[4,5]

## Radioablação

O tratamento com radioablação é pouco mais aceito, sendo usado em lesões metastáticas funcionantes, por exemplo, em pulmão e fígado, com controle satisfatório da doença ao longo de meses (Fig. 22-15).[2] Outra opção factível nesse cenário é o emprego de injeção intratumoral com etanol.[4,40] Considerando que a morte desses pacientes é determinada pelas complicações da hipercalcemia, e que a redução do volume tumoral auxilia no controle do cálcio, as variadas formas de citorredução são consideradas benéficas, exceto se apresentarem alto risco de vida em sua execução ou determinem piora significativa da qualidade de vida.

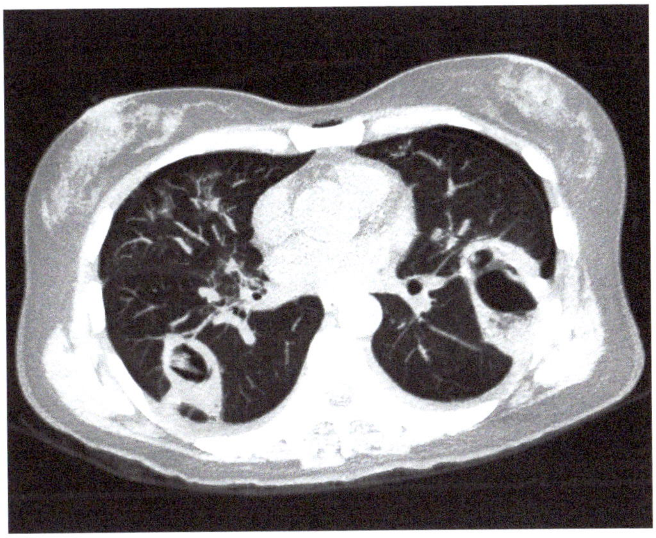

Fig. 22-15. Controle tomográfico imediato em tórax após radioablação bilateral de metástases pulmonares de CP.

## SEGUIMENTO

A sobrevida a longo tempo desses pacientes mostra-se favorável. O CP conta com um curso indolente e baixo potencial de agressividade em muitos casos.[2,44]

Pode-se encontrar surgimento de metástase a distância após anos do diagnóstico, salientando a importância de se realizar seguimento a longo prazo para esses pacientes.[43] Na casuística do HCFMUSP, um paciente apresentou recidiva bioquímica após 20 anos de tratamento. Por conta disso, apesar da relativa longa sobrevida, devem ser acompanhados ao longo de toda a vida (Fig. 22-16).

### Suspeita de Carcinoma Pré-tratamento

Nos casos em que houve suspeita pré-operatória de CP, e o paciente submetido à ressecção em bloco, o seguimento pode contar com medição de cálcio e PTH semestralmente nos primeiros 5 anos e, após, anualmente, bem como realização de ultrassonografia cervical periodicamente.[2,4,5]

### Diagnóstico Pós-Tratamento

Caso o diagnóstico seja feito apenas após a cirurgia, em pacientes que não foram operados com ressecção em bloco, o manejo varia de acordo com a análise anatomopatológica e quadro laboratorial. Caso os níveis séricos de cálcio e PTH estejam normais, e o relatório anatomopatológico não mostrar invasão capsular ou vascular extensa, pode-se apenas seguir o paciente.

Nesses casos, deve-se realizar um seguimento mais próximo, com dosagem de cálcio e PTH a cada trimestre nos primeiros 3 anos, depois semestralmente até o quinto ano e, finalmente, anualmente ao longo da vida.[2]

Em contrapartida, caso os níveis séricos de cálcio e PTH permaneçam elevados, ou o anatomopatológico mostre invasão capsular, vascular ou perineural extensa, pode-se programar uma reabordagem.[2] Um aspecto muito importante é a observação de margem livre.

### Recorrência

A chance de recorrência em pacientes com CP é relativamente comum e geralmente ocorre mais tardiamente, com curso indolente.[2,4,6,13] Na maioria dos casos, há elevação dos níveis de PTH gradual, sendo raro o evento de crise hipercalcêmica.[2]

Estima-se taxa de recorrência locorregional entre 30% a 75% e à distância entre 15 a 30%, principalmente para pulmão, pleura, osso, fígado, mediastino e cérebro (Figs. 22-17 e 22-18).[2,4,13,43,45] O tempo médio para surgimento de metástase a distância na literatura esteve em torno de 23 meses.[45] Quando analisados apenas os primeiros 2 a 4 anos após a terapia inicial, esse número pode chegar até 50%, mesmo com um tempo de sobrevida livre de doença de até 23 anos.[2] Outros autores, porém, já apresentaram taxas de 100% de recorrência em sua casuística.[2] No HCFMUSP, foi vista uma taxa de 47,1% tanto de recorrência locorregional (tempo médio de 28 meses) quanto à distância (média de 41,6 meses).

Quanto aos fatores que se mostraram relevantes no aumento de chance para recorrência na literatura, o tamanho da lesão foi um dado significativo, principalmente quando maior que 3 cm, com aumento cumulativo em sua incidência em 5 e 10 anos.[43] Além do tamanho, a ressecção radical como operação inicial, comparada à paratireoidectomia focalizada apenas, mostrou-se associada a taxas significativamente menores de recorrência.[1,2,6,7] Ainda, estádio mais avançado, o acometimento linfonodal, presença de mitoses patológicas, atipias nucleares, necrose, invasão vascular, expressão de *Ki67* > 10%, acometimento do trato aerodigestivo superior e ausência de remissão bioquímica após tratamento também se mostraram fatores de risco para recorrência.[10,13]

O manejo da doença recorrente ou metastática é, eminentemente, cirúrgico, sendo comum a necessidade de múltiplas intervenções ao longo do tempo.[2,4,6,13,46] O objetivo da cirurgia se baseia não apenas na citorredução tumoral, mas também controlar o desequilíbrio endócrino-metabólico que gera morbidade e mortalidade.[1,2,4,6] Dessa forma, uma reoperação deve ser sempre baseada em sugestão de métodos de imagem e não ser realizada de forma exploratória.

### Sobrevida

Apesar de uma incidência relativamente elevada de recorrência, o CP possui taxas favoráveis quanto à sobrevida a longo prazo. Estima-se sobrevida global entre 70% a 90% em 5 anos e 50% a 80% em 10 anos.[1,4,6,9,44,45] Em relação aos pacientes que desenvolveram metástases a distância, estima-se sobrevida global em torno de 40 meses.[43] Porém, dentre esses, a sobrevida global após 5 anos cai para 16%.[43]

Dentre os preditores de melhor prognóstico quanto à mortalidade, os estudos são conflitantes. Sugere-se que tamanho tumoral reduzido, ausência de metástase ao diagnóstico, idade precoce ao diagnóstico, sexo masculino e cirurgia em bloco na primeira operação foram protetores.[44,46,47]

As informações quanto à mortalidade associada à metástase linfonodal ainda são discordantes na literatura.[2] Tal constatação já havia sido observada por Schantz e Castelman, em 1973.[15] Na casuística do HCFMUSP, ao se analisar como ponto de corte o terceiro ano de seguimento, a sobrevida dos pacientes que foram diagnosticados com metástase previamente a

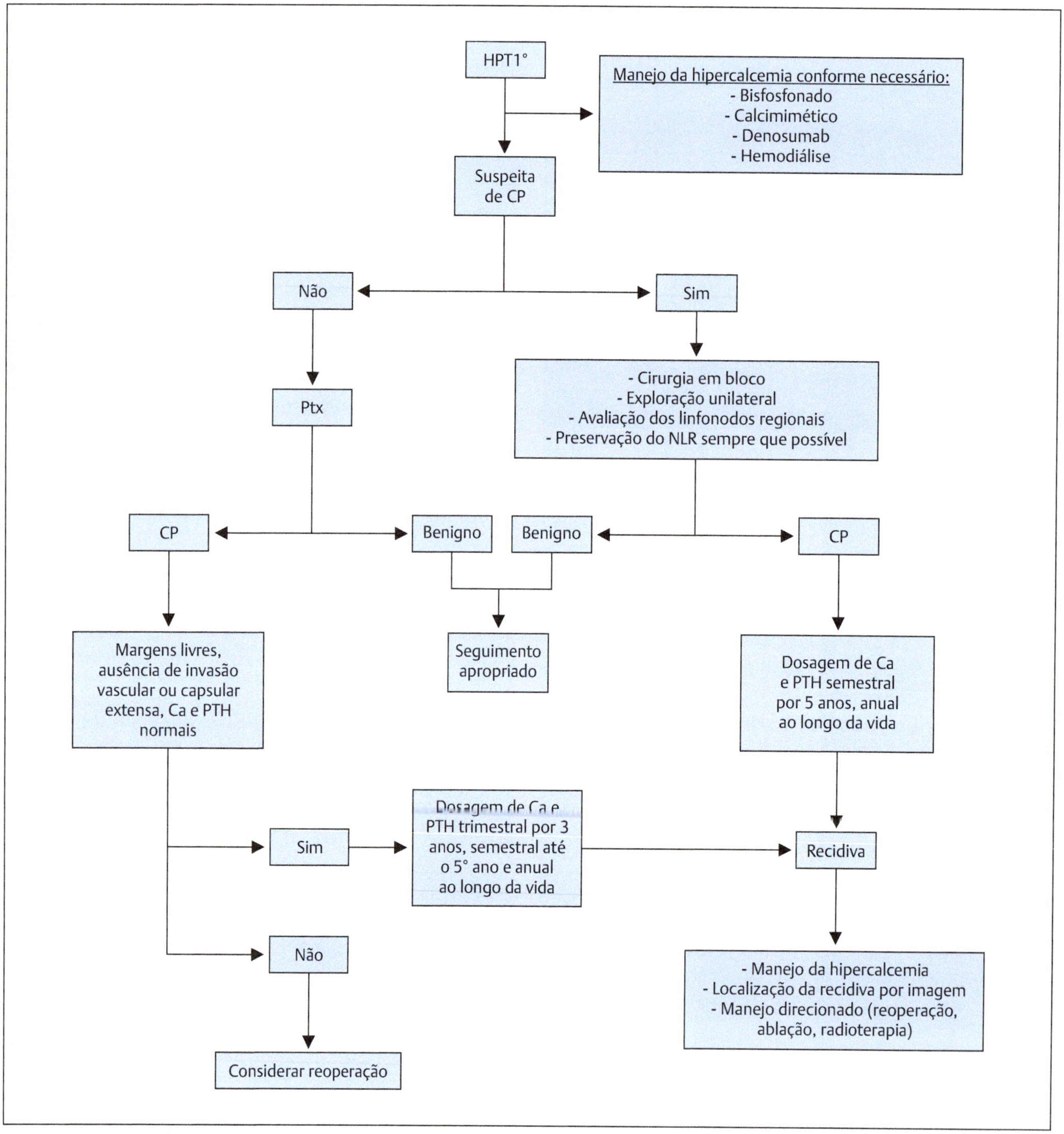


**Fig. 22-16.** Estratégia de tratamento para CP. CP: carcinoma de paratireoide; Ptx: paratireoidectomia; Ca: cálcio; NLR: nervo laríngeo recorrente.

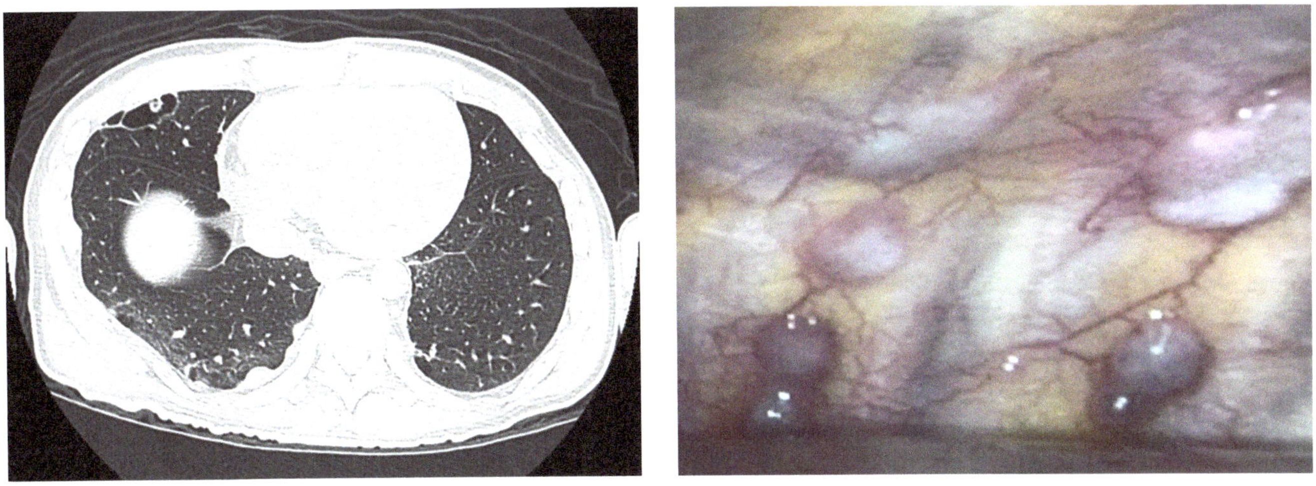

**Fig. 22-17.** (**a**) Tomografia computadorizada e (**b**) videotoracoscopia em paciente com CP metastático evidenciando implantes secundários em pleura parietal. (Foto cortesia de Dr. Orival de Freitas Filho.)

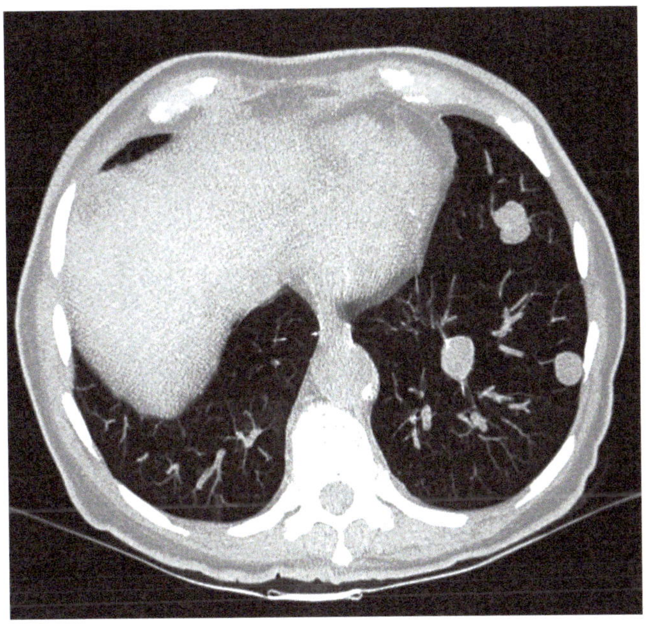

**Fig. 22-18.** Tomografia computadorizada de tórax evidenciando implantes secundários de CP em pulmão esquerdo.

esse ponto mostrou uma sobrevida inferior àqueles que apresentaram após. Ainda, curiosamente, todos os pacientes da amostra que apresentaram evidência de metástase após 36 meses permaneciam vivos no momento da análise, com tempo médio de seguimento de 13,6 anos.

A principal causa de morte para esses pacientes são, geralmente, advindas de complicações de hipercalcemia intratável, e não de carga tumoral.[2,4,6,44]

## REFERÊNCIAS BIBLIOGRÁFICAS


1. Wang P, Xue S, Wang S, Lv Z, Meng X, Wang G, et al. Clinical characteristics and treatment outcomes of parathyroid carcinoma: A retrospective review of 234 cases. Oncol Lett. 2017;14(6):7276-82.
2. Salcuni AS, Cetani F, Guarnieri V, Nicastro V, Romagnoli E, de Martino D, et al. Parathyroid carcinoma. Best Pract Res Clin Endocrinol Metab. 2018;32(6):877-89.
3. Davies MP, John Evans TW, Tahir F, Balasubramanian SP. Parathyroid cancer: A systematic review of diagnostic biomarkers. Surgeon. 2021;19(6):e536-e48.
4. Rodrigo JP, Hernandez-Prera JC, Randolph GW, Zafereo ME, Hartl DM, Silver CE, et al. Parathyroid cancer: An update. Cancer Treat Rev. 2020;86:102012.
5. Wilhelm SM, Wang TS, Ruan DT, Lee JA, Asa SL, Duh QY, et al. The American Association of Endocrine Surgeons Guidelines for Definitive Management of Primary Hyperparathyroidism. JAMA Surg. 2016;151(10):959-68.
6. Fingeret AL. Contemporary Evaluation and Management of Parathyroid Carcinoma. JCO Oncol Pract. 2021;17(1):17-21.
7. Quaglino F, Manfrino L, Cestino L, Giusti M, Mazza E, Piovesan A, et al. Parathyroid Carcinoma: An Up-to-Date Retrospective Multicentric Analysis. Int J Endocrinol. 2020;2020:7048185.
8. Lo WM, Good ML, Nilubol N, Perrier ND, Patel DT. Tumor Size and Presence of Metastatic Disease at Diagnosis are Associated with Disease-Specific Survival in Parathyroid Carcinoma. Ann Surg Oncol. 2018;25(9):2535-40.
9. Lee PK, Jarosek SL, Virnig BA, Evasovich M, Tuttle TM. Trends in the incidence and treatment of parathyroid cancer in the United States. Cancer. 2007;109(9):1736-41.
10. Ryhänen EM, Leijon H, Metso S, Eloranta E, Korsoff P, Ahtiainen P, et al. A nationwide study on parathyroid carcinoma. Acta Oncol. 2017;56(7):991-1003.
11. Cordeiro AC, Montenegro FL, Kulcsar MA, Dellanegra LA, Tavares MR, Michaluart P, et al. Parathyroid carcinoma. Am J Surg. 1998;175(1):52-5.
12. Montenegro FL, Tavares MR, Durazzo MD, Cernea CR, Cordeiro AC, Ferraz AR. Clinical suspicion and parathyroid carcinoma management. Sao Paulo Med J. 2006;124(1):42-4.
13. Lenschow C, Schrägle S, Kircher S, Lorenz K, Machens A, Dralle H, et al. Clinical Presentation, Treatment, and Outcome of Parathyroid Carcinoma: Results of the NEKAR Retrospective International Multicenter Study. Ann Surg. 2022;275(2):e479-e87.
14. DeLellis RA. Tumors of the Parathyroid Gland. In: AFIP Atlas of Tumor Pathology. 3rd series, fascicule 6. Washington: Armed Forces Institute of Pathology. 1991. p. 53-63.
15. Schantz A, Castelman B. Parathyroid Carcinoma: A Study of 70 Cases. Cancer. 1973;31(3):600-605.

16. Machado NN, Wilhelm SM. Parathyroid Cancer: A Review. Cancers (Basel). 2019;11(11).
17. Bondeson L, Sandelin K, Grimelius L. Histopathological Variables and DNA Cytometry in Parathyroid Carcinoma. Am J Surg Pathol. 1993;17(8):820-9.
18. WHO Classification of Tumours Editorial Board. Endocrine and neuroendocrine tumours. Lyon (France): International Agency for Research on Cancer. 2022. (WHO classification of tumours series, 5th ed.; vol. 10).
19. Liu J, Zhan WW, Zhou JQ, Zhou W. Role of ultrasound in the differentiation of parathyroid carcinoma and benign parathyroid lesions. Clin Radiol. 2020;75(3):179-84.
20. Iacobone M, Camozzi V, Mian C, Pennelli G, Pagetta C, Casal Ide E, et al. Long-Term Outcomes of Parathyroidectomy in Hyperparathyroidism-Jaw Tumor Syndrome: Analysis of Five Families with CDC73 Mutations. World J Surg. 2020;44(2):508-16.
21. Messerer CL, Bugis SP, Baliski C, Wiseman SM. Normocalcemic parathyroid carcinoma: an unusual clinical presentation. World J Surg Oncol. 2006;4:10.
22. Agarwal G, Prasad KK, Kar DK, Krishnani N, Pandey R, Mishra SK. Indian primary hyperparathyroidism patients with parathyroid carcinoma do not differ in clinicoinvestigative characteristics from those with benign parathyroid pathology. World J Surg. 2006;30(5):732-42.
23. Levin KE, Galante M, Clark OH. Parathyroid carcinoma versus parathyroid adenoma in patients with profound hypercalcemia. Surgery. 1987;101(6):649-660.
24. Pandya C, Uzilov AV, Bellizzi J, Lau CY, Moe AS, Strahl M, et al. Genomic profiling reveals mutational landscape in parathyroid carcinomas. JCI Insight. 2017;2(6):e92061.
25. Cakir B, Polat SB, Kilic M, Ozdemir D, Aydin C, Süngü N, et al. Evaluation of preoperative ultrasonographic and biochemical features of patients with aggressive parathyroid disease: is there a reliable predictive marker? Arch Endocrinol Metab. 2016;60(6):537-44.
26. Ferraro V, Sgaramella LI, Di Meo G, Prete FP, Logoluso F, Minerva F, et al. Current concepts in parathyroid carcinoma: a single Centre experience. BMC Endocr Disord. 2019;19(Suppl 1):46.
27. Cetani F, Pardi E, Marcocci C. Parathyroid Carcinoma. Front Horm Res. 2019;51:63-76.
28. Medina JE, Randolph GW, Angelos P, Zafereo ME, Tufano RP, Kowalski LP, et al. Primary hyperparathyroidism: Disease of diverse genetic, symptomatic, and biochemical phenotypes. Head Neck. 2021;43(12):3996-4009.
29. Agarwal G, Dhingra S, Mishra SK, Krishnani N. Implantation of parathyroid carcinoma along fine needle aspiration track. Langenbecks Arch Surg. 2006;391(6):623-6.
30. Spinelli C, Bonadio AG, Berti P, Materazzi G, Miccoli P. Cutaneous spreading of parathyroid carcinoma after fine needle aspiration cytology. J Endocrinol Invest. 2000;23(4):255-7.
31. Kim J, Horowitz G, Hong M, Orsini M, Asa SL, Higgins K. The dangers of parathyroid biopsy. J Otolaryngol Head Neck Surg. 2017;46(1):4.
32. Christakis I, Vu T, Chuang HH, Fellman B, Figueroa AMS, Williams MD, et al. The diagnostic accuracy of neck ultrasound, 4D-Computed tomography and sestamibi imaging in parathyroid carcinoma. Eur J Radiol. 2017;95:82-8.
33. Nam M, Jeong HS, Shin JH. Differentiation of parathyroid carcinoma and adenoma by preoperative ultrasonography. Acta Radiol. 2017;58(6):670-5.
34. Shaha AR, Shah JP. Parathyroid carcinoma: a diagnostic and therapeutic challenge. Cancer. 1999;86(3):378-80.
35. Talat N, Schulte KM. Clinical Presentation, Staging and Long-Term Evolution of Parathyroid Cancer. Ann Surg Oncol. 2010;17:2156-74.
36. Schulte KM, Gill AJ, Barczynski M, Karakas E, Miyauchi A, Knoefel WT, et al. Classification of parathyroid cancer. Ann Surg Oncol. 2012;19(8):2620-8.
37. Landry CS, Wang TS, Asare EA. Parathyroid. In: Amin MB (Ed.). AJCC Cancer Staging Manual. 8. ed. New York: Springer. 2017. p. 903.
38. Hsu KT, Sippel RS, Chen H, Schneider DF. Is central lymph node dissection necessary for parathyroid carcinoma? Surgery. 2014;156(6):1336.
39. Dobrinja C, Santandrea G, Giacca M, Stenner E, Ruscio M, de Manzini N. Effectiveness of Intraoperative Parathyroid Monitoring (ioPTH) in predicting a multiglandular or malignant parathyroid disease. Int J Surg. 2017;41 Suppl 1:S26-S33.
40. Montenegro FL, Chammas MC, Juliano AG, Cernea CR, Cordeiro AC. Ethanol injection under ultrasound guidance to palliate unresectable parathyroid carcinoma. Arq Bras Endocrinol Metabol. 2008;52(4):707-11.
41. Takeuchi Y, Takahashi S, Miura D, Katagiri M, Nakashima N, Ohishi H, et al. Cinacalcet hydrochloride relieves hypercalcemia in Japanese patients with parathyroid cancer and intractable primary hyperparathyroidism. J Bone Miner Metab. 2017;35(6):616-22.
42. Christakis I, Silva AM, Williams MD, Garden A, Grubbs EG, Busaidy NL, et al. Postoperative local-regional radiation therapy in the treatment of parathyroid carcinoma: The MD Anderson experience of 35 years. Pract Radiat Oncol. 2017;7(6):e463-e70.
43. Asare EA, Silva-Figueroa A, Hess KR, Busaidy N, Graham PH, Grubbs EG, et al. Risk of Distant Metastasis in Parathyroid Carcinoma and Its Effect on Survival: A Retrospective Review from a High-Volume Center. Ann Surg Oncol. 2019;26(11):3593-9.
44. Sadler C, Gow KW, Beierle EA, Doski JJ, Langer M, Nuchtern JG, et al. Parathyroid carcinoma in more than 1,000 patients: A population-level analysis. Surgery. 2014;156(6):1622-9; discussion 9-30.
45. Christakis I, Silva AM, Kwatampora LJ, Warneke CL, Clarke CN, Williams MD, et al. Oncologic progress for the treatment of parathyroid carcinoma is needed. J Surg Oncol. 2016;114(6):708-13.
46. Wei B, Zhao T, Shen H, Jin M, Zhou Q, Liu X, et al. Extended en Bloc Reoperation for Recurrent or Persistent Parathyroid Carcinoma: Analysis of 31 Cases in a Single Institute Experience. Ann Surg Oncol. 2022;29(2):1208-15.
47. Asare EA, Sturgeon C, Winchester DJ, Liu L, Palis B, Perrier ND, et al. Parathyroid Carcinoma: An Update on Treatment Outcomes and Prognostic Factors from the National Cancer Data Base (NCDB). Ann Surg Oncol. 2015 Nov;22(12):3990-5.

# HIPERPARATIREOIDISMO FAMILIAL

Marília D'Elboux Guimarães Brescia ▪ Delmar Muniz Lourenço Junior

## INTRODUÇÃO

O conhecimento e desenvolvimento da biologia molecular nas duas últimas décadas vêm permitindo o melhor entendimento das síndromes genéticas, resultando tanto na elucidação diagnóstica de casos suspeitos, bem como no diagnóstico clínico e tratamento precoces a partir de rastreamento genético de familiares sob risco de doença. Consequentemente, a identificação de portadores, cada vez mais jovens, muitas vezes ainda sem manifestações da doença, permite a realização de intervenções profiláticas, como no carcinoma medular de tireoide relacionado à Neoplasia Endócrina Múltipla (NEM) tipo 2 (NEM2), ou mesmo, no rastreamento preventivo de tumores neuroendócrinos em portadores de NEM tipo 1 (NEM1).

Neste capítulo abordaremos as síndromes genéticas e, portanto, familiais, que estão associadas à manifestação de hiperparatireoidismo primário (HPTp). A maioria das síndromes de HPT familial é caracterizada por um padrão de herança autossômica dominante sendo causada por mutações germinativas inativadoras, ocorrendo em um gene supressor tumoral que tem a NEM1 como sua principal representante. Em contraposição, duas síndromes de transmissão autossômica dominante, a NEM2 e o HPT familial isolado, são causadas por mutações germinativas ativadoras, ocorrendo, respectivamente, no proto-oncogene *RET* e no gene *GCM2*. No geral, todas as causas de HPT familial conhecidas são de herança autossômica dominante, exceto o HPT neonatal grave que é transmitido de forma recessiva.

## QUADRO CLÍNICO

A apresentação clínica é uma verdadeira plêiade de doenças, algumas muito semelhantes entre síndromes classificadas separadamente por apresentarem mutações em genes diferentes (como na NEM 1 e 4). O Quadro 23-1 resume as principais manifestações, os genes responsáveis e, quando procedente, as mutações mais prevalentes encontradas em cada uma destas síndromes de HPTp familial.[1-4]

Neste contexto vale a ressalva em relação à Hipercalcemia Hipocalciúrica Familial Benigna (HHF). Nesta afecção, há uma mutação em heterozigose no gene do receptor sensor de cálcio (CASR) que não é capaz de interpretar corretamente os níveis séricos de cálcio. Por isso, o estímulo para a produção de paratormônio continua elevado, apesar da calcemia em níveis superiores (Quadro 23-2). No entanto, é importante destacar que, ao contrário das outras formas de HPTp familial, os casos com HHF não são associados à proliferação celular das paratireoides e sim com uma alteração no receptor sensor de cálcio tanto das células da paratireoide, como dos túbulos renais. Por isso, a HHF apresenta peculiaridades que a diferenciam do HPTp que é classicamente associado à proliferação celular. Esta diferenciação é principalmente feita pela análise de calciúria, uma vez que a HHF tenha níveis muito baixos, ao contrário do HPTp, que pode estar normal ou elevado. Assim, o cálculo do *Clearance* Ca/Cr: [CaU 24 h × Cr sérica]/Ca sérico × CrU 24 h] no HPTp é, frequentemente, maior do que 0,02, enquanto que na HFF é, na maioria das vezes, < 0,01 (vide Capítulo 20 Hiperparatireoidismo primário esporádico: formas clínicas, diagnóstico e tratamento). Cabe ressaltar que fatores como baixa ingestão ou absorção intestinal de cálcio e baixos níveis séricos de vitamina D podem gerar resultados falso-positivos de HHF pelo *clearance* de Ca/Cr. Assim, estes problemas deveriam ser corrigidos antes de definir que o paciente tenha este diagnóstico. Outra diferenciação interessante é que na HFF não observamos quadros de depauperação óssea e outras lesões de órgãos-alvo presentes no HPTp. Assim, os níveis elevados de cálcio observados desde o nascimento são bem tolerados pelos pacientes e não geram acometimento de órgãos-alvo, como ocorre no HPTp.

Por outro lado, a hipercalcemia neonatal grave é ainda mais rara que a HFF e se manifesta, geralmente, de maneira dramática nas primeiras horas/semanas de vida. É uma afecção decorrente de mutação em homozigose do gene *CASR* (Quadro 23-2). Nestes casos, a paratireoidectomia total de urgência é recomendada assim que confirmado o diagnóstico com o objetivo de abaixar agudamente/rapidamente a calcemia e reduzir a letalidade.

## DIAGNÓSTICO

O diagnóstico destas síndromes acontece principalmente da suspeita clínica a partir da manifestação de pelo menos duas afecções no mesmo indivíduo, podendo uma delas ser o hiperparatireoidismo primário (HPTp); bem como a presença de histórico familiar confirmado ou suspeito. Os painéis genéticos nestes pacientes vêm a coroar o diagnóstico clínico-familiar. Assim uma boa história clínica é fundamental para a suspeição da doença.

O diagnóstico de HPTp a partir do PTH e cálcio altos, ou inapropriadamente elevados, e descartada a HFF, segue o mesmo cuidado do HPTp esporádico. Quando então, associado a outras manifestações, como tumores neuroendócrinos,

Quadro 23-1. Principais Manifestações e Mutações nas Síndromes Familiais que se Manifestam com Hiperparatireoidismo Primário

| Tumores (penetrância estimada) | Gene; Códons frequentemente mutados |
|---|---|
| **MEN1 (*locus* 11q13.1) - Prevalência 1:50.000** | |
| **Hiperparatireoidismo (90%)** | ***MEN1*** |
| Tumores enteropancreáticos (30%-70%) | 83/84, 4-bp del (≈4%) |
| ▪ Gastrinoma (40%) | 119, 3-bp del (≈3%) |
| ▪ Insulinoma (10%) | 209–211, 4-bp del (≈8%) |
| ▪ Não funcionantes ou funcionantes (20%-55%) | 418, 3-bp del (≈4%) |
| ▪ Glucagonoma (< 1%) | 514–516, del or ins (≈7%) |
| ▪ Tumor intestinal secretor de polipeptídeo vasoativo (Vipoma) (< 1%) | Intron 4 ss, (≈10%) |
| Adenoma de hipófise (30%–40%) | |
| ▪ Prolactinoma (20%) | |
| ▪ Somatotrofinoma (10%) | |
| ▪ Corticotrofinoma (<5%) | |
| ▪ Não funcionante (<5%) | |
| Tumores associados | |
| ▪ Tumor corticoadrenal (40%) | |
| ▪ Feocromocitoma (< 1%) | |
| ▪ Tumor neuroendócrino broncopulmonar (2%) | |
| ▪ Tumor neuroendócrino tímico (2%) | |
| ▪ Tumor neuroendócrino gástrico (10%) | |
| ▪ Lipomas (30%) | |
| ▪ Angiofibromas (85%) | |
| ▪ Colagenomas (70%) | |
| ▪ Meningiomas (8%) | |
| **MEN2A (*locus* 10 cen-10q11.21) – Prevalência 1:30.000** | |
| Carcinoma medular de tireoide (90%) | *RET* |
| Feocromocitoma (50%) | 634, missense |
| HIPERPARATIREOIDISMO (20%-30%) | e.g. Cys → Arg (~85%) |
| **MEN4 (*locus* 12p13.1); Prevalência não conhecida** | |
| HIPERPARATIREOIDISMO (80%) | *CDKN1B (p27)* |
| Adenoma de hipófise (40%) | Sem mutações comuns relatadas |
| Tumores neuroendócrinos pancreáticos | |
| Tumor de órgãos reprodutores (carcinoma de testículo, carcinoma neuroendócrino cervical entre outros) | |
| Outros: tumores adrenal/renal (angiomiolipomas)/tireoide | |
| **Neurofibromatose tipo 1 (*locus* 17q11.243) – Prevalência: 1:4.000** | |
| Manchas café com leite | NF1 |
| Neurofibromas subcutâneos | |

*(Continua.)*

Quadro 23-1. *(Cont.)* Principais Manifestações e Mutações nas Síndromes Familiais que se Manifestam com Hiperparatireoidismo Primário

| Tumores (penetrância estimada) | Gene; Códons frequentemente mutados |
|---|---|
| Hiperparatireoidismo (extremamente raro) | |
| Feocromocitoma | |
| Carcinoma medular da tireoide | |
| Tumores carcinoides produtores de somatostatina | |
| Síndrome Hiperparatireoidismo -Tumor de Mandíbula (***locus*** 1q31.2) | |
| Hiperparatireoidismo (80% – sendo >15% carcinoma de paratireoide) | CDC73, HRPT2, parafibromina |
| Tumor de mandíbula (30%) | |
| Outros: anormalidades renais, adenocarcinoma de pâncreas, tumor de testículo ou útero, adenomas de células Hürthle em tireoide | |
| **Hiperparatireoidismo Familiar isolado (*locus* 6p24.2)** | |
| HIPERPARATIREOIDISMO | MEN1; CKN1B; CASR; GCM2; CDC73 |

Quadro 23-2. Hipercalcemia Relacionada com Mutação Germinativa no Receptor Sensor de Cálcio

| Manifestação clínica | Gene; Códons frequentemente mutados |
|---|---|
| **Hipercalcemia hipocalciúrica familial benigna (*locus* 3q21.1)** | |
| Hipercalcemia | CASR |
| Hipocalciúria | |
| Pancreatite (raro) | |
| **Hipercalcemia neonatal severa (*locus* 3q21.1)** | |
| Hipercalcemia Grave (hipotonia, distúrbios respiratórios) | CASR |

tumores de tireoide, ou então, a um histórico familiar; podemos completar a investigação com a pesquisa genética. Ela pode ser direcionada ao gene de suspeição ou mesmo ser feito um painel, já disponível no mercado nacional.

A recomendação para solicitação de painéis genéticos na vigência de HPTp é:

- Indivíduos jovens com menos de 40 anos de idade.
- História familiar de MEN1, MEN2A e MEN4 ou Hiperparatireoidismo familial.
- Associação a alguns tumores:
  - Adenomas hipofisários (secretores de PRL, GH, ACTH, TSH, FSH, LH e não funcionantes).
  - Tumores neuroendócrinos enteropancreáticos:
    a) Funcionantes: gastrinoma, insulinoma, glucagonoma, vipoma, secretor de polipeptídeo pancreático;
    b) Não funcionantes;
    c) Carcinoides gástricos ou intestinais.
  - Tumor neuroendócrino de timo e de brônquios (carcinoides).
  - Carcinoma medular de tireoide.
  - Feocromocitoma/paraganglioma.
  - Tumor de mandíbula.
  - Colagenomas de tronco, angiofibromas faciais, lipomatose.
  - Tumores uterinos, em especial, nos casos associados ao carcinoma de paratireoide.
- No pós-operatório, quando identificada doença multiglandular em indivíduos jovens ou carcinoma de paratireoide pelo estudo anatomopatológico.
- HPTp recidivante, sugerindo a origem multiglandular da doença.

Para a suspeita de neurofibromatose tipo 1 (doença de Von Recklinghausen), a pesquisa direta do gene NF1 pode ser feita. A suspeita de uma associação entre o HPTp e a neurofibromatose tipo 1 se dá por outros exemplos clássicos de associação de doenças oriundas do neuroectoderma e do endoderma, como no caso de NEM2.[5]

No entanto, uma ressalva importante deve ser feita, principalmente na suspeita de NEM1. O teste genético negativo para o gene *MEN1* não descarta a síndrome. Painéis genéticos direcionados ou exomas podem cobrir outros genes mais raros associados a este fenótipo, como o NEM4 e, se análise do número de cópias for avaliada por exoma, deleções grandes do gene *MEN1* podem ser reveladas. Cabe considerar que a técnica de *Multiplex Ligation-dependent Probe Amplification* (MLPA) é ainda considerada o padrão ouro, mas não é suportada por todos os laboratórios. Isto seria particularmente importante, se o fenótipo do paciente for muito impactante como em casos tendo os três tumores principais associados a NEM1, por exemplo.

Nos casos com diagnóstico clínico definido e teste genético negativo, os cuidados no rastreio de doenças relacionadas à síndrome devem ser mantidos. Entretanto, como pacientes têm uma evolução clínica diferente dos casos com mutação. Por exemplo, a maioria dos casos negativos com NEM1 tem associação de dois tumores, principalmente, HPTp e adenoma de hipófise, ocorre em idade mais avançada, praticamente não desenvolve o terceiro tumor, menos risco de tumores malignos e menor frequência de doença multiglandular da paratireoide. Assim, é possível que a periodicidade deste rastreio possa ser mais alargada. Estudos são necessários para redefinir estratégias de rastreio para estes pacientes especialmente. Também, são necessários estudos para definir manejo e tratamento específicos para este grupo ainda que haja um risco maior de doença multiglandular da paratireoide em comparação a casos esporádicos.

## TRATAMENTO

Assim como no HPTp esporádico, o tratamento cirúrgico é o único que pode resolver definitivamente o quadro de hipercalcemia. O momento ideal para abordagem cirúrgica nos pacientes com HPTp familial é muito discutido na literatura, já que o diagnóstico precoce pelo rastreio genético/familiar acaba identificando o HPTp em indivíduos assintomáticos e mais jovens que nos casos esporádicos. Nestes casos, ao contrário do HPTp esporádico, a grande preocupação é a ocorrência de hipoparatireoidismo definitivo pós-paratireoidectomia que, além do desconforto decorrente da insuficiência calcêmica e necessidade de reposição de cálcio e vitamina D, também pode prejudicar o alcance do pico de massa óssea que, geralmente, acontece próximo aos 25 anos de idade.

Formalmente, os critérios para indicação de paratireoidectomia em pacientes com HPTp familial assintomáticos são os mesmos do esporádico, com a ressalva da idade (que é questionável, já que são indivíduos mais jovens, conforme já citado) e o acréscimo da associação a gastrinoma, que pode ser estimulado pelo regime de hipercalcemia.

Por se tratar de uma doença genética, todas as paratireoides já carregam uma mutação germinativa em um dos alelos (heterozigose). O segundo evento mutacional, em nível tecidual, pode ocorrer ou não, em qualquer fase da vida. Por este motivo, temos que compreender que o HPTp pode-se manifestar a partir de uma ou mais paratireoides, de maneira assimétrica (sem predileção de lado ou posição) e assincrônica (em momentos individuais para cada paratireoide). Esta situação é bastante evidente em pacientes com NEM.

Assim sendo, os exames localizatórios (cintilografia de paratireoides, ultrassonografia, tomografia computadorizada 4D e ressonância magnética) passam a ter um papel importante não só na indicação de glândulas que já se mostram aumentadas e/ou hiperfuncionantes, como também na busca de glândulas supranumerárias e ectópicas.[6,7]

### Extensão da Cirurgia

#### *NEM1 com e sem Mutação, NEM4*

Nestas síndromes é fundamental o conceito de que a doença nas glândulas paratireoides (hiperplasia) pode-se manifestar de maneira assincrônica (cada glândula pode ficar hiperplásica em um momento de tempo independentemente uma das outras) e assimétrica (não tem relação com a lateralidade). A indicação do tratamento cirúrgico é feita em todos os pacientes sintomáticos para HPTp (vide Capítulo 20 Hiperparatireoidismo primário esporádico: formas clínicas, diagnóstico e tratamento), naqueles com gastrinoma associado, ou nos assintomáticos seguindo os mesmos critérios que no HPTp esporádico, exceto pela idade, já que a grande maioria vai manifestar o HPTp na segunda e terceira décadas de vida.

A grande discussão está na extensão do procedimento cirúrgico. Sabe-se que a paratireoidectomia total com autoenxerto heterotópico é aquela que apresenta maior resolutividade do hiperparatireoidismo, falhando apenas em casos em que nem todas as paratireoides foram identificadas no intraoperatório, nas ectopias e nos casos de glândulas supranumerárias.[6,7] Entretanto, a grande crítica a esta técnica está no maior risco de hipoparatireoidismo definitivo pelo não funcionamento do autoenxerto,[8] lembrando que se trata de pacientes jovens, muito dos quais ainda não atingiram o pico de massa óssea.[9] Por este motivo, a paratireoidectomia subtotal, em que é deixado *in situ* um coto da paratireoide menos doente e de fácil acesso numa reabordagem, tem sido a técnica preferencial na maioria dos grandes centros. A grande vantagem é que se evita o período "aparatireóideo" – momento entre a realização do autoenxerto na paratireoidectomia total e seu funcionamento efetivo, estimado em aproximadamente 9 meses e com índices menores de hipoparatireoidismo por produção insuficiente de PTH pelo coto.[8,10] A grande desvantagem desta técnica está no caso das recidivas/persistência por hiperfuncionamento do coto de paratireoide, pois sua abordagem requer anestesia geral e manipulação de um leito cirúrgico que pode apresentar fibrose e maiores riscos de lesão do nervo laríngeo inferior. Nestes casos de recidiva do HPTp, opta-se pela totalização da paratireoidectomia, ou seja, a retirada do coto e confecção de autoenxerto heterotópico com este tecido paratireóideo.

Na busca de se evitarem os riscos de hipoparatireoidismo e a morbidade de uma reoperação por recidiva/persistência, em 2014, um grupo australiano propôs a paratireoidectomia menos que subtotal unilateral, batizada como clareamento (*clearance*) unilateral.[11] Nesta técnica, o paciente deve apresentar uma ou duas paratireoides aumentadas/hiperfuncionantes identificadas no exame localizatório, no mesmo lado. Assim, a proposta é a abordagem de um único lado, com a retirada das duas glândulas paratireoides deste lado e do timo, mantendo o outro lado íntegro, sem nenhum tipo de manipulação, para que, no futuro, quando houver hiperplasia da(s) glândula(s) paratireoide(s) contralateral(is) não haja nenhuma dificuldade ou risco técnico. Esta técnica mostrou-se bastante interessante, já que o risco de hipoparatireoidismo pós-operatório é nulo. Em contrapartida, é uma técnica de exceção, visto que a recidiva é alta ao longo da vida. Há especulações que o clareamento unilateral talvez seja a técnica mais interessante para os casos com MEN1 negativos para mutação, que apresentam manifestações mais brandas e tardias do HPTp, podendo ser uma técnica que promove um euparatireoidismo mais duradouro que naqueles pacientes com mutação do *gene MEN1* claramente identificadas.[12]

Em relação à timectomia, ela é preconizada pela possibilidade de haver uma paratireoide (numerária ou extranumerária) situada no timo. Além disso, a timectomia via cervical é um procedimento oportuno, visto que 10% dos pacientes, principalmente do sexo masculino, têm risco de desenvolver tumores neuroendócrinos tímicos,[13] ainda que sabido que nesta via a remoção tímica é incompleta.

#### *NEM2A*

Neste caso a incidência de HPTp é bem menor que na NEM1, podendo manifestar-se como um adenoma/hiperplasia de uma única paratireoide ou mais de uma delas. A grande questão está no fato de que a maioria dos pacientes não apresentará HPTp, porém, todos, em algum momento da vida, sofrerão tireoidectomia total pelo carcinoma medular de tireoide, com ou sem esvaziamento do nível VI, alguns ainda na infância de maneira profilática. A grande discussão nesta síndrome é o manejo das paratireoides no momento da tireoidectomia. Existem serviços que sugerem que, em se fazendo o esvaziamento do nível VI, como há maior risco de desvascularização das paratireoides (principalmente das inferiores), que oportunamente seja realizada a paratireoidectomia total com autoenxerto heterotópico, para que não haja risco de uma reabordagem cervical; ou que, pelo menos, as duas paratireoides inferiores sejam retiradas e enxertadas. Entretanto, a grande crítica está no alto risco de hipoparatireoidismo em pacientes com chances de aproximadamente 20% de desenvolverem HPTp.

Por este motivo, outros autores preconizam a observação clínica ao longo da vida e abordagem mais restrita à paratireoide que se mostrar hiperfuncionante/hiperplásica no exame de imagem.

### *Neurofibromatose Tipo 1 (Doença de Von Recklinghausen)*

Por ser uma ocorrência muito rara, existem raros relatos de casos na literatura com manifestação de adenomas uniglandulares.[14]

### *Hiperparatireoidismo Primário-Tumor de Mandíbula*

Nesta síndrome o HPTp se dá pelo acometimento de uma única paratireoide em 90% dos casos. Se houver exames localizatórios pré-operatórios concordantes e uma queda significativa do PTH intraoperatório, a abordagem focalizada pode ser realizada.[15-20] Caso contrário, uma exploração cervical bilateral deve ser preconizada para identificação e tratamento de uma eventual hiperplasia multiglandular.

É importante ressaltar que os pacientes com HPTp-tumor de mandíbula têm risco de até 20% de desenvolver carcinoma de paratireoide.[15,20,21] Quando há esta suspeita, a resseção em bloco da glândula afetada com o lobo tireóideo ipsilateral e esvaziamento do nível VI do mesmo lado é recomendada (vide Capítulo 22 Câncer de paratireoide: quadro clínico, diagnóstico, estadiamento e tratamento).

### *Hiperparatireoidismo Familial Isolado*

A extensão da paratireoidectomia nestes pacientes é bastante controversa pela variabilidade de genes relacionados com este fenótipo que são, na sua maioria, os mesmos genes responsáveis pelas principais síndromes de HPTp familial (Quadro 23-1). Curiosamente, estas famílias apresentam mutação em um gene conhecido pela predisposição a vários outros tumores além do HPTp. Entretanto, somente desenvolvem tumores nas paratireoides. Os pacientes com HPTp associado aos *genes GCM2 ou MEN1* apresentam maiores chances de terem mais de uma paratireoide comprometida e por isso devem ser submetidos a uma exploração bilateral e realização de paratireoidectomia total com autoenxerto ou subtotal.[15,16,22-24]

Por outro lado, os pacientes com mutações no *CDC73/HRPT2* passam a ter maior risco de desenvolver carcinoma de paratireoide, assim como os pacientes com HPTp-tumor de mandíbula, devendo ser tratados da mesma maneira.[15,23-26]

## PÓS-OPERATÓRIO

Por se tratar de doenças genéticas, implicando em não apenas um único diagnóstico, mas sim em síndromes, a qualidade de vida destes indivíduos é pior que da população em geral. Existe, como em todas as afecções hereditárias, o medo relacionado a novos diagnósticos de doença, bem como o sentimento de culpa pela transmissão do gene alterado a seus descendentes.

Além disso, focando-se apenas no HPTp relacionado a estas síndromes, sabe-se da necessidade de um seguimento a longo prazo após uma paratireoidectomia, tanto pelo risco de recidiva, ou mesmo de um hipoparatireoidismo definitivo e as consequências associadas a este distúrbio metabólico, o que não é esperado no HPTp esporádico uniglandular. Temos que ressaltar que, muitas vezes, após uma paratireoidectomia por doença multiglandular, a produção de PTH do coto ou do autoenxerto paratireóideo pode ser em níveis normais, mas de maneira insuficiente para atender às dificuldades absortivas de cálcio alimentar. Isto pode ser observado em pacientes que sofreram cirurgias disabsortivas (duodenopancreatectomia por tumores neuroendócrinos relacionados à NEM1, por exemplo) ou faz uso de medicações (como bloqueadores de bomba de prótons em gastrinomas na NEM1). Nestas situações, à revelia do funcionamento do coto ou do autoenxerto, é necessária a suplementação com cálcio e/ou vitamina D, sem ser verdadeiramente por não funcionamento do tecido paratireóideo residual. Nestas situações temos o diagnóstico de hiperparatireoidismo secundário e não de hipoparatireoidismo pós-cirúrgico por não funcionamento do enxerto.

## REFERÊNCIAS BIBLIOGRÁFICAS

1. Walker MD, Silverberg SJ. Primary hyperparathyroidism. Nat Rev Endocrinol. 2018; 14(2):115-25.
2. Marcocci C, Cetani F. Clinical practice. Primary hyperparathyroidism. N Engl J Med. 2011;365(25):2389-97.
3. Thakker RV, Newey PJ, Walls GV, Bilezikian J, Dralle H, Ebeling PR, et al. Endocrine Society. Clinical practice guidelines for multiple endocrine neoplasia type 1 (MEN1). J Clin Endocrinol Metab. 2012;97(9):2990-3011.
4. Thakker RV. Multiple endocrine neoplasia type 1 (MEN1) and type 4 (MEN4). Mol Cell Endocrinol. 2014;386(1-2):2-15.
5. Chakrabarti S, Murugesan A, Arida EJ. The association of neurofibromatosis and hyperparathyroidism. Am J Surg. 1979; 137(3):417-20.
6. d'Alessandro AF, Montenegro FL, Brandão LG, Lourenço DM Jr, Toledo Sde A, Cordeiro AC. Supernumerary parathyroid glands in hyperparathyroidism associated with multiple endocrine neoplasia type 1. Rev Assoc Med Bras (1992). 2012; 58(3):323-7.
7. Akerström G, Malmaeus J, Bergström R. Surgical anatomy of human parathyroid glands. Surgery. 1984;95(1):14-21.
8. Tonelli F, Giudici F, Cavalli T, Brandi ML. Surgical approach in patients with hyperparathyroidism in multiple endocrine neoplasia type 1: total versus partial parathyroidectomy. Clinics. 2012; 67 Suppl 1(Suppl 1):155-60.
9. Montenegro FLM, Brescia MDG, Lourenço DM Jr, Arap SS, d'Alessandro AF, de Britto E Silva Filho G, Toledo SPA. Could

the Less-Than Subtotal Parathyroidectomy Be an Option for Treating Young Patients With Multiple Endocrine Neoplasia Type 1-Related Hyperparathyroidism? Front Endocrinol. 2019; 10:123.
10. Coutinho FL, Lourenço DM Jr, Toledo RA, Montenegro FL, Correia-Deur JE, Toledo SP. Bone mineral density analysis in patients with primary hyperparathyroidism associated with multiple endocrine neoplasia type 1 after total parathyroidectomy. Clin Endocrinol. 2010;72(4):462-8.
11. Versnick M, Popadich A, Sidhu S, Sywak M, Robinson B, Delbridge L. Minimally invasive parathyroidectomy provides a conservative surgical option for multiple endocrine neoplasia type 1-primary hyperparathyroidism. Surgery. 2013; 154(1):101-5.
12. Lee CH, Tseng LM, Chen JY, Hsiao HY, Yang AH. Primary hyperparathyroidism in multiple endocrine neoplasia type 1: individualized management with low recurrence rates. Ann Surg Oncol. 2006;13(1):103-9.
13. Montenegro FLM, Neves MC, Lourenço Jr DM, Arap SS, Nascimento Jr CP, Toledo SPA, et al. Thymectomy in the surgical approach to hyperparathyroidism in type 1 multiple endocrine neoplasia. Revista Brasileira de Cirurgia da Cabeça e Pescoço. 2010;39:174-8.
14. Chakrabarti S, Murugesan A, Arida EJ. The association of neurofibromatosis and hyperparathyroidism. Am J Surg. 1979; 137(3):417-20.
15. Yen TWF, Wang TS. Parathyroid surgery for inherited syndromes. UpToDate. Literature review current through: Mar 2023.This topic last updated: Apr 20, 2022.
16. Stålberg P, Carling T. Familial parathyroid tumors: diagnosis and management. World J Surg. 2009;33(11):2234-43.
17. Udelsman R, Åkerström G, Biagini C, Duh QY, Miccoli P, Niederle B, et al. The surgical management of asymptomatic primary hyperparathyroidism: proceedings of the Fourth International Workshop. J Clin Endocrinol Metab. 2014;99(10):3595-606.
18. Iacobone M, Masi G, Barzon L, Porzionato A, Macchi V, Ciarleglio FA, et al. Hyperparathyroidism-jaw tumor syndrome: a report of three large kindred. Langenbecks Arch Surg. 2009;394(5):817-25.
19. Mehta A, Patel D, Rosenberg A, Boufraqech M, Ellis RJ, Nilubol N, et al. Hyperparathyroidism-jaw tumor syndrome: Results of operative management. Surgery. 2014; 156(6):1315-24; discussion 1324-5.
20. Torresan F, Iacobone M. Clinical Features, Treatment, and Surveillance of Hyperparathyroidism-Jaw Tumor Syndrome: An Up-to-Date and Review of the Literature. Int J Endocrinol. 2019; 2019:1761030.
21. Iacobone M, Camozzi V, Mian C, Pennelli G, Pagetta C, Casal Ide E, et al. Long-Term Outcomes of Parathyroidectomy in Hyperparathyroidism-Jaw Tumor Syndrome: Analysis of Five Families with CDC73 Mutations. World J Surg. 2020;44(2):508-16.
22. Marx SJ. New Concepts About Familial Isolated Hyperparathyroidism. J Clin Endocrinol Metab. 2019;104(9):4058-66.
23. El Lakis M, Nockel P, Guan B, Agarwal S, Welch J, Simonds WF, et al. Familial isolated primary hyperparathyroidism associated with germline GCM2 mutations is more aggressive and has a lesser rate of biochemical cure. Surgery. 2018;163(1):31-4.
24. Perrier ND, Villablanca A, Larsson C, Wong M, Ituarte P, Teh BT, et al. Genetic screening for MEN1 mutations in families presenting with familial primary hyperparathyroidism. World J Surg. 2002;26(8):907-13.
25. Cetani F, Pardi E, Ambrogini E, Lemmi M, Borsari S, Cianferotti L, et al. Genetic analyses in familial isolated hyperparathyroidism: implication for clinical assessment and surgical management. Clin Endocrinol. 2006;64(2):146-52.
26. Iacobone M, Barzon L, Porzionato A, Masi G, Macchi V, Marino F, et al. Parafibromin expression, single-gland involvement, and limited parathyroidectomy in familial isolated hyperparathyroidism. Surgery. 2007;142(6):984-91; discussion 984-91.

# CAPÍTULO 24

# TIREOIDECTOMIA – ASPECTOS TÉCNICOS

Fábio de Aquino Capelli ▪ Vergilius José Furtado de Araújo Filho ▪ Luiz Paulo Kowalski

## INTRODUÇÃO

A tireoidectomia é o procedimento cirúrgico empregado no tratamento de diversas doenças que acometem a glândula tireoide, entre elas doenças benignas e, principalmente malignas. O crescente aumento na incidência mundial do câncer da tireoide, ocupando atualmente o quinto lugar em ordem de frequência entre as mulheres no Brasil,[1] com a perspectiva de se tornar o quarto tipo de câncer mais comum no mundo, em 2030,[2] aumenta a relevância desse procedimento cirúrgico, que já é um dos mais realizados para doenças endócrinas no mundo.[3]

Desde o século XIX, os princípios dessa cirurgia, descritos por Emil Theodore Kocher que diminuíram significativamente as taxas de complicações, permanecem os mesmos. Esses princípios se constituem no conhecimento da anatomia cirúrgica da glândula tireoide, na manipulação cuidadosa das estruturas importantes e na boa hemostasia.[3]

A tireoidectomia convencional ainda é atualmente a principal estratégia para o tratamento do câncer da tireoide, com baixas taxas de complicações, cicatriz cervical aceitável, além de excelentes resultados cirúrgicos, incluindo a sobrevida e baixas taxas de recidiva.[4] A cirurgia para o câncer da tireoide tem como objetivos a remoção completa de um ou ambos os lobos desta glândula, a preservação das glândulas paratireoides e de sua vascularização, além de prevenir a lesão dos nervos laríngeos superior e recorrente.[5]

Apesar de as complicações pós-operatórias serem pouco frequentes em mãos experientes,[5,6] a hipocalcemia, secundária ao hipoparatireoidismo, e a paralisia de pregas vocais, secundária à disfunção dos nervos laríngeos recorrentes (NLR), levam à significativa morbidade e impacto negativo na qualidade de vida.[5]

## INDICAÇÕES

As indicações de tireoidectomia podem ser divididas em três grupos: sintomas compressivos locais, risco ou confirmação de malignidade e hipertireoidismo.[7] Pacientes com nódulos volumosos e que apresentam sintomas, como dispneia, disfagia, associados a exames radiológicos que evidenciem compressões traqueal e esofágica, além de nódulos com componente subesternal (mergulhante) ou torácico, têm indicação cirúrgica.[7]

A cirurgia também se constitui em alternativa terapêutica em casos de hipertireoidismo, como abordagem inicial e, em outras situações, como casos refratários ou que desenvolveram reação adversa ao tratamento com drogas antitireoidianas e em situações em que o tratamento com iodo radioativo estaria contraindicado.[7,8]

A citologia suspeita para malignidade, segundo o sistema de Bethesda,[9] também serve como subsídio para a indicação de tratamento cirúrgico.

## PREPARO PRÉ-OPERATÓRIO

Antes de realizar o procedimento cirúrgico deve-se ter atenção a alguns pontos importantes que podem ter impacto em decisões intraoperatórias, bem como no resultado da cirurgia. Portanto, devem-se revisar as indicações e a extensão da tireoidectomia planejada, através da avaliação da história e sintomas do paciente, bem como dos exames subsidiários (ultrassonografia e citologia).[4] O exame pré-operatório da laringe, com a avaliação da função das pregas vocais, é de extrema importância para o esclarecimento do paciente e tomada de decisão em relação à extensão da cirurgia.[4] Não se utiliza antibioticoprofilaxia em tireoidectomia convencional, mas usam-se antibióticos em pacientes submetidos à tireoidectomia endoscópica por acesso transoral.

## EXTENSÃO DA CIRURGIA

Em relação à extensão do procedimento devem-se considerar a ressecção parcial da tireoide (lobectomia ou istmectomia) e a ressecção total da glândula (tireoidectomia total).

Múltiplos fatores, que não serão detalhados neste capítulo, influenciam a tomada de decisão sobre a extensão da cirurgia, entre eles os sintomas, etiologia primária, presença de doença nodular no lobo contralateral, *status* funcional da tireoide, comorbidades, história familiar, risco cirúrgico, resultados comparativos e preferência do paciente.[7]

## ETAPAS E PRINCÍPIOS CIRÚRGICOS

### Posicionamento

O paciente após anestesia geral com intubação endotraqueal é colocado em posição supina (decúbito dorsal) com os braços ao longo do corpo. Utiliza-se um coxim subescapular para extensão cervical, com a cabeça em plano mais alto que o restante do corpo (Trendelenburg reverso) com objetivo de diminuir a pressão venosa.[4,5,10]

## Planejamento da Incisão

A linha de incisão programada deve ser posicionada entre a cartilagem cricoide e a fúrcula esternal, paralela ou preferencialmente em uma prega natural da pele (Fig. 24-1). Em geral tem uma extensão de 4 a 5 cm, dependendo de alguns fatores, como características anatômicas do paciente, grau de extensão cervical, tamanho da tireoide, presença de cicatriz prévia ou programação de esvaziamento cervical.[4,5,10]

## Elevação dos Retalhos Cutâneos

Após a incisão da pele, subcutâneo e músculo platisma, os retalhos são levantados em plano subplatismal superiormente, até o nível da cartilagem tireoide (1 cm acima da proeminência laríngea), e inferiormente, até a fúrcula esternal, deixando as veias jugulares anteriores em plano profundo (Fig. 24-2).[4,5,10]

## Exposição e Separação da Musculatura Pré-Tireoidiana

A linha média avascular (rafe mediana), entre os músculos pré-tireoidianos (esterno-hióideo e esternotireóideo), é incisada, desde a fúrcula esternal até a cartilagem tireoide, expondo estas estruturas, além do istmo da tireoide (Fig. 24-3). O músculo esterno-hióideo, mais superficial, é separado por dissecção romba do músculo esternotireóideo (Fig. 24-4), mais profundo, até a borda lateral deste, permitindo a mobilização do lobo tireoidiano. O músculo esternotireóideo, que mantém contato direto com a cápsula da glândula tireoide, também é separado desta por dissecção romba e delicada até a exposição de todo o lobo tireoidiano, que é tracionado e rodado anteromedialmente, facilitando essa manobra (Fig. 24-5).[4,5,10]

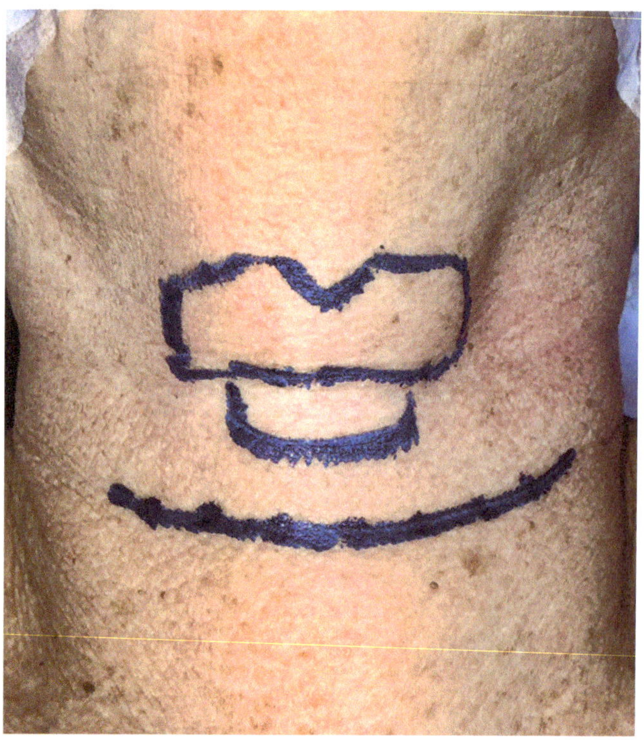

Fig. 24-1. Planejamento da incisão.

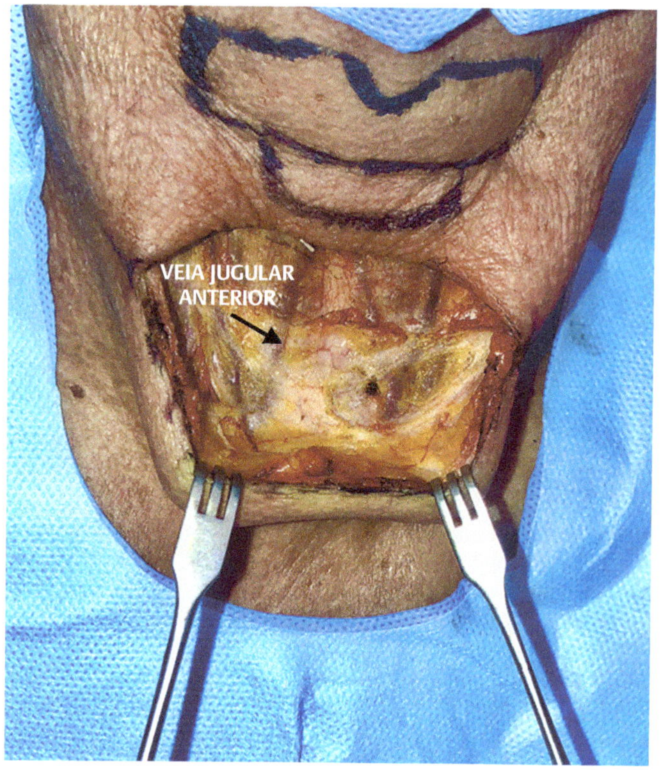



Fig. 24-2. Retalhos de pele no plano subplatismal.

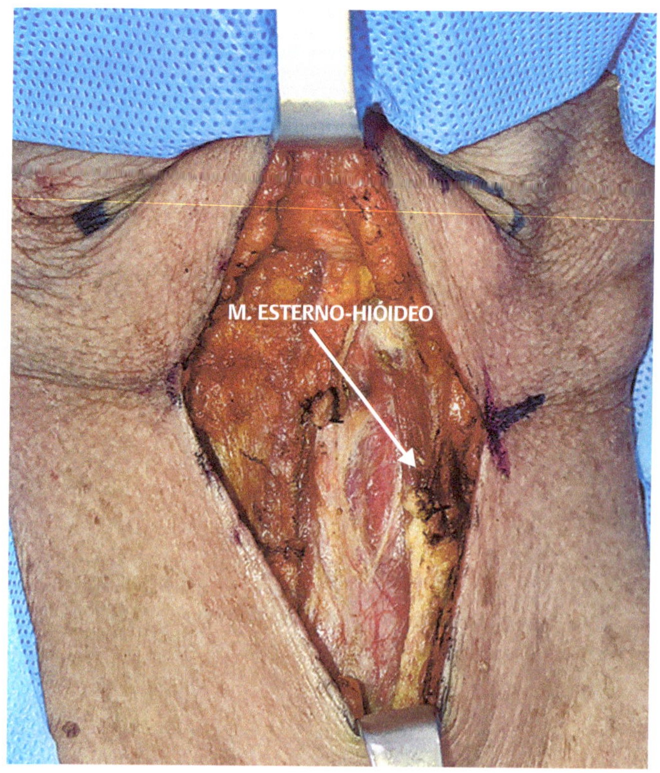



Fig. 24-3. Abertura da rafe mediana.

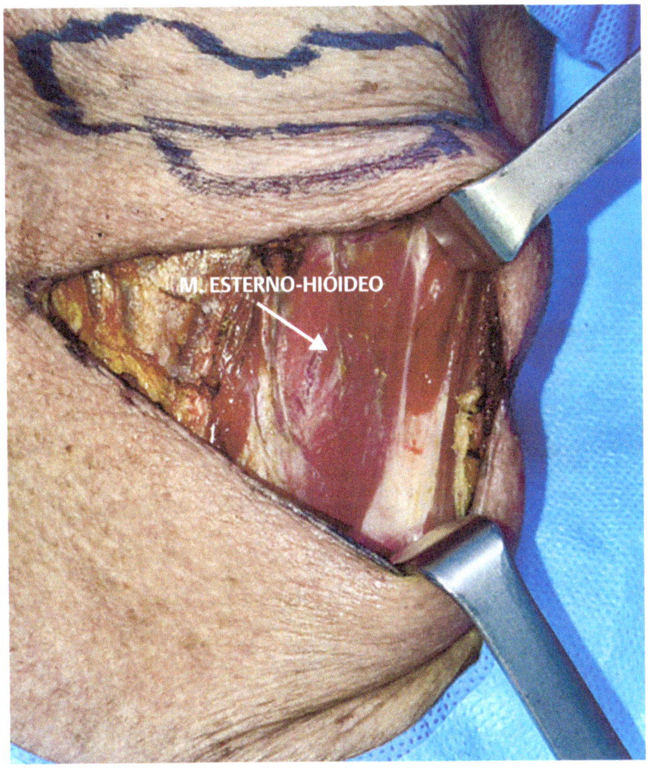


Fig. 24-4. Separação dos músculos pré-tireoidianos.

## Exposição do Polo Superior e Preservação do Ramo Externo do Nervo Laríngeo Superior (RENLS)

A retração lateral do músculo esternotireóideo em geral permite a exposição do polo superior do lobo tireoidiano e do ramo externo do nervo laríngeo superior (Fig. 24-6), porém, principalmente em glândulas de maior volume, essa exposição pode necessitar a secção deste músculo em sua extremidade superior, próximo à sua inserção na cartilagem tireoide.

Dessa forma, afastando-se lateralmente o músculo esternotireóideo e apreendendo-se o lobo tireoidiano, próximo ao polo superior, com uma pinça tipo Allis, aplica-se tração desta estrutura inferiormente e inicia-se dissecção cuidadosa do pedículo vascular superior.

Essa dissecção romba é realizada lateral e medialmente, permitindo a individualização do pedículo vascular e identificação do RENLS. Inicia-se, então, a ligadura e secção do polo superior em etapas e próxima à superfície da glândula, para que sejam preservados o RENLS e a paratireoide superior (Fig. 24-7), tomando-se também o devido cuidado para não deixar para trás parte de tecido tireoidiano do polo superior. Em geral a liberação deste polo é finalizada com a visualização da paratireoide superior no nível da cartilagem tireoide.[10]

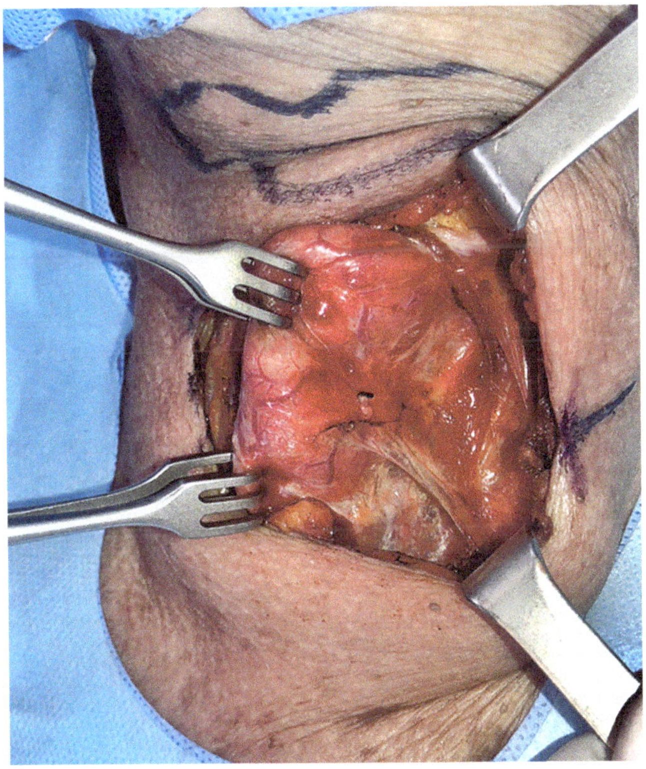

Fig. 24-5. Mobilização do lobo tireoidiano.

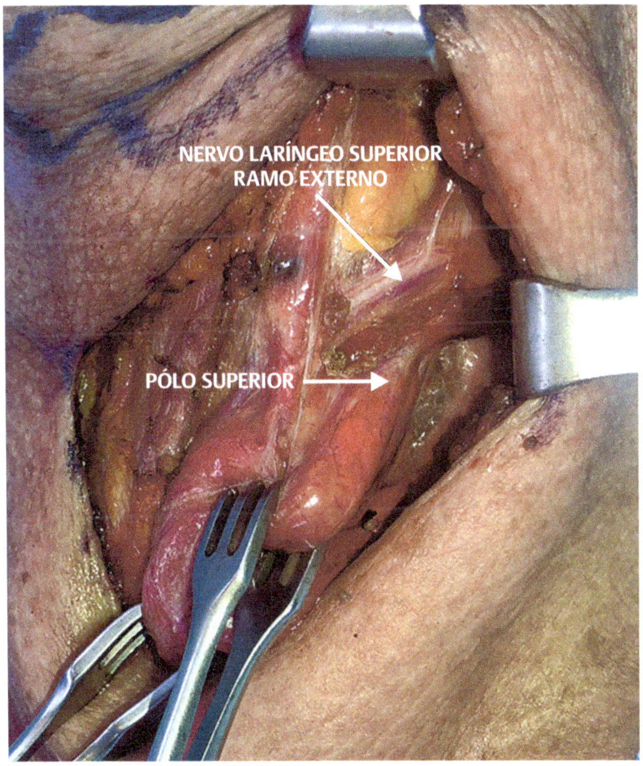


Fig. 24-6. Exposição do polo superior.

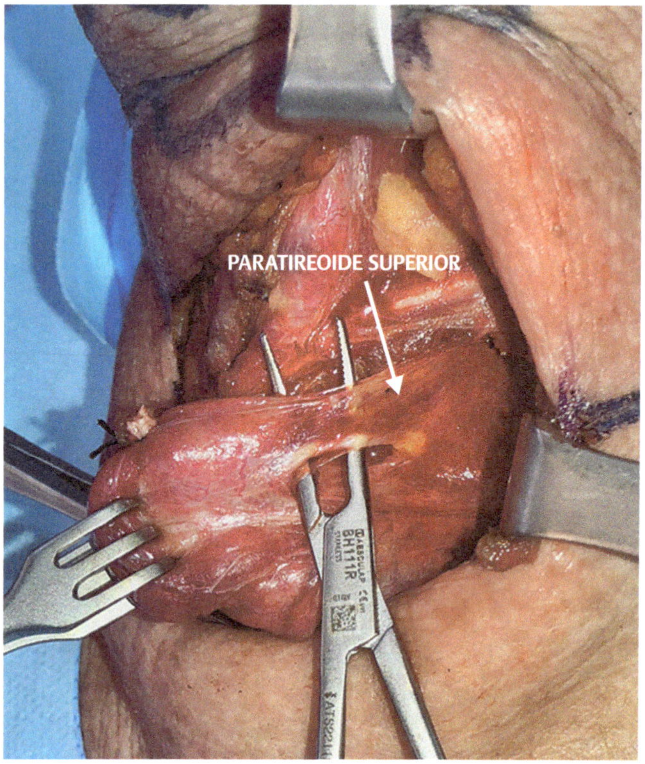


Fig. 24-7. Polo e paratireoide superiores

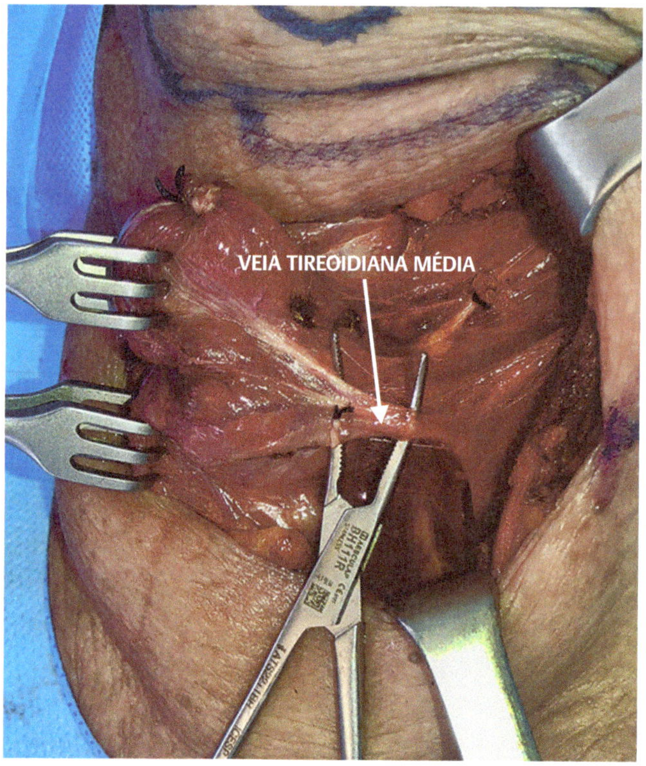


Fig. 24-8. Ligadura e secção da veia tireoidiana média.

## Dissecção do Lobo e Preservação das Paratireoides

Uma vez realizada a liberação do polo superior o lobo tireoidiano tem sua mobilização anteromedial facilitada, permitindo a identificação da veia tireoidiana média, que é ligada e seccionada neste momento (Fig. 24-8). Mantendo-se a tração anteromedial do lobo tireoidiano, sua superfície posterolateral é exposta, e a disseção meticulosa junto à sua cápsula permite a identificação das paratireoides superiores e inferiores, que se apresentam como pequenas estruturas elípticas de cor amarelo-amarronzada e consistência semelhante à gordura, aderidas a esta cápsula. A paratireoide superior tem localização anatômica mais constante, atrás do polo superior, em geral dentro de 1 cm da articulação das cartilagens cricoide e tireoide ou 1 cm cranial à intersecção da artéria tireodiana inferior (ATI) com o NLR. A paratireoide inferior tem localização mais variável, em geral dentro de 1 cm lateral e inferior ao polo inferior da tireoide, mas sempre em um plano anterior ao NLR e inferior à ATI. A separação destas estruturas do lobo é feita pela ligadura e secção dos pequenos vasos junto à capsula da tireoide, mantendo-se as paratireoides e seus pedículos vasculares preservados.[4,5,10]

## Identificação do Nervo Laríngeo Recorrente (NLR) e Liberação do Lobo Tireoidiano

A anatomia do NLR, que é ramo direto do nervo vago, tem uma peculiaridade em relação à sua lateralidade, sendo que à direita recorre por baixo da artéria subclávia, adquirindo um trajeto oblíquo desde a base do pescoço até sua entrada na laringe, assumindo a posição paratraqueal somente em uma parte de seu curso. Já à esquerda recorre por baixo do arco aórtico, o que proporciona um trajeto mais vertical e medial, no sulco traqueoesofágico, na maioria de seu curso. Seu ponto de entrada na laringe é o mesmo bilateralmente, posterior à glândula tireoide, na borda inferior da cartilagem cricoide, após percurso abaixo das fibras inferiores do músculo constritor inferior da faringe e atrás da articulação cricotireóidea.[4]

Existem diferentes técnicas para a identificação e preservação do NLR, com a abordagem lateral, onde o cirurgião procura identificar o nervo em seu cruzamento (anterior ou posterior) com a ATI (Fig. 24-9). Essa abordagem tem a desvantagem de aumentar o risco de desvascularização das glândulas paratireoides, pois podem ocorrer lesões e ligaduras de ramos mais proximais da ATI. A abordagem inferior, em que a identificação do nervo é feita em uma localização determinada por um triângulo formado pela traqueia/esôfago (medialmente), artéria carótida comum (lateralmente) e polo inferior da glândula tireoide (superiormente).[11] Essa abordagem pode ser usada em casos de reoperação ou bócio volumoso, com a vantagem da identificação do NLR antes do mesmo se ramificar. A abordagem superior implica na identificação do NLR em sua entrada na laringe, onde a variação de sua localização é menor e também pode ser usada em casos difíceis, reoperações e bócios volumosos, com a desvantagem de identificar o nervo após sua ramificação, colocando em risco potencial alguns desses ramos.[4]

Após sua identificação o NLR é dissecado delicadamente, separando-o da tireoide, em direção ao ligamento de Berry, que é uma densa condensação da fáscia pré-traqueal na altura dos 1º e 2º anéis traqueais.[5] Esse ligamento, assim como

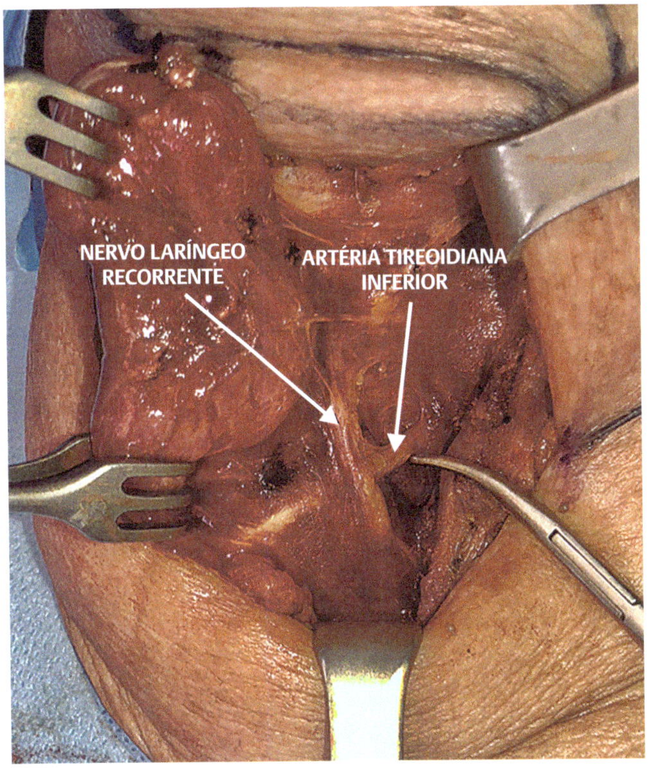


Fig. 24-9. Relação do nervo laríngeo recorrente com a artéria tireoidiana inferior.

os pequenos vasos que ele contém, é ligado e seccionado cuidadosamente e com distância segura em relação ao NLR (Fig. 24-10), proporcionado, a partir dessa manobra, a liberação da adesão do restante do lobo tireoidiano com a traqueia usando-se um eletrocautério (Fig. 24-11), após as veias tireoidianas inferiores terem sido ligadas e seccionadas, completando-se a mobilização do lobo (Fig. 24-12). Deve-se ter atenção também em relação à ressecção do lobo piramidal, que tem origem geralmente na porção superior do istmo da tireoide e trajeto ascendente.

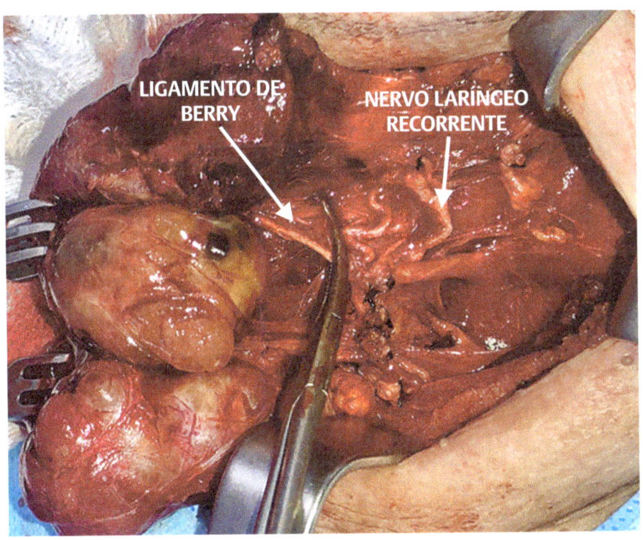


Fig. 24-10. Ligadura e secção dos vasos do ligamento de Berry.

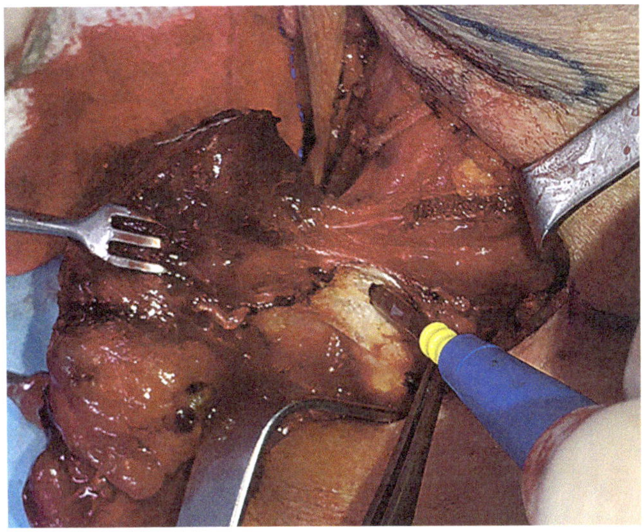

Fig. 24-11. Liberação do lobo tireoidiano da traqueia.

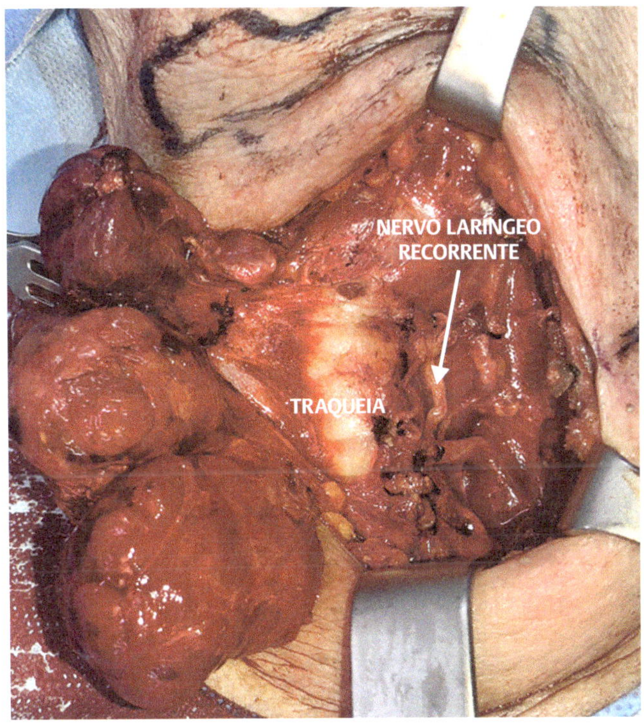


Fig. 24-12. Lobo tireoidiano liberado da traqueia.

Caso a cirurgia planejada tenha sido a lobectomia, uma pinça hemostática é posicionada na transição do istmo com o lobo contralateral e o parênquima tireoidiano seccionado, sendo realizada sutura contínua no coto. Em caso de tireoidectomia total os mesmos passos descritos anteriormente são realizados no lobo contralateral, e a tireoide é retirada em bloco.

Antes de a peça ser entregue ao patologista, é importante o exame minucioso da mesma em busca de eventuais glândulas paratireoides aderidas em sua superfície e, em caso de identificação positiva de alguma delas, deve-se seccioná-la em pequenos fragmentos e reimplantar no interior de um músculo pré-tireoidiano ou mesmo do esternocleidomastóideo.

## Revisão da Hemostasia, Drenagem e Fechamento

Após a retirada do espécime cirúrgico é solicitado ao anestesista que retorne a pressão arterial aos níveis normais e faça a manobra de Valsalva, para que eventuais sangramentos arteriais ou venosos sejam resolvidos neste momento.

O uso de dreno com pressão negativa é facultativo e depende do julgamento do cirurgião em relação a alguns fatores, como tamanho da tireoide, sangramento durante o procedimento entre outros. Uma tendência atual de muitos especialistas é o uso muito esporádico de drenos, ou mesmo a sua não utilização rotineira. Os drenos não previnem hematomas e não são úteis quando eles ocorrem.

O fechamento da ferida cirúrgica é realizado em planos, iniciando-se pela sutura do músculo esterno-hióideo e sua fáscia na linha média com pontos separados (Fig. 24-13), seguido do fechamento do subcutâneo e platisma também com pontos separados invertidos e da pele com sutura intradémica (Fig. 24-14).

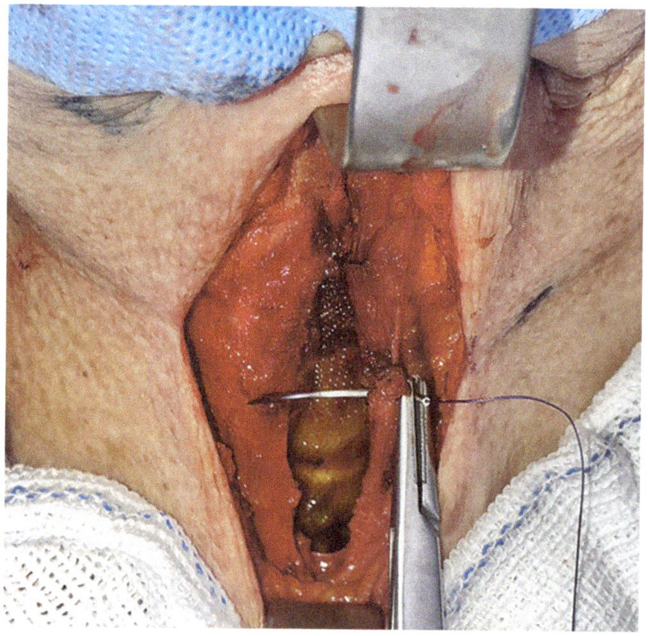

Fig. 24-13. Fechamento da linha média.

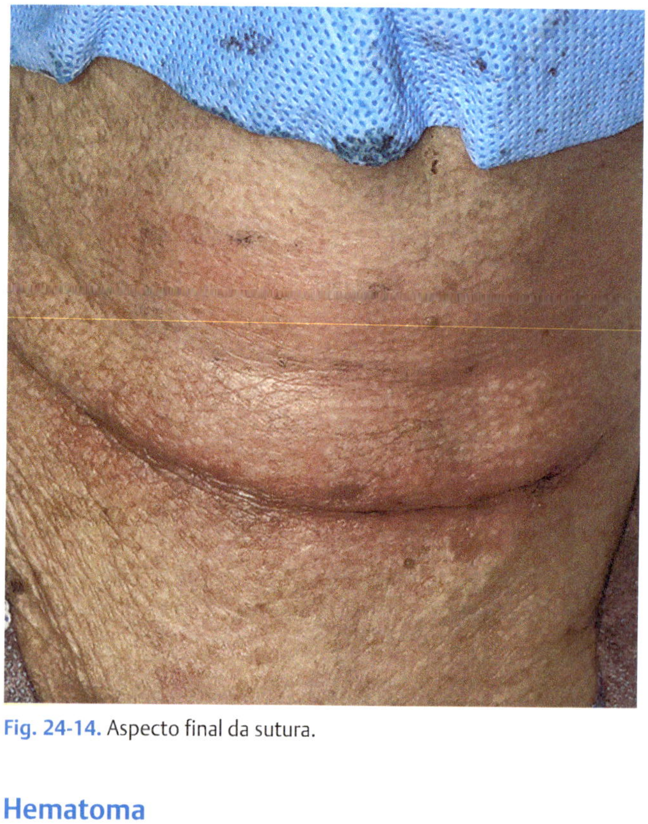

Fig. 24-14. Aspecto final da sutura.

## MONITORIZAÇÃO INTRAOPERATÓRIA DE NERVOS (MION)

As taxas de lesão do NLR reportadas na literatura podem chegar a valores tão altos como 10% e tendem a ser mais elevadas em algumas situações, como reoperações,[12] pacientes com radioterapia cervical prévia, bócios volumosos, doença de Graves, tireoidite e, em alguns casos, devido a variações anatômicas, como nervo laríngeo inferior não recorrente e ramificações extralaríngeas do NLR.[12]

A visualização direta durante a tireoidectomia tem sido a principal forma de preservação do NLR, porém um nervo anatomicamente intacto não reflete necessariamente que sua função esteja preservada, porque existem várias formas de lesão do nervo além da transecção, como lesão térmica, tração e aprisionamento em sutura.[12] Nesse sentido a MION vem ganhando espaço desde sua introdução, sendo seus potenciais benefícios a identificação e mapeamento do NLR durante a dissecção, além de diagnosticar possíveis pontos de lesão e a função neural ao final da cirurgia.[4]

A forma mais usada para realizar a MION é a utilização de um tubo endotraqueal com eletrodos acoplados ou em forma de adesivo, que ficam posicionados na altura das pregas vocais, e uma sonda estimuladora que transmite uma corrente elétrica (geralmente em torno de 1 mA) quando em contato com o NLR, promovendo a contração dos músculos laríngeos que induzem a movimentação das pregas vocais, que são captadas pelos eletrodos e transmitidas a um aparelho de monitoramento.

Para que esse procedimento seja realizado, o paciente não pode ser submetido à anestesia com o uso de bloqueador neuromuscular, por isso deve haver interação e cooperação entre as equipes cirúrgica e anestésica.

## PÓS-OPERATÓRIO E MANEJO DE COMPLICAÇÕES

A prevenção e o manejo das complicações em tireoidectomias são abordados de forma mais completa em outro capítulo deste livro. A seguir resumiremos as principais complicações e o manejo.

## Hematoma

A ocorrência de hematoma pós-tireoidectomia pode ser verificada de poucos minutos a dias após a cirurgia, porém a maioria se dá nas primeiras 6 horas,[5] sendo que o grande risco em casos de grande volume ou expansão rápida é o comprometimento das vias aéreas por aumento da pressão no compartimento central do pescoço. Nestes casos está indicada a reabordagem imediata em centro cirúrgico ou mesmo beira leito, dependendo da gravidade dos sintomas de obstrução respiratória, com abertura da ferida e esvaziamento dos coágulos para aliviar a pressão e melhorar a respiração.

## Lesão de Nervo Laríngeo Recorrente

A paralisia temporária do NLR pode ocorrer em mais de 5% dos casos, porém sua lesão definitiva com paralisia permanente da prega vocal ocorre em menos de 2% a 3% dos pacientes.[5]

Algumas causas, como manipulação durante a dissecção, lesão térmica, tração excessiva ou mesmo a transecção intencional ou inadvertida do NLR, podem ser responsáveis por essa disfunção.

A paralisia unilateral pode levar à disfonia, disfagia e aspiração, porém a paralisia bilateral pode levar à dificuldade respiratória após a extubação e ser necessária realização de traqueostomia.

## Hipocalcemia

A hipocalcemia no pós-operatório de tireoidectomia total ocorre devido ao hipoparatireoidismo secundário à lesão iatrogênica, retirada inadvertida ou diminuição temporária da vascularização das glândulas paratireoides, sendo a disfunção transitória mais comum (27%) que a permanente (1%).[3] Em caso de realização de hemitireoidectomia, ou seja, sem a manipulação de duas glândulas paratireoides, esse risco é praticamente nulo.[4]

Muitas vezes essa hipocalcemia transitória é assintomática, porém quando sintomática o paciente pode queixar-se de parestesias, espasmos musculares e apresentar sinais propedêuticos característicos como sinal de Chvostek e Trousseau. Em casos extremos, caso não tratada, pode levar a quadros de arritmia cardíaca ou convulsão.[5]

Os níveis séricos de PTH e de cálcio devem ser monitorados no pós-operatório imediato e os níveis de cálcio corrigidos conforme protocolo de cada instituição.

# TIREOIDECTOMIA POR ACESSO REMOTO

Com o intuito de evitar uma cicatriz cirúrgica aparente na região cervical anterior, alguns acessos remotos à glândula tireoide foram desenvolvidos. Entre essas técnicas podemos citar os acessos transaxilar, axilo-mamário bilateral e o retroauricular, que proporcionam uma cicatriz não aparente.[13]

Após o estudo de Anuwong (2015) uma técnica de acesso remoto pelo vestíbulo oral, utilizando material de laparoscopia (TOETVA – *transoral endoscopic thyroidectomy vestibular approach*), ganhou popularidade, com resultados encorajadores, não só em termos estéticos, mas também em relação a baixas taxas de complicações, comparáveis àquelas da tireoidectomia convencional.[13,14]

## TOETVA

Essa técnica é realizada utilizando-se três portais de trabalho localizados na mucosa vestibular do lábio inferior, ópticas de 10 mm e material de laparoscopia de 5 mm.[15]

O paciente é posicionado em decúbito dorsal sob anestesia geral e intubação endotraqueal. Uma incisão de 1,5 cm é programada na linha média na mucosa do lábio inferior, cerca de 1 cm acima do sulco gengivolabial (Fig. 24-15), sendo realizada dissecção com eletrocautério e romba até o periósteo da mandíbula. Neste momento realiza-se injeção de solução com adrenalina (1:500.000) no subcutâneo da região cervical anterior com agulha longa e, em seguida, introduz-se dilatador (vela de Hegar) para desenvolver um plano submental e subplatismal na linha média através de dissecção romba. Incisões laterais de cerca de 5 mm são feitas na parte lateral da mucosa labial inferior, e realiza-se a injeção da mesma solução de adrenalina.[16]

Introduz-se no portal medial o trocarte de 11 mm (Fig. 24-16), seguido da óptica de 10 mm, e inicia-se insuflação com $CO_2$, a uma pressão de 6 mm Hg a um fluxo de 15 L/min.[17] Os trocartes laterais de 5 mm são introduzidos sob visão endoscópica direta (Fig. 24-17).

Confecciona-se um espaço de trabalho (*pocket*) no plano subplatismal utilizando-se de material laparoscópico de dissecção (gancho) até o nível do esterno, inferiormente, e dos músculos esternocleidomastóideos, lateralmente.[16]

A rafe mediana dos músculos pré-tireoidianos é identificada e separada (Fig. 24-18), proporcionando acesso à loja tireoidiana. Neste momento é realizada a istmotomia, utilizando-se bisturi harmônico, seguida da dissecção capsular da tireoide, com atenção para identificação e preservação das glândulas paratireoides, e secção do polo superior.[16]

O NLR é identificado em seu ponto de entrada na laringe e dissecado inferiormente (Fig. 24-19), proporcionando sua separação da glândula tireoide e a liberação segura da mesma de sua aderência à traqueia (ligamento de Berry), com a liberação da peça cirúrgica, que é retirada embalada pelo portal central. Caso necessário, a ressecção do lobo contralateral é realizada de forma semelhante pelo mesmo acesso.

Após revisão da hemostasia retiram-se os trocartes, e é realizada a sutura das incisões labiais com fio absorvível.

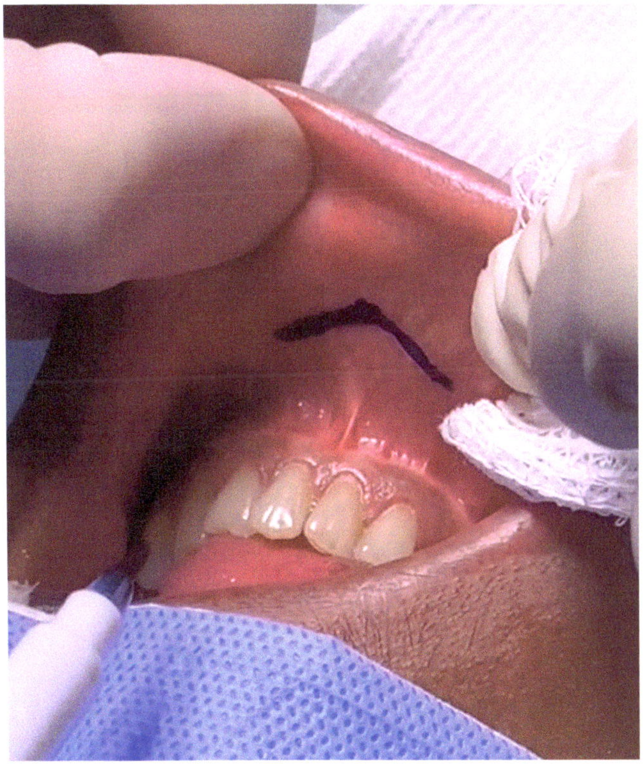

Fig. 24-15. Programação da incisão mediana.

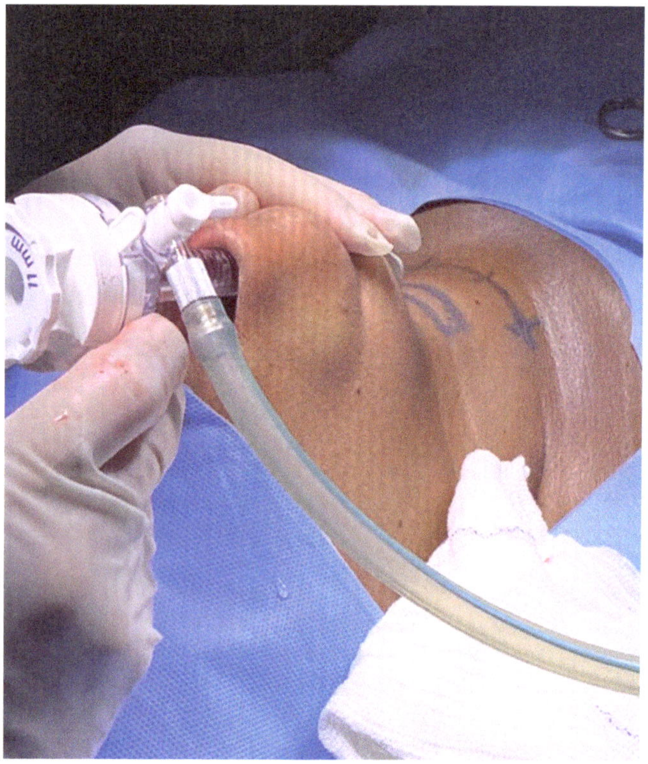

Fig. 24-16. Posicionamento do trocarte central.

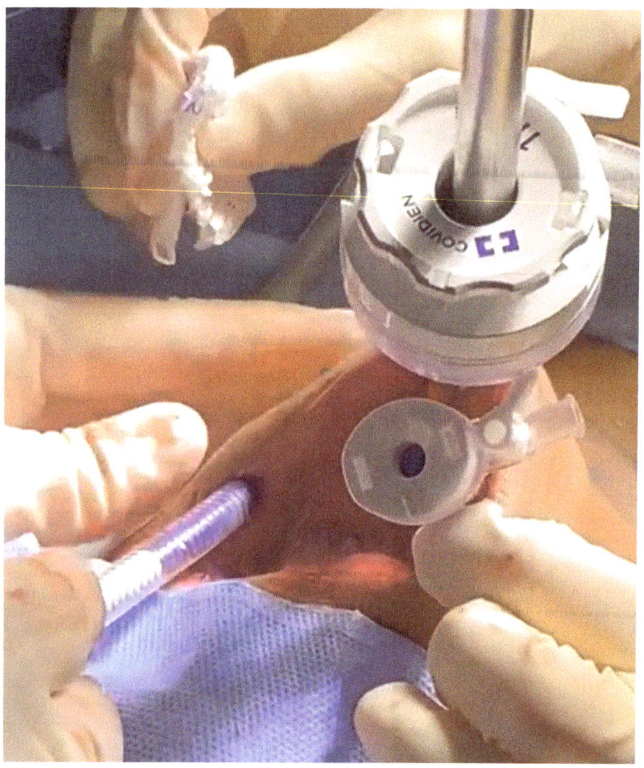

Fig. 24-17. Posicionamento dos trocartes laterais.

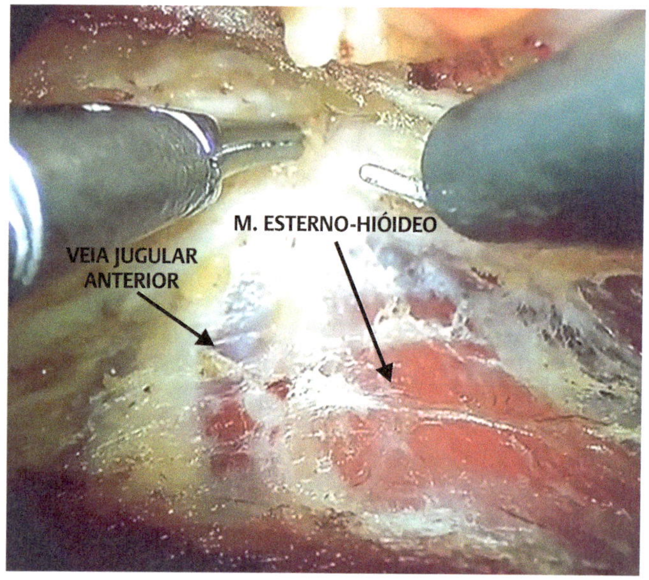


Fig. 24-18. Identificação da linha média.

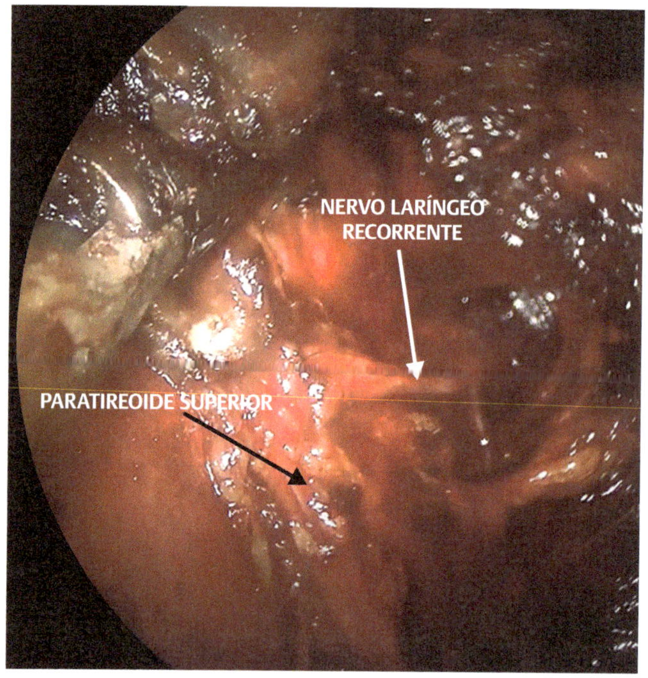


Fig. 24-19. Dissecção do nervo laríngeo recorrente.

## REFERÊNCIAS BIBLIOGRÁFICAS


1. Instituto Nacional de Câncer José Alencar Gomes da Silva. Estimativa 2023: Incidência do Câncer no Brasil. Rio de Janeiro: INCA, 2022. [acesso 2022 ago 1]. Disponível em: http://www2.inca.gov.br/
2. Sanabria A, Kowalski LP, Shah JP, Nixon IJ, Angelos P, Williams MD, et al. Growing incidence of thyroid carcinoma in recent years: Factors underlying overdiagnosis. Head Neck. 2018 Apr;40(4):855-66.
3. Stefanou CK, Papathanakos G, Stefanou SK, Tepelenis K, Kitsouli A, Barbouti A, et al. Surgical tips and techniques to avoid complications of thyroid surgery. Innov Surg Sci. 2022 Oct 11;7(3-4):115-23.
4. Roman BR, Randolph GW, Kamani D. Conventional Thyroidectomy in the Treatment of Primary Thyroid Cancer. Endocrinol Metab Clin North Am. 2019 Mar;48(1):125-41.
5. Gil Z, Patel SG. Surgery for thyroid cancer. Surg Oncol Clin N Am. 2008 Jan;17(1):93-120, viii.
6. Gourin CG, Tufano RP, Forastiere AA, Koch WM, Pawlik TM, Bristow RE. Volume-based trends in thyroid surgery. Arch Otolaryngol Head Neck Surg. 2010 Dec;136(12):1191-8.
7. Patel KN, Yip L, Lubitz CC, Grubbs EG, Miller BS, Shen W, et al. The American Association of Endocrine Surgeons Guidelines for the Definitive Surgical Management of Thyroid Disease in Adults. Ann Surg. 2020 Mar;271(3):e21-e93.
8. Cohen O, Ronen O, Khafif A, Rodrigo JP, Simo R, Pace-Asciak P, et al. Revisiting the role of surgery in the treatment of Graves' disease. Clin Endocrinol (Oxf). 2022 Jun;96(6):747-57.
9. Cibas ES, Ali SZ. The 2017 Bethesda System for Reporting Thyroid Cytopathology. Thyroid. 2017 Nov;27(11):1341-6.
10. Townsend JCM, Beauchamp RD, Evers BM, Mattox KL. 21. ed. Sabiston textbook of surgery . Elsevier - Health Sciences Division. 2022.
11. Loré JM, Kim DJ, Elias S. Preservation of the Laryngeal Nerves during Total Thyroid Lobectomy. Annals of Otology, Rhinology & Laryngology. 1977;86(6):777-88.
12. Deniwar A, Kandil E, Randolph G. Electrophysiological neural monitoring of the laryngeal nerves in thyroid surgery: review of the current literature. Gland Surg. 2015 Oct;4(5):368-75.
13. Lira RB, De Cicco R, Rangel LG, Bertelli AA, Duque Silva G, de Medeiros Vanderlei JP, et al. Transoral endoscopic thyroidectomy vestibular approach: Experience from a multicenter national group with 412 patients. Head Neck. 2021 Nov;43(11):3468-75.
14. Anuwong A. Transoral Endoscopic Thyroidectomy Vestibular Approach: A Series of the First 60 Human Cases. World J Surg. 2016 Mar;40(3):491-7.
15. Lira RB, Ramos AT, Nogueira RMR, de Carvalho GB, Russell JO, Tufano RP, et al. Transoral thyroidectomy (TOETVA): Complications, surgical time and learning curve. Oral Oncol. 2020 Nov;110:104871.
16. Russell JO, Clark J, Noureldine SI, Anuwong A, Al Khadem MG, Yub Kim H, et al. Transoral thyroidectomy and parathyroidectomy - A North American series of robotic and endoscopic transoral approaches to the central neck. Oral Oncol. 2017 Aug;71:75-80.
17. Anuwong A, Sasanakietkul T, Jitpratoom P, Ketwong K, Kim HY, Dionigi G, et al. Transoral endoscopic thyroidectomy vestibular approach (TOETVA): indications, techniques and results. Surg Endosc. 2018 Jan;32(1):456-65.

# CAPÍTULO 25

# ESVAZIAMENTO CERVICAL PARA CÂNCER DE TIREOIDE – ASPECTOS TÉCNICOS

Vergilius José Furtado de Araujo Filho ▪ Fábio de Aquino Capelli ▪ Luiz Paulo Kowalski

## INTRODUÇÃO

O esvaziamento cervical é provavelmente a cirurgia mais específica da especialidade de Cirurgia de Cabeça e Pescoço. Sua realização requer conhecimento completo e preciso da anatomia do pescoço e experiência. Complicações importantes podem ocorrer, mas o esvaziamento cervical é bastante seguro quando praticado por cirurgiões especialistas e experientes.

Os esvaziamentos cervicais têm papel fundamental no manejo do câncer de tireoide, com aspectos diferentes e específicos em relação a outros tipos de câncer em que também são frequentemente utilizados.[1]

A primeira estação de drenagem linfática da tireoide é o nível VI, também conhecido como compartimento central. Na maioria dos casos, somente após o comprometimento dessa região as metástases progridem para o compartimento lateral.[2-4] O compartimento central contém as estruturas nobres que podem ser lesionadas na tireoidectomia e são as responsáveis pelas principais complicações, as glândulas paratireoides e os nervos laríngeos inferiores e ramos externos dos laríngeos superiores e, ao contrário do lateral, pode ser abordado e dissecado na tireoidectomia. Esse aspecto torna muito relevante a discussão sobre oportunidade e a extensão do esvaziamento do compartimento central em neoplasias malignas da tireoide, pois a reoperação do compartimento central pode implicar em riscos de complicações bem maiores quando executadas por cirurgiões menos experientes.

Para a decisão de realizar o procedimento levamos em conta o tipo e estádio do tumor. O esvaziamento pode ser eletivo, quando o risco de metástases ocultas e clinicamente significativas é alto, como frequentemente ocorre no carcinoma medular da tireoide ou em carcinomas papilíferos estadiados, como T3 ou T4, ou terapêutico, como indicado em todos os cânceres da tireoide.

Um aspecto peculiar dos carcinomas bem diferenciados da tireoide é que as metástases cervicais ocultas são muito frequentes, mas elas, por algum motivo ainda não totalmente esclarecido, não têm tanta relevância clínica. De fato, se for realizado esvaziamento eletivo de compartimento central em pacientes com carcinoma papilífero, metástases microscópicas serão identificadas em até 90% dos casos, e esse é um grande argumento para os que defendem o esvaziamento do nível VI eletivo.[5-7] No entanto, se não for feita essa cirurgia, e mesmo sem tratamento complementar com radioiodo, a taxa de recidiva regional não é de até 90% como seria de se esperar, e sim até 20%.[8] Isso significa que cerca de 70% dessas metástases não são clinicamente relevantes, e, portanto, é um exagero o esvaziamento do compartimento central em todos os casos. Além disso, o esvaziamento central eletivo implica em risco muito maior de disfonia e hipocalcemia, sem benefício oncológico para o paciente. Também, as micrometástases que certamente serão encontradas aumentam, muitas vezes, a chance da indicação de radioiodo pós-operatório.

A importância das metástases linfonodais no câncer bem diferenciado da tireoide não é muito bem definida, a maioria dos autores não atribui a elas aumento da mortalidade, mas outros discordam.[9-13]

## INDICAÇÕES E TIPOS DE ESVAZIAMENTOS PARA O CÂNCER DA TIREOIDE

### Esvaziamento Profilático do Compartimento Central

O esvaziamento do nível VI do pescoço na ausência de metástases detectáveis, clínicas ou radiológicas, não está indicado em pacientes com carcinomas bem diferenciados, apesar de no passado existir algum debate sobre essa recomendação.[2,5] Nas últimas *Guidelines* da *American Thyroid Association* recomenda-se contra sua realização em tumores T1 e T2, mas admite-se esse procedimento em tumores maiores ou invasivos (T3 e T4). No entanto, é pouco provável que esse procedimento afete a evolução clínica desses pacientes.[14] Não há nenhuma evidência clínica de que o esvaziamento central eletivo tenha qualquer impacto na sobrevida, e o risco adicional de complicações, como hipoparatireoidismo e disfonia, em indivíduos que na sua vasta maioria não vão evoluir com recidivas regionais, é muito significativo.[15-24] Além disso são várias as publicações que mostram que a reoperação do compartimento central no esvaziamento cervical é muito segura, se realizada por cirurgião experiente.[25-27]

Esses conceitos não se aplicam ao tratamento cirúrgico do carcinoma medular, doença mais agressiva e com prognóstico pior, onde o esvaziamento cervical tem papel mais importante e frequentemente o compartimento central é esvaziado de forma eletiva.[28,29]

### Esvaziamento Terapêutico do Compartimento Central

Em casos em que existem metástases diagnosticadas clinicamente, por exames de imagem ou no intraoperatório, o esvaziamento necessário dos compartimentos central e/ou lateral é chamado de terapêutico. No compartimento central não se deve nunca remover apenas os linfonodos evidentemente comprometidos (*berry picking*), o risco de recidivas é muito elevado.[30] A cirurgia deve sempre remover completamente o compartimento, uni ou bilateral, para minimizar o risco de recidivas e melhorar a sobrevida. Essa cirurgia é frequentemente realizada junto com a tireoidectomia total e se houver a possibilidade de ser unilateral é preferível, implicando em menor taxa de hipoparatireoidismo e lesão do nervo recorrente.[2,31,32] Quando há comprometimento bilateral do compartimento central, o esvaziamento bilateral se impõe.

## Esvaziamento Profilático do Compartimento Lateral

Há consenso que esse esvaziamento não deve ser realizado no tratamento cirúrgico do carcinoma bem diferenciado de tireoide. Como no compartimento central, é alto o número de casos em que há metástases ocultas, até 25%,[5] mas elas também não costumam representar risco elevado de recidivas. Diferentemente do que ocorre no compartimento central, não há risco maior de operar o compartimento lateral com a tireoidectomia prévia e não há nenhuma evidência de benefício com esse procedimento e, pelo contrário, aumentam-se muito o tempo cirúrgico e risco de complicações, mesmo em mãos experientes.

No tratamento do carcinoma medular há alguma controvérsia na abordagem do pescoço N0, havendo quem recomende o esvaziamento eletivo lateral,[33] mas outros estudos não encontraram diferença na evolução desses pacientes quando comparados aos que não foram submetidos à cirurgia eletiva do pescoço.[34] Há autores que propõem que pacientes N0 com a forma familiar do carcinoma medular e altos níveis de calcitonina ou nódulo palpável da tireoide devam ser submetidos além da tireoidectomia total e esvaziamento do compartimento central, também ao esvaziamento lateral bilateral eletivo, e pacientes com a forma esporádica com tumor maior que 2 cm e metástases em compartimento central devam ser submetidos ao esvaziamento eletivo do compartimento lateral ipsilateral.[28]

## Esvaziamento Terapêutico do Compartimento Lateral

É proposto como tratamento para os pacientes que com carcinomas bem diferenciados ou medulares já com metástases identificáveis clinicamente ou com métodos de imagem. Os níveis principais a serem abordados são os IIa, III, IV e Vb. O envolvimento dos níveis IIb e Va no carcinoma papilífero ocorre com menos frequência, em 6% e 11%, respectivamente.[35-37]

## Técnica Cirúrgica de Esvaziamento do Compartimento Central

O esvaziamento do compartimento central é, como já mencionado, realizado quase sempre em conjunto com a tireoidectomia total. A exceção ocorre em casos de recidivas do câncer no nível VI. Nas duas situações a abordagem cirúrgica inicial é diversa.

Após a tireoidectomia a cirurgia é feita com o prolongamento da dissecção do nervo recorrente em direção ao tórax, do lado esquerdo até o cruzamento da artéria inominada com a traqueia e do lado direito até o nervo alcançar este vaso. Em ambos os lados todo o tecido fibroadiposo, desde a entrada do nervo recorrente na laringe até esse limite inferior e da artéria carótida até a linha média na traqueia, é removido (Fig. 25-1). Um aspecto técnico importante é que do lado direito, devido ao trajeto mais oblíquo do recorrente, há linfonodos profundos ao nervo que precisam ser removidos para evitar recidivas muito difíceis de serem abordadas. Os nervos recorrentes devem ser dissecados completamente, com o mínimo de tração possível. Preferentemente o procedimento deve ser realizado sob monitorização do nervo. O linfonodo pré-laríngeo (Délfico) é identificado superiormente ao istmo e removido junto com a tireoide. Linfonodos do mediastino superior (Nível VII) devem ser removidos quando comprometidos.

Em cirurgias do compartimento central por recidivas após a tireoidectomia o acesso lateral ao nervo recorrente é bastante recomendável, pois será em local não abordado na cirurgia prévia e, portanto, livre de fibrose. Esse acesso é obtido pela dissecção e mobilização medial da borda lateral dos músculos pré-tireoidianos. Nesse local há a veia jugular interna, e a remoção do nível VI é realizada após a identificação do nervo recorrente. O monitor de nervo é muito útil nessa situação, e porções dos músculos pré-tireoidianos podem ser removidos, se necessário, seja por fibrose seja por necessidade para margem oncológica.

Apesar de todo cuidado, é bastante difícil nessas cirurgias a preservação das glândulas paratireoides inferiores, ou pelo menos sua delicada vascularização. A taxa de hipoparatireoidismo pós-operatório, que já não é baixa após a tireoidectomia total, ocorre em frequência ainda mais elevada com a adição do esvaziamento do compartimento central. O produto desse esvaziamento deve ser cuidadosamente inspecionado, e eventuais paratireoides reimplantadas, após confirmação por biópsia de congelação.

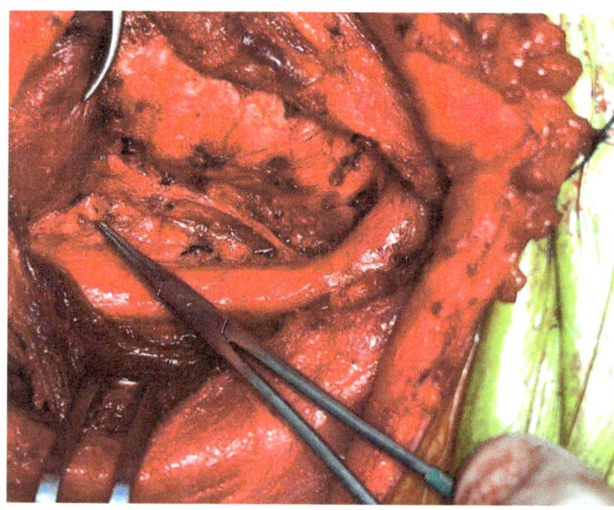

Fig. 25-1. Esvaziamento do compartimento central com preservação de nervo laríngeo inferior. Na foto destacam-se a paratireoide superior preservada e a dissecção inferiormente até artéria inominada, nível inferior da dissecção que inclui nível VII de linfonodos.

## Técnica Cirúrgica de Esvaziamento de Cadeias Laterais

No esvaziamento lateral os limites são lateralmente a borda anterior do músculo trapézio, inferiormente a clavícula e superiormente o músculo digástrico. O nervo espinhal acessório é identificado e preservado. O limite profundo é a face anterior dos músculos escalenos anterior e médio, além do nervo frênico, plexo braquial e músculo levantador da escápula. Geralmente e com raras exceções, mesmo em casos com metástases volumosas de carcinomas bem diferenciados de tireoide, não há invasão significativa de estruturas adjacentes. Dessa forma os esvaziamentos podem ser modificados e conservadores, abordando apenas os níveis considerados necessários e com bons resultados oncológicos, preservando-se o nervo acessório, a veia jugular interna e o músculo esternocleidomastóideo.

Na região inferomedial, em ambos os lados, é muito importante que ligaduras sejam realizadas para que se evitem as fístulas linfáticas, que podem ser muito significativas e trabalhosas. No nível II é importante visualizar e preservar os nervos espinhal acessório e hipoglosso, cujas lesões são acompanhadas de bastante morbidade.

Deve-se tomar cuidado em não incluir no produto do esvaziamento os tecidos posteriores à artéria carótida comum para evitar a lesão do tronco simpático e, em consequência, a indesejada síndrome de Horner. A alça cervical que passa ao longo da veia jugular é identificada e preservada, ela pode ser necessária para reconstrução do nervo recorrente.[38]

As principais etapas do esvaziamento lateral podem ser vistas nas Figuras 25-2 a 25-6.

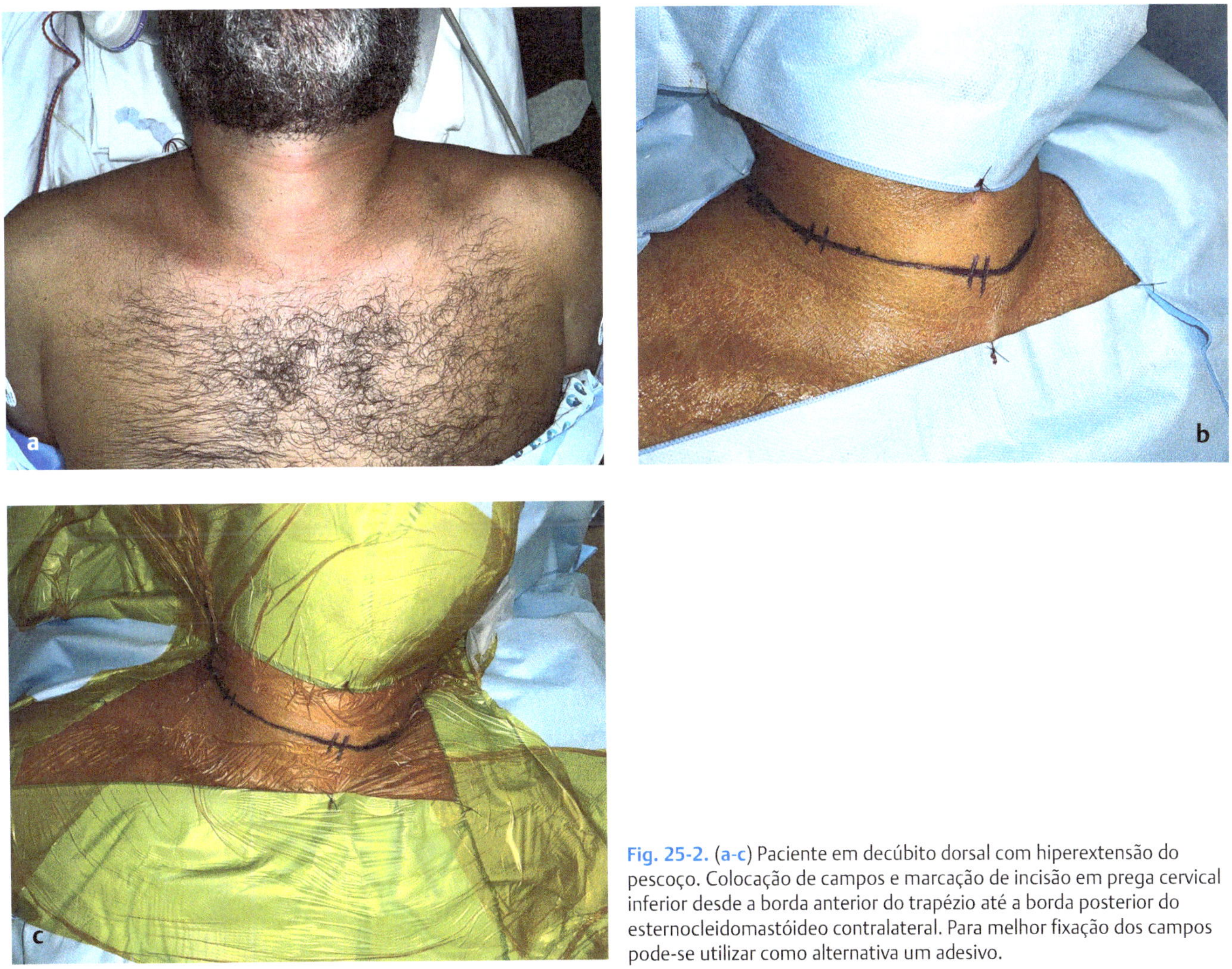


Fig. 25-2. (a-c) Paciente em decúbito dorsal com hiperextensão do pescoço. Colocação de campos e marcação de incisão em prega cervical inferior desde a borda anterior do trapézio até a borda posterior do esternocleidomastóideo contralateral. Para melhor fixação dos campos pode-se utilizar como alternativa um adesivo.

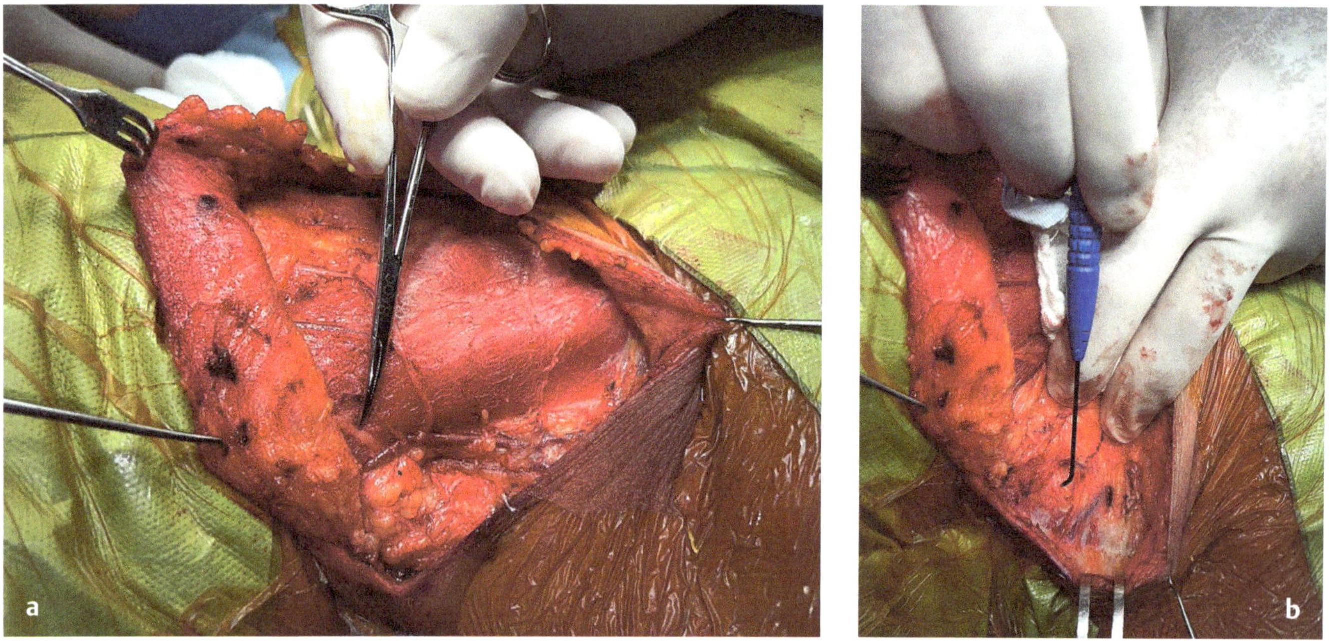

Fig. 25-3. (a, b) Descolamento dos retalhos até os limites do esvaziamento proposto, identificação do nervo grande auricular e do nervo acessório (no caso apresentado, sob monitorização).

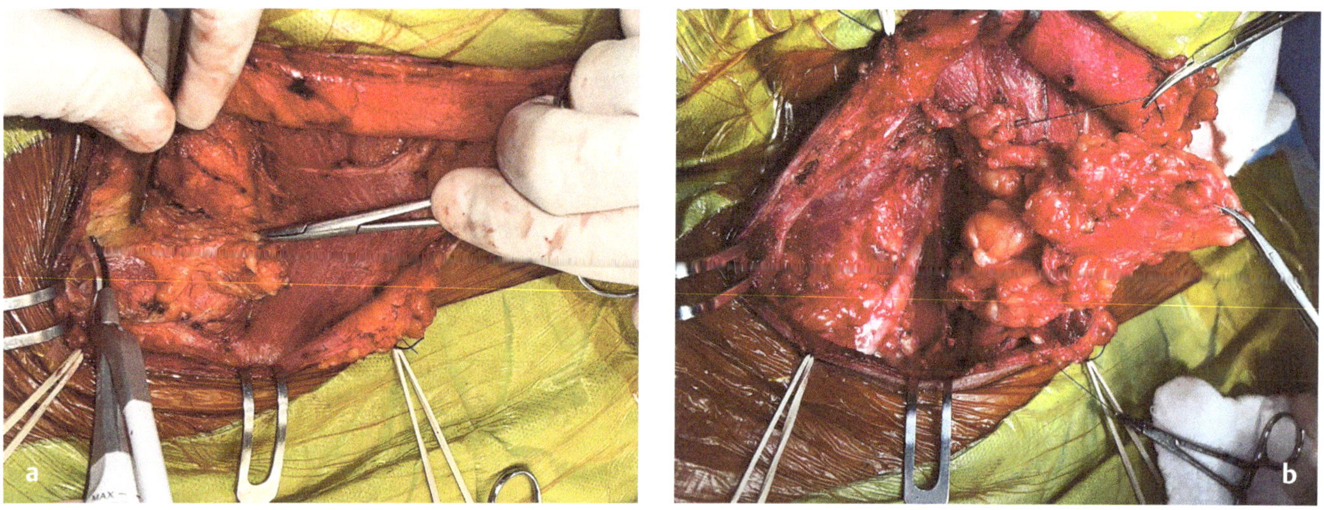

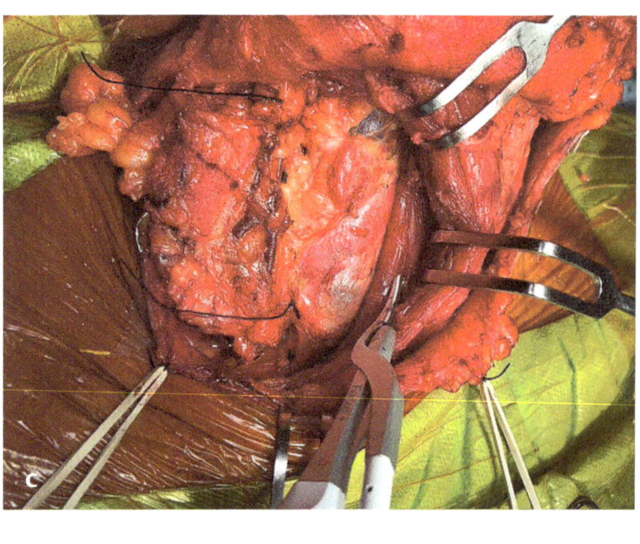

Fig. 25-4. (a-c) Esvaziamento do nível Vb preservando-se o nervo acessório aderido ao seu leito, seguindo-se de levantamento do músculo esternocleidomastóideo.

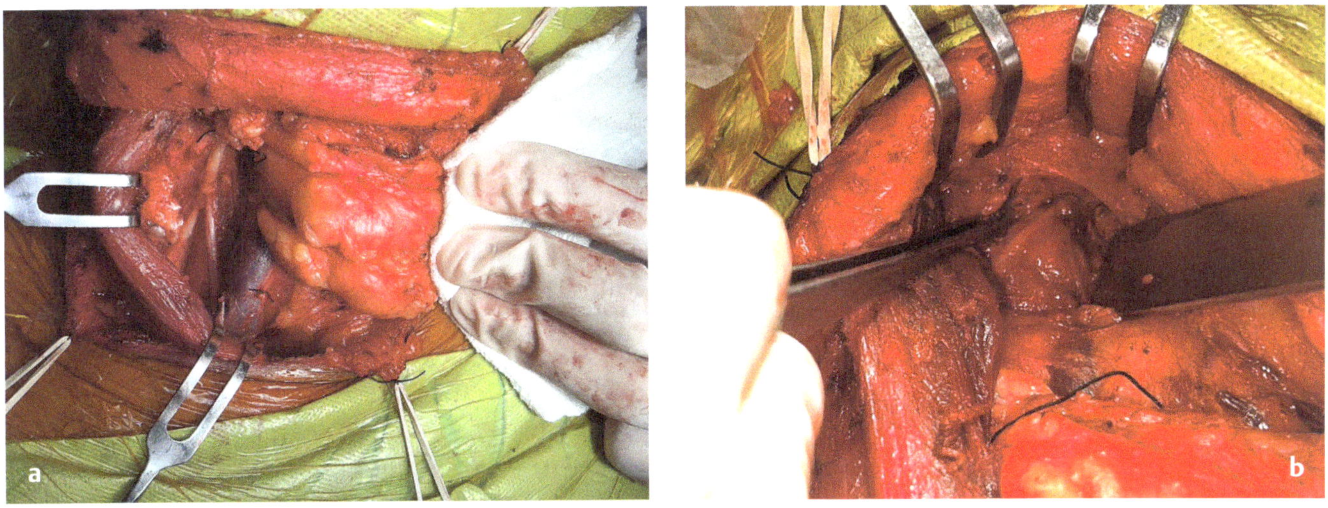


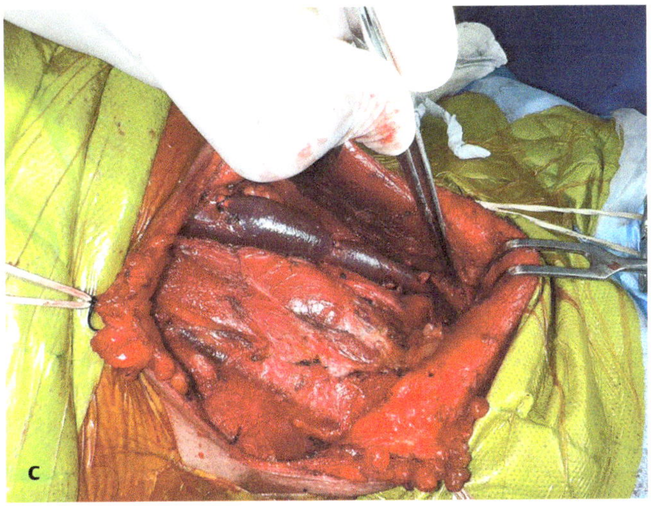


Fig. 25-5. (a-c) Todo o conteúdo da fossa supraclavicular é passado sob o esternocleidomastóideo anteriormente, seguindo-se com a dissecção das cadeias jugulocarotídeas, iniciando-se do nível IV passando pelo III, chegando ao IIa, com identificação e preservação da porção inicial do nervo acessório. Após peça removida, destaca-se a dissecção com preservação das estruturas não linfáticas.

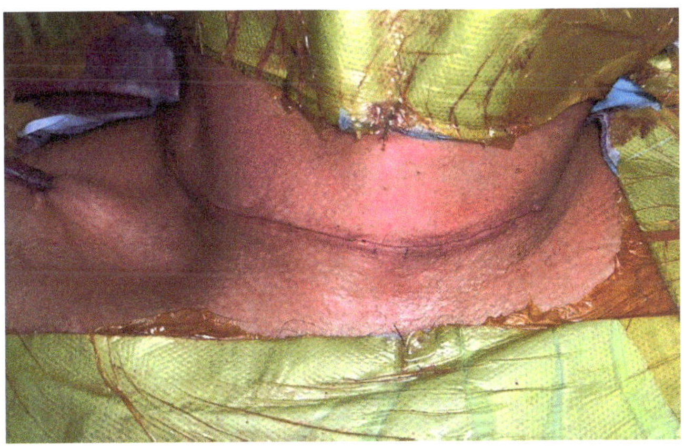

Fig. 25-6. Colocação de dreno tubular em fossa supraclavicular e fechamento por planos, com sutura intradérmica do plano cutâneo.

## COMPLICAÇÕES

A fístula linfática ocorre com alguma frequência no esvaziamento do nível IV esquerdo. O tratamento incialmente é conservador com dieta de baixo teor de gorduras, dieta parenteral exclusiva e compressão local. Quando essas medidas não são bem-sucedidas, principalmente em fístulas de alto débito, outras intervenções devem ser consideradas, como ligadura do ducto torácico, curativos com pressão negativa e utilização de análogos da somatostatina.

Déficits do nervo espinhal acessório, que se manifestam com dor e mobilidade diminuída do ombro, ocorrem em até 40% dos esvaziamentos laterais, mesmo com a preservação desse nervo.[5] Quando acontece, são recomendadas reabilitação e fisioterapia precoces.

Outras complicações, como o hipoparatireoidismo, lesão dos nervos laríngeos inferiores e superiores e hematomas, infelizmente ocorrem com mais frequência do que quando a cirurgia é apenas a tireoidectomia. A prevenção e manejo dessas complicações são abordados em outro capítulo deste volume.

## REFERÊNCIAS BIBLIOGRÁFICAS


1. Ywata de Carvalho A, Chulam TC, Kowalski LP. Long-term Results of Observation vs Prophylactic Selective Level VI Neck Dissection for Papillary Thyroid Carcinoma at a Cancer Center. JAMA Otolaryngol Head Neck Surg. 2015 Jul;141(7):599-606.
2. Hughes DT, Doherty GM. Central neck dissection for papillary thyroid cancer. Cancer Control. 2011 Apr;18(2):83-8.
3. Gimm O, Rath FW, Dralle H. Pattern of lymph node metastases in papillary thyroid carcinoma. Br J Surg. 1998;85(2):252-4.
4. Machens A, Hinze R, Thomusch O, Dralle H. Pattern of nodal metastasis for primary and reoperative thyroid cancer. World J Surg. 2002;26(1):22-8.
5. Eltelety AM, Terris DJ. Neck Dissection in the Surgical Treatment of Thyroid Cancer. Endocrinol Metab Clin North Am. 2019 Mar;48(1):143-51.
6. Cooper DS, Doherty GM, Haugen BR, Kloos RT, Lee SL, Mandel SJ, et al. Management guidelines for patients with thyroid nodules and differentiated thyroid cancer. Thyroid. 2006;16(2):109-42.
7. Arturi F, Russo D, Giuffrida D, Ippolito A, Perrotti N, Vigneri R, et al. Early diagnosis by genetic analysis of differentiated thyroid cancer metastases in small lymph nodes. J Clin Endocrinol Metab. 1997;82(5):1638-41.
8. Bates MF, Lamas MR, Randle RW, Long KL, Pitt SC, Schneider DF, et al. Back so soon? Is early recurrence of papillary thyroid cancer really just persistent disease? Surgery. 2018 Jan;163(1):118-23.
9. Rossi RL, Cady B, Silverman ML, Wool MS, Horner TA. Current results of conservative surgery for differentiated thyroid carcinoma. World J Surg. 1986;10(4):612-22.
10. Mazzaferri EL, Jhiang SM. Long-term impact of initial surgical and medical therapy on papillary and follicular thyroid cancer. Am J Med. 1994;97(5):418-28.
11. Hughes CJ, Shaha AR, Shah JP, Loree TR. Impact of lymph node metastasis in differentiated carcinoma of the thyroid: a matched-pair analysis. Head Neck. 1996;18(2):127-32.
12. Lundgren CI, Hall P, Dickman PW, Zedenius J. Clinically significant prognostic factors for differentiated thyroid carcinoma: a population-based, nested case control study. Cancer. 2006;106(3):524-31.
13. Podnos YD, Smith D, Wagman LD, Ellenhorn JD. The implication of lymph node metastasis on survival in patients with well-differentiated thyroid cancer. Am Surg. 2005;71(9):731-4.
14. Haugen BR, Alexander EK, Bible KC, Doherty GM, Mandel SJ, Nikiforov YE, et al. 2015 American Thyroid Association Management Guidelines for Adult Patients with Thyroid Nodules and Differentiated Thyroid Cancer: The American Thyroid Association Guidelines Task Force on Thyroid Nodules and Differentiated Thyroid Cancer. Thyroid. 2016 Jan;26(1):1-133.
15. Grant CS, Stulak JM, Thompson GB, Richards ML, Reading CC, Hay ID. Risks and adequacy of an optimized surgical approach to the primary surgical management of papillary thyroid carci- noma treated during 1999-2006. World J Surg. 2010;34(6):1239-46.
16. Kutler DI, Crummey AD, Kuhel WI. Routine central compartment lymph node dissection for patients with papillary thyroid carcinoma. Head Neck. 2012;34(2):260-3.
17. Roh JL, Park JY, Park C Il. Total thyroidectomy plus neck dissection in differentiated papillary thyroid carcinoma patients: pattern of nodal metastasis, morbidity, recurrence, and postoperative levels of serum parathyroid hormone. Ann Surg. 2007;245(4):604-10.
18. Cavicchi O, Piccin O, Caliceti U, De Cataldis A, Pasquali R, Ceroni AR. Transient hypoparathyroidism following thyroidectomy: a prospective study and multivariate analysis of 604 consecutive patients. Otolaryngol Head Neck Surg. 2007;137(4):654-8.
19. Lee YS, Kim SW, Kim SW, Kim SK, Kang HS, Lee ES, et al. Extent of routine central lymph node dissection with small papillary thyroid carcinoma. World J Surg. 2007;31(10):1954-9.
20. Torlontano M, Crocetti U, Augello G, D'Aloiso L, Bonfitto N, Varraso A, et al. Comparative evaluation of recombinant human thyrotropin-stimulated thyroglobulin levels, 131I whole-body scintigraphy, and neck ultrasonography in the follow-up of patients with papillary thyroid micro- carcinoma who have not undergone radioiodine therapy. J Clin Endocrinol Metab. 2006;91(1):60-3.
21. Pacini F, Molinaro E, Castagna MG, Agate L, Elisei R, Ceccarelli C, et al. Recombinant human thyrotropin- stimulated serum thyroglobulin combined with neck ultrasonography has the highest sensitivity in monitoring differentiated thyroid carcinoma. J Clin Endocrinol Metab. 2003;88(8):3668-73.
22. Bonnet S, Hartl D, Leboulleux S, Baudin E, Lumbroso JD, Al Ghuzlan A, et al. Prophylactic lymph node dissection for papillary thyroid cancer less than 2 cm: implications for radioiodine treatment. J Clin Endocrinol Metab. 2009;94(4):1162-7.
23. Asimakopoulos P, Shaha AR, Nixon IJ, Shah JP, Randolph GW, Angelos P, et al. Management of the Neck in Well-Differentiated Thyroid Cancer. Curr Oncol Rep. 2020 Nov 14;23(1):1.
24. Gonçalves Filho J, Zafereo ME, Ahmad FI, Nixon IJ, Shaha AR, Vander Poorten V, et al. Decision making for the central compartment in differentiated thyroid cancer. Eur J Surg Oncol. 2018 Nov;44(11):1671-1678. doi: 10.1016/j.ejso.2018.08.005.
25. Pai SI, Tufano RP. Reoperation for recurrent/persistent well-differentiated thyroid cancer. Otolaryngol Clin North Am. 2010;43(2):353-63.
26. Scharpf J, Tuttle M, Wong R, Ridge D, Smith R, Hartl D, et al. Comprehensive management of recurrent thyroid cancer: an American Head and Neck Society Consensus Statement. Head Neck. 2016;38(12):1862-9.
27. Clayman GL, Agarwal G, Edeiken BS, Waguespack SG, Roberts DB, Sherman SI. Long-term outcome of comprehensive central compartment dissection in patients with recurrent/persistent papillary thyroid carcinoma. Thyroid. 2011;21(12):1309-16.
28. Dackiw APB. The surgical management of medullary thyroid cancer. Otolaryngol Clin North Am. 2010;43(2):365-74.
29. Liao S, Shindo M. Management of well-differentiated thyroid cancer. Otolaryngol Clin North Am. 2012;45(5):1163-79.
30. Hay ID, Bergstralh EJ, Grant CS, McIver B, Thompson GB, van Heerden JA, et al. Impact of primary surgery on outcome in 300 patients with pathologic tumor-node-metastasis stage III papillary thyroid carcinoma treated at one institution from 1940 through 1989. Surgery. 1999;126(6):1173-81; discussion 1181-2.
31. Moo TA, Umunna B, Kato M, Butriago D, Kundel A, Lee JA, et al. Ipsilateral versus bilateral central neck lymph node dissection in papillary thyroid carcinoma. Ann Surg. 2009; 250(3):403-8.
32. Sywak M, Cornford L, Roach P, Stalberg P, Sidhu S, Delbridge L. Routine ipsilateral level VI lymphadenectomy reduces postoperative thyroglobulin levels in papillary thyroid cancer. Surgery. 2006;140(6):1000-5; discussion 1005-7.
33. de Groot JW, Links TP, Sluiter WJ, Wolffenbuttel BH, Wiggers T, Plukker JT. Locoregional control in patients with palpable medullary thyroid cancer: results of standardized compartment-oriented surgery. Head Neck. 2007;29(9):857-63.

34. Pena I, Clayman GL, Grubbs EG, Bergeron JM Jr, Waguespack SG, Cabanillas ME, et al. Management of the lateral neck compartment in patients with sporadic medullary thyroid cancer. Head Neck. 2018;40(1):79-85.
35. Lombardi D, Paderno A, Giordano D, Barbieri D, Taboni S, Piazza C, et al. Therapeutic lateral neck dissection in well-differentiated thyroid cancer: analysis on factors predicting distribution of positive nodes and prognosis. Head Neck. 2018;40(2):242-50.
36. Khafif A, Medina JE, Robbins KT, Silver CE, Weber RS, Rinaldo A, et al. Level V in therapeutic neck dissections for papillary thyroid carcinoma. Head Neck. 2013;35(4):605-7.
37. Uchino S, Noguchi S, Yamashita H, Watanabe S. Modified radical neck dissection for differentiated thyroid cancer: operative technique. World J Surg. 2004;28(12):1199-203.
38. Miyauchi A, Matsusaka K, Kihara M, Matsuzuka F, Hirai K, Yokozawa T, et al. The role of ansa-to-recurrent-laryngeal nerve anastomosis in operations for thyroid cancer. Eur J Surg. 1998;164:927-33.

# CAPÍTULO 26

# PARATIREOIDECTOMIA: ASPECTOS TÉCNICOS E PTH INTRAOPERATÓRIO

André Albuquerque Silveira

## INTRODUÇÃO

As glândulas paratireoides são responsáveis pela produção do paratormônio (PTH). O PTH desempenha papel central na homeostasia mineral, tendo como função primária a manutenção do nível extracelular do cálcio ionizado ($Ca^{++}$) dentro de uma faixa estreita de normalidade.

Pequenas alterações na concentração extracelular de $Ca^{++}$ são detectadas por um receptor associado à membrana celular das paratireoides, que é sensível ao $Ca^{++}$ (CaSR).[1]

A ativação do CaSR, pelo aumento da concentração extracelular do $Ca^{++}$, inibe a secreção de PTH, a expressão do gene PTH e a proliferação das células da paratireoide.

O principal transtorno das glândulas paratireoides é o hiperparatireoidismo (HPT), causado pela hiperfunção autônoma de uma ou mais paratireoides; pode ser provocado por três condições patológicas distintas: adenoma, hiperplasia ou carcinoma.[2]

## CONCEITOS GERAIS DO HIPERPARATIREOIDISMO PRIMÁRIO

Quando a hiperfunção é resultante de alterações patológicas intrínsecas às paratireoides, caracterizamos o hiperparatireoidismo primário (HPT1). A fisiopatologia mais comum do HPT1 é o *overgrowth* da glândula paratireoide, resultante de disfunção clonal, associado à expressão reduzida dos CaSR.[3,4]

O HPT1 é a causa mais comum de hipercalcemia e deve ser considerado em qualquer pessoa com nível elevado de $Ca^{++}$.[5] É caracterizado pela elevação persistente dos níveis séricos de cálcio total, com níveis de PTH elevados ou inapropriadamente normais (ou seja, não suprimidos apesar da hipercalcemia).[2] O HPT1 normocalcêmico é uma variante que se apresenta com níveis elevados de PTH e níveis séricos de cálcio total e ionizado normais, sem quaisquer etiologias conhecidas para uma elevação secundária de PTH.[6]

O diagnóstico de HPT1 é bioquímico. A apresentação clínica é heterogênea, com manifestações renais e esqueléticas, incluindo nefrolitíase, fraturas por fragilidade e osteoporose. Sintomas subjetivos incluem queixas neuropsiquiátricas, cognitivas, musculoesqueléticas e gastrointestinais.

O HPT1 ocorre principalmente como uma doença esporádica, e é frequentemente causada por um único adenoma (80% a 85%) ou hiperplasia de quatro glândulas (10% a 15%), porém pode fazer parte de uma síndrome hereditária. Uma base genética do HPT1 pode ser identificada em cerca de 5% a 10% de todos os casos. Estes podem ocorrer como parte de síndromes de neoplasia endócrina múltipla (NEM1-NEM4), ou a síndrome *jaw tumor* de hiperparatireoidismo, ou podem ser causados por endocrinopatia isolada não sindrômica, como HPT1 isolado familiar e hiperparatireoidismo grave neonatal.[7,8] O carcinoma da paratireoide é uma causa rara (< 1%) de HPT1.

## CONCEITOS GERAIS DO HIPERPARATIREOIDISMO RENAL

A doença renal crônica (DRC) é definida como anormalidades da estrutura ou função renal presentes por mais de 3 meses, com implicações para a saúde.[9] Representa problema de saúde pública, com prevalência estimada de 8%-16% na população mundial.[10] Há uma incidência e prevalência crescentes de pacientes com insuficiência renal que necessitam de terapia de reposição e,[11] à medida que a função renal declina, ocorre deterioração progressiva na homeostase mineral, com alterações das concentrações séricas de fósforo, cálcio e níveis circulantes de hormônios, entre eles, o paratormônio (PTH).

Em geral, a secreção de PTH aumenta progressivamente à medida que a função renal diminui; este fenômeno é referido como hiperparatireoidismo secundário à DRC (HPT2) ou hiperparatireoidismo renal.[12,13]

O HPT2 está relacionado ao aumento progressivo na secreção de PTH associado a alterações estruturais das glândulas paratireoides,[14] à medida que piora a função renal.[12,13] É complicação comum no paciente com doença renal terminal em diálise. Algumas células de paratireoide proliferam vigorosamente e formam pequenos nódulos, cada um dos quais de origem monoclonal. Esses nódulos podem aumentar de tamanho, caracterizando a hiperplasia nodular. Nos casos mais graves, um desses nódulos consegue se proliferar agressivamente, possivelmente induzido por algum tipo de anomalia genética, e ocupar toda a glândula (nódulo único).[14] Assim, a característica marcante do HPT renal é a doença multiglandular com proliferação assimétrica das paratireoides e maior possibilidade de glândula supranumerária (Fig. 26-1).[15,16]

Apesar do fato de que um transplante renal bem-sucedido pode reverter o HPT2 em muitos casos, níveis altos de PTH podem persistir em alguns pacientes, uma condição frequentemente chamada de hiperparatireoidismo terciário (HPT3).[17] O HPT3 é resultado da autonomia adquirida por alguns clones celulares em relação ao estímulo fisiológico, com secreção e proliferação independentes, mesmo na correção do distúrbio metabólico inicial.

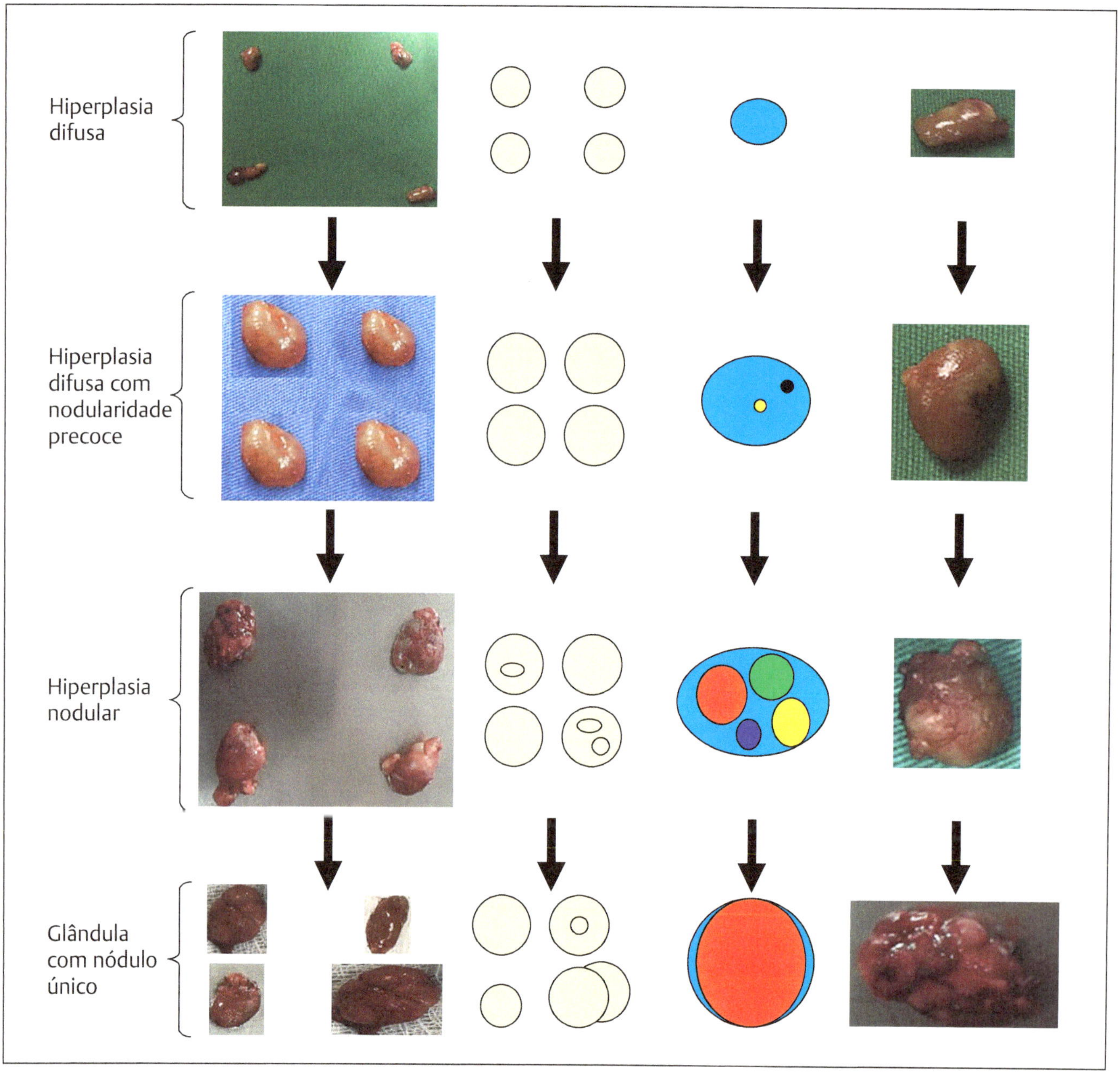


Fig. 26-1. Evolução patológica do tecido da paratireoide na DRC. Representação esquemática da transformação de tecido normal para hiperplasia difusa (policlonal), seguida por formação de nódulos monoclonais incipientes dentro de glândulas hiperplásicas, com possível progressão para nódulo único dominante (crescimento monoclonal) em estágios avançados da doença. (Fonte: Arquivo pessoal, Dr. André Albuquerque Silveira, Hospital das Clínicas da Universidade Federal de Pernambuco, e adaptado de Fukagawa et al., 2006 e Drueke et al., 2000).[15,16]

## TRATAMENTO CIRÚRGICO DO HIPERPARATIREOIDISMO PRIMÁRIO

### Aspectos Gerais do Tratamento Cirúrgico do Hiperparatireoidismo Primário

A paratireoidectomia (PTx) é o único tratamento definitivo do HPT1. O objetivo da cirurgia é a cura da doença, removendo o tecido de paratireoide anormal. A PTx é o tratamento de escolha para o HPT1 sintomático; é também o tratamento de escolha do HPT1 assintomático com evidência de envolvimento de órgãos-alvo.[18]

A PTx no contexto do HPT1 hereditário requer uma compreensão das características genotípicas e fenotípicas da doença.[19] Os traços genofenotípicos são preditivos dos atributos anatômicos e fisiopatológicos das paratireoides e podem influenciar o planejamento da cirurgia.[2] O momento e a extensão da PTx são afetados pelo tipo específico de mutação presente.

A PTx é um procedimento cirúrgico seguro. As principais complicações são a paralisia das pregas vocais (0,2% a 1,6%), hipoparatireoidismo (4% a 14%), hematoma (até 1,6% dos casos) e readmissões hospitalares nos primeiros 30 dias após PTx (4%).[20] Apesar de ter uma baixa taxa de complicações gerais (1% a 4%),[21] a avaliação da qualidade da voz é um componente essencial do exame pré-operatório e representa excelência na qualidade assistencial.

A experiência do cirurgião é fator relevante no resultado terapêutico. A cirurgia realizada em centros de alto volume correlaciona-se com menores taxas de recidivas, complicações e custos.[19] A definição de cirurgião de paratireoide de alto e baixo volumes permanece arbitrária. O consenso gravita em torno de 40 e 15 procedimentos anuais como limite para o alto e baixo volumes, respectivamente.[19] A PTx deve ser realizada por cirurgiões com treinamento e experiência no manejo de HPT1.[2]

Após PTx bem-sucedida, os pacientes sintomáticos obtêm evidentes benefícios, e os pacientes considerados assintomáticos frequentemente relatam melhora na qualidade de vida.[22,23] A densidade mineral óssea melhora, as ocorrências de fraturas ósseas e cálculos renais são reduzidas,[6] além dos benefícios neurocognitivos.[23,24] Diversos sintomas não tradicionais experimentam melhoras, incluindo força muscular, capacidade funcional, refluxo gastroesofágico, padrões de sono e fibromialgia.[25]

A falha da cirurgia pode estar relacionada à doença persistente ou recorrente. O HPT1 persistente é definido como falha em atingir um estado de normocalcemia, durante os seis primeiros meses após a PTx. As causas mais comuns são a não identificação correta do adenoma, presença de duplo adenoma ou cirurgia incompleta na doença multiglandular.

A doença recorrente é caracterizada como o retorno ao estado de hipercalcemia, após atingir a normocalcemia nos 6 meses após PTx. Isso pode ser devido ao aumento de glândulas supranumerárias no HPT1 hereditário, câncer de paratireoide ou recorrência local de um adenoma parcialmente ressecado.

## Indicações do Tratamento Cirúrgico no Hiperparatireoidismo Primário

A PTx é o tratamento de escolha para todos os pacientes com HPT1 sintomático. A cirurgia não é obrigatória para os pacientes com doença assintomática, mas é sempre uma opção quando atendem os critérios estabelecidos por diretrizes internacionais,[6] e bem como aqueles para os quais a vigilância conservadora não é viável.[5]

As diretrizes mais recentes para indicação de cirurgia no HPT1 assintomático levam em considerações quatro parâmetros:[6]

1. Cálcio sérico, 1 mg/dL (0,25 mmol/L) acima do limite superior da normalidade.
2. Saúde óssea, com a densidade mineral óssea apresentando T-escore < - 2,5 na coluna lombar, quadril, colo do fêmur ou 1/3 distal do rádio (mulheres na pré-menopausa e homens com menos de 50 anos) e/ou presença de fratura vertebral.
3. Envolvimento renal, com função renal diminuída (*clearance* de creatinina < 60 mL/min/1,73 m$^2$), hipercalciúria com cálcio na urina de 24 h > 250 mg nas mulheres e > 300 mg em homens ou presença de nefrolitíase ou nefrocalcinose.
4. Idade, quando HPT1 é diagnosticado aos 50 anos ou menos, independente da presença ou ausência de achados clínicos objetivos ou subjetivos.[2]

Aos pacientes com HPT1-NEM1, além das indicações descritas para o HPT1 esporádico, associa-se a presença de hipergastrinemia, pois a melhora da calcemia diminui a hipergastrinemia.

Pacientes assintomáticos que não atendem as diretrizes cirúrgicas podem ser seguidos com segurança, por um período de anos. Há também indivíduos que recusam a cirurgia ou que não são candidatos devido a comorbidades clínicas.[6]

O monitoramento de pacientes com HPT1 que não se submetem à PTx deve seguir rotina assistencial específica:[6]

1. Dosagem de cálcio sérico anualmente.
2. Densitometria óssea a cada 1 ou 2 anos.
3. Estimativa do *clearance* de creatinina e dosagem de creatinina sérica anualmente.
4. Ultrassonografia ou tomografia computadorizada, se houver suspeita de cálculo renal.

## Planejamento Cirúrgico e Exames de Localização das Paratireoides no Pré-Operatório

Desde sua primeira descrição, em 1925, por Felix Mandl, a PTx evoluiu em dois períodos distintos – antes e depois da implementação de técnicas de localização pré-operatória.[18]

A equipe cirúrgica deve estar familiarizada com as premissas relacionadas aos exames localizatórios. A principal é que a imagem é solicitada após a decisão de prosseguir com a PTx e é realizada para o planejamento cirúrgico.[2,6] Os exames de imagem não têm utilidade para confirmar ou excluir o diagnóstico de HPT1, não devem ser usados para selecionar pacientes para o encaminhamento cirúrgico e, se o paciente cumprir a indicação de PTx, os resultados de imagem negativos não devem impedir a cirurgia.[26]

Principalmente no cenário de doença uniglandular, o exame de imagem topografa a lateralização da paratireoide doente no compartimento central do pescoço. Este mapeamento possibilita a realização de cirurgia focalizada, com menor dissecção do campo cirúrgico, redução do tempo de operação e atenua o risco de complicações. Pacientes com HPT1 multiglandular, como a NEM1, são menos propensos a se beneficiar dos procedimentos de localização.

A triagem radiológica deve começar com a realização de ultrassonografia cervical (USG) combinada com cintilografia das paratireoides (tecnécio-99m sestamibi) ou tomografia computadorizada de 4 dimensões (TC-4D).[26] Os exames combinados aumentam a precisão da localização e melhoram a sensibilidade do método.[2] A presença de exames concordante está associada a um valor preditivo positivo alto (> 97%).[27] A acurácia dos procedimentos de localização é inferior na detecção de paratireoides menores, localizados posteriormente ou no HPT1 multiglandular.[28]

A USG tem a capacidade de identificar patologia tireoidiana concomitante que pode precisar ser abordada durante a mesma cirurgia.[2] As vantagens da cintilografia incluem localização de glândulas ectópicas e menor exposição à radiação ionizante em comparação com TC-4D. A TC-4D oferece delineamento anatômico aprimorado. Possui sensibilidade e especificidade maiores do que USG ou cintilografia, com valor preditivo > 90%, além de ser superior em cenários de HPT1 multiglandular e na cirurgia de reoperação. Porém, tem as desvantagens de ter maior dose de radiação e necessidade de administração de contraste intravenoso.

A ressonância magnética não fornece sensibilidade e especificidade superiores à TC-4D e não é usada rotineiramente. A amostragem venosa seletiva com a cateterizarão das veias do pescoço para a coleta e dosagem do PTH é um método invasivo, mas preciso. Seu papel é predominantemente limitado ao planejamento de reoperações, quando outras técnicas de imagem são inconclusivas.

A análise citológica da paratireoide, obtida mediante punção aspirativa com agulha fina, não é recomendada, e não deve ser realizada se houver suspeita de carcinoma de paratireoide,[2] devido ao risco de implante local de células tumorais. O diagnóstico de HPT1 é bioquímico e não é necessária a análise citológica. Em casos excepcionais de doença recorrente, a dosagem de PTH ou o estudo citológico do conteúdo aspirado pode ser necessário para confirmar a localização do tecido de paratireoide.[18]

## Técnicas Operatórias: Definições e Descrições das Táticas Cirúrgicas no Hiperparatireoidismo Primário

Definições das principais abordagens cirúrgicas da PTx de acordo com os resultados dos exames de imagem e o tipo de doença.

### Abordagem do Compartimento Central: Seletiva vs. Bilateral

- *PTx seletiva (focalizada):* abordagem unilateral do compartimento central do pescoço, direcionada por exames localizatórios de imagem, para exérese de um único adenoma de paratireoide e sem identificação proposital da glândula ipsilateral normal.[29] A PTx seletiva pode viabilizar a realização de acessos minimamente invasivos (minicervicotomia ou videoassistido), que são planejados para limitar a dissecção, acelerar a recuperação, reduzir o desconforto pós-operatório e reduzir o tamanho da incisão.[2] As abordagens endoscópicas remotas (p. ex., acessos vestibular transoral, retroauricular ou axilar) não devem ser consideradas minimamente invasivas, pois implicam na tunelização do instrumental cirúrgico e na dissecção extensa dos tecidos moles.
- *PTx com exploração bilateral:* abordagem bilateral do compartimento central do pescoço, com identificação de todas as glândulas paratireoides que são comparadas para deduzir a presença de um único adenoma ou HPT1 multiglandular. Realiza-se a ressecção da(s) glândula(s) macroscopicamente aumentada(s). A PTx com exploração bilateral é a estratégia operatória preferida em situações de imagens pré-operatórias discordantes ou não localizadas, e quando há doença multiglandular conhecido ou suspeito (HPT hereditário, terapia com lítio ou doença multiglandular esporádico). Embora a maioria dos pacientes com localização negativa tenha doença de uma única glândula, a probabilidade de doença multiglandular aumenta nesse cenário.[30,31]
- *PTx com exploração unilateral:* dissecção guiada por imagem de um lado do pescoço com excisão do adenoma e identificação da glândula ipsilateral normal para descartar hiperplasia de quatro glândulas. Essa abordagem é realizada com menos frequência do que a exploração bilateral ou operações focalizadas.
- *PTx convertida:* a PTx seletiva pode ser convertida em uma ampla dissecção ipsilateral ou em uma exploração bilateral do compartimento central quando: 1. os achados intraoperatórios não são concordantes com a imagem pré-operatória; 2. surgem dificuldades técnicas (sangramento, mega-adenomas, bócio, necessidade de ampla exposição do nervo laríngeo recorrente); 3. o nível da dosagem de PTH intraoperatório não diminui adequadamente;[32] 4. existe a necessidade de tireoidectomia não planejada; 5. julgamento do cirurgião com base nos achados do lado inicialmente explorado; ou 6. há suspeita de carcinoma de paratireoide.[33,34]

### Extensão da Ressecção

- *PTx subtotal (PTxS):* consiste na excisão de três glândulas e, se necessário, parte da quarta, deixando uma glândula normal ou um remanescente de 40 a 50 mg de tecido viável, marcado com sutura inabsorvível ou clipe radiopaco para facilitar a identificação, caso seja necessária uma reoperação. Atualmente, a PTxS é o padrão ouro para o HPT hereditário e, possivelmente, para hiperplasia de paratireoide associada ao lítio.[35-38] Nos casos de HPT1 associado à neoplasia endócrina múltipla tipo 2A, recomenda-se a ressecção apenas das glândulas visivelmente aumentadas.
- *PTx total com autoexerto imediato (PTxT-AE):* atualmente, é pouco realizada, devido ao alto risco de hipoparatireoidismo permanente. Classicamente, o feixe muscular braquiorradial é o local de escolha para o implante, devido à sua proximidade com as veias antecubitais. Assim, a drenagem de sangue venoso do local pode ser comparada ao lado contralateral para avaliar o estado de funcionamento do tecido autotransplantado.[39]
- *Timectomia transcervical concomitante:* realizada por dissecção romba e tração cranial dos ligamentos tireotímicos,[40] com o objetivo de: 1. ressecar paratireoide ectópica quando a exploração convencional do pescoço for negativa, ou 2. extirpar todas as ilhas residuais de tecido de paratireoide intratímico, após PTx subtotal ou total na doença multiglandular, visando diminuir as taxas de recorrência do HPT1 hereditário.[35,41,42] Teoricamente, diminui o risco de desenvolvimento de tumor neuroendócrino tímico, especialmente em homens com NEM1.
- *PTx estendido (en bloc):* com a suspeita intraoperatória de carcinoma de paratireoide (presença de aderências, palpação de consistência pétrea e infiltração dos tecidos circundantes), realiza-se ressecção completa evitando ruptura capsular, associado à ressecção em bloco de tecidos aderentes, incluindo o lobo ipsilateral da tireoide e, se necessário, de linfonodos suspeitos do compartimento central.[2,43] Dissecção cervical central ou lateral profilática não deve ser realizada para o carcinoma de paratireoide.[2]
- *PTx Staged Surgery (PTx menor subtotal ou clareamento unilateral):* procedimento de ressecção inferior à PTx subtotal, em pacientes com HPT1-NEM1.[44] Realiza-se exploração unilateral (ipsilateral à paratireoide dominante) perfazendo exérese das paratireoides superior e inferior associado à timectomia transcervical. Pode ser adequado nos casos que já possua lesão ou manipulação do nervo laríngeo recorrente

contralateral à paratireoide dominante, ou diante de mutações genotípicas amenas.[38] A PTx *Staged Surgery* tem alta taxa de persistência/recorrência.[39]

## Dosagem e Interpretação de PTH Rápido Intraoperatório no HPT Primário

O monitoramento do PTH rápido intraoperatório (PTHio) fornece avaliação em tempo real da função das paratireoides e tem um efeito importante na PTx seletiva. O PTHio no HPT1 foi concebido para garantir a retirada da paratireoide doente e preservação das saudáveis. Tornou-se padrão no tratamento cirúrgico do HPT1 baseado em algumas premissas:

1. Tempo de meia-vida curto da molécula intacta do PTH (2 a 4 minutos), com rápida queda após alguns minutos da excisão da glândula paratireoide hipersecretora.
2. Eixo de supressão das paratireoides não doentes de algumas horas, comportamento este influenciado pelo fato que a hipercalcemia no HPT1 inibe a glândula normal.
3. Por se tratar de doença uniglandular em 85% dos casos, decorrente de adenoma de paratireoide.
4. Possibilidade de realizar cirurgia focalizada e minimamente invasiva sem a necessidade de explorar todas as quatros glândulas.[45]

As cirurgias focalizadas, guiadas pela dosagem do PTHio, apresentam taxas de cura de 97% a 99%. Quando a PTx seletiva é planejada, o PTHio é sugerido e deve ser considerado como a abordagem cirúrgica padrão,[46] pois o princípio rege que as imagens positivas direcionam onde começar a exploração, e os resultados do monitoramento do PTHio ajudam a finalizá-la.[2] A PTx Seletiva guiada apenas por estudos de imagem e sem o PTHio pode não identificar a doença multiglandular.

Os cirurgiões que utilizam a ferramenta do PTHio devem estar familiarizados com o protocolo de amostragem e com a interpretação da dinâmica de decaimento.[2]

No Hospital das Clínicas da Faculdade de Medicina da Universidade de São Paulo (HCFMUSP), todas as amostras de PTHio são coletadas da mesma veia jugular interna sob visão direta.[47] Utilizam-se as seguintes quatro amostras para a análise:

1. Basal, amostragem no início da operação após acesso ao compartimento central do pescoço e antes da exploração das paratireoides.
2. Pré-excisão, antes da ressecção de todas as glândulas paratireoides identificadas.
3. 10 minutos após a excisão das paratireoides (PTHio-10 min).
4. 15 minutos após a excisão das paratireoides (PTHio-15 min) (Fig. 26-2).

Realiza-se uma segunda coleta após a exérese da(s) paratireoide(s) (PTHio-15 min) para se ter uma amostra de reserva em caso de problemas laboratoriais ou resultados discrepantes/inconsistentes da primeira (PTHio-10 min). Essa segunda amostra é capaz de oferecer resultado confiável e evitar prolongamentos adicionais no tempo cirúrgico. Como vantagem adicional, possibilita a interpretação das tendências na cinética do PTHio, por permitir avaliar uma curva de decaimento (principalmente na doença multiglandular).

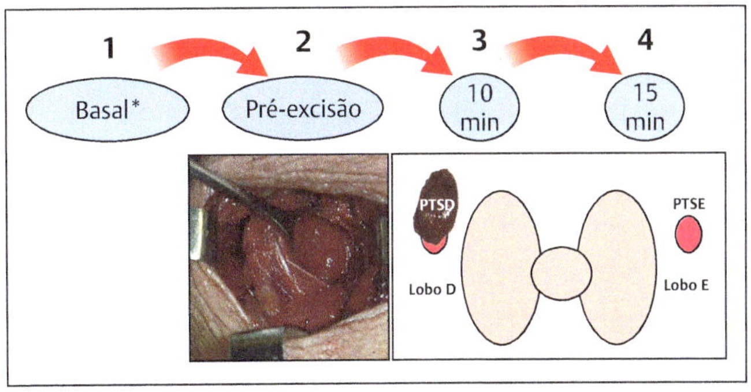


Fig. 26-2. Protocolo de dosagem do PTHio. (Fonte: Arquivo pessoal, Dr. André Albuquerque Silveira, HC-FMUSP.)

A amostra basal pode ser coletada durante a indução anestésica ou antes da cervicotomia, em acesso venoso periférico; se esta for a opção da equipe cirúrgica, as demais amostragens também deverão ser realizadas em acesso venoso periférico. Os valores séricos do PTHio são mais altos no central, e esses apresentaram mais variabilidade, em decorrência da proximidade com o campo cirúrgico e das flutuações provocadas pela dissecção.[48] Mesmo com essa diferença do valor absoluto (central *vs.* periférico), a cinética do PTHio é basicamente a mesma para as amostras periférica e central:[49] o mais relevante é fazer a avaliação do decaimento, levando em consideração a queda percentual em detrimento do valor absoluto, e realizar todas as coletas sempre no mesmo acesso.

Um protocolo com queda de 50% ou mais no nível de PTHio 10 minutos após a ressecção, em comparação ao valor mais alto antes da excisão (critério de Miami), sugere que todo o tecido hiperfuncionante de paratireoide foi removido.[50,51] Na ocorrência de HPT1 normo-hormonal, os melhores índices de cura ocorrem quando queda > 50% já no quinto minuto após a PTx.[52]

As doenças multiglandulares do HPT1 não possuem consenso. Apesar de a queda maior de 50% parecer ser promissora,[53] possivelmente devem-se considerar decaimentos maiores (> 75%) ou queda de 50% do basal/pré-excisão aliado a valor normal do PTHio em 10 minutos após ressecção.[54,55]

## Considerações Finais sobre a Monitorização de PTH Rápido Intraoperatório no HPT Primário

Podemos identificar potenciais desvantagens do PTHio no HPT1. Uma delas é o risco de um resultado falso-negativo (quando os níveis de PTHio não caem apesar da remoção da única glândula patológica), o que pode levar à exploração bilateral desnecessária do pescoço.

A outra é o resultado falso-positivo (quando o PTHio cai para um nível que indica cura, mas o paciente permanece hipercalcêmico no pós-operatório), sendo especialmente problemático na presença de adenomas duplos de paratireoide. Até dois terços desses pacientes podem ter um aparente declínio "curativo" nos níveis de PTHio após a ressecção do primeiro tumor. Acredita-se que isso ocorra quando o adenoma dominante maior é ressecado primeiro, deixando para trás um segundo adenoma temporariamente suprimido que não está ativo e, portanto, não é avaliado pelo PTHio no momento da cirurgia.[56]

Atualmente, não existem estudos randomizados controlados comparando PTx com PTHio *vs.* sem PTHio, em pacientes com pelo menos duas imagens pré-operatórias concordantes.[18] No cenário de HPT1 esporádico com uma forte sugestão de doença uniglandular e com dois estudos de imagem concordantes, PTHio agrega valor à tomada de decisão cirúrgica em até 6% dos casos.[18]

O papel do bom julgamento cirúrgico não deve ser subestimado e, embora o PTHio possa ser um adjuvante valioso em pacientes com localização pré-operatória não concordante e em casos de reoperação, seu uso rotineiro em pacientes com dois estudos de imagem concordantes de alta qualidade pode não ser essencial.

## TRATAMENTO CIRÚRGICO DO HIPERPARATIREOIDISMO RENAL (HP2 E HPT3)

### Aspectos Gerais do Tratamento Cirúrgico do Hiperparatireoidismo Renal

Estágios iniciais do HPT renal podem ser tratados clinicamente. Todavia, alguns pacientes apresentam alterações morfológicas graves nas paratireoides, podendo ocorrer refratariedade ao tratamento.[57] Nessa condição, torna-se necessário o tratamento cirúrgico com PTx.

A PTx é indicada em 0,5% a 10,7% dos pacientes em diálise.[58,59] Quando realizado com sucesso, resulta em redução drástica dos níveis séricos de PTH e melhora dos sintomas clínicos, como dor óssea e prurido.[60] Em longo prazo, espera-se melhora dos metabolismos mineral e ósseo desses pacientes. A PTx está associada à maior sobrevida dos pacientes com redução do risco de fratura óssea e melhora da qualidade de vida.[61-64]

O sucesso da cirurgia é definido como obtenção do alvo terapêutico nos seis primeiros meses após a cirurgia e sua manutenção durante o seguimento tardio.

Semelhante à PTx do HPT1, a cirurgia no paciente renal é procedimento seguro com taxas baixas de paralisia de prega vocal de 1,5% ou mortalidade perioperatória de 0,4%.[65]

### Indicações do Tratamento Cirúrgico no Hiperparatireoidismo Renal

As indicações para PTx são baseados em diretrizes internacionais.[13] PTx deve ser oferecida aos pacientes com DRC estágios 3 a 5 e HPT grave, que não respondem ao tratamento clínico-farmacológico e continuam com parâmetros laboratoriais inadequados de PTH, cálcio e fósforo para cada estágio da DRC. Para o paciente dialítico, recomendam-se níveis de PTH na faixa de aproximadamente duas a nove vezes o limite superior da normalidade para o ensaio; cálcio e fósforo na faixa de normalidade para o método.

Do ponto de vista prático, indica-se PTx quando o paciente preencheu um ou mais dos seguintes critérios: 1. níveis elevados de PTH (> 500 pg/mL), 2. a detecção de uma ou mais glândulas paratireoides aumentadas (diâmetro > 1 cm) em exames de imagens, 3. hipercalcemia (> 10,2 mg/dL) e/ou hiperfosfatemia (> 6 mg/dL). Os indivíduos também encaminhados à cirurgia na presença de sintomas graves (dor óssea intensa ou fraturas ósseas patológicas), ou calcificações ectópicas, ou alta remodelação óssea (osteíte fibrosa na radiografia).

### Planejamento Cirúrgico e Exames de Localização das Paratireoides no Pré-Operatório

O princípio fundamental dos exames localizatórios de imagem é que não têm utilidade para confirmar ou excluir o diagnóstico de HPT2 e HPTT3, e que a cirurgia não é contraindicada quando exames negativos ou na indisponibilidade dos mesmos (Fig. 26-3).

Avaliação pré-operatória de rotina no HPT renal inclui USG do pescoço e avaliação da função das pregas vocais com exame de laringoscopia. A USG visa avaliar a localização das paratireoides, a presença de doença tireoidiana concomitante, bem como identificar possíveis paratireoides intratireoidianas (Fig. 26-4).[66]

A cintilografia das paratireoides com tecnécio-99m sestamibi, com/sem tomografia computadorizada por emissão de fóton (SPECT), é eleita por alguns cirurgiões como método para excluir a localização ectópica da paratireoide (Fig. 26-5).

É importante ter em perspectiva que a PTx convencional do HPT renal envolve a exploração cervical bilateral, e seu planejamento não depende de exames complementares. Logo, os exames de imagens de localização pré-operatórios de rotina, geralmente não são custo-efetivos na primeira cirurgia, pois raramente melhoram o resultado terapêutico. Exemplo prático disto é que as imagens da cintilografia com sestamibi identificam as quatro glândulas em apenas 9,1% dos pacientes (Fig. 26-6).[65]

No entanto, esses exames devem ser sempre realizados após o primeiro tratamento cirúrgico sem sucesso.[65] Medidas de localização aprimoradas, como tomografia por emissão de pósitrons (PET-CT, marcado com fluoreto de sódio-18 ou 11C-metionina), bem como cateterismo venoso seletivo com avaliação de PTH, são reservadas para casos especiais e desafiadores de reoperações (p. ex., múltiplas cirurgias prévias).[66]

### Técnicas Operatórias: Definições e Descrições das Táticas Cirúrgicas no Hiperparatireoidismo Renal

Não existe uma modalidade única de estratégia cirúrgica a ser adotada na PTx do HPT renal. Todas as técnicas objetivam a redução drástica do excesso de PTH, numa fase inicial, com melhora sintomatológica e equilíbrio dos metabolismos mineral e ósseo do paciente com DRC. Desse modo, em curto prazo, todas as técnicas visam permitir melhoras clínica e bioquímica. Os efeitos em longo prazo em cada uma das técnicas são pouco claros para definir se uma técnica for superior às outras.

Deve-se ressaltar que a PTx presume a retirada de massa significativa das paratireoides hiperfuncionantes para sucesso imediato da cirurgia. A permanência de uma quantidade de paratireoide capaz de produzir níveis muito elevados de PTH (maior que nove vezes o limite superior da normalidade), nos primeiros meses após a cirurgia, determinará a persistência do HPT. Essa persistência é considerada insucesso do tratamento.

A reoperação pode ser necessária em cerca de 15% dos pacientes com HPT renal submetidos previamente à PTx, principalmente devido à presença de glândulas supranumerárias, PTx inicial inadequada, ou por recidiva dada à hiperplasia de tecido remanescente.[67]

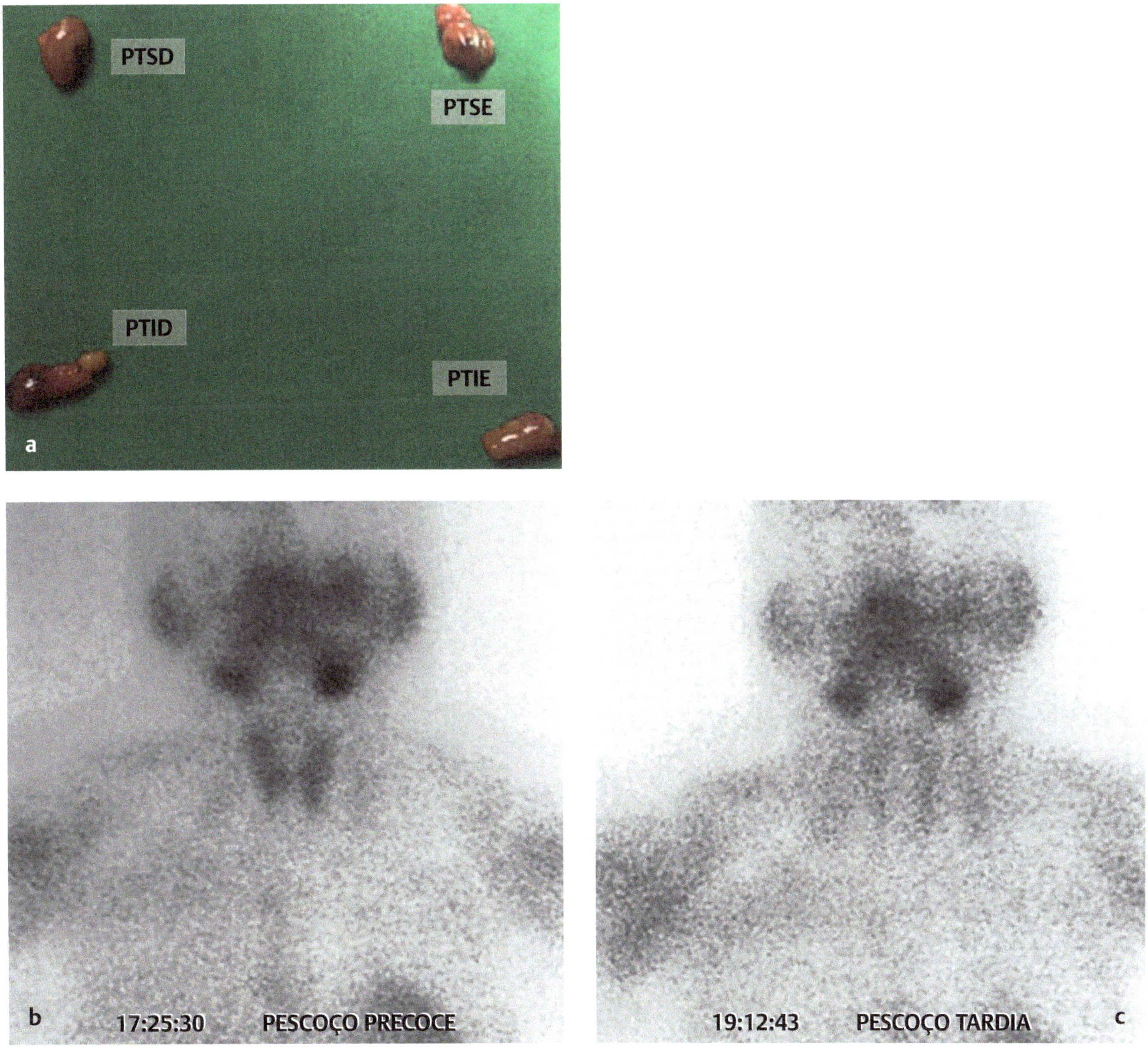


Fig. 26-3. PTx performada diante de exame de imagem negativo: (a) achado intraoperatório de quatro paratireoides hiperplasiadas; imagens precoce (b) e tardia (c) sem identificação das paratireoides. (Fonte: Arquivo pessoal, Dr. André Albuquerque Silveira, Hospital das Clínicas da Universidade Federal de Pernambuco.)

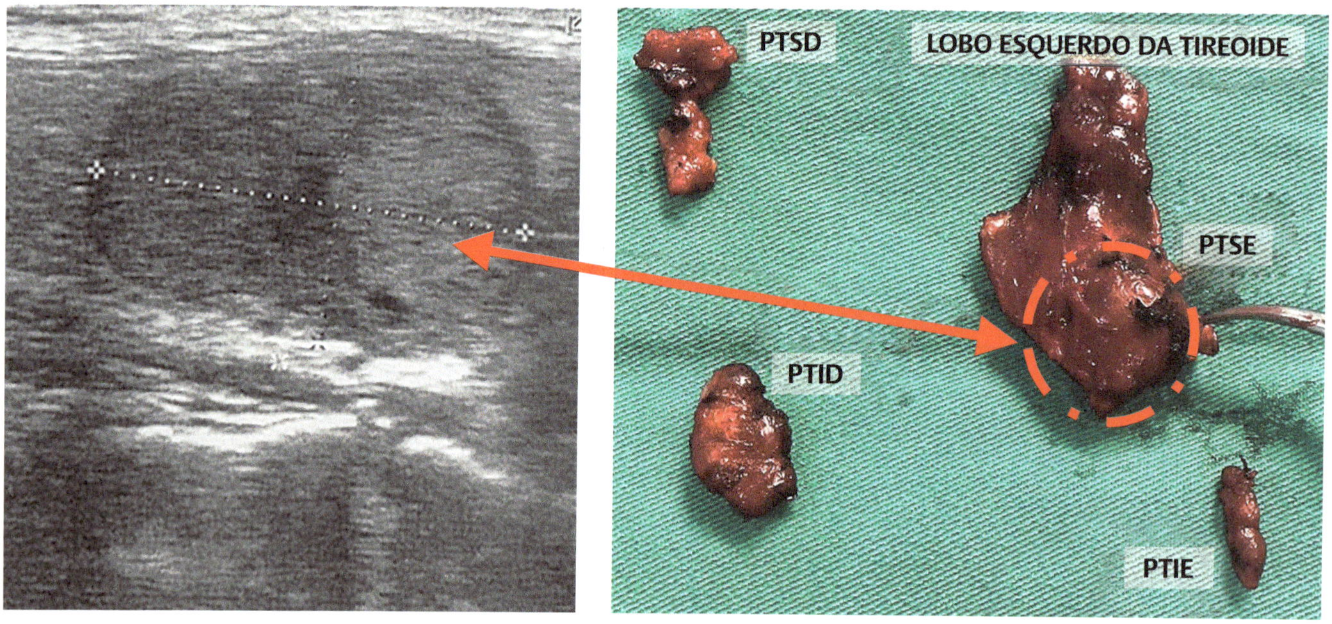


**Fig. 26-4.** USG cervical com identificação da paratireoide superior esquerda (PTSE) com localização intratireoidiana. (Fonte: Arquivo pessoal, Dr. André Albuquerque Silveira, Hospital das Clínicas da Universidade Federal de Pernambuco.)

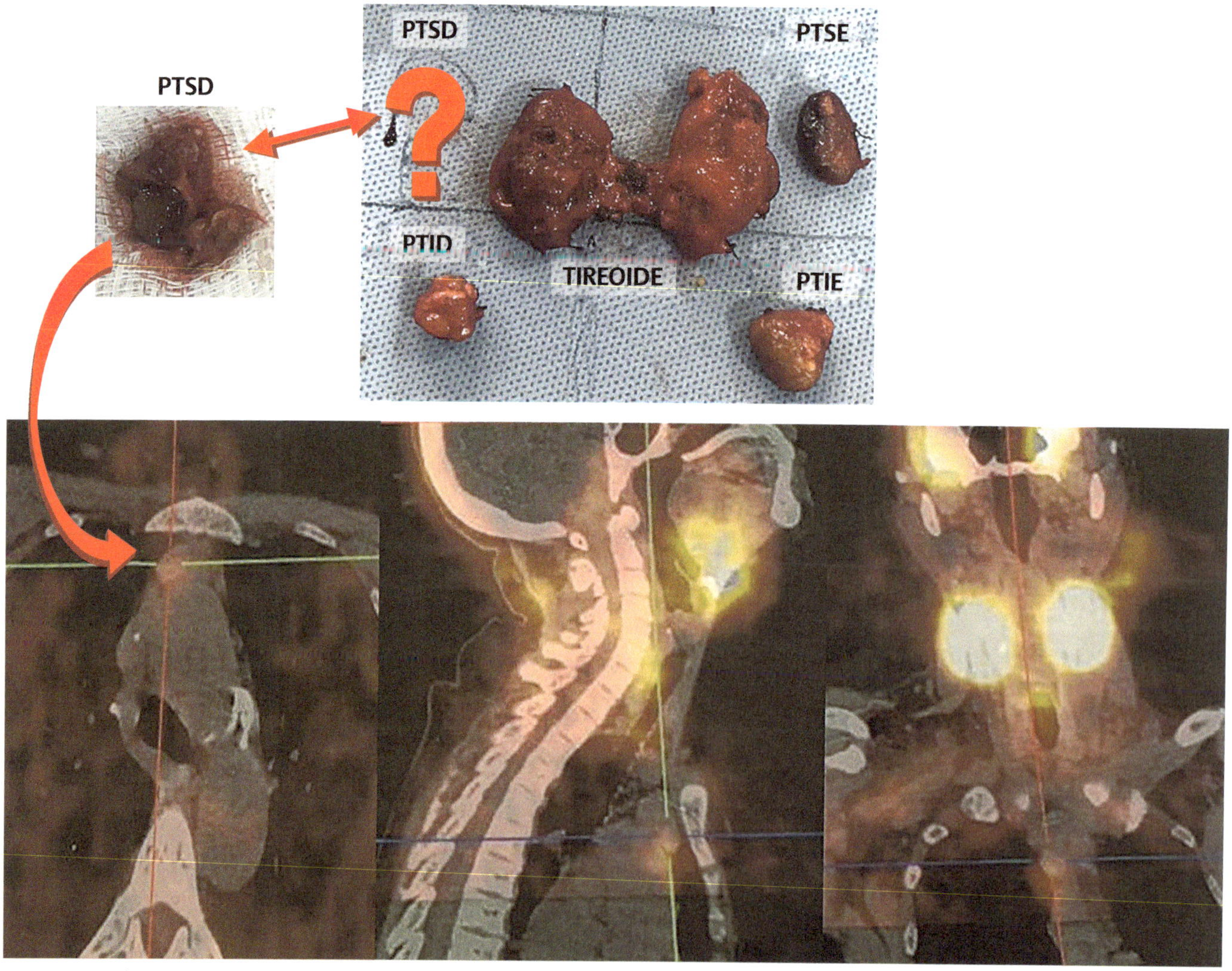


**Fig. 26-5.** Cintilografia das paratireoides com identificação da paratireoide superior direita (PTSD) em localização ectópica, no mediastino superior. (Fonte: Arquivo pessoal, Dr. André Albuquerque Silveira, Hospital das Clínicas da Universidade Federal de Pernambuco.)

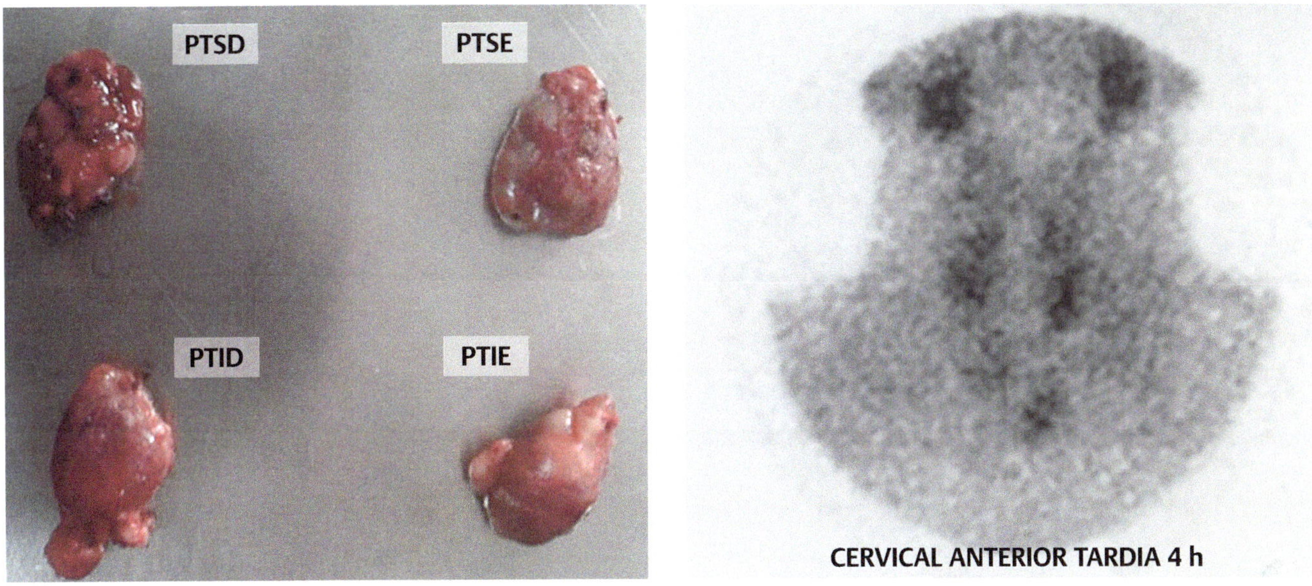


Fig. 26-6. Cintilografia das paratireoides com identificação de quatro glândulas aumentadas e a correspondência com os achados intraoperatórios. (Fonte: Arquivo pessoal, Dr. André Albuquerque Silveira, Hospital das Clínicas da Universidade Federal de Pernambuco.)

## Abordagem do Compartimento Central

Em função da complexa embriologia das glândulas paratireoides, existe a possibilidade de variação na quantidade e localização. Na maioria das dissecções, encontram-se quatro paratireoides (84%); porém, algumas pessoas podem ter mais do que quatro glândulas (cerca de 13%).[68] Ademais, a paratireoide pode estar em diversos locais além dos habituais próximos à glândula tireoide, e não ser identificada no pré-operatório pelos métodos de imagem. Assim, o HPT renal poderá persistir em cerca de 8% dos casos, decorrência de paratireoide ectópica hiperfuncionante deixada no leito cirúrgico (17% das falhas cirúrgicas) ou, mesmo se a(o) cirurgiã(o) retirar quatro paratireoides, dada a possibilidade de uma glândula supranumerária hiperfuncionante (61% das falhas cirúrgicas). O mesmo problema aplica-se para a ressecção subtotal das paratireoides, pois a retirada insuficiente do tecido (coto remanescente inadequado) determinará persistência da doença em até 17% dos casos de insucesso da PTx (Fig. 26-7).[69]

A cirurgia é realizada pela exploração do pescoço, concentrando-se inicialmente nos sítios anatômicos habituais mais frequentes de localização das glândulas paratireoides superiores e inferiores, bilateralmente. Quando menos de quatro glândulas paratireoides forem localizadas durante este processo, a busca pelas demais em situação ectópica passa por dissecção sistemática ipsilateral e sequencial do timo, compartimento central (nível VI cervical), bainha carotídea, lobo da glândula tireoide e espaço retroesofágico (Fig. 26-8).

As reoperações no HPT renal persistente ou recorrente são desafiadoras devido à formação de cicatrizes e fibroses que dificultam a identificação das glândulas paratireoides, com potencial de aumentar as taxas de paralisia do nervo laríngeo recorrente (2% a 10%).[70] A causa da persistência ou recorrência deve ser definida, pois é fundamental para a estratégia cirúrgica. É importante revisar todas as descrições operatórias

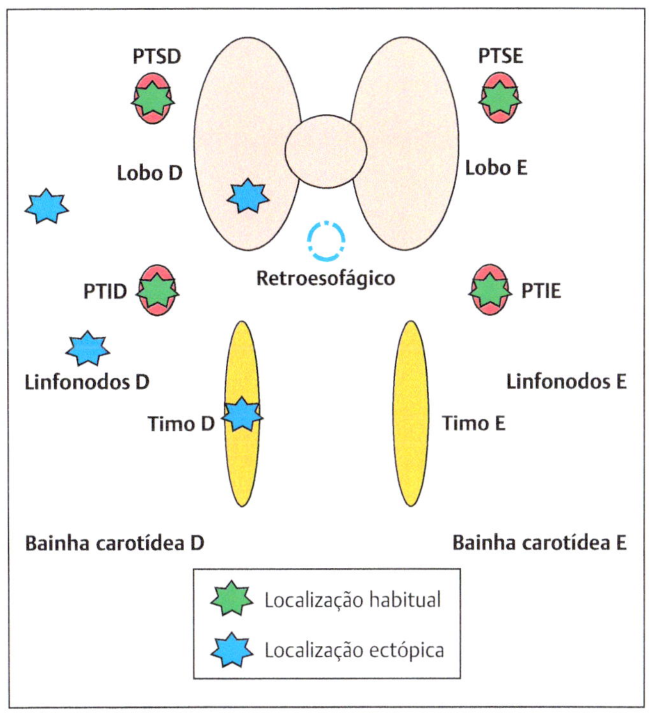


Fig. 26-7. Localização das glândulas paratireoides no compartimento central do pescoço. (Fonte: Arquivo pessoal, Dr. André Albuquerque Silveira. Adaptado da Folha de Encaminhamento de Material para Patologia do Grupo de Paratireoide, HCFMUSP.)

e relatórios de patologia da(s) cirurgia(s) anterior(es), bem como estudos de localização anteriores para esclarecer:

1. Quais glândulas foram identificadas e removidas.
2. O campo da dissecção onde o tecido cicatricial pode ser esperado.
3. Se a timectomia bilateral foi realizada.

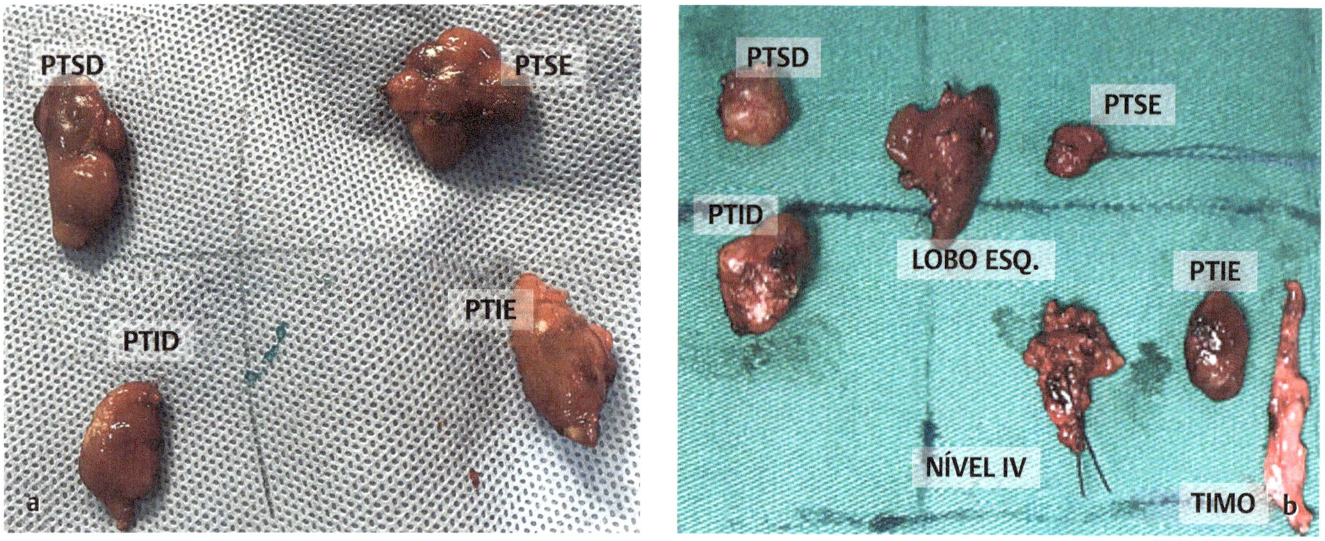


Fig. 26-8. Exemplos dos produtos das PTx(s) no HPT2: (a) identificação das quatros paratireoides na dissecção inicial; (b) exploração cirúrgica ampliado do lado esquerdo do compartimento central, com ressecção sequencial do timo, linfonodos do nível VI, lobo esquerdo da tireoide e dissecção da bainha carotídea, em decorrência de paratireoide inferior esquerda (PTIE) em localização ectópica, posterior à artéria carótida comum.

4. Se um autoenxerto pode ser a fonte de persistência/recorrência.
5. Se for causada por implantes de tecido de paratireoide devido à ruptura capsular.
6. Conhecer a experiência do cirurgião que realizou o procedimento.[66]

## Extensão da Ressecção

No contexto do HPT renal, são descritas a PTx Subtotal (PTxS),[71] PTx Total (PTxT) e PTx Total com autoenxerto imediato de fragmentos de paratireoide (PTxT-AE).[72] Em mãos experientes, tanto a PTxS quanto a PTxT-AE têm bons resultados e são consideradas as melhores opções cirúrgicas.[73] A extensão do procedimento proposto deve balancear entre os riscos potenciais de persistência do HPT e da ocorrência de hipoparatireoidismo permanente.[66]

Em caso de PTxS, a glândula menos alterada macroscopicamente é reduzida ao tamanho de duas glândulas paratireoides normais, marcada com fio inabsorvível e permanece no leito cirúrgico original. Outro aspecto relevante na seleção da paratireoide é a facilidade ou dificuldade de uma futura re-operação dessa glândula. Assim, paratireoides próximas ao nervo laríngeo inferior são evitadas. Essa estrutura remanescente é denominada "coto". As demais paratireoides são retiradas.

Quando realizada PTxT-AE e após ressecção de todas as glândulas identificadas, fragmentos de $2 \times 1 \times 1$ mm$^3$ de tecido de paratireoide são enxertados em uma ou duas lojas em posição subfascial no músculo braquiorradial (antebraço), contralateral à fístula arteriovenosa utilizada nas seções de hemodiálise. É selecionada como doadora, a paratireoide que se apresenta, do ponto de vista morfológico, com menos alterações macroscópicas (Fig. 26-9).

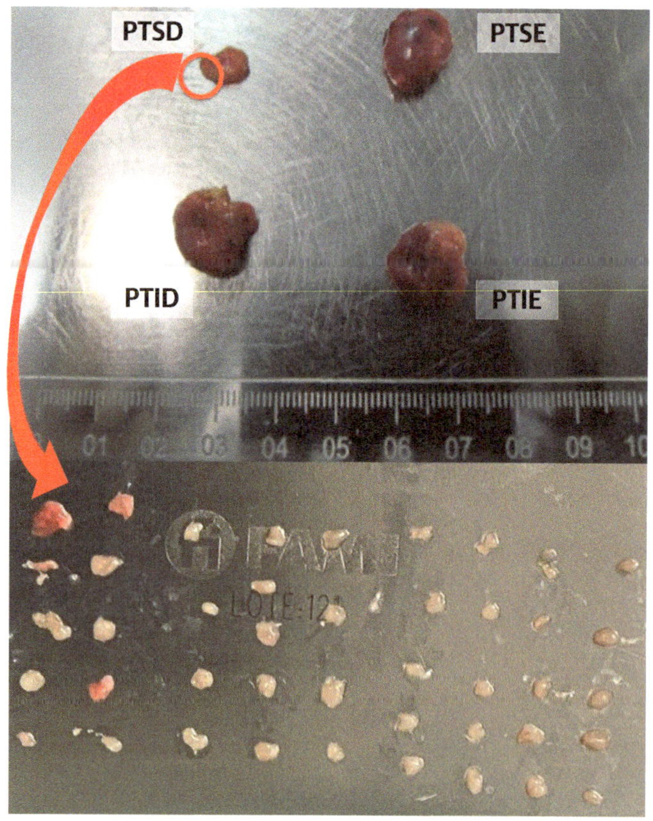


Fig. 26-9. Exemplo de PTxT-AE. Escolha da paratireoide com menor alteração estrutural, pelo critério macroscópico, que é utilizada para o enxerto heterotópico; neste exemplo, optou-se pela paratireoide superior direita (PTSD) baseada no menor tamanho e ausência de alteração nodular na inspeção; fragmentos de $2 \times 1 \times 1$ mm$^3$ utilizados para o enxerto heterotópico. (Fonte: Arquivo pessoal, Dr. André Albuquerque Silveira, Hospital das Clínicas da Universidade Federal de Pernambuco.)

### Timectomia Transcervical

Pode ser unilateral, como ampliação da dissecção inicial para a pesquisa de paratireoide ectópica não identificada na exploração inicial; ou bilateral, no contexto de retirada sistemática do timo cervical, com o objetivo de diminuir a falha cirúrgica por glândula supranumerária. A timectomia tática bilateral tem o potencial de identificar remanescentes microscópicos de células da paratireoide ou glândula hiperplásica em até 45% dos pacientes, sendo qualificadas como supranumerária em 6,5%.[70]

No HPT3, a timectomia bilateral é questionável, principalmente após ressecção de quatro glândulas, devido à baixa frequência de paratireoides supranumerárias intratímicas e pelo ambiente não urêmico de baixo estímulo de proliferação.[66]

## Dosagem e Interpretação de PTH Rápido Intraoperatório no HPT2 e HPT3

Observa-se perda do efeito protetivo da cirurgia quando persistência elevada dos níveis de PTH no pós-operatório.[74] Na tentativa de diminuir a falha cirúrgica, tem-se utilizado o monitoramento do PTHio durante a PTx. O uso de PTHio no HPT2 e HPT3 pode ajudar o cirurgião a suspeitar de glândulas supranumerárias ou de uma paratireoide ectópica significativamente hiperplásica. Mesmo em uma exploração bilateral, o PTHio pode sugerir a necessidade de pesquisa e ampliação da dissecção.[75]

A principal finalidade da monitorização do PTHio é tentar correlacioná-lo ao resultado pós-operatório. Sua capacidade de orientar a estratégia cirúrgica e prever controle do HPT está vinculada a um alvo de queda do PTH a ser alcançado, após ressecção do tecido hiperfuncionante de paratireoide.

O protocolo do PTHio do HPT1 (critério de Miami) apresenta baixa especificidade e pouca relevância no manejo cirúrgico do HPT renal, por não diferenciar controle clínico do insucesso cirúrgico.[75,76] A monitorização do PTHio no HPT renal é complexa por se tratar de doença multiglandular com proliferação assimétrica das paratireoides e apresentar cinética alterada de redução do PTH dosado, resultando em taxa menos previsível de queda de PTH após a excisão do tecido hiperfuncionante.[77,78]

No HCFMUSP, é utilizada a mesma dinâmica de coleta das amostras que foi descrito no HPT1, com duas amostragens basais (basal e pré-excisão) e outras duas após a presumida ressecção de todas as paratireoides (10 e 15 minutos).

O protocolo está associado ao sucesso cirúrgico quando queda de 80% ou mais no nível de PTHio 15 minutos após a ressecção (em comparação ao valor mais alto antes da excisão), associado à curva de queda descendente dos níveis séricos absolutos do PTHio entre 10 e 15 min, e valores plasmáticos < 500 pg/mL em 10 min. Neste cenário, temos a predição que todo o tecido paratireoidiano hiperfuncionante foi removido.[69]

Níveis séricos do PTHio apresentaram valores diferentes entre pré e pós-exérese das paratireoides já no décimo minuto, independente do desfecho; porém, sempre na falha cirúrgica os valores plasmáticos nos momentos de 10 e 15 min são semelhantes entre si. Esse comportamento da cinética de "estacionamento" (achatamento da curva de queda) ou tendência a subir em 15 min, após experimentar queda importante até o décimo minuto, é confiável para indicar resseção incompleta. Isso indica a presença de glândulas hiperfuncionantes, levando o cirurgião a fazer mais explorações.

## Considerações Finais sobre a Monitorização de PTH Rápido Intraoperatório no HPT Renal

As causas das armadilhas na cirurgia de HPT renal são múltiplas: remoção de apenas três ou menos glândulas com hiperplasia, glândula supranumerária hiperfuncionante, coto inadequadamente grande da PTxS,[79] hiperplasia do enxerto implantado, hipertrofia do coto da subtotal e, persistindo o ambiente urêmico, hiperplasia gradual de remanescentes embriológicos de tecido de paratireoide.[80]

Devemos dar ao PTHio o devido peso na PTx para o HPT renal. A dosagem do PTHio não visa evitar a recorrência tardia do HPT, e sim tentar prevenir a persistência da doença relacionada a uma glândula ectópica ou supranumerária hiperplásica, que possui relevância clínica imediata para o paciente. Não podemos incorrer no equívoco de tentar interpretar o PTHio como ferramenta que projeta cura do HPT renal em longo prazo.[81]

# OUTROS ADJUNTOS CIRÚRGICOS

O monitoramento do PTH rápido intraoperatório é um dos adjuvantes cirúrgicos mais utilizados. Outras ferramentas podem ser aplicadas na PTx, auxiliando: 1. na confirmação de tecido de paratireoide ressecado (exame de congelação intraoperatório, aspiração de paratireoide *ex vivo*) para diferenciar paratireoide de tecido não paratireoidiano, ou 2. visualização da glândula (azul de metileno, fluorescência ou espectroscopia com luz infravermelha), ou 3. localização da glândula (USG intraoperatória, amostragem bilateral da veia jugular com dosagem de PTH rápido ou orientação com *gama probe*).

A aspiração de paratireoide *ex vivo* é considerada como uma espécie de "exame bioquímico de congelação".[82] É realizada aspirando o tecido excisado com uma agulha fina; o material aspirado é então lavado com 1 mL de solução fisiológico e seu conteúdo processado para dosagem de PTH. Normalmente, o PTH aspirado de um adenoma de paratireoide produz concentração > 1.500 pg/mL. Esse método mostrou-se eficiente e custo-efetivo, com sensibilidade e especificidade próximas a 100%.

O exame de congelação intraoperatório (*frozen section biopsy*) não é capaz de diferenciar se a glândula é um adenoma ou hiperplásica. O que se pode esperar é a identificação: 1. do tecido como paratireoide, 2. se o tecido for normal ou anormal,[83] e 3. se o tecido for hipercelular. A identificação incorreta é rara, mas pode ocorrer se o tecido for macerado durante sua manipulação cirúrgica.[84]

# REFERÊNCIAS BIBLIOGRÁFICAS


1. Brown EM. Role of the calcium-sensing receptor in extracellular calcium homeostasis. Best Pract Res Clin Endocrinol Metab. 2013;27:333-43.
2. Wilhelm SM, Wang TS, Ruan DT, Lee JA, Asa SL, Duh QY, et al The American Association of Endocrine Surgeons Guidelines for Definitive Management of Primary Hyperparathyroidism. JAMA Surg. 2016;151:959-68.

3. Corbetta S, Mantovani G, Lania A, Borgato S, Vicentini L, Beretta E, et al. Calcium-sensing receptor expression and signalling in human parathyroid adenomas and primary hyperplasia. Clin Endocrinol (Oxf). 2000;52:339-48.
4. Singh P, Bhadada SK, Dahiya D, Arya AK, Saikia UN, Sachdeva N, et al. Reduced Calcium Sensing Receptor (CaSR) Expression Is Epigenetically Deregulated in Parathyroid Adenomas. J Clin Endocrinol Metab. 2020;105:3015-24.
5. Marcocci C, Cetani F. Clinical practice. Primary hyperparathyroidism. N Engl J Med. 2011;365:2389-97.
6. Bilezikian JP, Khan AA, Silverberg SJ, Fuleihan GE, Marcocci C, Minisola S, et al. International Workshop on Primary Hyperparathyroidism. Evaluation and Management of Primary Hyperparathyroidism: Summary Statement and Guidelines from the Fifth International Workshop. J Bone Miner Res. 2022; 37(11):2293-314.
7. Minisola S, Arnold A, Belaya Z, Brandi ML, Clarke BL, Hannan FM, et al Epidemiology, Pathophysiology, and Genetics of Primary Hyperparathyroidism. J Bone Miner Res. 2022; 37:2315-29.
8. Evans DB, Rich TA, Cote GJ. Surgical management of familial hyperparathyroidism. Ann Surg Oncol. 2007;14:1525-7.
9. Kdigo. Chapter 1: Definition and classification of CKD. Kidney Int Suppl. 2011;3:19-62.
10. Jha V, Garcia-Garcia G, Iseki K, Li Z, Naicker S, Plattner B, et al. Chronic kidney disease: global dimension and perspectives. Lancet. 2013;382:260-72.
11. Eknoyan G, Lameire N, Barsoum R, Eckardt KU, Levin A, Levin N, et al. The burden of kidney disease: improving global outcomes. Kidney Int. 2004;66:1310-4.
12. Komaba H, Kakuta T, Fukagawa M. Diseases of the parathyroid gland in chronic kidney disease. Clin Exp Nephrol 2011; 15:797-809.
13. Kidney Disease: Improving Global Outcomes CKDMBDWG KDIGO clinical practice guideline for the diagnosis, evaluation, prevention, and treatment of Chronic Kidney Disease-Mineral and Bone Disorder (CKD-MBD). Kidney Int. 2009; Suppl:S1-130.
14. Tominaga Y, Tanaka Y, Sato K, Nagasaka T, Takagi H. Histopathology, pathophysiology, and indications for surgical treatment of renal hyperparathyroidism. Semin Surg Oncol. 1997;13:78-86.
15. Fukagawa M, Nakanishi S, Kazama JJ. Basic and clinical aspects of parathyroid hyperplasia in chronic kidney disease. Kidney Int. 2006; Suppl:S3-7
16. Drueke TB. Cell biology of parathyroid gland hyperplasia in chronic renal failure. J Am Soc Nephrol. 2000;11:1141-52.
17. Pitt SC, Sippel RS, Chen H. Secondary and tertiary hyperparathyroidism, state of the art surgical management. Surg Clin North Am. 2009;89:1227-39.
18. Perrier N, Lang BH, Farias LCB, Poch LL, Sywak M, Almquist M, et al. Surgical Aspects of Primary Hyperparathyroidism. J Bone Miner Res. 2022;37:2373-90.
19. Iacobone M, Scerrino G, Palazzo FF. Parathyroid surgery: an evidence-based volume-outcomes analysis : European Society of Endocrine Surgeons (ESES) positional statement. Langenbecks Arch Surg. 2019;404:919-27.
20. Meltzer C, Klau M, Gurushanthaiah D, et al. Surgeon Volume in Parathyroid Surgery-Surgical Efficiency, Outcomes, and Utilization. JAMA Otolaryngol Head Neck Surg. 2017; 143:843-7.
21. Abdulla AG, Ituarte PH, Harari A, Wu JX, Yeh MW. Trends in the frequency and quality of parathyroid surgery: analysis of 17,082 cases over 10 years. Ann Surg. 2015;261:746-50.
22. Pasieka JL, Parsons L, Jones J. The long-term benefit of parathyroidectomy in primary hyperparathyroidism: a 10-year prospective surgical outcome study. Surgery 2009; 146:1006-13.
23. Ambrogini E, Cetani F, Cianferotti L, Vignali E, Banti C, Viccica G, et al. Surgery or surveillance for mild asymptomatic primary hyperparathyroidism: a prospective, randomized clinical trial. J Clin Endocrinol Metab. 2007;92:3114-21.
24. Rao DS, Phillips ER, Divine GW, Talpos GB. Randomized controlled clinical trial of surgery versus no surgery in patients with mild asymptomatic primary hyperparathyroidism. J Clin Endocrinol Metab. 2004;89:5415-22.
25. Vestergaard P, Mosekilde L. Cohort study on effects of parathyroid surgery on multiple outcomes in primary hyperparathyroidism. BMJ. 2003;327:530-4.
26. Noltes ME, Cottrell J, Madani A, Rotstein L, Gomez-Hernandez K, Devon K, et al Quality Indicators for the Diagnosis and Management of Primary Hyperparathyroidism. JAMA Otolaryngol Head Neck Surg. 2022;148:209-19.
27. Bergenfelz A, van Slycke S, Makay Ö, Brunaud L. European multicentre study on outcome of surgery for sporadic primary hyperparathyroidism. Br J Surg. 2021;108:675-83.
28. Nichols KJ, Tronco GG, Palestro CJ. Influence of Multigland Parathyroid Disease on 99mTc-Sestamibi SPECT/CT. Clin Nucl Med. 2016;41:282-8.
29. Mihai R, Barczynski M, Iacobone M, Sitges-Serra A. Surgical strategy for sporadic primary hyperparathyroidism an evidence-based approach to surgical strategy, patient selection, surgical access, and reoperations. Langenbecks Arch Surg. 2009;394:785-98.
30. Mihai R, Gleeson F, Buley ID, Roskell DE, Sadler GP. Negative imaging studies for primary hyperparathyroidism are unavoidable: correlation of sestamibi and high-resolution ultrasound scanning with histological analysis in 150 patients. World J Surg. 2006;30:697-704
31. Wachtel H, Bartlett EK, Kelz RR, Cerullo I, Karakousis GC, Fraker DL. Primary hyperparathyroidism with negative imaging: a significant clinical problem. Ann Surg. 2014;260:474-80; discussion 480-472.
32. Irvin GL 3rd, Solorzano CC, Carneiro DM. Quick intraoperative parathyroid hormone assay: surgical adjunct to allow limited parathyroidectomy, improve success rate, and predict outcome. World J Surg. 2004;28:1287-92.
33. Carling T, Donovan P, Rinder C, Udelsman R. Minimally invasive parathyroidectomy using cervical block: reasons for conversion to general anesthesia. Arch Surg. 2006;141:401-4; discussion 404.
34. Hughes DT, Miller BS, Park PB, Cohen MS, Doherty GM, Gauger PG. Factors in conversion from minimally invasive parathyroidectomy to bilateral parathyroid exploration for primary hyperparathyroidism. Surgery. 2013;154:1428-34; discussion 1434-1425.
35. Arnalsteen LC, Alesina PF, Quiereux JL, Farrel SG, Patton FN, Carnaille BM, et al. Long-term results of less than total parathyroidectomy for hyperparathyroidism in multiple endocrine neoplasia type 1. Surgery. 2002;132:1119-1124; discussion 1124-15.
36. Hubbard JG, Sebag F, Maweja S, Henry JF. Subtotal parathyroidectomy as an adequate treatment for primary hyperparathyroidism in multiple endocrine neoplasia type 1. Arch Surg. 2006;141:235-9.
37. Järhult J, Ander S, Asking B, Jansson S, Meehan A, Kristoffersson A, et al. Long-term results of surgery for lithium-associated hyperparathyroidism. Br J Surg. 2010;97:1680-5.

38. Pieterman CR, van Hulsteijn LT, den Heijer M, van der Luijt RB, Bonenkamp JJ, Hermus AR, et al. Primary hyperparathyroidism in MEN1 patients: a cohort study with longterm follow-up on preferred surgical procedure and the relation with genotype. Ann Surg. 2012;255:1171-8.
39. Fyrsten E, Norlén O, Hessman O, Stålberg P, Hellman P. Long-Term Surveillance of Treated Hyperparathyroidism for Multiple Endocrine Neoplasia Type 1: Recurrence or Hypoparathyroidism? World J Surg. 2016;40:615-21.
40. Kark AE, Kirschner PA. Total thymectomy by the transcervical approach. Br J Surg. 1971;58:321-326.
41. Salmeron MD, Gonzalez JM, Sancho Insenser J, Goday A, Perez NM, Zambudio AR, et al. Causes and treatment of recurrent hyperparathyroidism after subtotal parathyroidectomy in the presence of multiple endocrine neoplasia 1. World J Surg. 2010; 34:1325-31.
42. Powell AC, Alexander HR, Pingpank JF, Steinberg SM, Skarulis M, Bartlett DL, et al. The utility of routine transcervical thymectomy for multiple endocrine neoplasia 1-related hyperparathyroidism. Surgery. 2008;144:878-883; discussion 883-874.
43. Wei CH, Harari A. Parathyroid carcinoma: update and guidelines for management. Curr Treat Options Oncol. 2012; 13:11-23.
44. Kluijfhout WP, Beninato T, Drake FT, Vriens MR, Gosnell J, Shen WT, et al. Unilateral Clearance for Primary Hyperparathyroidism in Selected Patients with Multiple Endocrine Neoplasia Type 1. World J Surg. 2016; 40:2964-9.
45. Irvin GL 3rd, Dembrow VD, Prudhomme DL. Operative monitoring of parathyroid gland hyperfunction. Am J Surg. 1991;162:299-302.
46. Irvin GL, Carneiro DM, Solorzano CC. Progress in the operative management of sporadic primary hyperparathyroidism over 34 years. Ann Surg. 2004;239:704-8; discussion 708-11.
47. Edwards CM, Folek J, Dayawansa S, Govednik CM, Quinn CE, Sigmond BR, et al. Central venous parathyroid hormone monitoring using a novel, specific anatomic method accurately predicts cure during minimally invasive parathyroidectomy. Am J Surg. 2016;212:1154-61.
48. Beyer TD, Chen E, Ata A, DeCresce R, Prinz RA, Solorzano CC. A prospective evaluation of the effect of sample collection site on intraoperative parathormone monitoring during parathyroidectomy. Surgery. 2008;144:504-9; discussion 509-10.
49. Woodrum DT, Saunders BD, England BG, Burney RE, Doherty GM, Gauger PG. The influence of sample site on intraoperative PTH monitoring during parathyroidectomy. Surgery. 2004; 136:1169-75.
50. Irvin GL 3rd, Dembrow VD, Prudhomme DL. Clinical usefulness of an intraoperative "quick parathyroid hormone" assay. Surgery. 1993;114:1019-22; discussion 1022-13.
51. Carneiro DM, Solorzano CC, Nader MC, Ramirez M, Irvin GL 3rd. Comparison of intraoperative iPTH assay (QPTH) criteria in guiding parathyroidectomy: which criterion is the most accurate? Surgery. 2003;134:973-9; discussion 979-81.
52. Trinh G, Noureldine SI, Russell JO, Agrawal N, Lopez M, Prescott JD, et al. Characterizing the operative findings and utility of intraoperative parathyroid hormone (IOPTH) monitoring in patients with normal baseline IOPTH and normohormonal primary hyperparathyroidism. Surgery. 2017;161:78-86.
53. Cayo AK, Sippel RS, Schaefer S, Chen H. Utility of intraoperative PTH for primary hyperparathyroidism due to multigland disease. Ann Surg Oncol. 2009;16:3450-4.
54. Hughes DT, Miller BS, Doherty GM, Gauger PG. Intraoperative parathyroid hormone monitoring in patients with recognized multiglandular primary hyperparathyroidism. World J Surg. 2011;35:336-41.
55. Richards ML, Thompson GB, Farley DR, Grant CS. An optimal algorithm for intraoperative parathyroid hormone monitoring. Arch Surg. 2011;146:280-5.
56. Tezelman S, Shen W, Shaver JK, Siperstein AE, Duh QY, Klein H, et al. Double parathyroid adenomas. Clinical and biochemical characteristics before and after parathyroidectomy. Ann Surg. 1993;218:300-7; discussion 307-9.
57. National Kidney Foundation K/DOQI clinical practice guidelines for bone metabolism and disease in chronic kidney disease. Am J Kidney Dis. 2003;42:S1-201.
58. Valderrábano F, Berthoux FC, Jones EH, Mehls O. Report on management of renal failure in Europe, XXV, 1994 end stage renal disease and dialysis report. The EDTA-ERA Registry. European Dialysis and Transplant Association-European Renal Association. Nephrol Dial Transplant. 1996;11 Suppl 1:2-21.
59. Oliveira RB, Silva EN, Charpinel DM, Gueiros JE, Neves CL, Sampaio Ede A, et al. Secondary hyperparathyroidism status in Brazil: Brazilian census of parathyroidectomy. J Bras Nefrol. 2011;33:457-62.
60. Mosca LM, Filho WA, Fonseca AKN, Massoni Neto LM, Nascimento Junior CP, Silva Filho GB, et al. Bone pain in secondary hyperparathyroidism: initial impact of the parathyroidectomy. Rev Bras Cir Cabeça Pescoço. 2013; 42:190-3.
61. Trombetti A, Stoermann C, Robert JH, Herrmann FR, Pennisi P, Martin PY, et al. Survival after parathyroidectomy in patients with end-stage renal disease and severe hyperparathyroidism. World J Surg. 2007;31:1014-21.
62. Costa-Hong V, Jorgetti V, Gowdak LH, Moyses RM, Krieger EM, De Lima JJ. Parathyroidectomy reduces cardiovascular events and mortality in renal hyperparathyroidism. Surgery. 2007; 142:699-703.
63. Rudser KD, de Boer IH, Dooley A, Young B, Kestenbaum B. Fracture risk after parathyroidectomy among chronic hemodialysis patients. J Am Soc Nephrol. 2007;18:2401-7.
64. Filho WA, van der Plas WY, Brescia MDG, Nascimento CP Jr, Goldenstein PT, Neto LMM, et al. Quality of life after surgery in secondary hyperparathyroidism, comparing subtotal parathyroidectomy with total parathyroidectomy with immediate parathyroid autograft: Prospective randomized trial. Surgery. 2018;164(5):978-85.
65. Neves MCD, Rocha LAD, Cervantes O, Santos RO. Initial surgical results of 500 Parathyroidectomies for Hyperparathyroidism related to chronic kidney disease - mineral and bone disorder. J Bras Nefrol. 2018; 40:319-25.
66. Lorenz K, Bartsch DK, Sancho JJ, Guigard S, Triponez F. Surgical management of secondary hyperparathyroidism in chronic kidney disease--a consensus report of the European Society of Endocrine Surgeons. Langenbecks Arch Surg. 2015; 400:907-27.
67. Pattou FN, Pellissier LC, Noël C, Wambergue F, Huglo DG, Proye CA. Supernumerary parathyroid glands: frequency and surgical significance in treatment of renal hyperparathyroidism. World J Surg. 2000;24:1330-4.
68. Akerstrom G, Malmaeus J, Bergstrom R. Surgical anatomy of human parathyroid glands. Surgery. 1984;95:14-21.
69. Silveira AA, Brescia MDG, do Nascimento CP Jr, Arap SS, Montenegro FLM. Critical analysis of the intraoperative parathyroid hormone decrease during parathyroidectomy for secondary and tertiary hyperparathyroidism. Surgery. 2020; 168(6):1079-85.
70. Schneider R, Waldmann J, Ramaswamy A, Fernández ED, Bartsch DK, Schlosser K. Frequency of ectopic and supernumerary intrathymic parathyroid glands in patients with renal hyperparathyroidism: analysis of 461 patients undergoing initial parathyroidectomy with bilateral cervical thymectomy. World J Surg. 2011;35:1260-5.

71. Stanbury SW, Lumb GA, Nicholson WF. Elective subtotal parathyroidectomy for renal hyperparathyroidism. Lancet. 1960;1:793-9.
72. Ogg CS. Total parathyroidectomy in treatment of secondary (renal) hyperparathyroidism. Br Med J. 1967;4:331-4.
73. Rothmund M, Wagner PK, Schark C. Subtotal parathyroidectomy versus total parathyroidectomy and autotransplantation in secondary hyperparathyroidism: a randomized trial. World J Surg. 1991;15:745-50.
74. Komaba H, Taniguchi M, Wada A, Iseki K, Tsubakihara Y, Fukagawa M. Parathyroidectomy and survival among Japanese hemodialysis patients with secondary hyperparathyroidism. Kidney Int. 2015;88:350-9.
75. Freriks K, Hermus AR, de Sévaux RG, Bonenkamp HJ, Biert J, den Heijer M, et al. Usefulness of intraoperative parathyroid hormone measurements in patients with renal hyperparathyroidism. Head Neck. 2010;32:1328-35.
76. Freriks K, Hermus AR, de Sévaux RG, Bonenkamp HJ, Biert J, den Heijer M, et al. Intraoperative parathyroid hormone monitoring to determine long-term success of total parathyroidectomy for secondary hyperparathyroidism. Head Neck. 2011; 33:293-6.
77. Numano M, Tominaga Y, Uchida K, Orihara A, Tanaka Y, Takagi H. Surgical significance of supernumerary parathyroid glands in renal hyperparathyroidism. World J Surg. 1998;22:1098-102; discussion 1103.
78. Vieira JG, Kunii IS, Ohe MN, Carvalho AB. Heterogeneity of carboxyl-terminal parathyroid hormone circulating forms in patients with hyperparathyroidism due to end stage renal disease. Arq Bras Endocrinol Metabol. 2009;53:1074-8.
79. Dotzenrath C, Cupisti K, Goretzki E, Mondry A, Vossough A, Grabensee B, et al. Operative treatment of renal autonomous hyperparathyroidism: cause of persistent or recurrent disease in 304 patients. Langenbecks Arch Surg. 2003;387:348-54.
80. Gasparri G, Camandona M, Abbona GC, Papotti M, Jeantet A, Radice E, et al. Secondary and tertiary hyperparathyroidism: causes of recurrent disease after 446 parathyroidectomies. Ann Surg. 2001;233:65-9.
81. Kim WY, Lee JB, Kim HY. Efficacy of intraoperative parathyroid hormone monitoring to predict success of parathyroidectomy for secondary hyperparathyroidism. J Korean Surg Soc. 2012; 83:1-6.
82. Lo CY, Chan WF, Leung P, Luk JM. Applicability of tissue aspirate for quick parathyroid hormone assay to confirm parathyroid tissue identity during parathyroidectomy for primary hyperparathyroidism. Arch Surg. 2005;140:146-9; discussion 150.
83. Dewan AK, Kapadia SB, Hollenbeak CS, Stack BC Jr. Is routine frozen section necessary for parathyroid surgery? Otolaryngol Head Neck Surg. 2005;133:857-62.
84. Westra WH, Pritchett DD, Udelsman R. Intraoperative confirmation of parathyroid tissue during parathyroid exploration: a retrospective evaluation of the frozen section. Am J Surg Pathol. 1998;22:538-44.

# CAPÍTULO 27

# ANATOMIA FUNCIONAL DA LARINGE E MONITORIZAÇÃO INTRAOPERATÓRIA DE NERVOS

André de Souza Potenza ▪ Claudio Roberto Cernea

## INTRODUÇÃO

A importância do estudo da anatomia e da função da laringe no diagnóstico e no tratamento das doenças da tireoide e das paratireoides reside não só no seu impacto sobre o papel primário e vital desse órgão na respiração, como também numa das mais importantes aptidões evolutivas do ser humano, que é a produção de voz e fala. Mais do que isso, a implicação de qualquer tratamento cirúrgico ou invasivo das afecções dessas glândulas, assim como suas possíveis sequelas, tornam esse conhecimento indispensável para quem pratica cirurgia em glândulas endócrinas. Em toda e qualquer diretriz de conduta médica de emergência, a permeabilidade da via aérea é a condição prioritária para manutenção da vida e tal condição depende, primariamente, de uma laringe íntegra, funcional e desobstruída. Um eventual dano iatrogênico associado ao tratamento invasivo sobre a tireoide a as paratireoides pode romper um ou mais elos dessa tríade.

Nesse sentido, a complicação mais desastrosa das tireoidectomias é a paralisia bilateral de pregas vocais, seja ela iatrogênica, causada pela doença de base, ou por uma combinação de ambos quando a cirurgia parte de um lado já paralisado. Sua ocorrência é extremamente rara, descrita entre 0,1 a 0,9% dos casos.[1-4] No estudo retrospectivo multicêntrico com mais de 14.000 pacientes de Rosato *et al.*, a paralisia bilateral do nervo laríngeo inferior ocorreu em 0,6% dos casos e metade desses indivíduos necessitou de traqueostomia.[4] De modo similar, numa casuística alemã de processos médicos legais ligados à cirurgia de tireoide, 45% dos doentes com paralisia bilateral receberam traqueostomia e, ao contrário dos processos por paralisia unilateral inerente ao procedimento, na litigância por paralisia bilateral os vereditos favoreceram o reclamante, na maioria das vezes, sob a alegação de erro cirúrgico evitável, quando já se tinha o reconhecimento de lesão neural no primeiro lado operado.[5] Goretzki enfatizou a importância da tomada informada de decisão transoperatória ao descrever que a paralisia de prega vocal contralateral ocorreu em 19% das vezes que uma lesão de nervo foi reconhecida de um lado, mas a cirurgia seguiu adiante sem mudança de conduta para a técnica operatória sobre o segundo lado.[3] Portanto, por mais rara que seja a complicação, sua consequência pode ser tão devastadora que o cirurgião deve considerar interromper a operação e dividir o procedimento em dois estágios diante de uma perda de função ou lesão reconhecida do nervo recorrente. O conhecimento anatomofuncional e o recurso da monitorização intraoperatória de nervos são fundamentais no suporte à tomada de decisão, como veremos adiante.

A voz e a fala são habilidades fundamentais à vida em sociedade, conferem identidade e, para os indivíduos que usam a voz profissionalmente, são ferramentas que lhes garantem a subsistência. A definição de profissional da voz não se aplica apenas a cantores e atores, mas também a professores, palestrantes, vendedores, advogados, telefonistas e médicos, entre muitos outros. Num mundo globalizado essa importância aumenta exponencialmente na medida em que vemos um gigantesco aumento de interações interpessoais não presenciais. De todo o processo de produção vocal, que é o mesmo para todos nós, independentemente do estilo vocal, a modulação produzida pela musculatura intrínseca da laringe determinando o formato e a extensão da prega vocal é o passo que mais pode ser afetado pelas intervenções sobre a tireoide e as paratireoides. A musculatura extrínseca da laringe, por outro lado, age posicionando a laringe dentro do pescoço e regulando a extensão do trato vocal. Desse modo, a técnica cirúrgica e seus processos de divulsão, diérese e síntese, associados à formação local de hematomas e, sobretudo, ao processo de cicatrização, certamente alteram a voz por afetarem a dinâmica original da laringe e dos seus músculos extrínsecos e intrínsecos. Um terço dos pacientes submetidos à tireoidectomia total tem queixas vocais, 21% desses sem qualquer disfunção de nervos laríngeo superior ou inferior comprovada, segundo Rosato *et al.*[6] De modo similar, Soylu demonstra que 37% dos pacientes tireoidectomizados e sem evidência de lesão de nervos laríngeos à laringoscopia queixam-se de disfonia e têm alteração de parâmetros vocais mensuráveis.[7] Maeda *et al.* sugeriram que edema e endurecimento das pregas vocais secundários à interrupção da drenagem linfática e venosa também têm impacto negativo nos parâmetros acústicos imediatos dos pacientes que tiveram esvaziamento cervical associados à tireoidectomia.[8] Outra causa direta de disfonia é a óbvia lesão ao cricotireóideo, o músculo intrínseco mais exposto nas cirurgias sobre a loja tireoidiana. Um eventual dano ao circuito neural vagolaríngeo, incluindo o nervo laríngeo inferior e o ramo externo do nervo laríngeo superior, tem sua repercussão bastante amplificada. A sequela de uma lesão neurológica, portanto, tende a ser mais importante mais incapacitante e mais duradoura se comparada às simples alterações pós-operatórias não neurais locais. Essas tendem a melhorar em poucos meses.[7]

A incidência de lesões do nervo laríngeo inferior varia muito na literatura. Uma revisão de 27 artigos englobando 25.000 pacientes encontrou uma taxa de paralisia transitória em 9,8% dos casos e permanente em 2,3%. Entretanto, a variabilidade nos relatos é enorme e flutuou entre 2% a 26% nesse trabalho, levando-se em conta as diferentes estratégias de avaliação da disfunção do nervo recorrente e o tempo entre a cirurgia e o diagnóstico.[9] Dionigi *et al.* mostraram que o diagnóstico de paralisia do nervo laríngeo recorrente varia significativamente em função de quando é realizada a laringoscopia pós-operatória (6,4% no segundo dia pós-operatório a 2,5% após 2 semanas), sugerindo que acessar apenas os sintomas vocais é insuficiente.[10] Assume-se que as reais taxas dessa desfavorável complicação tendem a ser sub-relatadas e que, portanto, registros obrigatórios e auditados sejam mais acurados. Porém, nas publicações dos registros nacionais de qualidade da Suécia e Dinamarca, em que as taxas variaram entre cerca de 1% para paralisia permanente e 3% para as transitórias, apenas 50% dos pacientes foram submetidos à laringoscopia pós-operatória.[11] No quinto relatório da associação britânica de cirurgiões endócrinos de 2017 (BAETS *National Audit Report*), auditando mais de 21.000 primeiras operações e mais de 2.400 reoperações, as taxas de paralisia foram tanto maiores quanto mais frequente o estudo endoscópico pós-operatório. A taxa de paralisia foi de 7,8% nos pacientes estudados com laringoscopia pós-operatória, mas foi de apenas 3,4% nos casos em que o exame não foi feito. A taxa de paralisia permanente foi de 1%. Cerca de 45% dos pacientes foram submetidos à laringoscopia pós-operatória, de modo que a incidência exata de disfunção permanece desconhecida.[12]

As lesões do ramo motor externo do nervo laríngeo superior também podem causar alterações vocais, em geral mais sutis e mais difíceis de serem diagnosticadas que as do nervo laríngeo inferior, mas com repercussões significativas, sobretudo sobre a voz cantada e a voz profissional. Sua lesão culmina na inabilidade em produzir sons agudos por afetar o papel do músculo cricotireóideo em defletir a cartilagem aritenoide e tensionar a prega vocal ipsilateral. Assume-se que a real incidência desse tipo de lesão seja desconhecida, dadas as alterações vocais mais leves, a dificuldade de se reconhecer clinicamente a lesão e as diferentes metodologias diagnósticas ao longo das publicações sobre o tema. Na casuística de um dos autores, a disfunção pós-operatória do ramo externo do laríngeo superior variou de 12 a 28% quando não identificada durante a dissecção do polo superior da tireoide.[13,14] Em geral, as taxas de lesão descritas na literatura chegam a apenas 6% quando o método diagnóstico envolve análise vocal e laringoscopia, e a disfunção desse nervo é, provavelmente, a complicação mais subestimada das cirurgias sobre a loja tireoidiana.[15-18] Indubitavelmente, a eletroneuromiografia laríngea, embora complicada, é o método mais acurado para reconhecer lesões do laríngeo superior.[16,19-22] Valendo-se desse exame, Jansson *et al.* diagnosticaram disfunção temporária em 58% dos pacientes estudados no pós-operatório, enquanto a disfunção permanente foi documentada em 3,8% dos casos.[19]

A monitorização eletroneurofisiológica intraoperatória surgiu e evoluiu nas últimas décadas como importante aliada do cirurgião no mapeamento e no reconhecimento dos nervos laríngeos e na segurança da dissecção da loja tireoidiana, na possível prevenção de lesões, no prognóstico de função neural pós-cirúrgica e no reconhecimento pontual de um eventual sítio de lesão.[23,24] A crescente literatura sobre o assunto é, atualmente, controversa em se comprovar benefício estatístico na prevenção de lesão do nervo laríngeo recorrente, mas aponta para maior taxa de identificação do ramo externo do nervo laríngeo superior que pode ser acompanhada de maiores índices de preservação deste ramo.[25] Como veremos, a monitorização apoia-se no uso de equipamentos que, baseados na técnica de eletroneuromiografia laríngea, permitem a incitação de um sinal sonoro, o registro de potencial de ação do circuito vagolaríngeo ou uma combinação de ambos.[23]

## ANATOMIA FUNCIONAL DA LARINGE

A laringe é um órgão multifuncional, uma válvula que tem a função primordial de proteger a via aérea, fechando-se à deglutição e aos estímulos deletérios. Ela se abre e se fecha em coordenação com os músculos da respiração, regulada pelas vias neurais de função de vida vegetativa, que podem, a qualquer momento, ser sobrepujadas pelo controle voluntário. Possui, também, intrincado papel no mecanismo de deglutição e na produção de tosse, ambos podendo ser voluntários ou involuntários. A laringe é o órgão efetor da vocalização eliciada por estímulos subcorticais, mas somente em nós humanos é que esta função pode responder à regulação cortical e promover a fala. Os pulmões são a fonte de energia para a produção da voz, a laringe é a fonte vibratória, e a supraglote, a cavidade oral e a cavidade nasal compõem o elemento ressonante, que modula o som em palavras e ritmo.[26] A produção da voz depende da aproximação adequada e da oscilação das pregas vocais e o tom depende das variações de comprimento, tensão e espessura. O volume é função da intensidade com que o ar é expirado que, por sua vez, é modulada pelo diafragma e pelos músculos torácicos, abdominais e pélvicos. A musculatura intrínseca da laringe aproxima as pregas vocais numa posição quase fechada para que estas sofram a vibração pelo ar expirado, ao passo que a musculatura extrínseca posiciona a laringe dentro do pescoço para controlar a extensão do trato vocal e determinar quais frequências serão atenuadas, e quais serão ressoadas.[26]

### Músculos Extrínsecos

Podemos entender os músculos que têm influência sobre a laringe pela sua função de elevá-la ou rebaixá-la. Os músculos depressores são o omo-hióideo, esternotireóideo e esterno-hióideo. Os músculos estilo-hióideo, digástrico, milo-hióideo e tireo-hióideo elevam a laringe, ajudados pelos músculos faríngeos estilofaríngeo, palatofaríngeo e constritores médio e inferior.[27]

### Prega Vocal

A estrutura da prega vocal humana é única no reino animal. Sua cobertura é composta pelo epitélio e pela camada superficial da lâmina própria. As camadas superficial e profunda compõem o ligamento vocal, uma zona de transição aderida ao músculo tireoaritenóideo (TA), que é o corpo da estrutura. A complexa e refinada produção de som a esse nível se dá pela vibração desses dois componentes, corpo e cobertura, em frequências diferentes, dadas as suas estruturas físicas e as massas contrastantes.[28]

## Motricidade e Fonação

A voz é produzida pela passagem de ar numa fenda glótica fechada, mas não muito apertada, provocando vibração das duas pregas vocais apostas. O fechamento glótico é a ação mais importante dentre as funções da laringe, pelo seu papel na manutenção da vida. No entanto, o funcionamento pleno da laringe, sobretudo na fala e no canto, depende não só da oscilação das pregas vocais num único plano, mas também da mudança de forma, comprimento e tensão delas. A prega vocal ancora-se anteriormente na comissura anterior da laringe e está fixa, posteriormente, nas cartilagens aritenoides de cada lado. Nenhum músculo intrínseco da laringe se contrai isoladamente, e a movimentação das pregas é resultado da ação combinada e coordenada, com diferentes forças de contração, de todos os músculos inseridos na articulação cricoaritenóidea. Cada um dos músculos tem função única e cada ventre de um mesmo músculo tem seu próprio vetor de força.[29]

O músculo cricoaritenóideo lateral (CAL) origina-se no aspecto anterolateral da cricoide e insere-se no processo muscular da aritenoide. Este é o mais poderoso adutor, e sua contração puxa o processo muscular, rodando a aritenoide internamente e aproximando os ligamentos vocais, de modo a diminuir a rima glótica.[29]

O músculo TA vai da superfície interna mediana da cartilagem tireoide à superfície anterior e processo muscular da cartilagem aritenoide. Seu compartimento medial, conhecido como músculo vocal, é bastante delgado e controla o comprimento e a tensão da prega vocal. Sua porção lateral, mais robusta, constitui o corpo da prega vocal e tem ação de estreitamento da glote, similar à do CAL.[29] Dos músculos intrínsecos da laringe, é o que tem a menor unidade motora, com menos de 10 fibras musculares por neurônio motor, sugerindo que ele seja o músculo com a mais precisa sintonia fina da sua força motora.[30] Este é também o músculo mais importante no procedimento de monitorização eletroneurofisiológica intraoperatória, por ser acessível aos eletrodos de contato de eletroneuromiografia laríngea instalados na cânula de intubação orotraqueal, como veremos adiante. O músculo vocal (ou tireo-aritenóideo externo) é praticamente indistinto do TA. Descrito como uma variação mais profunda, mais robusta e mais desenvolvida deste, ele tenderia a encurtar a prega, mas em ação conjunta com os demais músculos intrínsecos com ação antagônica, acaba por tensioná-la. Parte de suas fibras podem arrastar a prega vocal superior e anteriormente, de modo a aproximar apenas as suas bordas sem trazer junto à superfície inferomedial.

O ventre horizontal do músculo cricoatirenóideo posterior (CAP) age, principalmente, na abertura da rima glótica. Ele tem origem na porção posterior da cartilagem cricoide e se insere na superfície posterossuperior do processo muscular da aritenoide. Ele gira esta cartilagem externamente no eixo vertical, lateralizando o processo vocal e promovendo abdução da prega. Já seu ventre oblíquo, que tem a mesma origem, insere-se no aspecto anterolateral do processo muscular e também abduz a prega vocal, mas rodando a aritenoide mais superior e lateralmente.

O músculo interaritenóideo (IA) conecta os aspectos mediais de ambas as cartilagens aritenoides e tem ação mista, incluindo a rotação externa dos processos vocais das aritenoides e abdução das pregas vocais.[31]

A articulação cricotireóidea permite dois tipos de movimento: rotação ao redor do eixo coronal e deslizamento horizontal da cartilagem cricoide no plano sagital, culminando no deslocamento mais posterior das aritenoides com estiramento e adelgaçamento da prega vocal.[32] O músculo CT é o principal efetor desse movimento. Ele tem origem na superfície externa do arco da cricoide e sua inserção está na margem inferior da cartilagem tireoide. Com isso, o CT age sobre a frequência fundamental da voz e afeta seu tom e a produção de sons agudos.

Já a intensidade do som produzido é diretamente proporcional à força com que o ar é expirado, portanto, é proporcional à pressão subglótica. O primeiro mecanismo pelo qual a pressão subglótica pode ser elevada para que se eleve a intensidade da vocalização é o aumento da força de expulsão do ar pela contração elástica natural da caixa torácica e o esforço voluntário da musculatura torácica e abdominal. O segundo mecanismo envolve aumento de tensão do fechamento glótico e intensificação da adução de pregas vocais com aumento de resistência ao escape aéreo na glote por ação combinada dos músculos extrínsecos, TA , CAL e IA. Os profissionais da voz se diferenciam por dominarem a sintonia fina da força muscular entregue por cada músculo, sobretudo do CT.[33] O Quadro 27-1 resume a anatomia dos músculos intrínsecos e suas funções.

## Respiração

Existem diferenças significativas na ação da musculatura da laringe de acordo com a demanda respiratória. Na ventilação em repouso, as pregas vocais abduzem imediatamente antes da inspiração e aduzem na expiração. A duração do tempo expiratório é controlada primariamente pela adução expiratória das pregas vocais e a adução ocorre tanto passivamente, pelo relaxamento da musculatura abdutora, quanto pela ação do músculo TA, que normalmente se mostra ativo a cada expiração no estado acordado.[34] Na demanda por maior esforço respiratório ocorre maior ativação da musculatura extrínseca e aumento da atividade do músculo CAP, que é o mais importante abdutor. Ele se contrai com mais força na inspiração sob esforço físico e se mantém contraído por toda a expiração, para reduzir resistência de vias aéreas e promover aumento da frequência respiratória pela redução do tempo expiratório.[35]

## Neuroanatomia

A anatomia da laringe aplicada à função é, portanto, muito complexa. Mais rica e intrincada ainda é a sua regulação neural, pois abrange desde uma simples via de arco reflexo de proteção contra penetração em via aérea, até a refinadíssima produção de voz e fala. A laringe reage a estímulos táteis, mecânicos e químicos. Este reflexo tem como alça aferente o ramo interno do nervo laríngeo superior, ramo sensitivo do nervo vago, e varia desde a adução glótica a laringospasmo, broncoconstrição, bradicardia e parada até cardiovascular.[36]

Todos os neurônios motores que atingem a musculatura intrínseca originam-se no núcleo ambíguo do tronco cerebral. Todos os músculos, com exceção do IA, recebem inervação

Quadro 27-1. Músculos intrínsecos da Laringe

| | Origem | Inserção | Ação | Inervação Principal |
|---|---|---|---|---|
| | | **Adutores** | | |
| **M. cricoaritenóideo lateral** | Parte anterolateral do arco da cartilagem cricoide | Processo muscular da cartilagem aritenoide | Rotação interna da aritenoide, fechando a rima da glote | Nervo laríngeo inferior |
| **M. tireoaritenóideo** | Região mediana da face interna da cartilagem aritenoide | Superfície anterior e lateral e processo muscular da cartilagem aritenoide | Rotação interna da aritenoide, estreitando a rima da glote | Nervo laríngeo inferior |
| | | **Tensores** | | |
| **M. cricotireóideo** | Arco da cartilagem cricoide | Margem e corno inferiores da cartilagem tireoide | Distende a prega vocal | Ramo externo do nervo laríngeo superior |
| **M. vocal** | Região mediana da face interna da cartilagem aritenoide. Algumas fibras se inserem no cone elástico | Processo vocal e base da cartilagem aritenoide | Tensiona a prega vocal | Nervo laríngeo inferior |
| | | **Abdutores** | | |
| **Ventre horizontal do m. cricoaritenóideo posterior** | Superfície posterior da cartilagem cricoide | Aspecto posteromedial do processo muscular da cartilagem aritenoide | Rotação externa da cartilagem aritenoide, promovendo abdução. Alarga a rima da glote | Nervo laríngeo inferior |
| **Ventre horizontal do m. cricoaritenóideo posterior** | Superfície posterior da cartilagem cricoide | Aspecto anterolateral do processo muscular da cartilagem aritenoide | Abdução da prega vocal, alarga a rima da glote | Nervo laríngeo inferior |
| **M. interaritenóideo** | Face posterior das cartilagens aritenoides | Face posterior das cartilagens aritenoides, do lado oposto | Ação mista, pode aproximar a rima da glote, mas também tem papel na rotação externa e abdução | Nervo laríngeo inferior |

ipsilateral. Entretanto, o comportamento motor da laringe humana depende sempre de ativação bilateral subordinada à regulação cortical, em um nível superior. Os comportamentos vocais aprendidos, como fala e canto, ao contrário da vocalização eliciada por estímulo doloroso, partem de uma ativação do córtex motor que é exclusiva da raça humana.[37,38]

## NERVOS LARÍNGEOS

### Nervo Laríngeo Superior

O nervo laríngeo superior (NLS) emerge do nervo vago no limite inferior do gânglio nodoso e desce medialmente às artérias carótida externa e carótida interna. Ao curvar-se anteriormente, divide-se em um ramo interno calibroso, sensitivo, e um ramo externo, motor. O ramo interno penetra a laringe junto à artéria laríngea superior na membrana tíreo-hióidea e divide-se em inúmeros ramos para a mucosa faríngea, desde a base da língua até a mucosa laríngea, na altura da cartilagem cricoide, na superfície superior da glote. Aqui ele é o responsável por toda a aferência sensitiva da laringe e da supraglote. O gânglio cervical superior emite ramos simpáticos e parassimpáticos para o nervo vago e para o próprio laríngeo superior. Acredita-se, portanto, que ele também tenha função de estimular secreção mucosa.[27] As anastomoses com o sistema nervoso autônomo são de importância anatomo-irúrgica, pois podem confundir o cirurgião que está à procura do nervo laríngeo inferior.

O ramo externo do nervo laríngeo superior (RENLS) emerge 1,5 cm distal ao gânglio nodoso e segue inferiormente junto ao músculo constritor inferior, para o qual, eventualmente, emite um ramo, e segue inferior e anteriormente para inervar o músculo CT.[27,39] Sua espessura varia de 0,2 cm em estudos cadavéricos e 0,5 cm, *in vivo*.[40,41] Ele é encontrado no chamado triângulo esternotireóideo-laríngeo, delimitado pelo esternotireóideo, superiormente, as cartilagens laríngeas e músculos constritores, medialmente, e o polo superior da tireoide retraído lateral e inferiormente.[42] Nesse ponto mais distal, está em íntima relação com os vasos tireóideos superiores e tal topografia é de suma importância na abordagem cirúrgica do polo superior da tireoide. Diversas classificações anatomocirúrgicas foram propostas visando à prevenção de dano iatrogênico a este ramo. A mais difundida pertence a um dos autores. Cernea *et al.* classificaram esta porção do ramo externo do nervo laríngeo superior em três tipos:

- *Tipo 1:* é aquele que cruza a artéria tireóidea superior mais de 1 cm acima de um plano tangente à margem do polo superior.
- *Tipo 2a:* cruza a artéria até 1 cm acima do limite superior do polo superior.
- *Tipo 2b:* o nervo cruza abaixo da borda mais superior do polo superior. Esta é a posição de maior risco cirúrgico. É descrita em 14% dos indivíduos com lobos tireoidianos pequenos e 54% dos pacientes com grandes bócios.[13,14]

Outras nomenclaturas com o mesmo propósito podem ser encontradas na literatura.[43-45] Friedman *et al.* propõem uma classificação alternativa, baseada na relação do RENLS com o músculo constritor inferior da faringe. Nela, o tipo 1 é superficial e lateral ao músculo; o tipo 2 é parcialmente coberto por fibras musculares na medida em que caminha, e no tipo 3, o ramo externo do laríngeo superior é totalmente intramuscular.[46] Em particular, esta é a situação em que o nervo pode não ser identificado visualmente no campo, mas pode ser identificado por meio de eletroestimulação.

## Nervo Laríngeo Inferior

A anatomia dos nervos laríngeos inferiores (NLI), ou laríngeo recorrente (NLR), é diferente entre os lados direito e esquerdo. O nervo recorrente direito emerge do nervo vago na parte superior do tórax e curva-se ao redor da artéria subclávia direita para ascender no pescoço junto ao sulco traqueoesofágico. Particularmente deste lado, ele tende a assumir uma posição mais oblíqua e menos paralela ao sulco por entrar no pescoço mais lateralmente, o que torna a topografia do seu trajeto no espaço visceral muito mais variável que à esquerda. O nervo laríngeo recorrente esquerdo deixa o vago no tórax, curva-se ao redor do arco aórtico e sobe numa posição mais ou menos fixa e paralela ao eixo do pescoço e ao sulco traqueoesofágico esquerdo. Ambos cruzam a artéria tireóidea inferior anterior ou profundamente, ou entre os ramos dela, antes de penetrar a laringe sob as fibras mais inferiores do músculo constritor inferior, também chamado de músculo cricofaríngeo, nesta porção.

O NLR mede 1 a 3 mm de espessura e contém 2 a 4 vezes mais fibras adutoras que abdutoras, difusamente distribuídas no feixe neural e sem qualquer segregação entre esses dois tipos.[47-49] De interesse na preservação cirúrgica do NLR, cerca de um terço dos nervos tem ramificação motora extralaríngea, segundo Morrison.[50] Randolph também relatou a mesma proporção de ramificações que adentram a laringe e que têm relevância funcional e resposta ao estímulo eletroneuromiográfico, além de ramos sensitivos para a traqueia e o esôfago que são ainda mais frequentes.[48] Nossa experiência também é muito semelhante à desses dois autores e, com o uso rotineiro de eletroestimulação, observamos que na presença de um nervo que entra na laringe bifurcado, o ramo mais anterior é sempre motor e o posterior, sensitivo. Numa consistente coorte prospectiva de 1.250 pacientes e 2.500 nervos operados, Barczynski descreveu que 24,5% dos nervos recorrentes eram bifurcados e que em 98,7% destes as fibras motoras eram restritas ao ramo mais anterior, mas foram encontradas em ambos os ramos em 1% das vezes, sugerindo que o ramo posterior também merece cuidado.[51]

## Nervo Laríngeo Não Recorrente

O nervo laríngeo não recorrente (NLNR) ocorre em 0,5 a 1% dos casos e está associado a uma anomalia embriológica em que a artéria subclávia direita emerge da porção mais distal do arco aórtico e atravessa para o lado direito num trajeto retroesofágico e, muito mais raramente, entre o esôfago e a traqueia. Neste contexto, ela é chamada de artéria lusória. O NLNR deixa o vago numa posição mais alta no pescoço e curva-se anterior e medialmente sob a artéria carótida comum para atingir seu ponto de entrada na laringe por um trajeto que pode ser descendente, horizontal ou mesmo fazendo um *loop* para subir à laringe após longo curso descendente.[52] Alguns autores acreditam que ele possa coexistir com um fino nervo laríngeo recorrente em sua posição habitual. Katz e Nemiroff descreveram este achado em 5 de 11 nervos não recorrentes documentados,[53] mas a plausibilidade anatomoembriológica da coexistência de dois nervos laríngeos inferiores ainda é refutada.[54] Fato é que, para o cirurgião, o achado de um nervo recorrente excepcionalmente fino deve despertar a possibilidade desta anomalia de posição. Ainda mais extraordinária é a existência do nervo laríngeo não recorrente do lado esquerdo, pois ela só é possível na concomitância de *situs inversus* e uma artéria subclávia lusória esquerda. Henry descreveu dois casos desta circunstância peculiar que correspondeu a 0,04% de sua casuística.[52]

Embora esta seja uma variação anatômica rara, sua presença está associada a um risco de paralisia de prega vocal 6 vezes maior do que quando o NLR está em sua posição habitual. Na casuística de Toniato, esta complicação atingiu 12,9% dos pacientes diagnosticados com um nervo não recorrente.[55] O risco de lesão reside não só na falha em reconhecer esta variação e transecção inadvertida no tratamento do polo superior, mas também na equivocada presunção de um NLNR que, na verdade, é outra estrutura. Um ramo anastomótico entre o tronco simpático cervical e o nervo laríngeo recorrente pode ser erroneamente confundido com um nervo não recorrente. Este ramo pode ter espessura e trajeto muito similar ao de um NLNR, como demonstrado no estudo cadavérico de Maranillo. Nesta série, um ramo comunicante foi encontrado em 17,3% dos lados dissecados. Os autores destacam, ainda, que ramos colaterais de um NLNR para a traqueia e o esôfago também podem se passar por um NLR.[56]

A monitorização intraoperatória de nervos (MION) pode ser muito útil em se reconhecer um NLNR e prevenir lesão. Braukhoff mostrou que o monitor de nervos pode reconhecer eletricamente um NLNR na medida em que o estímulo vagal numa posição distal na bainha carotídea não provoca estímulo algum, mas o estímulo mais alto, na altura do polo superior, gera resposta com latência abaixo daquela esperada como parametricamente normal, que neste trabalho foi menor ou igual e 3,5 milissegundos.[57] Junto com Kamani e Randolph, publicamos também um algoritmo para a verificação confiável da presença de um NLNR. A combinação de resposta eletroneuromiográfica (EMG) positiva ao estímulo vagal na região da borda da cartilagem tireoide, acompanhada de resposta negativa ao estímulo do mesmo lado na altura do quarto anel traqueal foi suficiente para predizer a presença de um NLNR antes da dissecção em todos os 10 pacientes estudados. A latência para estímulo vagal proximal ao NLNR (média de 3,17 milissegundos) foi significativamente menor que a dos controles históricos de NLRs neste estudo.[58]

# ANASTOMOSES DE INTERESSE CIRÚRGICO ENTRE NLR E NLS

Em o "Nervo Comunicante Humano": em seu estudo cadavérico de microdissecção da laringe, Sanudo descreve que em 68% dos casos foi possível notar que o RENLS continuava além da membrana cricotireóidea e atingia a porção anterior do nervo TA.[59] Usando coloração de Sihler, Sanders encontrou anastomoses entre este nervo e ramos do NLR nesta região e Wu descreveu esta interconexão com o terço anterior no TA em 44% dos casos, dando a esta anastomose o nome de nervo comunicante humano.[60,61] Também pela técnica de Sihler e microdissecção, Mu e Sanders viram que o RENLS inervava o TA em 46% dos casos e conectava-se ao NLR em 25%.[62] Nasri documentou pela primeira vez a atividade EMG no músculo TA desencadeada por estímulo do RENLS em 3 de 7 caninos, sobretudo no seu terço anterior. Mais adiante, no decorrer do desenvolvimento da técnica de monitorização intraoperatória, Randolph mostrou que a resposta EMG na forma de curva de potencial de ação do TA era registrada em cerca de 70% dos casos em que o RENLS era estimulado.[48] Mais tarde publicamos esses achados junto com Randolph.[63] A importância desta interconexão está na possibilidade de se aplicar a MION para identificação visual e elétrica, não só do NLR, mas também do RENLS via eletrodos instalados no tubo endotraqueal, como veremos adiante.

Anastomose de Galeno (alça de Galeno): o ramo posterior do NLR conecta-se à porção distal da divisão posterior do ramo interno do NLS, posteriormente ao CAP. Presume-se que esta seja uma conexão de fibras sensórias propriceptivas. Sanudo encontrou esta anastomose em todas as laringes de cadáver dissecadas sob microscopia.[59]

Plexo aritenóideo: é uma interconexão complexa e bastante variável entre o ramo dorsal do ramo interno do nervo laríngeo superior e um ramo posterior do NLR para os músculos interaritenóideos. Sanudo encontrou tais interconexões superficialmente ao IA em 86% das laringes dissecadas e profundamente ao IA em todos os casos.[59]

Nunca ficou claro, na literatura, as razões pelas quais as pregas vocais paralisadas por diversas razões assumem posições amplamente variadas entre diferentes pacientes. Em geral, isso é atribuído a diferentes graus de inervação e à inervação cruzada. Estudos de eletroneuromiografia mostram algum grau variado de atividade motora na musculatura intrínseca após uma interrupção inequívoca do NLR. Aparentemente, essas três conexões têm importância clínica, pois podem explicar, em parte, os diferentes padrões de inervação residual após uma lesão de NLR.[59] Atribui-se ao nervo comunicante humano a atividade eletroneuromiográfica detectada no TA, presumivelmente na sua porção anterior, que permite a monitorização intraoperatória do RENLS com a endocânula orotraqueal provida de eletrodos de superfície, inicialmente desenhada para monitorizar o NLR, como veremos a seguir.

## MONITORIZAÇÃO ELETRONEUROFISIOLÓGICA INTRAOPERATÓRIA

A monitorização intraoperatória de nervos (MION) tem-se tornado cada vez mais popular entre os cirurgiões.[23,64] Seu benefício em reduzir as taxas de paralisia transitória e definitiva de nervos laríngeos é controversa, com muitos estudos demonstrando ausência de benefício significativo e outros poucos mostrando melhora na taxa de preservação de NLR.[48] Diversos autores concordam em relatar maior taxa de preservação do RENLS, no entanto.[13,16,17,20,21,24,25,39,44] Como já foi discutido, as reais taxas de paralisia de músculo CT dificilmente serão conhecidas, pois os sintomas dessa disfunção são sutis e o diagnóstico preciso é invasivo e indesejado, pois demanda eletroneuromiografia laríngea pós-operatória. Ainda assim, alguns autores conseguiram demonstrar desfechos melhores nas operações em que o RENLS foi monitorizado.[16,21,44] Muitos outros autores relatam significativo aumento na taxa de identificação intraoperatória do RENLS, o que pode se traduzir em maior índice de preservação levando-se em conta que a melhor medida protetiva contra transecção, constrição por ligadura ou lesão térmica por eletrocautério ou pinça bipolar, ou mesmo por dispositivos baseados em energia, é o pleno conhecimento da sua posição em relação ao músculo constritor inferior da faringe, ou cricofaríngeo, nesta posição, e em relação ao polo superior da tireoide e seu pedículo superior. No trabalho de Cernea *et al.*, 28% dos ramos externos do laríngeo superior aprofundavam-se sob as fibras do músculo cricofaríngeo.[14] Friedman *et al.* reportaram esta posição profunda às fibras do cricofaríngeo em 20% dos casos (tipo 3 de Friedman, descrito no item Anatomia do Nervo Laríngeo Superior, anteriormente, neste capítulo).[44] Nesta situação em particular, o nervo está inacessível ao reconhecimento visual, mas pode ser identificado, eletricamente, através de eletroestimulação. Neste caso, uma contração robusta do músculo CT seguindo o estímulo elétrico acusa a precisa posição do nervo no ponto estimulado. Graças à interconexão promovida pelo "nervo comunicante humano", descrito anteriormente, a atividade elétrica do músculo TA em resposta ao estímulo também pode ser registrada por meio de cânula de intubação orotraqueal provida de eletrodos de contato.[23,24]

Não há dúvida nenhuma na literatura de que a identificação visual do NLR e suas ramificações seja a técnica padrão ouro para sua identificação e preservação. A MION é a ferramenta adjunta a esta técnica que fornece informação imediata, funcional e não invasiva no processo de dissecção, proteção e preservação neural. A rigor, os benefícios atribuídos a MION podem ser categorizados em:

1. Auxiliar na dissecção do NLR e no mapeamento de sua posição em qualquer ponto do seu trajeto cervical. Mesmo antes da identificação visual, a dispersão de corrente elétrica aplicada pela ponta de uma sonda de estimulação permite que o cirurgião mapeie os sítios de resposta positiva, inferindo o trajeto do nervo, ainda que recoberto por tecido adiposo e conjuntivo. A dissecção do nervo é facilitada pela possibilidade de se estimular todos os tecidos a serem seccionados de modo a excluir a presença de tecido neural eferente em cada feixe a ser ligado, ao mesmo tempo em que se busca um ponto em que a resposta é positiva ao estímulo do próprio NLR afastado do que se deseja cortar. Isso permite que a dissecção siga escorada por informação funcional em tempo real, até que a peça cirúrgica esteja liberada do NLR.
2. Permitir o reconhecimento pontual de interrupção de sinal eletroneuromiográfico num nervo anatomicamente intacto à inspeção. O sinal pode ser positivo a montante de um ponto de lesão e negativo no nervo a jusante. Quando a causa da lesão for uma ligadura inadvertida ou um clipe cirúrgico, estes podem ser removidos com base nesta informação eletroneurofisiológica.
3. Prognosticar função neural pós-operatória. Ainda que o benefício nas taxas de preservação de nervo não possa ser comprovado, o principal benefício do uso de MION está em prover o cirurgião de informação sobre a função neural ao final da dissecção de um lado, antes de seguir

adiante com a dissecção contralateral. O achado de um nervo disfuncional no primeiro lado interfere na decisão cirúrgica tendo-se em mente o risco de paralisia bilateral de pregas vocais, a complicação mais desastrosa de cirurgias na loja tireoidiana, como já discutimos anteriormente. A possibilidade de se dividir uma tireoidectomia em dois estágios é a aplicação mais útil dessa ferramenta.[3,23] Um estímulo elétrico vagal que provoca resposta eletroneuromiográfica robusta e consistente ao final da operação de um dos lados descarta a hipótese de paralisia do NLR com valor preditivo negativo de 99%.[65] Isso significa que, diante de uma resposta ao estímulo inequivocamente normal, o cirurgião pode seguir adiante com a dissecção contralateral com mínimo temor que uma paralisia bilateral possa ocorrer caso o nervo contralateral seja danificado. Por outro lado, se o estímulo vagal final não provoca resposta eletroneuromiográfica, tal risco deve ser levado em conta e uma mudança de conduta cirúrgica, tal como interrupção da cirurgia ou ressecção parcial do lado remanescente, deve ser seriamente considerada.[3,23] Portanto, a aplicação mais impactante dessa tecnologia é a prevenção de paralisias bilaterais do NLR ao predizer função.

## Técnicas de Monitorização

### *Monitorização Intraoperatória Intermitente*

A técnica de MION abrange dois elementos básicos: um elemento estimulador, que consiste em um gerador de corrente elétrica regulável aplicado ao paciente por meio de uma sonda de eletroestimulação que pode ser mono ou bipolar; e em um lado receptor, que consiste em eletrodos de eletroneuromiografia capazes de detectar um potencial de ação, aplicados à musculatura intrínseca da laringe, acoplados ao equipamento amplificador se sinal, dotado de *software* capaz de acusar e/ou registrar este potencial de ação, por meio de um simples sinal sonoro ou por registros gráficos. É essencial, também, que a função laríngea tenha sido estudada e documentada por meio de laringoscopia no pré-operatório. Existem diversos tipos de cânulas de intubação orotraqueal providas de eletrodos de superfície ou eletrodos adesivos que podem ser acoplados à cânula e ajustados à altura da glote durante a intubação para registrar o potencial de ação do músculo TA.

Para isso é fundamental que o paciente esteja livre de relaxantes musculares utilizados eventualmente durante a intubação orotraqueal, que a cânula tenha diâmetro adequado e largo o suficiente para que os eletrodos estejam em contato direto com as duas pregas vocais, sem a interposição de secreção, nem saliva nem gel anestésico.[23] Para que o contato seja ideal, pode-se considerar intubação videoassistida. O bom posicionamento dos eletrodos também pode ser confirmado pelo registro gráfico da atividade basal do músculo TA detectável na forma de um ruído de baixa amplitude na tela do monitor, chamada de variação respiratória. Ela se refere à atividade espontânea das pregas vocais com o paciente num plano anestésico mais superficial.[48] Deve-se atentar ao fato de que a extensão cervical amplia a exposição do sítio cirúrgico, mas pode deslocar o tubo em 2 a 3 cm superior ou inferiormente.

Com o posicionamento ideal, a técnica de MION começa com o estímulo inicial sobre a bainha carotídea na topografia do nervo vago. Uma resposta EMG robusta e reproduzida repetidas vezes garante que a monitorização seja acurada. Na técnica intermitente, o estímulo é aplicado tantas vezes quanto necessário pelo cirurgião por meio de uma sonda estimuladora manuseada como uma caneta, capaz de mapear a presença do NLR sob tecidos não dissecados e que pode ser aplicada diretamente sobre o nervo já dissecado para confirmar que aquela estrutura provoca um potencial de ação no músculo TA quando estimulada de modo pontual. A intensidade do estímulo pode ser regulada no gerador e quanto maior for a corrente aplicada, maior será a dispersão de eletricidade nos tecidos e mais imprecisa será a delineação do trajeto do NLR. Com estímulos supralimiares de intensidade reduzida, a dispersão é mínima e o apontamento de tecido neurocondutor é bastante acurado. Quando a resposta é positiva para o nervo em questão, o monitor emite um alarme sonoro e registra uma curva de potencial de ação que é única para cada nervo do circuito vagolaríngeo, como veremos adiante.[66] Estímulos negativos são acusados por um sinal sonoro diferente no aparelho. Com isso pode-se, ainda, estimular todo o tecido a ser seccionado para que se exclua a presença de um nervo naquela região.

Ainda que a manipulação, a compressão ou o estiramento do nervo possam provocar padrões eletroneuromiográficos espontâneos específicos no monitor, na técnica intermitente de MION são confiáveis e interpretáveis apenas as informações decorrentes do estímulo pela sonda de estimulação com a corrente predeterminada pelo cirurgião. A ausência de alarme, portanto, não significa ausência de sofrimento do nervo durante a dissecção. Além disso, o estímulo elétrico aplicado pela ponta da sonda é pulsátil, numa frequência, em geral, de 4 Hz. Portanto, deve-se permitir tempo de contato suficiente entre a sonda e o tecido para que o ato de estimular não caia justamente sobre o vale entre dois pulsos, gerando, assim, uma resposta falsamente negativa.

Enfim, ao final da dissecção de um lado do pescoço, o nervo vago deve ser novamente estimulado na bainha carotídea. Uma resposta eletroneuromiográfica sólida em vários estímulos repetidos significa ausência de lesão, com grande acurácia. Na falta de resposta, o cirurgião deve investigar todas as causas possíveis de perda de sinal, incluindo eventual defeito do elemento estimulador ou do elemento registrador do aparelho. Se ficar confirmado que a perda de sinal é, de fato, neural, o plano cirúrgico de seguir com a dissecção contralateral deve ser reconsiderado. Uma alternativa à falta de resposta à estimulação no aparelho de monitorização é a técnica de palpação da laringe. Quando o circuito vagolaríngeo está íntegro, o estímulo supralimiar do nervo vago provoca uma contração robusta dos músculos CAPs que é perfeitamente palpável com o dedo indicador deslizado para trás da cartilagem cricoide.

Graças à existência do "nervo comunicante humano", uma anastomose entre o RENLS e o NLR, o estímulo ao ramo externo provoca potencial de ação no músculo TA além da potente contração visível do CT. Desse modo, também é possível registrar gráfica e quantitativamente o potencial de ação do estímulo ao RENLS.[16,17,20,24,63,67] Selvan *et al.* demonstraram uma taxa surpreendentemente alta de reconhecimentos visuais falso-positivos sem resposta eletroneurofisiológica para este nervo, sugerindo que a identificação visual pode falhar e o monitor pode ajudar a diferenciar este fino ramo de estruturas vizinhas semelhantes a ele.[40]

A MION pode ser muito útil no reconhecimento de um nervo laríngeo não recorrente. Na presença desta variação anatômica rara, a estimulação vagal num ponto mais distal da bainha carotídea (abaixo da emergência do laríngeo inferior) não será seguida de resposta, ao passo que a estimulação num ponto mais alto provocará resposta de amplitude habitual, mas com latência baixa, dado o trajeto bem mais curto deste nervo. Nesta ocasião, o NLNR pode ser mapeado numa trajetória mais oblíqua ou perpendicular ao eixo laringotraqueal ao deixar o nervo vago diretamente na parte alta do pescoço.[57,58] A MION complementa a cirurgia com informação funcional qualitativa e, sobretudo, quantitativa. Neste contexto, o conhecimento e a interpretação adequados dos parâmetros normativos de monitorização são fundamentais para o reconhecimento eletrofisiológico de um nervo não recorrente, assim como são cruciais para a tomada de decisão intraoperatória.

## Parâmetros Normativos de Estimulação

Em sua forma mais sofisticada, a MION permite o registro gráfico do potencial de ação das unidades motoras da laringe. Os potenciais elétricos capturados pela EMG traduzem-se em uma onda com morfologia, duração e amplitude características. O potencial das unidades motoras laríngeas normalmente é bifásico, com um pico positivo seguido de um negativo. Na fala volitiva, ele costuma ter amplitude de 200 a 500 microvolts e duração de 5 a 6 milissegundos. A amplitude reflete o número e a força de fibras musculares inervadas por uma terminação neural. A forma da onda representa as mudanças elétricas na membrana muscular.[68] A amplitude é a medida em microvolts (μV) da soma da altura no eixo vertical do ápice da deflexão positiva, com o nadir da fase de polaridade oposta (de pico a pico). Latência é a medida em milissegundos (ms) no eixo horizontal do intervalo entre o pico do estímulo e o ápice da primeira onda. O limiar é a corrente, medida em miliamperes (mA) que começa a despertar atividade eletroneuromiográfica mensurável. Phelan, Potenza *et al.* mediram o limiar para estímulo do NLR entre 0,35 mA e 5 mA, e para o vago, 0,4 mA.[69] Randolph descreve que a corrente de estímulo ao NLR a partir da qual todas as fibras musculares estão despolarizadas é de 0,8 mA. Portanto, um aumento de intensidade de corrente não se reflete mais em aumento de amplitude a partir desse ponto.[48] Este é o racional para a aplicação rotineira de estímulo em 1 mA para o NLR durante a MION na prática.

As morfologias dos potenciais de ação dos nervos de interesse em cirurgia da tireoide e paratireoides, vago, NLR e RENSL são, de certo modo, idênticas, mas apresentam latências únicas que diferenciam cada nervo e servem ao propósito de documentação de atividade neural intacta. Sritharan *et al.* mediram as latências de resposta vagal em 5,47 milissegundos e 8,14 milissegundos à direita e à esquerda, respectivamente. Neste estudo a latência do NLR foi 3,96 ms e, para o RENLS, 3,56 ms.[66] Dralle *et al.* relataram latências de magnitude similar.[70]

Peculiarmente, no nervo laríngeo não recorrente, a latência vagal é, obviamente, mais curta. Brauckhoff *et al.* reportaram que uma latência vagal de 3,5 ms diagnostica eletricamente um NLNR.[57] Na publicação de Kamani, Potenza *et al.*, a latência para o estímulo vagal de um NLNR foi, em média, 3,17 ms, significativamente menor que nos controles.[58]

A amplitude de potencial de ação para os nervos vago, laríngeo recorrente e laríngeo superior é reportada na literatura de modo mais ou menos homogêneo. O Quadro 27-2 mostra alguns exemplos de trabalhos com foco nos parâmetros normativos de monitorização. Em geral, a amplitude do potencial de ação do RENLS é cerca de um terço da do NLR.[20,63,66,69,70]

O conhecimento dos dados normativos tem importância na tomada de decisão intraoperatória na medida em que permite prever a funcionalidade do circuito vagolaríngeo durante e após a dissecção em cada lado. No trabalho de Genther *et al.*, uma estimulação vagal final (pós-dissecção) inferior a 200 μV foi capaz de prever uma paralisia de prega vocal com 95,5% de sensibilidade, 99,2% de especificidade, 72,4% de valor preditivo positivo, 99,9% de valor preditivo negativo e 99,1% de acurácia.[65]

**Quadro 27-2.** Amplitudes em Monitorização Intraoperatória dos Nervos Vago, Laríngeo Recorrente e Ramo Externo do Laríngeo Superior

| Autor | N. vago direito (μV) | N. vago esquerdo (μV) | N. laríngeo recorrente direito (μV) | N. laríngeo recorrente esquerdo (μV) | Ramo externo do n. laríngeo superior direito (μV) | Ramo externo do n. laríngeo superior esquerdo (μV) |
|---|---|---|---|---|---|---|
| Lorenz *et al.*, 2010[70] | 511 (168-1.593) | 460 (138-1.241) | 623 (207-.986) | 719 (205-1.767) | ND | ND |
| Barkzynski *et al.*, 2012[16] | ND | ND | 639 (+/- 568) | | 250 (+/- 144) | |
| Phelan *et al.*, 2012[69] | 717 (75-1.825) | 420 (74-925) | 783 (177-2.391) | 604 (169-1.947) | ND | ND |
| Potenza *et al.*, 2013[63] | ND | ND | 808 (+/- 671) | 755 (+/- 555) | 205 (+/- 112) | 354 (+/- 214) |
| Sritharan *et al.*, 2015[66] | 772 (477-1.067) | 708 (389- 1.026) | 892 (131-1.593) | | 247 (148-346) | |

μV: microvolts; ND: não disponível.

### Monitorização Intraoperatória em Nervos Invadidos e em Paralisia Pré-Operatória de Prega Vocal

É indiscutível a importância de se examinar a laringe de todo paciente a ser submetido a uma cirurgia sob MION. As paresias e paralisias de prega vocal, no entanto, nem sempre se correlacionam com ausência de sinal EMG. Kamani *et al.* reportaram que o sinal eletroneuromiográfico estava presente em 48% dos pacientes com paralisia ou paresia pré-operatória de prega vocal por diversas razões. No grupo de nervos invadidos por neoplasia maligna, o sinal ainda era detectável em 33% dos casos, e no grupo de paralisia pré-operatória por lesão iatrogênica cirúrgica havia sinal em 78% dos casos. Embora a paralisia pré-operatória e o achado de invasão neural não imponham um silêncio eletrofisiológico, as amplitudes médias de potencial de ação nos três grupos eram mais baixas que aquelas consideradas habituais, descritas acima. Para o grupo de nervos invadidos, a amplitude média foi de 63 μV e nos pacientes com paralisia por lesão cirúrgica, foi de 92 μV.[71]

### Monitorização Intraoperatória Vagal Contínua

Assume-se que na técnica de monitorização intraoperatória intermitente os nervos não estão sob vigilância nos períodos entre estímulos, de modo que eventual lesão pode ocorrer entre dois estímulos e ser percebida tarde demais. Schneider *et al.* mostraram em um estudo com suínos, que lesões neurais sendo provocadas progressivamente correlacionam-se com queda na amplitude e prolongamento da latência. Sob este racional, a monitorização contínua do nervo vago pode ter benefício ao identificar lesão neural em curso, seja por compressão, seja por estiramento ou tração do NLR. Existem hoje diversos tipos de eletrodos comercialmente disponíveis que podem ser acoplados ao nervo vago e aplicar estímulo contínuo sem ocupar a mão do cirurgião.

Phelan *et al.* postularam que é possível identificar eventos adversos clinicamente significantes de alteração de sinal EMG com base em alterações de latência e amplitude vagal. As alterações isoladas desses dois parâmetros parecem não predizer significativamente o risco de lesão neural. Definiu-se então o conceito de eventos combinados e postulou-se que alterações combinadas, de diferentes graus, em amplitude e latência podem alertar o cirurgião para uma lesão em curso que requer mudança de conduta em tempo real. Os autores definiram tais eventos segundo a seguinte extratificação:

- *Evento combinado leve:* decréscimo de amplitude entre 50% e 70%, associado a aumento de latência em 5% a 10%.
- *Evento combinado severo:* decréscimo de amplitude em mais de 70%, com aumento de latência maior que 10%.
- *Perda de sinal:* perda completa de sinal EMG.

A técnica de monitorização consiste em se aplicar o eletrodo vagal, estabelecer uma linha de base de amplitude e latência que seguem continuamente registrados no monitor, e definir alarmes sonoros que alertem o cirurgião de imediato sobre aumento de latência e queda de amplitude além dos limites predeterminados. Contanto que tais alterações EMG prontamente reconhecidas sejam reversíveis, o alerta pode servir para que o cirurgião adote manobras corretivas no sentido de prevenir lesão.[72]

## REFERÊNCIAS BIBLIOGRÁFICAS


1. Röher HD, Goretzki PE, Hellmann P, Witte J. Risiken und Komplikationen der Schilddrüsenchirurgie Häufigkeit und Therapie. Chir. 1999;70(9):999-1010.
2. Dralle H, Sekulla C, Lorenz K, Brauckhoff M, Machens A, Group GIS. Intraoperative monitoring of the recurrent laryngeal nerve in thyroid surgery. World J Surg. 2008;32(7):1358-66.
3. Goretzki PE, Schwarz K, Brinkmann J, Wirowski D, Lammers BJ. The impact of intraoperative neuromonitoring (ionm) on surgical strategy in bilateral thyroid diseases: is it worth the effort? World J Surg. 2010;34(6):1274-84.
4. Rosato L, Avenia N, Bernante P, Palma MD, Gulino G, Nasi PG, et al. Complications of thyroid surgery: analysis of a multicentric study on 14,934 patients operated on in italy over 5 years. World J Surg. 2004;28(3):271-6.
5. Dralle H, Lorenz K, Machens A. Verdicts on malpractice claims after thyroid surgery: emerging trends and future directions. Head Neck. 2012;34(11):1591-6.
6. Rosato L, Carlevato MT, Toma GD, Avenia N. Recurrent laryngeal nerve damage and phonetic modifications after total thyroidectomy: surgical malpractice only or predictable sequence? World J Surg. 2005;29(6):780-4.
7. Soylu L, Ozbas S, Uslu HY, Kocak S. The evaluation of the causes of subjective voice disturbances after thyroid surgery. American Journal of Surgery. 2007;194(3):317-22.
8. Maeda T, Saito M, Otsuki N, Morimoto K, Takahashi M, Iwaki S, et al. voice quality after surgical treatment for thyroid cancer. Thyroid. 2013;23(7):847-53.
9. Jeannon JP, Orabi AA, Bruch GA, Abdalsalam HA, Simo R. Diagnosis of recurrent laryngeal nerve palsy after thyroidectomy: a systematic review. Int J Clin Pr. 2009;63(4):624-9.
10. Dionigi G, Boni L, Rovera F, Rausei S, Castelnuovo P, Dionigi R. Postoperative laryngoscopy in thyroid surgery: proper timing to detect recurrent laryngeal nerve injury. Langenbeck's Archives of Surgery. 2010;395(4):327-31.
11. Scandinavian Quality Register for thyroid, parathyroid and adrenal surgery (SQRTPAS) (2012). Annual report. 2012 (operational year 2011). Malmö, Sweden
12. The British association of endocrine and thyroid surgeons (2017) Fifth national audit report. Dendrite Clinical Systems, Oxford.
13. Cernea CR, Nishio S, Hojaij FC. Identification of the external branch of the superior laryngeal nerve (EBSLN) in large goiters. Am J Otolaryngol. 1995;16(5):307-11.
14. Cernea CR, Ferraz AR, Nishio S, Dutra A, Hojaij FC, Santos LRMD. Surgical anatomy of the external branch of the superior laryngeal nerve. Head Neck. 1992;14(5):380-3.
15. Lennquist S, Cahlin C, Smeds S. The superior laryngeal nerve in thyroid surgery. Surgery. 1987;102(6):999-1008.
16. Barczyński M, Konturek A, Stopa M, Honowska A, Nowak W. Randomized controlled trial of visualization versus neuromonitoring of the external branch of the superior laryngeal nerve during thyroidectomy. World J Surg. 2012;36(6):1340-7.
17. Jonas J, Bähr R. Neuromonitoring of the external branch of the superior laryngeal nerve during thyroid surgery. Am J Surg. 2000;179(3):234-6.
18. Bellantone R, Boscherini M, Lombardi CP, Bossola M, Rubino F, Crea CD, et al. Is the identification of the external branch of the superior laryngeal nerve mandatory in thyroid operation? Results of a prospective randomized study. Surgery. 2001;130(6):1055-9.
19. Jansson S, Tisell LE, Hagne I, Sanner E, Stenborg R, Svensson P. Partial superior laryngeal nerve (SLN) lesions before and after thyroid surgery. World J Surg. 1988;12(4):522-6.

20. Dionigi G, Kim HY, Randolph GW, Wu CW, Sun H, Liu X, et al. Prospective validation study of Cernea classification for predicting EMG alterations of the external branch of the superior laryngeal nerve. Surg Today. 2016;46(7):785-91.
21. Uludag M, Aygun N, Kartal K, Citgez B, Besler E, Yetkin G, et al. Contribution of intraoperative neural monitoring to preservation of the external branch of the superior laryngeal nerve: a randomized prospective clinical trial. Langenbeck's Arch Surg. 2017;402(6):965-76.
22. Teitelbaum BJ, Wenig BL. Superior laryngeal nerve injury from thyroid surgery. Head Neck. 1995;17(1):36-40.
23. Randolph GW, Dralle H, Group with the IIMS, Abdullah H, Barczynski M, Bellantone R, et al. Electrophysiologic recurrent laryngeal nerve monitoring during thyroid and parathyroid surgery: International standards guideline statement. Laryngoscope. 2011;121(S1):S1-16.
24. Barczyński M, Randolph GW, Cernea CR, Dralle H, Dionigi G, Alesina PF, et al. External branch of the superior laryngeal nerve monitoring during thyroid and parathyroid surgery: International Neural Monitoring Study Group standards guideline statement. Laryngoscope. 2013;123:S1-14.
25. Hurtado-López LM, Díaz-Hernández PI, Basurto-Kuba E, Zald'ıvar-Ram\'\irez FR, Pulido-Cejudo A. Efficacy of intraoperative neuro-monitoring to localize the external branch of the superior laryngeal nerve. Thyroid. 2016;26(1):174-8.
26. Courey MS, Postma GN, Ossoff RH. Cummings Otolaryngology - Head and Neck Surgery. 5th ed. PART 5: Laryngol bronchoesophagol: Section 1. Evaluation Manag Laryngeal Pharyngeal Disord: Sect 1: Eval Manag Laryngeal Pharyngeal Disord. 2010;(Acta Otorhinolaryngol Ital262006):844–58.
27. The pharynx and the larynx. In: Hollinshead WH. Anatomy for surgeons: The head and neck, 3rd ed. Philadelphia: Harper and Row, Publishers; 1969.
28. Hirano M. Morphological structure of the vocal cord as a vibrator and its variations. Folia Phoniatr et Logop. 1974;26(2):89-94.
29. Hunter EJ, Titze IR, Alipour F. A three-dimensional model of vocal fold abduction/adduction. The Journal of the Acoustical Society of America. 2004;115(4):1747-59.
30. Neto HS, Marques MJ. Estimation of the number and size of motor units in intrinsic laryngeal muscles using morphometric methods. Clinical Anatomy (New York, NY). 2008;21(4):301-6.
31. Neto HS, Marques MJ. Estimation of the number and size of motor units in intrinsic laryngeal muscles using morphometric methods. Clinical Anatomy (New York, NY). 2008;21(4):301-6.
32. Arnold GE. Physiology and pathology of the cricothyroid muscle. The Laryngoscope. 1961;71:687-753.
33. Courey GNPRHOMS. The Professional Voice. 5th ed. Copyright 2010, 2005, 1998, 1993, 1986 by Mosby, Inc. All Rights Reserved.
34. Kuna ST, Insalaco G, Woodson GE. Thyroarytenoid muscle activity during wakefulness and sleep in normal adults. Journal of Applied Physiology (Bethesda, Md : 1985). 1988;65(3):1332-9.
35. Sant'Ambrogio FB, Mathew OP, Clark WD, Sant'Ambrogio G. Laryngeal influences on breathing pattern and posterior cricoarytenoid muscle activity. Journal of applied physiology (Bethesda, Md : 1985). 1985;58(4):1298-304.
36. Boushey HA, Richardson PS, Widdicombe JG, Wise JC. The response of laryngeal afferent fibres to mechanical and chemical stimuli. The Journal of physiology. 1974;240(1):153-75.
37. Simonyan K, Jürgens U. Efferent subcortical projections of the laryngeal motorcortex in the rhesus monkey. Brain Research. 2003;974(1-2):43-59.
38. Kuypers HG. Corticobular connexions to the pons and lower brain-stem in man: an anatomical study. Brain : a journal of neurology. 1958;81(3):364-88.
39. Potenza AS, Filho VJFA, Cernea CR. Injury of the external branch of the superior laryngeal nerve in thyroid surgery. Gland Surg. 2017;6(5):552-62.
40. Selvan B, Babu S, Paul MJ, Abraham D, Samuel P, Nair A. Mapping the compound muscle action potentials of cricothyroid muscle using electromyography in thyroid operations. Annals of Surgery. 2009;250(2):293-300.
41. Kambic V, Zargi M, Radsel Z. Topographic anatomy of the external branch of the superior laryngeal nerve. Its importance in head and neck surgery. The Journal of laryngology and otology. 1984;98(11):1121-4.
42. Moosman DA, DeWeese MS. The external laryngeal nerve as related to thyroidectomy. Surgery, Gynecology & Obstetrics. 1968;127(5):1011-6.
43. Selvan B, Babu S, Paul MJ, Abraham D, Samuel P, Nair A. Mapping the compound muscle action potentials of cricothyroid muscle using electromyography in thyroid operations. Ann Surg. 2009;250(2):293-300.
44. Friedman M, LoSavio P, Ibrahim H. Superior laryngeal nerve identification and preservation in thyroidectomy. Arch OtolaryngolHead Neck Surg. 2002;128(3):296-303.
45. Kierner AC, Aigner M, Burian M. The external branch of the superior laryngeal nerve: its topographical anatomy as related to surgery of the neck. Arch OtolaryngolHead Neck Surg. 1998;124(3):301-3.
46. Friedman M, LoSavio P, Ibrahim H. Superior laryngeal nerve identification and preservation in thyroidectomy. Archives of Otolaryngology-- Head & Neck Surgery. 2002;128(3):296-303.
47. Sepulveda A, Sastre N, Chousleb A. Topographic anatomy of the recurrent laryngeal nerve. Journal of Reconstructive Microsurgery. 1996;12(1):5-10.
48. Randolph, GW. Surgical anatomy of the recurrent laryngeal nerve. In: Randolph GW. Surgery of the thyroid and parathyroid glands, 2nd ed. Philadelphia: Elsevier Saunders; 2013.
49. Gacek RR, Malmgren LT, Lyon MJ. Localization of adductor and abductor motor nerve fibers to the larynx. Ann Otol Rhinol Laryngol. 1977;86(6):770-6.
50. Morrison LF. Recurrent laryngeal nerve paralysis. Ann Otol Rhinol Laryngol. 1952;61(2):567-92.
51. Barczyński M, Stopa M, Konturek A, Nowak W. The overwhelming majority but not all motor fibers of the bifid recurrent laryngeal nerve are located in the anterior extralaryngeal branch. World J Surg. 2016;40(3):629-35.
52. Henry JF, Audiffret J, Denizot A, Plan M. The nonrecurrent inferior laryngeal nerve: review of 33 cases, including two on the left side. Surgery. 1988;104(6):977-84.
53. Katz AD, Nemiroff P. Anastamoses and bifurcations of the recurrent laryngeal nerve--report of 1177 nerves visualized. The Am Surg. 1993;59(3):188-91.
54. Obaid T, Kulkarni N, Pezzi TA, Turkeltaub AE, Pezzi CM. Coexisting right nonrecurrent and right recurrent inferior laryngeal nerves: a rare and controversial entity. Surg Today. 2014;44(12):2392-6.
55. Toniato A, Mazzarotto R, Piotto A, Bernante P, Pagetta C, Pelizzo MR. Identification of the nonrecurrent laryngeal nerve during thyroid surgery: 20-year experience. World J Surg. 2004;28(7):659-61.
56. Maranillo E, Vazquez T, Quer M, Niedenführ MR, Leon X, Viejo F, et al. Potential structures that could be confused with a nonrecurrent inferior laryngeal nerve: an anatomic study. The Laryngoscope. 2008;118(1):56-60.
57. Brauckhoff M, Machens A, Sekulla C, Lorenz K, Dralle H. Latencies shorter than 3.5 ms after vagus nerve stimulation

signify a nonrecurrent inferior laryngeal nerve before dissection. Ann Surg. 2011;253(6):1172-7.
58. Kamani D, Potenza AS, Cernea CR, Kamani YV, Randolph GW. The nonrecurrent laryngeal nerve: Anatomic and electrophysiologic algorithm for reliable identification. The Laryngoscope. 2015;125(2):503-8.
59. Sañudo J, Maranillo E, León X, Mirapeix R, Orús C, Quer M. An anatomical study of anastomoses between the laryngeal nerves. The Laryngoscope. 1999;109(6):983-7.
60. Wu BL, Sanders I, Mu L, Biller HF. The Human communicating nerve: an extension of the external superior laryngeal nerve that innervates the vocal cord. Arch Otolaryngol Head Neck Surg. 1994;120(12):1321-8.
61. Sanders I, Wu BL, Mu L, Li Y, Biller HF. The innervation of the human larynx. Arch Otolaryngol Head Neck Surg. 1993;119(9):934-9.
62. Mu L, Sanders I. The human cricothyroid muscle: three muscle bellies and their innervation patterns. J Voice. 2009;23(1):21-8.
63. Potenza AS, Phelan EA, Cernea CR, Slough CM, Kamani DV, Darr A, et al. Normative intra-operative electrophysiologic waveform analysis of superior laryngeal nerve external branch and recurrent laryngeal nerve in patients undergoing thyroid surgery. World J Surg. 2013;37(10):2336-42.
64. Marti JL, Holm T, Randolph G. Universal use of intraoperative nerve monitoring by recently fellowship-trained thyroid surgeons is common, associated with higher surgical volume, and impacts intraoperative decision-making. World J Surg. 2016;40(2):337-43.
65. Genther DJ, Kandil EH, Noureldine SI, Tufano RP. Correlation of final evoked potential amplitudes on intraoperative electromyography of the recurrent laryngeal nerve with immediate postoperative vocal fold function after thyroid and parathyroid surgery. JAMA OtolaryngolHead Neck Surg. 2014;140(2):124-8.
66. Sritharan N, Chase M, Kamani D, Randolph M, Randolph GW. The vagus nerve, recurrent laryngeal nerve, and external branch of the superior laryngeal nerve have unique latencies allowing for intraoperative documentation of intact neural function during thyroid surgery. Laryngoscope. 2015;125(2):E84-9.
67. Darr EA, Tufano RP, Ozdemir S, Kamani D, Hurwitz S, Randolph G. Superior laryngeal nerve quantitative intraoperative monitoring is possible in all thyroid surgeries. Laryngoscope. 2014;124(4):1035-41.
68. Heman-Ackah YD, Mandel S, Manon-Espaillat R, Abaza MM, Sataloff RT. Laryngeal Electromyography. Otolaryngol Clin North Am. 2007;40(5):1003-23.
69. Phelan E, Potenza A, Slough C, Zurakowski D, Kamani D, Randolph G. Recurrent Laryngeal Nerve Monitoring during Thyroid Surgery. OtolaryngolHead Neck Surg. 2012;147(4):640-6.
70. Lorenz K, Sekulla C, Schelle J, Schmeiss B, Brauckhoff M, Dralle H; German Neuromonitoring Study Group. What are normal quantitative parameters of intraoperative neuromonitoring (IONM) in thyroid surgery? Langenbecks Arch Surg. 2010 Sep;395(7):901-9. -
71. Kamani D, Darr EA, Randolph GW. Electrophysiologic Monitoring Characteristics of the Recurrent Laryngeal Nerve Preoperatively Paralyzed or Invaded with Malignancy. OtolaryngolHead Neck Surg. 2013;149(5):682-8.
72. Phelan E, Schneider R, Lorenz K, Dralle H, Kamani D, Potenza A, et al. Continuous vagal IONM prevents recurrent laryngeal nerve paralysis by revealing initial EMG changes of impending neuropraxic injury: a prospective, multicenter study. Laryngoscope. 2014;124(6):1498-505.

# MÉTODOS DE LOCALIZAÇÃO INTRAOPERATÓRIA DE PARATIREOIDES



# CAPÍTULO 28

Fábio Luiz de Menezes Montenegro ▪ Felipe Augusto Brasileiro Vanderlei

As paratireoides se constituíram em uma das últimas descobertas da anatomia macroscópica. De fato, isto não se deu por acaso, apesar de vários indivíduos se notabilizarem pela dissecção e descrição de estruturas no corpo humano, desde o período do Renascimento. Conforme já comentado no capítulo específico, as paratireoides são pequenas e com variabilidade de posição. Essas características contribuíram para que passassem despercebidas por muitos anos, mesmo com ávidos anatomistas.

Ainda que os problemas clínicos decorrentes da falta da função das paratireoides fossem comuns, somente no final do século XIX, um humilde estudante de medicina sueco descreveu e nomeou as glândulas paratireoides. Em sua publicação, em 1880, Ivar Sandström já alertava para a dificuldade de encontrar as glândulas em alguns casos. Nos 50 cadáveres humanos, ele nunca falhou em encontrar pelo menos uma paratireoide, mas em 5 ele achou "apenas uma glândula de cada lado" do pescoço e em dois, "uma glândula de um lado e nenhuma do outro".[1]

Essa observação de Sandström exemplifica bem o aspecto das possíveis dificuldades de encontrar uma paratireoide. E, de fato, muitas paratireoides normais foram destruídas ou extirpadas nas primeiras tireoidectomias por serem desconhecidas dos cirurgiões. No entanto, a tetania decorrente disso levou à "redescoberta" das glândulas, no início do século XX.

Pouco depois, o excesso de função das paratireoides e a necessidade de sua resolução cirúrgica destacaram a necessidade de identificar essas glândulas. A capacidade de detectar as paratireoides é muito importante no tratamento do hiperparatireoidismo, mas talvez ainda mais importante ao realizar uma tireoidectomia, pela maior frequência desse procedimento. Nesse segundo caso, a preservação da glândula normal e com boa função é uma das metas importantes da equipe cirúrgica.

A Figura 28-1 mostra a estrutura de paratireoides normais durante uma lobectomia da glândula tireoide. Nem sempre as paratireoides têm a cor marrom que se diferencia da glândula tireoide e da gordura. De fato, muitas vezes a coloração só muda após a manipulação e talvez por certo grau de interferência na sua circulação sanguínea.

Durante muito tempo, apenas a capacidade visual do cirurgião é que permitia a identificação das paratireoides no campo operatório. Atribui-se a Mac Callum a observação de que "o número de paratireoides está em relação direta com a paciência e persistência do investigador".[2] Houve um progresso nesse campo, quer seja para o tratamento do hiperparatireoidismo, seja para a preservação de paratireoides numa tireoidectomia.

## IDENTIFICAÇÃO INTRAOPERATÓRIA NO TRATAMENTO DO HIPERPARATIREOIDISMO

Atualmente, os exames de localização pré-operatórios costumam informar adequadamente a posição da paratireoide doente. Raramente o cirurgião não consegue localizá-la quando esses exames são bastante evidentes.

No passado, houve tentativas de aumentar a discriminação das paratireoides por injeção de fármacos. Entre eles o azul de toluidina e o azul de metileno.[3,4] Esses compostos acumulariam de forma diferente nas paratireoides doentes e permitiriam maior facilidade de discriminação durante a abordagem cirúrgica. Além de pouco efetivos, esses métodos podem ter complicações com neurotoxicidade.[4] Praticamente não são utilizados atualmente.

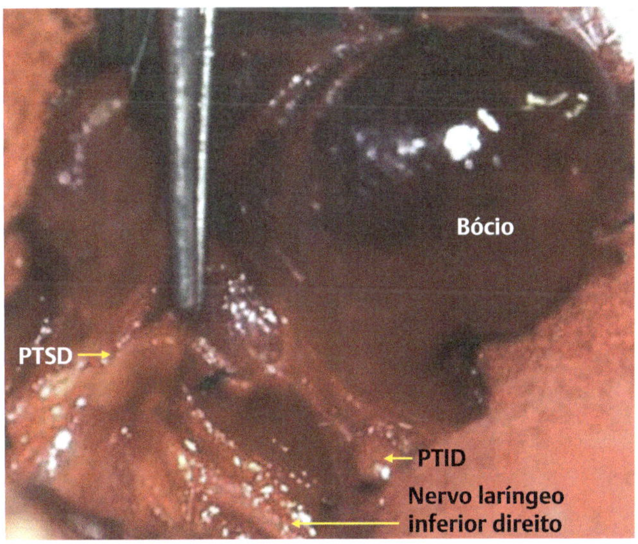


Fig. 28-1. Visão das paratireoides normais durante uma lobectomia direita da glândula tireoide. A visão é do operador na mesa operatória (visto de lado). A cabeça do paciente está à esquerda. Observa-se a paratireoide com coloração castanha clara, distinta da gordura, da cor mais esbranquiçada de um linfonodo e da coloração avermelhada da glândula tireoide. Essa distinção nem sempre é tão clara.

No advento da cintilografia de paratireoide com Tecnécio Tc 99 m Sestamibi (MIBI) surgiu a ideia de fazer a injeção do fármaco antes da operação e a busca da paratireoide com uma sonda detetora de radiação.[5] A técnica foi denominada cirurgia radioguiada. Houve certo interesse inicial. No entanto, a dependência de captação alta na paratireoide doente, a diferença de clareamento da tireoide e da paratireoide para cada doente e as dificuldades operacionais para cada instituição tornaram o método uma exceção. Uma boa indicação para esse tipo de abordagem é a do paciente com cintilografia positiva e com operação cervical prévia e em especial se o leito da reoperação apresenta muita fibrose. Talvez nessa condição o método ajude.

Em 2011, Paras *et al.* mostraram uma observação bastante curiosa. A paratireoide apresentava autofluorescência numa determinada faixa do infravermelho próximo, distinta dos tecidos adjacentes.[6] Rapidamente desenvolveram-se equipamentos para observação intraoperatória das paratireoides.[7] O mecanismo para explicar a autofluorescência da glândula não está completamente determinado, mas a principal hipótese está relacionada ao receptor-sensor de cálcio que tem alta concentração nas paratireoides, concentração moderada nas células C da tireoide e não estão presentes nos linfonodos, músculo e tecido adiposo do pescoço.[8] A experiência adquirida mostra que a paratireoide doente (com menor expressão do receptor-sensor de cálcio) tende a perder ou diminuir sua autofluorescência em relação à glândula normal.[9,10] Assim, o uso da autofluorescência para localização intraoperatória no tratamento do hiperparatireoidismo não se mostrou tão benéfico.

Uma possível boa aplicação é a associação da autofluorescência ao uso da indocianina verde para verificar a viabilidade de um coto de paratireoide em uma paratireoidectomia subtotal ou após a tireoidectomia como se verá adiante.[11]

## IDENTIFICAÇÃO INTRAOPERATÓRIA NA TIREOIDECTOMIA

Em pacientes com paratireoides normais, a tentativa é manter as paratireoides com vascularização adequada no pescoço ou sua retirada e autoenxerto imediato, caso a vascularização seja comprometida. Essas estratégias buscam minimizar o risco de hipoparatireoidismo transitório e principalmente, o definitivo.[12]

No tratamento de afecções benignas ou neoplasias malignas restritas à tireoide, a dissecção é feita com cautela junto à cápsula. Procura-se não só manter a paratireoide *in situ*, mas bem pediculada (e bem vascularizada). Apesar de contraintuitivo para os menos experientes, evitam-se a dissecção e busca ativa da paratireoide, nesses casos. A glândula pode estar mais longe da tireoide e protegida. A tentativa de visualizá-la pode ser pior e causar dano aos vasos nutrientes. Normalmente, elas aparecem durante a dissecção próxima da cápsula por estarem próximas da tireoide, mas evita-se uma dissecção mais extensa.

Por outro lado, em tireoidectomias por câncer com suspeita ou metástases linfonodais comprovadas no compartimento central, a busca ativa de localizar as paratireoides é mais relevante e necessária para evitar a retirada inadvertida.

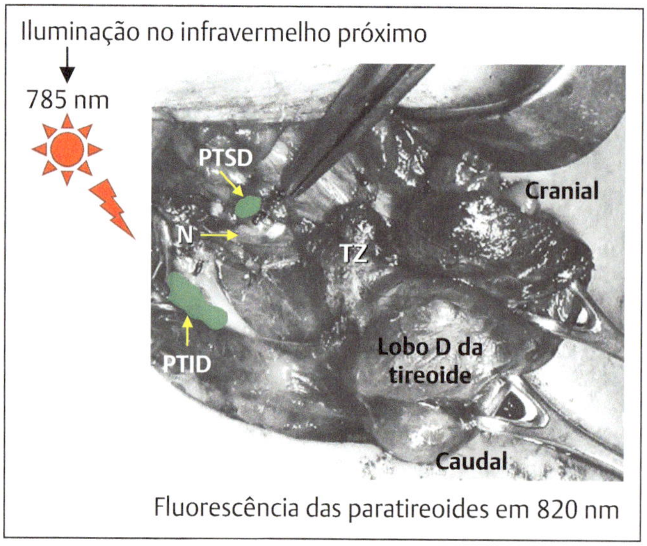


Fig. 28-2. Representação artística da autofluorescência das paratireoides em uma lobectomia direita tireoide. Equipamentos especiais permitem iluminar a área e obter imagem em áreas do infravermelho (invisíveis ao olho humano), destacando as paratireoides. A cabeça do paciente está acima, e o lobo D da tireoide está sendo tracionado medialmente após a dissecção, com exposição do nervo laríngeo inferior (N) e do tubérculo de Zuckerkandl (TZ) na porção posterior da tireoide. As paratireoides aparecem em verde claro.

Nesses casos, a autofluorescência da paratireoide pode ser uma ferramenta útil. Com equipamentos adequados, pode-se ter uma sugestão da posição das glândulas após a exposição da tireoide (Fig. 28-2).

Se a posição das glândulas for evidenciada, pode-se dissecar com cuidado a região e tentar manter a glândula pediculada. Caso isto não seja possível, a glândula pode ser retirada e preparada para autoenxerto. Essas estratégias podem colaborar para reduzir o risco de hipoparatireoidismo.

No entanto, a utilidade da autofluorescência para a identificação das paratireoides com objetivo de reduzir hipoparatireoidismo e hipocalcemia ainda é assunto que merece mais estudos. Na literatura podemos encontrar resultado positivo ou sem redução do hipoparatireoidismo de forma estatisticamente significativa.[13,14] Parte dessa falha pode ser devida ao fato que mesmo desvascularizada, a paratireoide normal ainda mantém a autofluorescência por algumas horas.

Há estudos que buscam verificar se a associação da autofluorescência ao uso da indocianina verde (para verificar a vascularização) ao final da dissecção poderia ajudar a melhorar esses resultados.[15,16] Com essa estratégia, apesar de autofluorescente, a paratireoide não mostraria vascularização adequada e poder-se-ia optar pelo autoenxerto. No entanto, ainda é difícil definir um padrão universal de desvascularização irreversível ou homogêneo. Além disso, os custos do uso da indocianina verde devem ser considerados, até maior evidência comprovar a sua real utilidade.

## REFERÊNCIAS BIBLIOGRÁFICAS


1. Sandström IV. Om en ny körtel hos menniskan och åtskilliga däggdjur. Uppsala Läkareförenings Förhandlingar. 1880;15:441-71.
2. de Albuquerque PF, Tocantins A, da Silveira MX. Hiperparatireoidismo sem doença óssea, sua incidência em nosso meio. Hospital (Rio J). 1950;38(5):699-735.
3. Cordeiro AC, Toledo AC. O azul de toluidina em cirurgia do hiperparatireoidismo; seu emprego na hiperplasia difusa das paratireoides. Rev Hosp Clin Fac Med (São Paulo). 1972;27(1):17-22.
4. Mihai R. Low dose methylene blue in the surgical management of hyperparathyroidism. Ann R Coll Surg Engl. 2016;98(5):347.
5. Martinez DA, King DR, Romshe C, Lozano RA, Morris JD, O'Dorisio MS, et al. Intraoperative identification of parathyroid gland pathology: a new approach. J Pediatr Surg. 1995; 30(9):1306-9.
6. Paras C, Keller M, White L, Phay J, Mahadevan-Jansen A. Near-infrared autofluorescence for the detection of parathyroid glands. J Biomed Opt. 2011;16(6):067012.
7. McWade MA, Paras C, White LM, Phay JE, Mahadevan-Jansen A, Broome JT. A novel optical approach to intraoperative detection of parathyroid glands. Surgery. 2013;154(6):1371-7.
8. McWade MA, Paras C, White LM, Phay JE, Solórzano CC, Broome JT, et al A. Label-free intraoperative parathyroid localization with near-infrared autofluorescence imaging. J Clin Endocrinol Metab. 2014;99(12):4574-80.
9. Gogusev J, Duchambon P, Hory B, Giovannini M, Goureau Y, Sarfati E, et al. Depressed expression of calcium receptor in parathyroid gland tissue of patients with hyperparathyroidism. Kidney Int. 1997;51(1):328-36
10. Di Marco AN, Palazzo FF. Near-infrared autofluorescence in thyroid and parathyroid surgery. Gland Surg. 2020; 9(Suppl 2):S136-S146.
11. Vidal Fortuny J, Karenovics W, Triponez F, Sadowski SM. Intra-Operative Indocyanine Green Angiography of the Parathyroid Gland. World J Surg. 2016;40(10):2378-81.
12. Maeda SS, Moreira CA, Borba VZC, Bandeira F, Farias MLF, Borges JLC, et al. Diagnosis and treatment of hypoparathyroidism: a position statement from the Brazilian Society of Endocrinology and Metabolism. Arch Endocrinol Metab. 2018;62(1):106-24.
13. Benmiloud F, Godiris-Petit G, Gras R, Gillot JC, Turrin N, Penaranda G, et al. Association of Autofluorescence-Based Detection of the Parathyroid Glands During Total Thyroidectomy with Postoperative Hypocalcemia Risk Results of the PARAFLUO Multicenter Randomized Clinical Trial. JAMA Surgery. 2020:155(2):106-12.
14. Lykke E, Christensen A, Juhl K, Feldt-Rasmussen U, Friberg Hintze M, Svenningsen Sjöstedt SM, et al. Effect of near infrared autofluorescence guided total thyroidectomy on postoperative hypoparathyroidism: a randomized clinical trial. Eur Arch Otorhinolaryngol. 2023;280(5):2593-603.
15. Demarchi MS, Flaris AN, Fortuny JV, Bedat B, Karenovics W, Triponez F. Effect of introduction of indocyanine green angiography of parathyroid glands on postoperative hypoparathyroidism after total thyroidectomy. BJS Open. 2022 May 2;6(3):zrac059.
16. Demarchi MS, Baccaro M, Karenovics W, Bédat B, Triponez F. Is the indocyanine green score an accurate predictor of postoperative parathyroid hormone level? Surgery. 2022; 171(6):1526-34.

# ABLAÇÃO DE NÓDULOS TIREOIDIANOS, PARATIREOIDES E METÁSTASES CERVICAIS

Ricardo Miguel Costa de Freitas ▪ Felipe Augusto Brasileiro Vanderlei

## INTRODUÇÃO

A ablação térmica de tumores é baseada na aplicação de temperaturas extremas, altas ou baixas, que resultam em dano celular irreversível. Sua aplicação se tornou mais comum após os anos 1990 do século XX, com a rápida e crescente evolução da radiologia e consequente melhor definição dos tumores e estruturas adjacentes.[1] O tratamento de tumores baseado em energia tem sido usado nos mais diversos órgãos, como no fígado – com publicações desde 1990 e nos rins – primeiro relato, em 1999, assim como no pulmão e nos ossos – ambos desde 2002, além de estudos na adrenal e na mama. Os primeiros relatos de ablação térmica na glândula tireoide foram publicados, em 2000 e 2002, por pesquisadores italianos e dinamarqueses, respectivamente, utilizando a energia a *laser* no tratamento de nódulos tireoidianos benignos sintomáticos.[2,3] O primeiro estudo caso-controle de ablação de nódulos tireoidianos a *laser* no continente americano publicado, em 2020, comprovou a eficácia da técnica com seguimento de 12 meses.[4]

Em 2008, os primeiros relatos de ablação por radiofrequência (RF) de nódulos benignos foram publicados. A partir de então, muito se discutiu sobre qual técnica seria mais eficaz (*laser* ou RF), e os trabalhos mais recentes mostram que, embora a RF seja de execução mais rápida em nódulos maiores e apresente redução de volume ligeiramente maior do que o *laser*, a eficácia em melhora dos sintomas compressivos e/ou cosméticos é semelhante com ambas as técnicas.[5–8] Em 2009, a Sociedade Coreana de radiologia de tireoide já havia publicado recomendação para o uso de radiofrequência no tratamento dos nódulos de tireoide.[9]

Inicialmente a ablação térmica era alternativa apenas para tratamento de nódulos tireoidianos benignos, pacientes com neoplasia maligna que recusavam a cirurgia ou sem condições clínicas para a cirurgia, porém o avanço do conhecimento e a experiência adquirida têm caminhado para o uso em outros cenários como recorrência linfonodal do câncer de tireoide, microcarcinomas bem diferenciados de tireoide e hiperparatireoidismo.[4,10–14] Agentes químicos também são utilizados no tratamento de tumores, e o álcool é o que tem melhores experiências, sobretudo em lesões císticas ou sólido-císticas com maior componente cístico.[12]

Em comparação ao tratamento cirúrgico, a ablação térmica tem menor morbidade.[1] Os custos de tratamento da ablação térmica também são menores quando comparados ao tratamento cirúrgico. A ausência de cicatriz e maior preservação dos tecidos adjacentes são grandes vantagens da ablação térmica. Porém, apresenta como desvantagem a taxa de até 25% de recorrência da doença.

Atualmente as técnicas mais utilizadas em ablação térmica com altas temperaturas são o *laser* e a radiofrequência e em menor frequência, o micro-ondas. O ultrassom focado de alta intensidade tem sido utilizado em caráter de pesquisa em centros europeus. No nosso meio, a radiofrequência é a técnica com maior experiência na atualidade, diante da ausência de dispositivos a *laser* direcionados para este tratamento. A crioablação, técnica que utiliza baixas temperaturas, tem um grande potencial de efetividade no tratamento dos tumores de tireoide, com resultados iniciais promissores em protocolo de pesquisa atualmente em andamento.[15]

A ultrassonografia, a tomografia computadorizada e a ressonância magnética são algumas das modalidades de imagem utilizadas para guiar a ablação, sendo a última a menos utilizada em virtude dos altos custos de equipamentos e materiais. Na região cervical, o uso da ultrassonografia traz grande eficiência, pela praticidade e possibilidade de avaliação do tratamento em tempo real, e raramente utiliza-se a tomografia computadorizada para esta finalidade, no tratamento de lesões das glândulas cervicais ou dos linfonodos.

A hipertermia leva a uma alteração no microambiente do tumor com lesão da membrana celular e dentro da célula. O processo de destruição do tecido ocorre por mecanismos direto e indireto. A lesão por calor apresenta quatro regiões, sendo assim representada do centro para a periferia (Fig. 29-1):

1. Uma zona central, que está exatamente no local da agulha onde ocorre cavitação.
2. Uma camada fina de carbonização.
3. Uma área mais ampla de necrose coagulativa.
4. Uma camada periférica composta de células inflamatórias (infiltrado linfocitário), considerada uma zona de transição com hipertermia não letal, mais periférica, com tecidos não afetados pelo calor.

Entre 40ºC e 45ºC a lesão celular irreversível ocorre apenas após lento período de exposição, entre 30 e 60 minutos. Com temperaturas acima de 60ºC o tempo necessário para a lesão cai exponencialmente, há rápida desnaturação proteica que é citotóxica e leva à necrose coagulativa.[1]

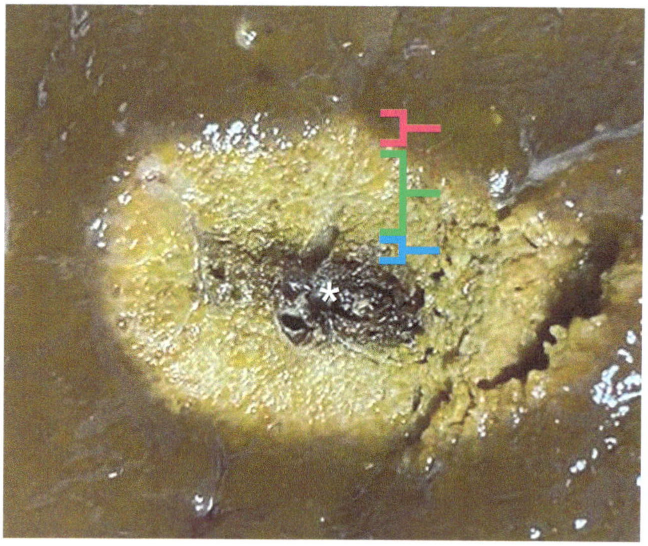

Fig. 29-1. Fotografia de fígado bovino *ex vivo* após secção de região submetida à energia por radiofrequência. A lesão por calor apresenta quatro regiões, sendo assim representada: 1. a zona central (asterisco), que está exatamente no local da agulha onde ocorre cavitação; 2. uma camada fina de carbonização (colchete azul); 3. uma área mais ampla de necrose coagulativa (colchete verde); e 4. uma camada periférica (colchete magenta) composta de células inflamatórias (infiltrado linfocitário), considerada uma zona de transição com hipertermia não letal, mais periférica, com tecidos não afetados pelo calor.

No tratamento com baixas temperaturas também há mecanismos diretos e indiretos. Inicialmente o frio leva à formação de cristais de gelo extracelulares com consequente mudança no balanço osmótico, levando à saída de água da célula e desidratação, iniciando a lesão celular. Se o resfriamento for muito rápido, não haverá tempo suficiente para a saída de todo o fluido, e a maior parte permanecerá dentro da célula, ocorrendo também a formação de cristais no meio intracelular com destruição da membrana celular e organelas. Durante o descongelamento a água flui do interstício para a célula, resultando em mais danos. Consequentemente há mais água dentro da célula e, em um segundo processo de resfriamento, maior formação de cristais intracelulares particularmente letais. Há também um colapso do suprimento sanguíneo pela formação de gelo no endotélio vascular e no descongelamento o endotélio lesionado leva à formação de trombos e isquemia. Há diferença de sensibilidade ao frio entre os diferentes tecidos, mas temperaturas entre -40°C e -60°C são suficientes para a destruição tecidual. O mesmo não ocorre com temperaturas abaixo de -20°C. Outro detalhe é que as células tumorais são mais resistentes ao frio que as células sadias. A efetividade da crioterapia depende da velocidade, duração, temperatura e número de processos de congelação e descongelação. De modo geral dois ciclos com resfriamento rápido e aquecimento lento são particularmente efetivos.[16]

## ABLAÇÃO DE NÓDULOS TIREOIDIANOS

### Cistos Tireoidianos

A grande maioria dos cistos não necessita qualquer tratamento, porém cistos de grande volume podem causar desconforto cervical, levando à necessidade de terapêutica específica. A simples aspiração do cisto pode melhorar o quadro momentaneamente, mas o risco de recorrência chega a 90%.[17] Alguns agentes químicos podem ser utilizados nesses casos após a aspiração e, atualmente, o etanol é o mais empregado com diminuição do tamanho do nódulo, melhora dos sintomas e resultado estável por até 10 anos de seguimento.[12,18,19]

### Nódulos Tireoidianos Benignos

Nódulos tireoidianos volumosos, que causam desconforto aos pacientes, são mergulhantes, comprimem ou desviam estruturas cervicais, como a traqueia, artéria carótida e veia jugular e, portanto, necessitam de tratamento, a cirurgia é o tratamento mais utilizado, porém, nesses casos a ablação térmica é um possível tratamento alternativo.[9,12] Para a utilização da ablação térmica nesses pacientes há necessidade de duas citologias com diagnóstico de benignidade (classificação Bethesda II) ou uma citologia e um ultrassom sem características suspeitas – nódulo francamente espongiforme (Fig. 29-2).[9]

O tratamento é preferencialmente feito com anestesia local e sedação "consciente". Com essa técnica o paciente pode ser avaliado durante o procedimento, e sua voz pode ser testada.

Há grande efetividade na redução do tamanho e melhora dos sintomas com a ablação térmica desses nódulos. A maioria dos estudos mostra redução maior de 50% no volume e resolução dos sintomas na quase totalidade dos pacientes. Em nódulos muito volumosos um tratamento apenas pode não ser suficiente para a resolução completa do quadro, mas não há contraindicação para a repetição do procedimento.[4,6,9,12,14]

Apesar da grande efetividade há possibilidade de crescimento do nódulo após o tratamento em até um quarto dos pacientes, e também nesses casos não há contraindicação para refazer o tratamento.[9,20]

Os pacientes toleram bem o tratamento. A incidência de complicações é pequena, e em sua grande maioria não são graves. Complicações maiores, como lesão nervosa (nervo

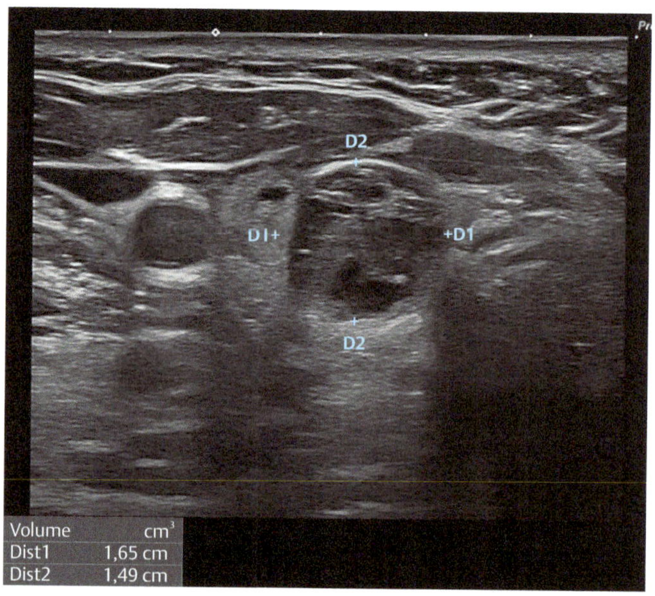


Fig. 29-2. Nódulo tireoidiano (entre *calipers*) com características espongiformes à ultrassonografia.

laríngeo recorrente, lesão do tronco simpático, plexo braquial ou nervo acessório), ruptura do nódulo, lesão em traqueia, são raras. Dor é comum, mas a resolução ocorre com analgésico simples. Outras complicações, como hematoma, queimadura de pele, hipertensão, hipotireoidismo, podem ocorrer, mas não trazem grande morbidade a longo prazo.[9]

## Nódulos Tireoidianos Malignos

A experiência no tratamento do microcarcinoma papilífero com ablação térmica é mais recente, com a maioria das publicações relevantes realizada nos últimos 10 anos.[21-23] O subgrupo de pacientes com microcarcinoma papilífero que melhor se enquadra como candidato à terapia ablativa térmica é o mesmo que se enquadra na vigilância ativa, isto é, aqueles indivíduos com lesão assintomática de achado acidental e com estabilidade de suas dimensões no seguimento. Isto é, os pacientes não devem ter sinais de tumor com extensão extracapsular, metástases cervicais nos linfonodos linfonodais regionais ou metástases a distância. Já os subtipos de carcinoma papilífero habitual e de baixo risco em estádio inicial ou os microcarcinomas de alto risco e sintomáticos devem ser tratados cirurgicamente.

Em um estudo inicial, a ablação por radiofrequência (RF) demonstrou a resolução completa dos microcarcinomas em até 91,4% dos casos em 133 pacientes.[24] Em outro estudo, a ablação por micro-ondas (MW) mostrou tratamento completo de lesões em 40 pacientes, com baixa taxa de complicações menores. Uma metanálise com 12 estudos, incluindo 1.187 pacientes submetidos à ablação térmica por *laser*, RF ou MW mostrou redução dos volumes tumorais indistintamente entre os métodos, com baixas taxas de complicações.[25]

As complicações mais comuns reportadas têm sido a rouquidão e a sensação de queimação, ambas em geral de resolução espontânea. A hidrodissecção, isto é, a injeção contínua de soro fisiológico ou glicosado estéril nos espaços vizinhos à tireoide durante e junto à área de ablação, cria um ambiente protetor às lesões térmicas inadvertidas.

## Metástases Cervicais de Carcinoma de Tireoide

O tratamento principal do câncer de tireoide compreende a tireoidectomia total e o esvaziamento de linfonodos dos compartimentos cervicais centrais. No caso de envolvimento linfonodal nos compartimentos laterais, o esvaziamento cervical lateral faz-se necessário. A terapia ablativa térmica tem-se mostrado uma opção efetiva de tratamento das metástases cervicais do câncer de tireoide. As técnicas mais comumente utilizadas têm sido o *laser*,[26,27] a RF ou MW.[28,29] A crioablação percutânea (CP) também é opção terapêutica e com excelentes resultados (Fig. 29-3),[30-32] sendo todas estas técnicas recomendadas de serem realizadas apenas por operadores experientes, em função das complicações potenciais.[18]

## Paratireoides

A cirurgia, quando bem indicada, é o tratamento mais efetivo do hiperparatireoidismo primário e em pacientes com hiperparatireoidismo secundário grave que não respondem ao tratamento medicamentoso inicial.[33-36] Em pacientes com maior risco devido a comorbidades ou relutantes ao tratamento cirúrgico, a terapia ablativa pode ser uma alternativa.[36]

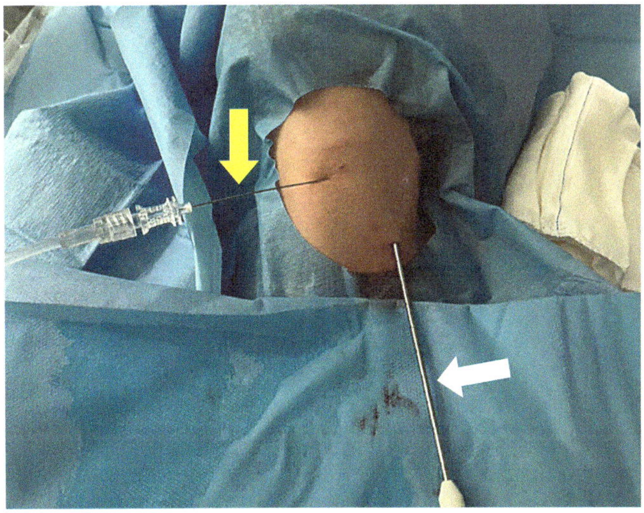

Fig. 29-3. Fotografia durante o procedimento com a agulha de crioablação posicionada na região cervical esquerda com sua extremidade inserida no linfonodo cervical. Agulha auxiliar de 22 G está posicionada na região cervical para a infusão de soro estéril com o objetivo de proteger as estruturas vizinhas (hidrodissecção).

A ultrassonografia é o método radiológico de preferência para guiar a terapia ablativa. Diversas técnicas podem ser utilizadas, incluindo *laser*, micro-ondas, injeção de etanol, mas a maior experiência atualmente é com a radiofrequência.[35] Nos pacientes com hiperparatireoidismo primário o tratamento é capaz de reduzir o PTH e o cálcio com grande sucesso,[11,35,37] porém nos pacientes com hiperparatireoidismo secundário a resposta é temporária, não sendo efetiva em prevenir a recorrência.[35] A técnica é segura, mas não isenta de complicações. Como no tratamento de lesões da tireoide, pode ocorrer disfonia temporária ou permanente, dor e edema local e hipocalcemia com sintomas que vão desde parestesia oral e membros, até convulsão.[35-38]

## RESUMO

- A ablação térmica é alternativa eficaz no tratamento de lesões de tireoide, paratireoide e metástases cervicais de carcinoma de tireoide.
- A ultrassonografia é o método de escolha para guiar o procedimento.
- A técnica deve ser empregada por equipe experiente.
- A seleção dos pacientes é o primeiro e mais importante passo no sucesso do procedimento.
- O tratamento de lesões benignas de tireoide é bastante efetivo com recidiva em menos de um terço dos pacientes.
- No tratamento dos nódulos malignos de tireoide há menor experiência e nesse momento ainda é protocolar e restrito aos pacientes com microcarcinomas de baixo risco.
- O uso em metástases cervicais recidivadas após tratamento cirúrgico padrão (esvaziamento cervical) tem-se mostrado efetivo e promissor.
- No hiperparatireoidismo primário é alternativa nos pacientes sem condições clínicas ou que recusam a cirurgia.
- A incidência de complicações graves é pequena e minimizada por técnica adequada e equipe experiente.

## REFERÊNCIAS BIBLIOGRÁFICAS


1. Chu KF, Dupuy DE. Thermal ablation of tumours: biological mechanisms and advances in therapy. Nat Rev Cancer [Internet]. 24 de março de 2014. [Cited 2022 Jan 12];14(3):199-208. Available at: http://dx.doi.org/10.1038/nrc3672.
2. Pacella CM, Bizzarri G, Guglielmi R, Anelli V, Bianchini A, Crescenzi A, et al. Thyroid Tissue: US-guided Percutaneous Interstitial Laser Ablation—A Feasibility Study. Radiology [Internet]. 2000 [Cited 2022 Aug 23];217(3):673-7. Available at: http://pubs.rsna.org/doi/10.1148/radiology.217.3.r00dc09673.
3. Døssing H, Bennedbæk FN, Karstrup S, Hegedüs L. Benign Solitary Solid Cold Thyroid Nodules: US-guided Interstitial Laser Photocoagulation— Initial Experience. Radiology [Internet]. outubro de 2002. [Cited 2023 Feb 15];225(1):53-7. Available at: http://pubs.rsna.org/doi/10.1148/radiol.2251011042.
4. de Freitas RMC, Miazaki AP, Tsunemi MH, de Araujo Filho VJF, Marui S, Danilovic DLS, et al. Laser Ablation of Benign Thyroid Nodules: A Prospective Pilot Study With a Preliminary Analysis of the Employed Energy. Lasers Surg Med. 2020;52(4):323-32.
5. Korkusuz Y, Gröner D, Raczynski N, Relin O, Kingeter Y, Grünwald F, et al. Thermal ablation of thyroid nodules: are radiofrequency ablation, microwave ablation and high intensity focused ultrasound equally safe and effective methods? Eur Radiol [Internet]. 11 de março de 2018. [Cited 2022 Jul 20];28(3):929-35. Available at: http://link.springer.com/10.1007/s00330-017-5039-x.
6. Ha EJ, Baek JH, Kim KW, Pyo J, Lee JH, Baek SH, et al. Comparative efficacy of radiofrequency and laser ablation for the treatment of benign thyroid nodules: systematic review including traditional pooling and bayesian network meta-analysis. J Clin Endocrinol Metab [Internet]. maio de 2015. [Cited 2022 Jun 17];100(5):1903-11. Available at: http://www.ncbi.nlm.nih.gov/pubmed/25695887.
7. Wu M, Chen K, Chen A, Chen C. Differences in the ultrasonographic appearance of thyroid nodules after radiofrequency ablation. Clin Endocrinol (Oxf) [Internet]. 3 de setembro de 2021. [Cited 2022 Oct 16];95(3):489-97. Available at: https://onlinelibrary.wiley.com/doi/10.1111/cen.14480.
8. Sui WF, Li JY, Fu JH. Percutaneous laser ablation for benign thyroid nodules: a meta-analysis. Oncotarget [Internet]. 10 de outubro de 2017. [Cited 2022 Aug 22];8(47):83225-36. Available at: https://www.oncotarget.com/lookup/doi/10.18632/oncotarget.17928.
9. Kim J-H, Baek JH, Lim HK, Ahn HS, Baek SM, Choi YJ, et al. 2017 Thyroid Radiofrequency Ablation Guideline: Korean Society of Thyroid Radiology. Korean J Radiol [Internet]. 2018. [Cited 2022 Nov 14];19(4):632-55. Available at: https://synapse.koreamed.org/DOIx.php?id=10.3348/kjr.2018.19.4.632.
10. Andrioli M, Riganti F, Pacella CM, Valcavi R. Long-Term Effectiveness of Ultrasound-Guided Laser Ablation of Hyperfunctioning Parathyroid Adenomas: Present and Future Perspectives. Am J Roentgenol [Internet]. novembro de 2012. [Cited 2022 Aug 23];199(5):1164-8. Available at: https://www.ajronline.org/doi/10.2214/AJR.11.8442.
11. Chen Z, Cheng L, Zhang W, He W. Ultrasound-guided thermal ablation for hyperparathyroidism: current status and prospects. Int J Hyperth [Internet]. 31 de dezembro de 2022. [Cited 2023 Mar 21];39(1):466-74. Available at: https://doi.org/10.1080/02656736.2022.2028907.
12. Nixon IJ, Angelos P, Shaha AR, Rinaldo A, Williams MD, Ferlito A. Image-guided chemical and thermal ablations for thyroid disease: Review of efficacy and complications. Head Neck [Internet]. 23 de abril de 2018. [Cited 2022 Aug 03]; Available at: http://www.ncbi.nlm.nih.gov/pubmed/29684251.
13. Orloff LA, Noel JE, Stack BC, Russell MD, Angelos P, Baek JH, et al. Radiofrequency ablation and related ultrasound-guided ablation technologies for treatment of benign and malignant thyroid disease: An international multidisciplinary consensus statement of the American Head and Neck Society Endocrine Surgery Section with . Head Neck [Internet]. 23 de março de 2022. [Cited 2022 Nov 12];44(3):633-60. Available at: https://onlinelibrary.wiley.com/doi/10.1002/hed.26960.
14. Hamidi O, Callstrom MR, Lee RA, Dean D, Castro MR, Morris JC, et al. Outcomes of Radiofrequency Ablation Therapy for Large Benign Thyroid Nodules: A Mayo Clinic Case Series. Mayo Clin Proc [Internet]. agosto de 2018. [Cited 2022 Aug 4];93(8):1018-25. Available at: http://www.ncbi.nlm.nih.gov/pubmed/29572016.
15. Freitas RMC, Vanderlei FAB, Rosenfeld MG, Borges APP, Kowalski LP, Chammas MC. Cryoablation of benign thyroid nodules: preliminary experience in three cases. J Vasc Interv Radiol. 2023 Aug 26;S1051-0443(23)00642-5.
16. Mahnken A, König A, Figiel J. Current Technique and Application of Percutaneous Cryotherapy. RöFo - Fortschritte auf dem Gebiet der Röntgenstrahlen und der Bildgeb Verfahren [Internet]. 17 de setembro de 2018;190(09):836-46. Available at: http://www.thieme-connect.de/DOI/DOI?10.1055/a-0598-5134.
17. Valcavi R, Frasoldati A. Ultrasound-Guided Percutaneous Ethanol Injection Therapy in Thyroid Cystic Nodules. Endocr Pract [Internet]. maio de 2004. [Cited 2022 Jul 11];10(3):269-75. Available at: http://www.jstage.jst.go.jp/article/jibirin1925/93/1/93_1_8/_article/-char/ja/
18. Haugen BR, Alexander EK, Bible KC, Doherty G, Mandel SJ, Nikiforov YE, et al. 2015 American Thyroid Association Management Guidelines for Adult Patients with Thyroid Nodules and Differentiated Thyroid Cancer. Thyroid. 2015;26(1):thy.2015.0020.
19. Cesareo R, Tabacco G, Naciu AM, Crescenzi A, Bernardi S, Romanelli F, et al. Long-term efficacy and safety of percutaneous ethanol injection (PEI) in cystic thyroid nodules: A systematic review and meta-analysis. Clin Endocrinol (Oxf) [Internet]. 16 de fevereiro de 2022. [Cited 2022 Oct 22];96(2):97-106. Available at: https://onlinelibrary.wiley.com/doi/10.1111/cen.14530.
20. Sim JS, Baek JH, Lee J, Cho W, Jung S Il. Radiofrequency ablation of benign thyroid nodules: depicting early sign of regrowth by calculating vital volume. Int J Hyperthermia [Internet]. 2017. [Cited 2022 Jun 07];33(8):905-10. Available at: http://www.ncbi.nlm.nih.gov/pubmed/28540795.
21. Papini E, Guglielmi R, Gharib H, Misischi I, Graziano F, Chianelli M, et al. Ultrasound-Guided Laser Ablation of Incidental Papillary Thyroid Microcarcinoma: A Potential Therapeutic Approach in Patients at Surgical Risk. Thyroid [Internet]. agosto de 2011. [Cited 2022 Aug 20];21(8):917-20. Available at: https://www.liebertpub.com/doi/10.1089/thy.2010.0447.
22. Mauri G, Nicosia L, Della vigna P, Varano GM, Maiettini D, Bonomo G, et al. Percutaneous laser ablation for benign and malignant thyroid diseases. Ultrasonography [Internet]. 2019. [Cited 2022 Aug 20];38(1):25-36. Available at: http://e-ultrasonography.org/journal/view.php?doi=10.14366/usg.18034.
23. Wang L, Xu D, Yang Y, Li M, Zheng C, Qiu X, et al. Safety and efficacy of ultrasound-guided percutaneous thermal ablation in treating low-risk papillary thyroid microcarcinoma: A pilot and feasibility study. J Cancer Res Ther [Internet]. 2019. [Cited 2022 Feb 18];15(7):1522. Available at: https://journals.lww.com/10.4103/jcrt.JCRT_214_19.
24. Lim HK, Cho SJ, Baek JH, Lee KD, Son CW, Son JM, et al. US-Guided Radiofrequency Ablation for Low-Risk Papillary Thyroid Microcarcinoma: Efficacy and Safety in a Large Population. Korean J Radiol [Internet]. 2019. [Cited 2022 Aug

5];20(12):1653. Available at: https://www.kjronline.org/DOIx.php?id=10.3348/kjr.2019.0192.

25. Tong M, Li S, Li Y, Li Y, Feng Y, Che Y. Efficacy and safety of radiofrequency, microwave and laser ablation for treating papillary thyroid microcarcinoma: a systematic review and meta-analysis. Int J Hyperth [Internet]. 1 de janeiro de 2019. [Cited 2022 Jun 20];36(1):1277-85. Available at: https://www.tandfonline.com/doi/full/10.1080/02656736.2019.1700559.
26. Papini E, Bizzarri G, Bianchini A, Valle D, Misischi I, Guglielmi R, et al. Percutaneous Ultrasound-Guided Laser Ablation Is Effective for Treating Selected Nodal Metastases in Papillary Thyroid Cancer. J Clin Endocrinol Metab [Internet]. janeiro de 2013. [Cited 2022 Jul 21];98(1):E92-7. Available at: https://academic.oup.com/jcem/article-lookup/doi/10.1210/jc.2012-2991.
27. Mauri G, Cova L, Ierace T, Baroli A, Di Mauro E, Pacella CM, et al. Treatment of Metastatic Lymph Nodes in the Neck from Papillary Thyroid Carcinoma with Percutaneous Laser Ablation. Cardiovasc Intervent Radiol [Internet]. 24 de julho de 2016. [Cited 2022 Jul 27];39(7):1023-30. Available at: http://link.springer.com/10.1007/s00270-016-1313-6.
28. Wang L, Ge M, Xu D, Chen L, Qian C, Shi K, et al. Ultrasonography-guided percutaneous radiofrequency ablation for cervical lymph node metastasis from thyroid carcinoma. J Cancer Res Ther. 2014;10:C144-9.
29. Guang Y, Luo Y, Zhang Y, Zhang M, Li N, Zhang Y, et al. Efficacy and safety of percutaneous ultrasound guided radiofrequency ablation for treating cervical metastatic lymph nodes from papillary thyroid carcinoma. J Cancer Res Clin Oncol [Internet]. agosto de 2017. [Cited 2022 Jul 18];143(8):1555-62. Available at: http://www.ncbi.nlm.nih.gov/pubmed/28342000.
30. Young S, Chen T, Golzarian J, Sanghvi T. Ablation of Cervical Lymph Nodes in Patients with Thyroid Cancer: A Comparison between Cryoablation and Percutaneous Ethanol Injection. J Vasc Interv Radiol [Internet]. maio de 2023. [Cited 2023 Aug 19];34(5):777-781.e1. Available at: https://linkinghub.elsevier.com/retrieve/pii/S1051044322014129.
31. Sag AA, Perkins JM, Kazaure HS, Stang MT, Rocke DJ, Collins A, et al. Salvage Cryoablation for Local Recurrences of Thyroid Cancer Inseparable from the Trachea and Neurovascular Structures. J Vasc Interv Radiol [Internet]. janeiro de 2023. [Cited 2023 Aug 23];34(1):54-62. Available at: https://linkinghub.elsevier.com/retrieve/pii/S1051044322012404.
32. de Freitas RMC, Padovani R, Araujo P, Vanderlei F, Danilovic D. Thermal ablation of cervical metastases from thyroid carcinoma: a preliminary report. Meeting Program and Abstracts. Thyroid [Internet]. 1 de outubro de 2022. C 2023 Aug 16];32(S1):P-1-A-135. Available at: https://www.liebertpub.com/doi/10.1089/thy.2022.29137.abstracts
33. Bilezikian JP, Bandeira L, Khan A, Cusano NE. Hyperparathyroidism. Lancet. 2018;391(10116):168-78.
34. Khan AA, Hanley DA, Rizzoli R, Bollerslev J, Young JEM, Rejnmark L, et al. Primary hyperparathyroidism: review and recommendations on evaluation, diagnosis, and management. A Canadian and international consensus. Osteoporos Int. 2017;28:1-19.
35. Ha EJ, Baek JH, Baek SM. Minimally invasive treatment for benign parathyroid lesions: Treatment efficacy and safety based on nodule characteristics. Korean J Radiol. 2020;21(12):1388-97.
36. Lau WL, Obi Y, Kalantar-Zadeh K. Parathyroidectomy in the management of secondary hyperparathyroidism. Clin J Am Soc Nephrol. 2018;13(6):952-61.
37. Wei Y, Peng CZ, Wang SR, He JF, Peng LL, Zhao ZL, et al. Effectiveness and Safety of Thermal Ablation in the Treatment of Primary Hyperparathyroidism: A Multicenter Study. J Clin Endocrinol Metab. 2021;106(9):2707-17.
38. Chai HH, Zhao Y, Zeng Z, Ye RZ, Hu QH, He HF, et al. Efficacy and Safety of Ultrasound-Guided Radiofrequency Ablation for Primary Hyperparathyroidism: A Prospective Study. Korean J Radiol. 2022;23(5):555-65.

# TRATAMENTO DE RESGATE DE RECORRÊNCIAS DE CÂNCER DE TIREOIDE

CAPÍTULO 30

Beatriz Godoi Cavalheiro ▪ José de Souza Brandão Neto ▪ Luiz Paulo Kowalski

## INTRODUÇÃO

Os carcinomas bem diferenciados da tireoide compreendem mais de 90% das neoplasias malignas deste órgão, sendo especialmente representados pelo carcinoma papilífero e seguidos pelos tumores moderadamente diferenciados (carcinoma medular), os pouco diferenciados e os indiferenciados. A modalidade terapêutica de escolha para a neoplasia primária da tireoide é a cirúrgica, inclusive para o carcinoma indiferenciado, quando ressecável.[1-4] Suas recorrências podem abranger desde somente a presença de doença bioquímica (marcadores séricos detectáveis à ausência de doença estrutural), bem como a doença metastática linfonodal locorregional ou a distância, a recidiva em remanescentes glandulares ou tecidos adjacentes e metástases para órgãos distantes. Para a definição da abordagem terapêutica, é necessário estabelecer qual a forma e estadiá-la de apresentação da doença persistente ou recidivada.[5]

Locais e taxas de persistência e recorrência relacionam-se com os tipos e subtipos histológicos, sendo mais frequentes à progressão para a indiferenciação tumoral. Recidivas podem ser observadas em cerca de 30% dos pacientes com neoplasias bem diferenciadas, sendo aproximadamente dois terços na primeira década após o tratamento, mas com pequeno impacto nas taxas de sobrevivência global.[6] Por sua vez, entre os pacientes submetidos ao tratamento cirúrgico para o carcinoma medular, 80% daqueles com tumores palpáveis ao exame físico e 50% daqueles com lesões primárias não palpáveis mantêm títulos de calcitonina sérica indicativos de doença bioquímica persistente.[2] As neoplasias indiferenciadas, por outro lado, caracterizam-se por lesões de rápido crescimento que, ao se tornarem irressecáveis, podem levar seu portador ao óbito em menos de 6 meses, do diagnóstico.[2] Requerem diagnóstico rápido e preciso para a detecção de mutações somáticas específicas que possam conduzir a definição terapêutica, mas, especialmente, para que se atente a manutenção da via aérea que pode ser comprometida pela rápida progressão tumoral.[7]

O risco de recidiva estrutural deve direcionar o emprego de recursos diagnósticos adicionais no seguimento oncológico pós-terapêutico, assim como a sua frequência e intensidade. Um exemplo é o sistema de classificação inicial de risco para tumores diferenciados proposto pela American Thyroid Association (ATA) e composto por uma maior parte de dados anatomopatológicos e clínicos pós-cirúrgicos.[1] No carcinoma medular, observações como idade, perfil genético, padrão de marcação imuno-histoquímica de calcitonina no espécime tumoral e curvas séricas de calcitonina (CT) e/ou antígeno carcinoembrionário (CEA) são empregados para esse fim.[2] Por sua vez, e embora concebido para a previsão de risco de óbito pela doença, o estadiamento tumoral AJCC-UICC TNM também pode ser considerado. Baseando-se na resposta à terapia inicial, preconiza-se uma estratificação de risco dinâmica e contínua.[8,9]

Embora, sempre que factível, priorize-se a ressecção cirúrgica como tratamento de escolha para a doença locorregional recidivada, o avanço na compreensão da biologia tumoral tem proporcionado outras possibilidades que incluem desde a vigilância ativa para portadores altamente selecionados, até terapias ablativas localizadas e tratamentos sistêmicos a serem determinados caso a caso e em processos decisórios que idealmente contam com a participação de equipe multidisciplinar e do próprio paciente.[5] Ressalta-se, por sua vez, que ao passo que a presença de metástases distantes pode não contraindicar o tratamento da doença locorregional, não se preconiza o tratamento da doença bioquímica à ausência de evidências tumorais estruturais, devendo-se manter, porém, os seguimentos laboratoriais e radiológicos periódicos.[5] O controle locorregional da neoplasia tem sua importância frente à morbidade do acometimento de órgãos e estruturas cervicais e mediastinais com impacto na qualidade de vida e sobrevivência, inclusive no contexto de paliação. Não é incomum a sobrevivência prolongada mesmo na presença de doença ativa, especialmente sob os tipos tumorais bem ou moderadamente diferenciados. Preconiza-se equilíbrio, portanto, entre as perspectivas de cura, a prevenção da progressão tumoral para órgãos críticos vitais e potenciais sequelas terapêuticas.

Sucintamente, a decisão terapêutica deve contemplar três grupos de variáveis:[5] relacionadas ao paciente (idade, comorbidades, expectativa de vida, tratamentos prévios relacionados ou não à neoplasia tireóidea, sintomas associados, estratificação dinâmica de risco,[9] medos, valores e preocupações do paciente); relacionadas ao tratamento (adequação da ressecção cirúrgica inicial, complicações do tratamento prévio, resposta terapêutica inicial,[1] ressecabilidade da lesão atual, sequelas inerentes à conduta proposta) e relacionadas ao tumor (estadiamento inicial,[8] tipo e subtipo histológico, possibilidade de indiferenciação tumoral, extensão da lesão, tamanho e localização, cinética tumoral, presença de marcadores moleculares de agressividade e de seleção para terapias-alvo específicas, avidez ao iodo – se neoplasia de origem folicular – e avidez ao $^{18}$FDG).

Em paralelo às considerações terapêuticas que serão citadas a seguir, a terapia supressiva do hormônio tireoestimulante (TSH) é recomendada para todos os pacientes portadores de carcinoma de origem folicular e sem contraindicações clínicas para tal. A supressão associa-se à redução das taxas de progressão tumoral naqueles com doença estrutural. Segundo as recomendações da ATA, pacientes com risco elevado para recidiva ou persistência devem receber doses supressivas de levotiroxina suficientes para a manutenção dos títulos séricos de TSH em patamares inferiores a 0,1 mUI/mL.[1]

## MODALIDADES TERAPÊUTICAS

### Terapia Cirúrgica

A terapia de escolha para a neoplasia maligna tireóidea persistente ou recidivada em região cervical é cirúrgica.[1-4,10,11] Preconiza-se, preferencialmente, a confirmação citológica, realizada por meio de punção aspirativa com agulha fina, antes da abordagem terapêutica. A dosagem de tireoglobulina no produto do aspirado complementa a investigação em casos de tumores de origem folicular e diferenciados, ao passo que a calcitonina deve ser dosada nos casos de carcinoma medular.[1,2]

O planejamento cirúrgico deve ser precedido de exames seccionais de imagem, como a tomografia computadorizada e a ressonância magnética, para avaliação da relação da lesão com as estruturas anatômicas adjacentes e ressecabilidade. É importante compreender a extensão do tratamento cirúrgico prévio, especialmente se já realizado o esvaziamento cervical, quais os níveis contemplados e quão adequada foi a dissecção.[2] Inclui-se também o estadiamento sistêmico, com destaque para exames de imagem para pulmões e ossos.

Na recidiva linfonodal, se o paciente ainda não foi submetido ao esvaziamento cervical, o procedimento deverá incluir o compartimento afetado seja ele o central, que engloba os níveis VI e VII, e/ou laterais (níveis II a V, incluindo o nível I, se houver evidência de acometimento) limitando-se à lateralidade da doença. Porém, se o paciente foi previamente submetido à dissecção linfonodal regrada, preconiza-se restringir a ressecção ao nível afetado ou foco neoplásico (esvaziamento seletivo ou superseletivo). Já foram relatadas taxas de 70% a 90% de sucesso oncológico após a reabordagem cirúrgica para carcinomas diferenciados e considera-se a preservação de estruturas anatômicas funcionais, se não acometidas.[1,2,12-14] Nos portadores de carcinoma medular, esperam-se melhores resultados bioquímicos se títulos séricos de calcitonina menores que 1.000 pg/mL e até cinco linfonodos metastáticos ressecados na primeira cirurgia.[11]

As recomendações da ATA para portadores de neoplasias diferenciadas, por sua vez, é o tratamento cirúrgico para metástases ≥ 8 mm, se no compartimento central, e ≥ 10 mm, se no compartimento lateral, em seus menores eixos.[1]

A doença, entretanto, pode estender-se para além dos limites linfonodais ou se desenvolver fora do sistema linfático. Mantêm-se os objetivos de ressecção de todo o tecido tumoral, mas com a preservação de estruturas anatômicas funcionais não acometidas sempre que possível.[2,11] O custo-benefício da extensão da ressecção deve ser ponderado quando houver indicação de cirurgias radicais que incluam estruturas funcionais, como os nervos laríngeos e o trato aerodigestivo alto. Se o objetivo for a cura frente a uma doença localizada, justifica-se o procedimento mesmo que mutilante. A ressecção, porém, poderá não ser radical e incluir parte da lesão, mas com a preservação de estruturas funcionais, considerando-se a possibilidade de adjuvância pós-operatória.

As situações devem ser individualmente consideradas. Por exemplo, se houver evidências de acometimento do nervo laríngeo inferior e sua função estiver preservada, pode-se tentar a ressecção parcial (*shaving*) com a manutenção da estrutura, especialmente se a função neural contralateral já estiver comprometida. Não há, porém, o controle completo da doença, sob o risco de sua progressão com total acometimento da mobilidade laríngea. Nesses casos, a monitorização eletrofisiológica intraoperatória dos nervos vago e laríngeos é de extrema valia, especialmente em um ambiente já manipulado, bem como a avaliação da função laríngea pré-operatória é mandatória. Em lesões envolvendo a traqueia, pode-se considerar a ressecção de janela traqueal ou segmentar dos anéis acometidos com anastomose terminoterminal, se factível.[15] Entretanto, a invasão laríngea normalmente resulta na indicação de laringectomia. No acometimento da parede esofágica, por sua vez, há a possibilidade de ressecção parcial da sua camada muscular com preservação da mucosa. Porém, no acometimento intraluminal, a esofagectomia pode ser realizada e associa-se a considerável morbidade.[16] O exame endoscópico (endoscopia digestiva alta e traqueobroncoscopia) pré-operatório deve ser indicado, se suspeita deste acometimento.[5]

Reoperações, especialmente em áreas previamente manipuladas, contam com dificuldades técnicas e morbidade relacionadas à intensidade de fibroses cicatriciais, à extensão da doença recorrente e à experiência da equipe cirúrgica.[5] Na indicação do esvaziamento superseletivo, a marcação pré-operatória da metástase a ser ressecada auxilia sua localização e pode reduzir os danos de estruturas adjacentes à lesão. A marcação com carvão ativado, guiada por ultrassonografia, é uma das técnicas utilizadas.[17] As principais complicações operatórias incluem o comprometimento temporário ou permanente dos nervos laríngeos, hipoparatireoidismo temporário ou permanente, fístula linfática e sangramento, em frequências diversas entre as casuísticas.[13,18-21]

Quando há progressão local do carcinoma indiferenciado, ressecções cirúrgicas raramente proporcionam a cura do paciente. A proteção da via aérea é realizada por meio de traqueostomia, e outras modalidades terapêuticas podem ser indicadas em conjunto ou isoladamente. Por vezes, porém, opta-se apenas pelo suporte clínico, com o consentimento do paciente.[11]

### Seguimento Ativo

Para portadores de recidivas com menos de 2 cm de diâmetro, especialmente se localizadas nos compartimentos laterais do pescoço, sem proximidade com órgãos nobres e funcionais e sem evidências de invasões adjacentes, o seguimento ativo pode ser indicado. Para tumores diferenciados, a ATA também preconiza a observação ativa para lesões com os diâmetros menores que 2 cm e nas localizações citadas anteriormente,[1] as diretrizes do National Comprehensive Cancer Network (NCCN) consideram o seguimento ativo para lesões de volume reduzido e em topografias não críticas, especialmente se houver contraindicações cirúrgicas.[2]

O seguimento ativo implica, por sua vez, na realização de ultrassonografias e exames de imagem seccional periódicos, de boa qualidade e por profissionais experientes, atentos a eventuais modificações dos padrões lesionais. Marcadores tumorais séricos também devem ser monitorizados, no mínimo, semestralmente.[1,18]

No entanto, independentemente das dimensões reduzidas, a neoplasia pode apresentar um perfil mais agressivo com risco às estruturas vitais adjacentes. Assim, algumas características devem ser avaliadas, como histologias de alto grau, ritmo de duplicação de tireoglobulina ou calcitonina, ausência de avidez ao iodo radioativo, se lesão de origem folicular, captação ao $^{18}$FDG e presença de marcadores moleculares de agressividade.[1]

Até o momento, não há estudos prospectivos e randomizados que tenham acompanhado pacientes elegíveis à tal conduta pelo tempo proporcional à história natural da doença, especialmente para tumores bem e moderadamente diferenciados que podem contar com um ritmo mais indolente de progressão.[18]

## Radioiodoterapia

A terapia ablativa com $^{131}$Iodo deve ser considerada para portadores de neoplasias de origem folicular e com diferenciação suficiente para que haja avidez a tal elemento. Como terapia adjuvante, associa-se ao incremento da sobrevivência livre de doença e redução da mortalidade associada em pacientes classificados como de riscos alto e intermediário para recidiva ou persistência.[1-4,22,23] No tratamento da recidiva, por sua vez, também pode ser empregada na adjuvância após a ressecção operatória, mas a depender da avidez ao iodo dos remanescentes a serem ablados e da eventual dose previamente recebida pelo paciente. Tal captação é documentada por meio da Pesquisa de Corpo Inteiro, realizada com o mesmo elemento, mas com menor carga radioativa. Contribui para o estadiamento do paciente e programação futura.[2] Acredita-se, por sua vez, que a pesquisa de corpo inteiro pós-operatória tenha um reduzido impacto nas decisões terapêuticas e possa ainda saturar com iodo os remanescentes tireóideos e metástases, reduzindo a absorção da dose terapêutica.[22]

Metástases linfonodais cervicais recidivadas podem ser primariamente tratadas por radioiodoterapia em casos de pequeno volume tumoral, embora seja preferível seu emprego como adjuvância pós-operatória. Sua indicação também deve ser considerada após ressecções cirúrgicas de lesões no trato aerodigestivo alto e com presença de doença residual ávida, bem como na evidência de metástases distantes.[1]

A refratariedade ao iodo depende do grau de diferenciação tumoral e pode ocorrer no decorrer da progressão da doença. É possível um padrão misto de concentração com progressão tumoral apesar da avidez inicial ao iodo.[18] A decisão acerca da continuidade da radioiodoterapia, especialmente após doses acumuladas de mais de 600 mCi, deve ser analisada caso a caso, considerando-se também a possibilidade de associação de outras modalidades terapêuticas.[18] O reestadiamento de pacientes com evidências de doença em atividade e suspeitas de refratariedade ao iodo e desdiferenciação é idealmente realizado por meio do exame $^{18}$FDG PET.[3] Linhas de pesquisa têm tentado validar o uso de inibidores tirosina quinase seletivos na restauração da avidez tumoral ao iodo.[24]

A radioiodoterapia demanda preparo para sua realização. Além de uma dieta e exposição pobres ao iodo, o TSH deve estar elevado por meio da interrupção da reposição de levotiroxina por algumas semanas ou por emprego de TSH recombinante humano parenteral, sem os efeitos colaterais do hipotireoidismo prolongado. Os resultados práticos das duas formas de preparo são semelhantes.[4,22]

## Radioterapia Externa

A radioterapia externa (RDT) não é considerada um tratamento padrão para o carcinoma da tireoide, mas pode ser cuidadosamente indicada, embora não sem controvérsias, na adjuvância pós-operatória (especialmente se persistência e reduzida resposta à radioiodoterapia), como alternativa de tratamento definitivo de recidivas não elegíveis para a ressecção cirúrgica ou para o controle de sintomas no contexto de paliação.[1-3,25] É importante a seleção dos pacientes uma vez que seu emprego pode limitar modalidades terapêuticas futuras, especialmente a cirúrgica.[19] O emprego da RDT deve ser contemplado com moderação especialmente em pacientes com doença assintomática, de pequeno volume e/ou jovens.[19,25,26]

Alguns estudos apontaram resultados diversos acerca do efeito da RDT em recidivas cervicais de carcinomas diferenciados, mas normalmente baseados em coortes reduzidas, não uniformes e retrospectivas. Por sua vez, a RDT pode proporcionar maior controle local na adjuvância pós-operatória e radioiodoterápica da doença localmente avançada, embora sem impacto nas sobrevivências global ou livre de doença a distância.[19,26] É também uma opção terapêutica para metástases distantes localizadas.

Com exceção das neoplasias pouco diferenciadas ou indiferenciadas, os tumores tireoides, mesmo em vigência de doença ativa e em progressão, podem permitir sobrevivências prolongadas, e a toxicidade tardia da RDT deve ser considerada. Além dos efeitos agudos em pele e mucosa, observa-se, a longo prazo, o comprometimento da salivação, da dentição e da deglutição, além de estenoses de traqueia e esôfago com impacto na qualidade de vida do paciente.[5]

No carcinoma indiferenciado, por sua vez, se as chances reais de cura forem mínimas, e os benefícios cirúrgicos questionáveis, opta-se pela preservação dos órgãos envolvidos e a proteção de estruturas vitais. A RDT é uma opção na tentativa de controle da progressão tumoral à persistência local, assim como a quimiorradioterapia concomitante pode ser empregada como adjuvância após ressecções operatórias.[7]

## Ablação Percutânea

A ablação percutânea deve ser guiada por ultrassonografia e pode ser considerada um tratamento altamente localizado para pacientes previamente submetidos ao esvaziamento cervical padrão. Preconiza-se a seleção de pacientes com doença de pequeno volume (< 2 cm), em número reduzido (até 4 focos), em localização favorável e que não coloque em risco estruturas neurais, vasculares ou paratireoides. É uma opção para aqueles já submetidos a tratamentos cirúrgicos prévios, para pacientes com comorbidades clínicas ou que não aceitam novas operações.[1,27] Na atualidade, a sua indicação deve ser ainda mantida no contexto de ensaios clínicos.

Têm sido empregadas diferentes fontes de energia (radiofrequência, *laser*, micro-ondas e crioterapia) visando a ablação térmica, bem como a ablação química por meio da injeção de etanol. O paciente deve estar sob sedação e em ambiente hospitalar, sendo necessário treinamento específico para a realização do procedimento. Por vezes, há a necessidade de mais de uma sessão para uma ablação satisfatória.[22,27]

Apesar de tempos de seguimento reduzidos para a história natural da doença tireóidea, bem como coortes restritas, estudos têm apresentado resultados promissores quanto à regressão do volume lesional e de curvas séricas de marcadores, privilegiando a ablação térmica, independentemente da técnica específica.[27-31] O controle terapêutico é realizado por meio de ultrassonografias seriadas, preferencialmente com contraste, e dosagens de marcadores séricos. Ressalta-se que um aumento inicial do volume da lesão, bem como um rápido incremento dos títulos dos marcadores podem ocorrer nos dias seguintes ao procedimento.[27]

Não se pode menosprezar, por sua vez, o risco de dor e de danos locais como queimadura cutânea, lesão neural e de paratireoide, embora sejam complicações relatadas em menos de 2% dos casos.[27-31]

## Terapia Sistêmica

Muito se avançou no conhecimento das alterações da sinalização celular que levam à proliferação e progressão tumorais. Essa é a base do recente avanço da terapia sistêmica para o câncer de tireoide, mas ainda reservada para portadores de doença em progressão, sintomática e, preferencialmente, multimetastática, quando os demais recursos disponíveis falharam no controle da progressão tumoral.[32] Seu objetivo não é a cura, e sua indicação, mais do que as demais modalidades citadas, deve seguir um consenso multidisciplinar, compreendendo-se a dinâmica da progressão da doença e as necessidades particulares do paciente, especialmente quanto à definição do momento a se introduzir a terapia.[5]

No caso de carcinoma diferenciado localmente avançado e não elegível à ressecção cirúrgica, a doxorrubicina é uma opção de quimioterápico a ser empregado em conjunto com a RDT, embora com resultados frustos.[1-3] Priorizam-se as terapias com inibidores tirosino quinase, como o levantinibe e o sorafenib,[33,34] se lesões irressecáveis, iodo-refratárias e, preferencialmente, sintomáticas e com rápida progressão. São associadas à melhora da sobrevivência livre de progressão, mas não são curativas.[2] São drogas também inibidoras da angiogênese, com riscos de retardo na cicatrização de feridas e sangramentos,[4] bem como efeitos colaterais (síndrome mãos-pés, diarreia, exantema, perda de peso, hipertensão arterial sistêmica e fadiga entre outros) que podem demandar o ajuste da dose administrada e até a sua interrupção. Indica-se o emprego do sistema RECIST (*Response Evaluation Criteria in Solid Tumors*) para a quantificação da resposta terapêutica que, em geral, não é duradoura.[33-35] O controle imagenológico inicial deve ser realizado em 2 a 3 meses da introdução da terapia,[27] que deve ser mantida enquanto surtir efeito e ser tolerada.

O selpercatinib e o pralsetinib representam a segunda geração de inibidores tirosino quinase. São drogas seletivas, aprovadas para portadores de carcinomas papilífero e medular irressecáveis e que contenham mutações ou fusões do *RET* proto-oncogene.[32] Foram relatados menos efeitos colaterais e respostas mais duradouras em comparação aos agentes multi-alvo.[24] Outras modalidades de terapia sistêmica estão em estudo, inclusive com associações, visando-se o controle dos mecanismos de resistência e aumento da tolerância ao tratamento.[34]

Portadores do carcinoma medular irressecável podem beneficiar-se do emprego de quimioterápicos citotóxicos isolados ou em combinação (doxorrubicina e 5-fluorouracil ou doxorrubicina e dacarbazine), mas com respostas nem sempre satisfatórias e pouco duradouras. O vandetanib e o cabozantinib, por sua vez, são inibidores tirosino quinase aprovados também para tal fim.[11]

No caso de carcinoma indiferenciado persistente em paciente com bom *status performance* e apto a um tratamento agressivo, a RDT conjunta à terapia sistêmica com taxano (paclitaxel ou docetaxem) em associação ou não à antraciclina (doxorrubicina) ou platina (cisplatina ou carboplatina) podem ser indicados com intuito terapêutico e enquanto o perfil molecular tumoral seja traçado visando uma eventual terapia-alvo específica. O uso do inibidor *BRAF/MEK* (dabrafenib em combinação com trametinib) deve ser indicado se neoplasia associada à mutação *BRAF$^{V600E}$* podendo ser também indicado à neoadjuvância. Larotrectinib e entrectinib são drogas elegíveis para portadores de tumores com fusão *NTRK*, mas não mutação. O selpercatinib é um inibidor específico se neoplasia positiva para a fusão *RET*.[7]

Avalia-se ainda o emprego das drogas-alvo em esquemas terapêuticos neoadjuvantes com o intuito de se proporcionar redução do volume tumoral e a ressecção cirúrgica com intenção curativa, sem o sacrifício de estruturas vitais. Ainda estão em desenvolvimento, por sua vez, estudos que visam estabelecer parâmetros que permitam como selecionar adequadamente esses pacientes.[36]

# CONCLUSÃO

Frente à recidiva neoplásica, o processo de decisão terapêutica idealmente baseia-se em uma série de variáveis a serem conjuntamente consideradas, nos potenciais riscos da doença e nos riscos e benefícios das terapias sugeridas. É um processo individualizado e com a participação do paciente, por meio de aconselhamento profissional, e de equipe multidisciplinar experiente. Considera-se também a disponibilidade de recursos específicos, bem como a qualificação e experiência da equipe cirúrgica frente à sugestão da terapia operatória de resgate. Atenta-se ao equilíbrio entre os impactos da doença e do tratamento na qualidade de vida, quando, com exceção dos casos de neoplasias malignas indiferenciadas, as sobrevivências podem ser prolongadas, mesmo em vigência de doença ativa.

As diretrizes vigentes seguem uma sequência que sugere a ressecção cirúrgica de resgate seguindo-se os princípios oncológicos naqueles com perspectiva de cura. Enfatiza-se, por sua vez, que a identificação e a ressecção tumoral em uma região cervical previamente submetida ao tratamento operatório podem ter seus riscos potencializados. Segue-se a radioiodoterapia adjuvante, se neoplasia de origem folicular e responsiva. Tratamentos localizados com RDT e ablação percutânea, bem como o seguimento ativo, podem ser propostos em situações individuais e pacientes altamente selecionados. A terapia sistêmica, por sua vez, está indicada àqueles com progressão sintomática da neoplasia, especialmente no contexto de metástases distantes e refratárias às demais modalidades de tratamento. O desbravamento dos perfis moleculares tumorais, bem como características específicas de seus portadores, poderá refinar as decisões terapêuticas.

## REFERÊNCIAS BIBLIOGRÁFICAS


1. Haugen BR, Alexander EK, Bible KC, Doherty GM, Mandel SJ, Nikiforov YE, et al. 2015 American Thyroid Association Management Guidelines for Adult Patients with Thyroid Nodules and Differentiated Thyroid Cancer: The American Thyroid Association Guidelines Task Force on Thyroid Nodules and Differentiated Thyroid Cancer. Thyroid. 2016 Jan;26(1):1-133.
2. Haddad RI, Bischoff L, Ball D, Bernet V, Blomain E, Busaidy NL, et al. Thyroid Carcinoma, Version 2.2022, NCCN Clinical Practice Guidelines in Oncology. J Natl Compr Canc Netw. 2022 Aug;20(8):925-951.
3. Filetti S, Durante C, Hartl D, Leboulleux S, Locati LD, Newbold K, et al. Thyroid cancer: ESMO Clinical Practice Guidelines for diagnosis, treatment and follow-up. Ann Oncol. 2019 Dec 1;30(12):1856-1883.
4. Ito Y, Onoda N, Okamoto T. The revised clinical practice guidelines on the management of thyroid tumors by the Japan Associations of Endocrine Surgeons: Core questions and recommendations for treatments of thyroid cancer. Endocr J. 2020 Jul 28;67(7):669-717.
5. Cavalheiro BG, Shah JP, Randolph GW, Medina JE, Tufano RP, Zafereo M, et al. Management of Recurrent Well-Differentiated Thyroid Carcinoma in the Neck: A Comprehensive Review. Cancers (Basel). 2023 Feb 1;15(3):923.
6. Mazzaferri EL, Jhiang SM. Long-term impact of initial surgical and medical therapy on papillary and follicular thyroid cancer. Am J Med. 1994 Nov;97(5):418-28.
7. Bible KC, Kebebew E, Brierley J, Brito JP, Cabanillas ME, Clark TJ Jr, et al. 2021 American Thyroid Association Guidelines for Management of Patients with Anaplastic Thyroid Cancer. Thyroid. 2021 Mar;31(3):337-386.
8. Amin MB, Edge S, Greene F, Byrd DR, Brookland RK, Washington MK, Gershenwald JE, Compton CC, Hess KR, et al. (Eds.). AJCC Cancer Staging Manual (8th edition). Springer International Publishing: American Joint Commission on Cancer; 2017.
9. Tuttle RM, Tala H, Shah J, Leboeuf R, Ghossein R, Gonen M, et al. Estimating risk of recurrence in differentiated thyroid cancer after total thyroidectomy and radioactive iodine remnant ablation: using response to therapy variables to modify the initial risk estimates predicted by the new American Thyroid Association staging system. Thyroid. 2010 Dec;20(12):1341-9.
10. Patel KN, Shaha AR. Locally advanced thyroid cancer. Curr Opin Otolaryngol Head Neck Surg. 2005 Apr;13(2):112-6.
11. Wells SA Jr, Asa SL, Dralle H, Elisei R, Evans DB, Gagel RF, et al. American Thyroid Association Guidelines Task Force on Medullary Thyroid Carcinoma. Revised American Thyroid Association guidelines for the management of medullary thyroid carcinoma. Thyroid. 2015 Jun;25(6):567-610.
12. Shokoohi A, Berthelet E, Gill S, Prisman E, Sexsmith G, Tran E, et al. Treatment for Recurrent Differentiated Thyroid Cancer: A Canadian Population Based Experience. Cureus. 2020 Feb 27;12(2):e7122.
13. Chinn SB, Zafereo ME, Waguespack SG, Edeiken BS, Roberts DB, Clayman GL. Long-Term Outcomes of Lateral Neck Dissection in Patients with Recurrent or Persistent Well-Differentiated Thyroid Cancer. Thyroid. 2017 Oct;27(10):1291-1299.
14. Asimakopoulos P, Shaha AR, Nixon IJ, Shah JP, Randolph GW, Angelos P, et al. Management of the Neck in Well-Differentiated Thyroid Cancer. Curr Oncol Rep 2020, Nov 14;23(1):1.
15. Piazza C, Lancini D, Tomasoni M, D'Cruz A, Hartl DM, Kowalski LP, et al. Tracheal and Cricotracheal Resection with End-to-End Anastomosis for Locally Advanced Thyroid Cancer: A Systematic Review of the Literature on 656 Patients. Front Endocrinol (Lausanne). 2021 Nov 11;12:779999.
16. Su SY, Milas ZL, Bhatt N, Roberts D, Clayman GL. Well-differentiated thyroid cancer with aerodigestive tract invasion: Long-term control and functional outcomes. Head Neck. 2016 Jan;38(1):72-8.
17. Chami L, Hartl D, Leboulleux S, Baudin E, Lumbroso J, Schlumberger M, et al. Preoperative localization of neck recurrences from thyroid cancer: charcoal tattooing under ultrasound guidance. Thyroid. 2015 Mar;25(3):341-6.
18. Fugazzola L, Elisei R, Fuhrer D, Jarzab B, Leboulleux S, Newbold K, et al. 2019 European Thyroid Association Guidelines for the Treatment and Follow-Up of Advanced Radioiodine-Refractory Thyroid Cancer. Eur Thyroid J. 2019 Oct;8(5):227-245.
19. Lamartina L, Borget I, Mirghani H, Al Ghuzlan A, Berdelou A, Bidault F, et al. Surgery for Neck Recurrence of Differentiated Thyroid Cancer: Outcomes and Risk Factors. J Clin Endocrinol Metab. 2017 Mar 1;102(3):1020-1031.
20. Tufano RP, Bishop J, Wu G. Reoperative central compartment dissection for patients with recurrent/persistent papillary thyroid cancer: efficacy, safety, and the association of the BRAF mutation. Laryngoscope. 2012 Jul;122(7):1634-40.
21. Hughes DT, Laird AM, Miller BS, Gauger PG, Doherty GM. Reoperative lymph node dissection for recurrent papillary thyroid cancer and effect on serum thyroglobulin. Ann Surg Oncol. 2012 Sep;19(9):2951-7.
22. Pacini F, Fuhrer D, Elisei R, Handkiewicz-Junak D, Leboulleux S, Luster M, et al. 2022 ETA Consensus Statement: What are the indications for post-surgical radioiodine therapy in differentiated thyroid cancer? Eur Thyroid J. 2022 Jan 1;11(1):e210046.
23. Lepoutre-Lussey C, Deandreis D, Leboulleux S, Schlumberger M. Postoperative radioactive iodine administration for differentiated thyroid cancer patients. Curr Opin Endocrinol Diabetes Obes. 2014 Oct;21(5):363-71.
24. Subbiah V, Shen T, Terzyan SS, Liu X, Hu X, Patel KP, Hu M, et al. Structural basis of acquired resistance to selpercatinib and pralsetinib mediated by non-gatekeeper RET mutations. Ann Oncol. 2021 Feb;32(2):261-268.
25. Kiess AP, Agrawal N, Brierley JD, Duvvuri U, Ferris RL, Genden E, et al. External-beam radiotherapy for differentiated thyroid cancer locoregional control: A statement of the American Head and Neck Society. Head Neck. 2016 Apr;38(4):493-8.
26. Terezakis SA, Lee KS, Ghossein RA, Rivera M, Tuttle RM, Wolden SL, et al. Role of external beam radiotherapy in patients with advanced or recurrent nonanaplastic thyroid cancer: Memorial Sloan-Kettering Cancer Center experience. Int J Radiat Oncol Biol Phys. 2009 Mar 1;73(3):795-801.
27. Mauri G, Hegedüs L, Bandula S, Cazzato RL, Czarniecka A, Dudeck O, et al. European Thyroid Association and Cardiovascular and Interventional Radiological Society of Europe, 2021 Clinical Practice Guideline for the Use of Minimally Invasive Treatments in Malignant Thyroid Lesions. Eur Thyroid J. 2021 Jun;10(3):185-197.
28. Offi C, Misso C, Antonelli G, Esposito MG, Brancaccio U, Spiezia S. Laser Ablation Treatment of Recurrent Lymph Node Metastases from Papillary Thyroid Carcinoma. J Clin Med. 2021 Nov 14;10(22):5295.

29. Hay ID, Lee RA, Davidge-Pitts C, Reading CC, Charboneau JW. Long-term outcome of ultrasound-guided percutaneous ethanol ablation of selected "recurrent" neck nodal metastases in 25 patients with TNM stages III or IVA papillary thyroid carcinoma previously treated by surgery and 131I therapy. Surgery. 2013 Dec;154(6):1448-54; discussion 1454-5.
30. Heilo A, Sigstad E, Fagerlid KH, Håskjold OI, Grøholt KK, Berner A, et al. Efficacy of ultrasound-guided percutaneous ethanol injection treatment in patients with a limited number of metastatic cervical lymph nodes from papillary thyroid carcinoma. J Clin Endocrinol Metab. 2011 Sep;96(9):2750-5.
31. Suh CH, Baek JH, Choi YJ, Lee JH. Efficacy and Safety of Radiofrequency and Ethanol Ablation for Treating Locally Recurrent Thyroid Cancer: A Systematic Review and Meta-Analysis. Thyroid. 2016 Mar;26(3):420-8.
32. Lorusso L, Cappagli V, ValerioL, Giani C, Viola D, Puleo L, et al. Thyroid Cancers: From Surgery to Current and Future Systemic Therapies through Their Molecular Identities. Int J Mol Sci. 2021 Mar 18;22(6):3117.
33. Schlumberger M, Tahara M, Wirth LJ, Robinson B, Brose MS, Elisei R, et al. Lenvatinib versus placebo in radioiodine-refractory thyroid cancer. N Engl J Med. 2015 Feb 12;372(7):621-30.
34. Brose MS, Nutting CM, Jarzab B, Elisei R, Siena S, Bastholt L, et al. DECISION investigators. Sorafenib in radioactive iodine-refractory, locally advanced or metastatic differentiated thyroid cancer: a randomised, double-blind, phase 3 trial. Lancet. 2014 Jul 26;384(9940):319-28.
35. Eisenhauer EA, Therasse P, Bogaerts J, Schwartz LH, Sargent D, Ford R, et al. New response evaluation criteria in solid tumours: revised RECIST guideline (version 1.1). Eur J Cancer. 2009 Jan;45(2):228-47.
36. Stewart KE, Strachan MWJ, Srinivasan D, MacNeill M, Wall L, Nixon IJ. Tyrosine Kinase Inhibitor Therapy in Locally Advanced Differentiated Thyroid Cancer: A Case Report. Eur Thyroid J. 2019 Apr;8(2):102-107.

# REOPERAÇÃO EM HIPERPARATIREOIDISMO: INDICAÇÕES, PLANEJAMENTO DA EXTENSÃO E ASPECTOS TÉCNICOS



# CAPÍTULO 31

Luís Felipe de Barros Ura ▪ Climério Pereira do Nascimento Júnior

O tratamento cirúrgico do hiperparatireoidismo (HPT) evoluiu de forma significativa nas últimas décadas. Entretanto, até 10% dos pacientes incorrem em falência do tratamento caracterizada por persistência ou recorrência da doença.[1] Nesses casos, a reoperação pode ser necessária.

O conceito de reoperação em cirurgia de paratireoide (PT) engloba toda paratireoidectomia (PTX) a ser realizada em um paciente com antecedente cirúrgico em topografia cervical. Portanto, o histórico do paciente (antecedente de tireoidectomia, ou acesso cervical anterior para neurocirurgia de coluna ou cirurgia esofágica) deve ser questionado. É uma situação que exige muito tanto do paciente, como de toda equipe de saúde envolvida no tratamento.[2]

Ao contrário da cirurgia inicial (92%-98%), a reoperação em hiperparatireoidismo apresenta menores taxas de sucesso (76%-82%) e maiores taxas de complicações,[3,4] causadas principalmente pela fibrose cicatricial local, perda de identificação dos planos anatômicos e distorção das estruturas locais. Estas alterações aumentam o risco de lesão do nervo laríngeo inferior (NLR) em até 6 vezes, bem como levam a um risco de hipoparatireoidismo transitório de até 80% e definitivo de até 20%.[5-7]

## PERSISTÊNCIA E RECORRÊNCIA

A persistência é definida como a manutenção da hipercalcemia ou retorno a ela em um período menor que seis meses após a PTX. Já a recorrência é definida como um retorno ao estado hipercalcêmico somente após 6 meses da PTX.[3]

Hoje é necessária uma avaliação mais detalhada quanto a estes diagnósticos devido à possibilidade de pacientes com HPT normocalcêmicos e normo-hormonais. Além disso, é possível que pacientes submetidos à PTX apresentem alterações laboratoriais que possam ser confundidas como falha de tratamento que necessitam de um novo procedimento cirúrgico, a exemplo de:

- *Hipercalcemia:* pacientes submetidos à reposição oral de cálcio e calcitriol, podem apresentar-se hipercalcêmicos, porém, terão níveis séricos de paratormônio (PTH) suprimidos. Outros podem ser portadores de hipercalcemia hipocalciúrica familiar (HHF) e terem sido submetidos erroneamente à cirurgia, esses apresentarão níveis levemente elevados de cálcio e PTH.
- *Níveis elevados de PTH:* em casos de HHF e, mais comumente, em quadros de fome óssea. Nesses últimos, os níveis são acompanhados de cálcio sérico normal ou baixo. Atenção também deve ser dada à ingesta pobre em cálcio, quadros disabsortivos não diagnosticados, deficiência de vitamina D e hipercalciúria persistente que ocorrem em 50% dos casos.[4]

A persistência do HPT é atribuída a alguns fatores: não localização de uma glândula ectópica durante a primeira cirurgia, não reconhecimento da doença multiglandular e ausência de localização da glândula doente em exames pré-operatórios.[8] Também podemos citar: pouca experiência do cirurgião (com a anatomia habitual das PT, presença de glândulas em halter com ressecções parciais, ressecções de uma glândula normal ou outros tecidos e manutenção da glândula doente, adenomas pequenos) com menores taxas de cura (80%-90% *versus* 50%);[9] e glândulas supranumerárias.[5]

A maioria dos estudos atribui a necessidade de reoperação à falência de detecção de um único adenoma.[10] Embora a hiperplasia glandular corresponda a aproximadamente 15% das causas de HPT primário (HPT1), ela está presente em quase 40% dos casos de reoperação, e também deve ser suspeitada no contexto de falência cirúrgica.[11]

A recorrência é devida a um novo adenoma ou a uma doença multiglandular assincrônica. Entre seus fatores de risco, está a não compreensão da fisiopatologia da doença (componente genético, síndromes associadas, geralmente com histórico familiar e cirurgia em pacientes em idades mais jovens). Os dados de literatura sobre a epidemiologia do HPT recorrente estimam prevalência entre 2,5% e 9,8%.[12] Devido ao risco de recorrência ocorrer anos após a cirurgia e pela ausência de fatores preditivos fidedignos para tal situação, é recomendado o seguimento anual a longo prazo dos pacientes submetidos a uma cirurgia inicialmente bem-sucedida de paratireoidectomia.[6]

Menos comumente, o carcinoma de paratireoide ou mesmo a paratireomatose devido à manipulação inadvertida de um adenoma também podem ser causas tanto de HPT persistente quanto recorrente.[3]

## AVALIAÇÃO PRÉ-OPERATÓRIA

Talvez um paciente já submetido a uma PTX possa agora apresentar condições clínicas que ponham em dúvida a possibilidade de um novo procedimento. Outros diagnósticos diferenciais, como deficiência de vitamina D e HHF, devem ser excluídos. O uso de medicamentos, como lítio e hidroclorotiazida, pode interferir nos níveis séricos de cálcio, e, se possível, deve ser suspenso por 6 semanas, seguido de uma reavaliação laboratorial para confirmação diagnóstica de recorrência ou persistência de hiperparatireoidismo.[7]

É necessária uma avaliação clínica rigorosa para verificar se há condições que permitam uma reexploração cirúrgica, provavelmente mais demorada. Infelizmente, devido à dificuldade de padronização destes pacientes, não há diretrizes publicadas estabelecendo uma lista específica de indicações para reoperação. Neste contexto, a equipe médica assume papel fundamental para análise do valor que o procedimento trará ao paciente individualmente. Define-se aqui valor como sendo a avaliação dos benefícios em relação aos riscos estimáveis, bem como a manutenção de ambos a longo prazo. Para pacientes inoperáveis, procedimentos ablativos por radiofrequência ou micro-ondas, alcoolização e o uso de agonistas alostéricos dos canais de cálcio podem ser indicados.

É frequentemente citado em literatura um debate sobre a melhor condução desta situação, onde um grupo de especialistas considera as indicações de reoperação como semelhantes às da primeira cirurgia, enquanto um grupo majoritário defende um limiar maior para indicação cirúrgica, devido às taxas de complicação e menor taxa de sucesso.[8] Na maior parte da literatura, é recomendado que, para os pacientes sintomáticos, mantenha-se a indicação de reabordagem cirúrgica; porém, em paciente assintomáticos, existem estudos demonstrando longo seguimento sem aumento significativo de complicações em pacientes selecionados.[13]

Devido à manipulação dos compartimentos visceral do pescoço, é necessária a avaliação da mobilidade das pregas vocais para estratificação do risco de lesões nervosas graves com possibilidade de traqueostomia permanente.

Muitas vezes os pacientes são provenientes de outras localidades ou outros serviços. Faz-se necessário buscar informações sobre exames localizatórios prévios às cirurgias anteriores, descrições cirúrgicas e laudos anatomopatológicos. Se possível, conversar diretamente com o cirurgião que realizou o procedimento com o intuito de facilitar o planejamento cirúrgico na reoperação.

Considerando possíveis variáveis associadas a um desfecho melhor, a Sociedade Europeia de Cirurgiões Endócrinos recomenda que os procedimentos de reoperação devam ser restritos a centros de grande volume operatório (definidos pelo número mínimo de 40 cirurgias ao ano).[6]

## EXAMES LOCALIZATÓRIOS

Uma vez decidido pela reabordagem cirúrgica, parte-se para solicitação dos exames localizatórios.

Se em uma primeira abordagem cirúrgica em pacientes com HPT, os exames localizatórios forem úteis; no tratamento cirúrgico do HPT recidivado, os exames localizatórios são essenciais. Não se deve proceder à reabordagem cirúrgica sem a identificação da paratireoide doente ou, pelo menos, sem a realização de exames funcionais e localizatórios anatômicos e seccionais (além dos habitualmente utilizados). Em muitos serviços, a abordagem cirúrgica habitualmente só é realizada no contexto de doença bem localizada, atingindo sucesso no procedimento de até 95% quando realizado por um cirurgião experiente.[8]

Os exames localizatórios que podem ser utilizados são:

- Ultrassonografia cervical,
- Cintilografia de paratireoides com sestamibi,
- Mibi-Spect,
- Tomografia computadorizada (TC),
- Ressonância magnética,
- Mibi-Spect-TC,
- TC por emissão de pósitrons (11C-metionina ou fluorocolina) e TC,
- Venografia com dosagem seletiva de PTH.

As taxas de exames inconclusivos no contexto da reoperação chegam a 63% na literatura.[14] Considerando a prevalência elevada de doença multiglandular (até 40% dos casos de reoperação), é favorável que sejam priorizados exames que apresentem melhor sensibilidade para detecção de doença multiglandular.[10,11]

A ultrassonografia do pescoço tem o intuito de avaliar a glândula tireoide e localizar possíveis paratireoides doentes, bem como possibilita a punção por agulha fina de estruturas suspeitas e dosagem de PTH no aspirado da agulha. Através da ultrassonografia é possível a identificação e descrição de nódulos tireoidianos (quanto à localização, tamanho, composição, ecogenicidade, forma, limites, presença de calcificação e vascularização) que podem indicar sua abordagem no mesmo tempo cirúrgico. As paratireoides normalmente apresentam uma íntima relação com a glândula tireoide e o NLR: podem estar mais posteriores e laterais (PT superiores) ou anteriores e mediais (PT inferiores). Menos frequentemente, podem ser subcapsulares à tireoide ou intratireóideas. Também podem apresentar-se em posições não descidas ou intratímicas. Em todas essas situações, a ultrassonografia pode ser útil, orientando o cirurgião na escolha do acesso e tática cirúrgicos. Suas limitações envolvem a precisão operador-dependente e a dificuldade de identificação de doença multiglandular, além da perda de sensibilidade em pacientes obesos e impossibilidade de investigação de glândulas ectópicas extracervicais.[10]

A cintilografia de paratireoide é um exame funcional, planar, com a obtenção de imagens precoces e tardias após a injeção de Tecnécio 99m Tc sestamibi. A paratireoide hiperplásica/hipertrófica é rica em mitocôndrias, o que, através da maior retenção e redução do clareamento do radiofármaco, permite a diferenciação com outros tecidos (a exemplo da tireoide). Devido à obtenção de imagens que envolvem tanto a região cervical, quanto a região torácica, é possível a identificação de paratireoides ectópicas. A cintilografia com Sestamibi apresenta sensibilidade reduzida no contexto da reoperação (53%-74%), sendo ainda pior no contexto de doença multiglandular (23%-45%).[15]

O Mibi-Spect é uma tomografia computadorizada por emissão de fóton único o que possibilita a avaliação tridimensional, aumentando a resolução da cintilografia e detecção de paratireoides.[16]

Entre os exames seccionais e não funcionais, a tomografia computadorizada (TC) com contraste iodado é o mais utilizado, provavelmente pela ampla disponibilidade de tomógrafos; rapidez de execução (mesmo com a obtenção de cortes muito finos, inferiores a 1 milímetro) e custos cada vez mais reduzidos. A TC de quatro dimensões (TC 4-D) é particularmente útil nos casos de reoperação e exames localizatórios negativos e é obtida pela rápida injeção de contraste iodado venoso, seguida de uma imagem imediata e outras em demais tempos.[17] Sua interpretação é favorecida pelo fato dos adenomas de paratireoide terem rápida captação e lavagem do contraste iodado, diferenciando-os dos tecidos adjacentes. A desvantagem da TC 4-D para TC com contraste iodado e cintilografia é a maior exposição da tireoide à radiação ionizante (até 50 vezes mais).[18]

A ressonância magnética é uma alternativa para localização de paratireoides sem o uso de contraste venoso iodado e radiação ionizante. O adenoma de paratireoide apresenta sinal de intensidade intermediária em T1 e alta intensidade de sinal em T2, semelhante aos linfonodos. Em nossa prática, uma desvantagem é o tempo prolongado na realização do exame com cortes finos que se assemelham aos da tomografia computadorizada. A realização de exames rotineiros com cortes finos pode inviabilizar financeiramente seu uso.[19,20]

O Mibi-Spect-TC é a fusão da cintilografia de paratireoides com 99m Tc sestamibi com a tomografia computadorizada. Sua precisão é maior que o Mibi-Spect, principalmente em doenças uniglandulares.[21] Outras opções, ainda não disponíveis no Brasil e que apresentam resultados superiores ao Mibi-Spect-TC, são a fusão da TC por emissão de pósitrons, utilizando como radiotraçador a 11C-metionina ou a fluorocolina, e TC.

A venografia com dosagem seletiva de PTH é um exame invasivo e demorado onde, através de cateteres endovasculares, ocorrem coletas seletivas a partir das jugulares internas, progredindo até determinadas tributárias menores, conforme a orientação dos valores aumentados de PTH. Assim, poderão ocorrer a restrição e a determinação da área a ser explorada cirurgicamente. A venografia com dosagem seletiva de PTH deve ser realizada no pré-operatório somente nos casos em que, utilizando todos os outros exames localizatórios disponíveis no serviço, não foi possível a identificação da glândula doente.[22]

## ACESSOS CIRÚRGICOS

Nas situações em que há uma glândula não descida, o uso de USG no início da cirurgia pode localizar a glândula e orientar um procedimento focalizado, com acesso diretamente sobre a região a ser dissecada (acesso superior).

Nos casos de ectopias intratorácicas da glândula paratireoide, o acesso cirúrgico pode ser realizado por esternotomia (anteriormente no mediastino superior), bem como toracotomia anterolateral ou mesmo videotoracoscopia (mediastino anterior ou médio).

Os exames localizatórios realizados orientarão, em primeira análise, o tipo de acesso para a ressecção cirúrgica. Estatisticamente, a maioria dos adenomas não ressecados está localizada em posição ortotópica, e, portanto, o acesso via cervicotomia à Kocher pode ser utilizado (principalmente se exames localizatórios direcionarem a cirurgia ao lado contralateral à dissecção prévia), contando com eventuais variações em seus planos de dissecção. Silberfein *et al.* identificaram sulco traqueoesofágico, ligamento tireotímico e mediastino superior como principais sítios de localização das glândulas afetadas.[23] Existe uma frequente simetria entre as topografias das glândulas contralaterais. Portanto, ao identificar uma glândula saudável, a glândula contralateral provavelmente estará em posição análoga.[3]

Nos casos de topografia mediastinal próxima ao estreito torácico superior (p. ex.: intratímica), a cervicotomia à Kocher também pode ser utilizada, direcionando a dissecção distante a planos não manipulados previamente (região da linha média, com tração do timo e cirurgia focalizada, sem necessidade de dissecção de estruturas nobres).

A manipulação cirúrgica cervical prévia é associada à fibrose e distorção anatômica, dificultando a identificação de estruturas nobres, notadamente o nervo laríngeo inferior e as paratireoides. Visando evitar a dissecção de regiões fibrosadas, Feind propôs o uso de planos previamente isentos de dissecção pelo triângulo carotídeo, com acesso a topografias do NLR sem dissecção prévia, demonstrando melhor identificação e preservação desta estrutura.[24] O acesso de Feind, também descrito como acesso lateral, é frequentemente sugerido em reabordagens cirúrgicas cervicais para o hiperparatireoidismo.

## TÁTICAS E EXTENSÃO CIRÚRGICAS

Diferentemente dos casos de HPT a serem tratados inicialmente, na recidiva a chance de doença multiglandular é maior. Porém, em muitos casos, o tecido que deveria ser ressecado em um primeiro procedimento pode ter permanecido no pescoço por falta de identificação correta. Assim, os exames localizatórios iniciais e anteriores à reabordagem podem ser coincidentes, o que auxilia na compreensão da persistência. Nas situações de identificação positiva do tecido hiperfuncionante, a abordagem deve ser focalizada, sempre auxiliada, quando possível, da coleta de PTH intraoperatório, com a intenção de reduzir os riscos de lesões nervosas e vasculares, dissecções desnecessárias e hipoparatireoidismo pós-procedimento.

Após a tentativa de uma reabordagem focalizada sem sucesso ou em situações de ausência de localização positiva pré-operatória, devemos proceder à avaliação de todas paratireoides remanescentes no espaço visceral do pescoço, normalmente próximas à tireoide, sulco traqueoesofágico, timo, espaços retrofaríngeo e retroesofágico.[7] Atenção deve ser dada às paratireoides subcapsulares da tireoide. Se, após a exploração do espaço visceral, não for encontrado o tecido hipersecretor, também deve-se explorar todo o espaço carotídeo bilateral e regiões submandibulares, em busca de glândulas não descidas.

É cada vez mais frequente a descoberta de pequenos adenomas que, à primeira vista, são difíceis de serem visualizados e identificados. Nesses casos, pode-se proceder ao esvaziamento cervical do nível VI e outros seletivos, à timectomia bilateral e até a tireoidectomias parciais ou totais em casos de alta suspeição para adenomas intratireóideos.

O cirurgião deve sempre atentar para a possibilidade de uma paratireoidectomia mais extensa - subtotal ou total - conforme avaliação pré-operatória para doença multiglandular ou achados intraoperatórios. A decisão de qual dos procedimentos fazer dependerá muito da experiência de cada profissional.

Um ponto não negligenciável são as alterações (descritas ou não) que podem ter ocorrido no procedimento anterior, como a desvascularização ou ressecção desavisadas e não percebidas de uma ou mais paratireoides. Conforme a suspeição, o cirurgião pode decidir pelo enxerto autólogo e heterotópico de parte do tecido paratireóideo.

## TECNOLOGIAS AUXILIARES QUE PODEM SER UTILIZADAS

Antigas e novas tecnologias podem auxiliar o cirurgião em decisões intraoperatórias.

Inicialmente pode parecer desnecessário, mas devido aos diagnósticos precoces, cada vez mais identificamos adenomas menores de difícil visualização. Muitas vezes há a necessidade de esvaziamentos cervicais, timectomia, tireoidectomias táticas, e a figura do patologista experiente e cuidadoso pode ser decisiva para identificação desses adenomas. Desta forma, o exame intraoperatório de congelação não deve ser descartado nos casos de reoperações.

A monitorização neurofisiológica intraoperatória dos nervos laríngeos, se disponível, deve ser utilizada. Alguns pacientes podem já terem sido submetidos a manipulações extensas cervicais, produzindo intensa fibrose, o que pode tornar a identificação dos nervos muito difícil. Outros pacientes podem apresentar lesões nervosas contralaterais à nova exploração, sendo essencial o uso do monitor de nervo.

Outra grande ferramenta auxiliar é o PTH intraoperatório, inicialmente descrita, em 1991, por Irvin *et al.*[25] Hoje utilizado sempre que possível em paratireoidectomias, guarda um papel ainda mais evidente nas reoperações. A dosagem seriada de PTH intraoperatório pode reduzir a extensão da cirurgia e suas possíveis complicações. Existem vários protocolos para a utilização do PTH intraoperatório, sendo o critério de Miami reconhecido por sua maior acurácia e sugerindo sucesso cirúrgico após uma queda de pelo menos 50% no nível de PTH sérico após retirada da glândula.[26] Porém o que identificamos em nossa prática é que, após a retirada do tecido hipersecretor, a amostra de PTH normalmente apresenta quedas superiores a 70% em relação aos níveis iniciais.

## REFERÊNCIAS BIBLIOGRÁFICAS


1. Mallick R, Nicholson KJ, Yip L, Carty SE, McCoy KL. Factors associated with late recurrence after parathyroidectomy for primary hyperparathyroidism. Surgery. 2020; 167(1):160-5.
2. Carty SE, Norton JA. Management of patients with persistent or recurrent primary hyperparathyroidism. World J Surg. 1991;15(6):716-23.
3. Catalfamo A, Famà F, Pergolizzi FP, Bartolo V, Rizzo AG, Marullo M, et al. Management of undetectable and lost parathyroid adenoma. Ann Thyroid. 2018; 3:1.
4. Wilhelm SM, Wang TS, Ruan DT, Lee JA, Asa SL, Duh QY, et al. The American Association of Endocrine Surgeons Guidelines for Definitive Management of Primary Hyperparathyroidism. JAMA Surg. 2016; 151(10):959-68.
5. Amadou C, Bera G, Ezziane M, Chami L, Delbot T, Rouxel A, et al. 18F-Fluorocholine PET/CT and Parathyroid 4D Computed Tomography for Primary Hyperparathyroidism: The Challenge of Reoperative Patients. World J Surg. 2019; 43(5):1232-42.
6. Bollerslev J, Rejnmark L, Zahn A, Heck A, Appelman-Dijkstra NM, Cardoso L, et al. 2021 PARAT Working Group. European Expert Consensus on Practical Management of Specific Aspects of Parathyroid Disorders in Adults and in Pregnancy: Recommendations of the ESE Educational Program of Parathyroid Disorders. Eur J Endocrinol. 2022; 186(2):R33-R63.
7. Stack BC Jr, Tolley NS, Bartel TB, Bilezikian JP, Bodenner D, Camacho P, et al. AHNS Series: Do you know your guidelines? Optimizing outcomes in reoperative parathyroid surgery: Definitive multidisciplinary joint consensus guidelines of the American Head and Neck Society and the British Association of Endocrine and Thyroid Surgeons. Head Neck. 2018;40(8):1617-29.
8. Bliss Singer MB. Indications for Reoperative Parathyroidectomy. In: Tufano RP, Pellitteri PK. Reoperative Parathyroid Surgery: Techniques and Tips for Success. Springer International Publishing, 2017;1:23-8.
9. Donatini G, Marciniak C, Lenne X, Clément G, Bruandet A, Sebag F, et al. Risk Factors of Redo Surgery After Unilateral Focused Parathyroidectomy: Conclusions From a Comprehensive Nationwide Database of 13,247 Interventions Over 6 Years. Ann Surg. 2020;272(5):801-6.
10. Parikh AM, Grogan RH, Morón FE. Localization of Parathyroid Disease in Reoperative Patients with Primary Hyperparathyroidism. Int J Endocrinol. 2020; 2020:9649564.
11. Caron NR, Sturgeon C, Clark OH. Persistent and recurrent hyperparathyroidism. Curr Treat Options Oncol. 2004;5(4):335-45.
12. Ryder CY, Jarocki A, McNeely MM, Currey E, Miller BS, Cohen MS, et al. Early biochemical response to parathyroidectomy for primary hyperparathyroidism and its predictive value for recurrent hypercalcemia and recurrent primary hyperparathyroidism. Surgery. 2021; 169(1):120-5.
13. Bilezikian JP, Brandi ML, Eastell R, Silverberg SJ, Udelsman R, Marcocci C, et al. Guidelines for the management of asymptomatic primary hyperparathyroidism: summary statement from the Fourth International Workshop. J Clin Endocrinol Metab. 2014; 99(10):3561-9.
14. McIntyre CJ, Allen JL, Constantinides VA, Jackson JE, Tolley NS, Palazzo FF. Patterns of disease in patients at a tertiary referral centre requiring reoperative parathyroidectomy. Ann R Coll Surg Engl. 2015;97(8):598-602.
15. Starker LF, Mahajan A, Björklund P, Sze G, Udelsman R, Carling T. 4D parathyroid CT as the initial localization study for patients with de novo primary hyperparathyroidism. Ann Surg Oncol. 2011;18(6):1723-8.
16. Pappu S, Donovan P, Cheng D, Udelsman R. Sestamibi scans are not all created equally. Arch Surg. 2005; 140(4):383-6.
17. Kluijfhout WP, Pasternak JD, Beninato T, Drake FT, Gosnell JE, Shen WT, et al. Diagnostic performance of computed tomography for parathyroid adenoma localization; a systematic review and meta-analysis. Eur J Radiol. 2017; 88:117-28.
18. Mahajan A, Starker LF, Ghita M, Udelsman R, Brink JA, Carling T. Parathyroid four-dimensional computed tomography: evaluation of radiation dose exposure during preoperative localization of parathyroid tumors in primary hyperparathyroidism. World J Surg. 2012; 36(6):1335-9
19. Gotway MB, Reddy GP, Webb WR, Morita ET, Clark OH, Higgins CB. Comparison between MR imaging and 99mTc MIBI scintigraphy in the evaluation of recurrent of persistent hyperparathyroidism. Radiology. 2001; 218(3):783-90.
20. Jayender J, Lee TC, Ruan DT. Real-Time Localization of Parathyroid Adenoma during Parathyroidectomy. N Engl J Med. 2015;373(1):96-8.
21. McCoy KL, Ghodadra AG, Hiremath TG, Albarano A, Joyce JM, Yip L, et al. Sestamibi SPECT/CT versus SPECT only for preoperative localization in primary hyperparathyroidism: a single institution 8-year analysis. Surgery. 2018; 163(3):643-7.
22. Lebastchi AH, Aruny JE, Donovan PI, Quinn CE, Callender GG, Carling T, Udelsman R. Real-Time Super Selective Venous Sampling in Remedial Parathyroid Surgery. J Am Coll Surg. 2015;220(6):994-1000.
23. Silberfein EJ, Bao R, Lopez A, Grubbs EG, Lee JE, Evans DB, et al. Reoperative parathyroidectomy: location of missed glands based on a contemporary nomenclature system. Arch Surg. 2010;145(11):1065-8.
24. Feind CR. Re-exploration for parathyroid adenoma. Am J Surg. 1964;108:543-6.
25. Irvin GL 3rd, Dembrow VD, Prudhomme DL. Operative monitoring of parathyroid gland hyperfunction. Am J Surg. 1991;162(4):299-302.
26. Carneiro DM, Solorzano CC, Nader MC, Ramirez M, Irvin GL 3rd. Comparison of intraoperative iPTH assay (QPTH) criteria in guiding parathyroidectomy: which criterion is the most accurate? Surgery. 2003;134(6):973-9; discussion 979-81.

# CAPÍTULO 32

# PREVENÇÃO E MANEJO DAS COMPLICAÇÕES NAS CIRURGIAS DA TIREOIDE E PARATIREOIDE

Cláudio Roberto Cernea ▪ Vergilius José Furtado de Araujo Filho ▪ Matheus Gerhard Rosenfeld

## INTRODUÇÃO

As cirurgias sobre as glândulas tireoide e paratireoides, quando realizadas por especialistas experientes, são consideradas extremamente seguras. No entanto, as complicações específicas, nos raros casos em que ocorrem de forma definitiva, são muito impactantes na qualidade de vida dos pacientes. Esses procedimentos são habitualmente indicados para tratar doenças benignas ou muito pouco malignas; assim, não devem exibir uma taxa elevada de complicações graves.

A tireoidectomia já foi considerada um procedimento muito arriscado e praticamente banido pela sua altíssima morbidade e mortalidade.[1,2] Foram os trabalhos de Kocher e Hasted, no final do século XIX e início do século XX, que estabeleceram, de forma brilhante, as bases técnicas aceitas até hoje. Essas cirurgias se tornaram extremamente seguras, com mortalidade virtualmente nula e taxas de complicações definitivas menores que 2%.[3]

Um aspecto relevante é que essas cirurgias são feitas às centenas anualmente em um Serviço de alto volume, e 2%, apesar de parecer um número pequeno, significam na prática muitos pacientes com complicações sérias por ano. Já foi demonstrado que quanto maior o volume cirúrgico do cirurgião, menor é sua taxa de complicações.[4] Um cirurgião especialista, experiente e cuidadoso, tem provavelmente uma frequência muito menor dessas complicações, talvez 0,5% ou até menos.

Nesse aspecto é fundamental a correta indicação da cirurgia de acordo com as diretrizes atuais, para que os benefícios esperados com o procedimento justifiquem os poucos, mas altamente indesejados casos de complicações sérias e definitivas.

O paciente deve participar da decisão de operar e precisa estar plenamente esclarecido da necessidade da cirurgia e ciente dos riscos, assinando termo de consentimento específico.

As complicações específicas das tireoidectomias e paratireoidectomias são: hipoparatireoidismo, podendo ser permanente em até 5%,[5-7] lesões dos nervos laríngeos inferiores e superiores, permanentes em 1% a 3,5% e hematoma pós-operatório.[5,6] Abordaremos cada um deles, indicando nossas impressões atuais quanto às melhores formas de prevenção e respectivos manejos.

Existem outras complicações possíveis, por exemplo infecções, que são raríssimas e por isso não serão abordadas aqui. As cicatrizes não estéticas são outro problema, infelizmente não incomum no curto prazo, mas não são uma preocupação significativa após alguns anos, tornando-se na grande maioria dos casos praticamente invisíveis ou extremamente discretas.[8]

## HIPOPARATIREOIDISMO

As glândulas paratireoides, quase sempre em número de quatro (duas superiores e duas inferiores de cada lado do pescoço), recebem esse nome pela sua extrema proximidade com a glândula tireoide. São pequenas, extremamente delicadas e não muito fáceis de identificar.

Por esses motivos a hipocalcemia, consequente ao hipoparatireoidismo por desvascularização ou mesmo avulsão inadvertida dessas minúsculas glândulas, é a complicação mais frequente das tireoidectomias totais, ocorrendo entre 0,5% e 83%.[5,7,9] Felizmente, ela ocorre de forma apenas transitória na grande maioria dos casos, e a forma definitiva é bem mais incomum, entre 0% e 5,3%.[7,10]

Não é suficiente apenas preservar as paratireoides, mas não lesionar sua delicada vascularização é também fundamental. Os vasos paratireoidianos são originários dos vasos que irrigam a tireoide, principalmente as artérias e veias tireoidianas inferiores. Os vasos tireoidianos superiores, principalmente o ramo mais posterior da artéria tireoidiana superior, têm também papel importante na vascularização das paratireoides superiores.

A técnica cirúrgica adequada e cuidadosa é fundamental para a preservação da função paratireoidiana em tireoidectomias. O cirurgião precisa ter noção exata da anatomia cirúrgica e da relação anatômica das paratireoides com a tireoide.[9]

Há um conceito muito difundido entre especialistas, inclusive com evidências,[5,11,12] com as quais não concordamos plenamente que as paratireoides precisam ser precisamente identificadas para que sejam preservadas. De fato, há manobras técnicas descritas para incrementar a identificação "armada" dessas glândulas.[13] Acreditamos que um cirurgião treinado, com o auxílio de uma lupa, é perfeitamente capaz de reconhecer prontamente as paratireoides. Se elas não forem vistas, é porque não estão no campo operatório. Acreditamos que procurá-las extensivamente pode aumentar o risco de desvascularização.

Além da lupa, que consideramos fundamental em cirurgias da cabeça e pescoço, há outras medidas técnicas que diminuem a chance de hipoparatireoidismo. Entre elas destacamos:

1. Na exposição e tração medial da face lateral do lobo da tireoide, não exercer força excessiva. Isso pode distender e danificar os vasos delicados dessas glândulas e diminuir sua vascularização.
2. Toda dissecção deve ser feita imediatamente nas adjacências da cápsula cirúrgica da tireoide, evitando-se a todo custo ligaduras laterais distantes da glândula, para não diminuir a irrigação sanguínea das paratireoides.
3. A dissecção dos nervos laríngeos deve ser apenas a necessária para a certeza de sua preservação. Procurar demais ou dissecar mais do que o necessário provoca sangramentos dos delicados vasos peritireoidanos, exatamente os responsáveis pela irrigação das paratireoides. Nesse aspecto, o uso rotineiro do monitor de nervos é bastante útil para diminuir o tempo de encontrar o nervo e evitar dissecções desnecessárias.
4. Não fazer ligaduras tronculares das artérias tireoidianas inferiores,[14-16] pois os vasos paratireoidianos são originários delas, nem da artéria tireoidiana superior (ATS). O ramo posterior da ATS é responsável por boa parte da vascularização das paratireoides superiores.
5. A lobectomia, em vez da tireoidectomia total, nos carcinomas bem diferenciados e quando adequadamente indicada, é tão eficaz quanto do ponto de vista oncológico e praticamente elimina o risco de hipoparatireoidismo.
6. Apesar de não haver evidências científicas, não utilizamos o bisturi elétrico na loja tireoidiana. Acreditamos que a corrente elétrica, muito forte, que se dirige à placa no paciente, é responsável pela diminuição da função paratireoidiana. Toda hemostasia nessa região pode ser feita com fios, pinça bipolar, ou meios eletrônicos mais caros e sofisticados,[17] com o cuidado de utilizar ligaduras comuns com fios nos locais em que o aquecimento provocado por esses meios pode ser prejudicial. Exemplos são: o ligamento de Berry, o tubérculo de Zukerkandl, a entrada do nervo recorrente na laringe e a proximidade das paratireoides.
7. Glândulas removidas ou com vascularização evidentemente comprometida devem ser implantadas na musculatura pré-tireoidiana ou no músculo esternocleidomastoide.[7,9] A congestão venosa, com a coloração azulada, é indício de déficit da drenagem venosa. No entanto a isquemia arterial não muda a cor da paratireoide.

A hipocalcemia pode ser definida como o cálcio total menor que 8 mg/dL, e o cálcio iônico menor que 1,10 mM/L.[9] Após tireoidectomias totais, é relatada entre 2% e 83% dos casos, e essa ampla faixa de ocorrência se deve a grandes diferenças em sua definição. Se considerados apenas os pacientes sintomáticos, a incidência é menor, mas se considerarmos a hipocalcemia bioquímica, mesmo em indivíduos assintomáticos a ocorrência é muito maior.[5] Aceita-se na literatura que a incidência de hipoparatireoidismo permanente seja menor que 3%.[10,18-20]

O hipoparatireoidismo pode ser mais frequente em mulheres, diabéticos, hipertireoidismo e quando há tireoidite.[9,21-25]

Clinicamente,[9] o paciente com hipocalcemia pós-operatória pode apresentar desde sintomas muito leves, como alguma ansiedade, até quadros muito graves, como a tetania generalizada, potencialmente fatal.[10] Os sintomas clássicos são formigamentos, cãibras e os sinais de Chvostek e Trousseau. Na prática, algumas vezes não há uma relação direta entre a intensidade dos sinais e sintomas e o nível da calcemia. Muitos pacientes com hipocalcemia intensa são assintomáticos e vice-versa.[16,26]

Note-se que a hipocalcemia bioquímica é mais tardia, podendo ocorrer só no primeiro ou segundo dias após a cirurgia.[5] Como a grande maioria dos pacientes tem alta hospitalar no 1° dia pós-operatório, o quadro clínico correspondente à queda da calcemia ainda não ocorreu e há o risco de crise hipocalcêmica intensa em casa, até mesmo de tetania. Essa situação se agrava com a ansiedade do paciente, que é um sintoma precoce da hipocalcemia e, devido à hiperventilação decorrente desse quadro ansioso, aumenta a queda do cálcio em um verdadeiro círculo vicioso. Nesse sentido, a informação antes da alta da possibilidade desse quadro ocorrer é fundamental, para que o paciente mantenha a calma e procure rapidamente o Hospital, antes que ocorra piora importante dos sintomas.

Para a prevenção da hipocalcemia há duas estratégias principais. Uma delas é receitar carbonato de cálcio e até mesmo vitamina D de rotina na alta hospitalar.[27,28] Esse procedimento é muito utilizado e razoavelmente eficaz. Entretanto, esses medicamentos têm custo relativamente elevado, principalmente para a população atendida nos hospitais públicos, têm efeitos colaterais indesejados e, em muitos casos são desnecessários, nas situações em que a função paratireoidiana é normal no período pós-operatório, podendo até mesmo causar hipercalcemia.[9,29] Além disso, o que é mais importante, essa medida não previne a tetania quando a hipocalcemia é intensa e sintomática.[30]

Preferimos a dosagem sérica do PTH "rápido" após a tireoidectomia total.[9] Esse exame é de baixo custo e como a meia-vida do PTH é muito curta, alguns minutos, essa verificação entre 20 minutos e 1 hora, após a remoção da glândula, indica de forma precisa a função das paratireoides no pós-operatório. Aceita-se que valores do PTH sérico acima de 12-15 pg/mL são suficientes e indicativos de que a hipocalcemia não ocorrerá.[26,31]

Em locais onde o PTH rápido não é possível, a medida da calcemia na manhã seguinte à cirurgia também pode ajudar a determinar a conduta a ser tomada com o paciente.[32] Esse método é universalmente disponível, mas é menos preciso e eficaz que o PTH rápido.

O manejo dos pacientes com hipoparatireoidismo é dependente dos níveis de PTH, cálcio e sintomatologia pós-operatórias. Pacientes com PTH pós-operatório normal, e claro, assintomáticos, podem ter alta sem reposição. Quando o PTH é um pouco menor que 12 pg/mL e não há sintomas ou sinais de hipocalcemia, o cálcio sérico é maior que 8mg/dL, podem ter alta com orientação detalhada do possível quadro clínico e reposição oral profilática de carbonato de cálcio e calcitriol.[33] Casos em que o PTH e/ou a calcemia são muito baixos, ou quando houver sintomas, recomenda-se manter os pacientes internados para reposição intravenosa e oral de cálcio e oral de calcitriol.

Um fator muito relevante, muitas vezes ignorado, é o valor do magnésio sérico. O Mg é um cátion bivalente, muito semelhante ao cálcio, e que frequentemente diminui junto com a diminuição da calcemia. O Mg é um cofator fundamental na síntese de muitas proteínas, ente elas o paratormônio, e isso é um problema prático importante porque, enquanto a hipocalcemia é um estímulo ao retorno da função normal das paratireoides, a hipomagnesemia funciona como um impedimento. Dosamos também o magnésio sérico pós-operatório, e sua reposição, quando baixo, diminui a intensidade e a duração da hipocalcemia.[5,34-36]

## LESÃO DO NERVO LARÍNGEO INFERIOR

Lesão de nervo laríngeo recorrente tem incidência variável e influenciada pela experiência do cirurgião.[37] A disfunção transitória ocorre em 0% a 7% dos pacientes operados, e a disfunção permanente em 0% a 11% dos pacientes, dependendo da população estudada.[19,38] O nervo laríngeo recorrente (ou nervo laríngeo inferior) é o nervo que mantém maior contato e proximidade com as glândulas tireoide e paratireoides. Trata-se de um ramo do nervo vago (X) que inerva a laringe, com função motora na musculatura intrínseca da laringe (exceto músculo cricotireóideo) e função sensitiva na laringe infraglótica.

Seu trajeto é ligeiramente assimétrico: à esquerda, recorre por trás do arco aórtico e percorre seu trajeto ascendente no sulco traqueoesofágico de maneira quase paralela à traqueia; à direita, recorre por trás da artéria subclávia e tem seu trajeto ascendente mais profundo e mais oblíquo (de lateral para medial); em ambos os lados cruza a artéria tireóidea inferior (podendo estar mais anterior, mais posterior ou entre seus ramos) e entra na laringe pela borda inferior do musculo cricotireóideo.

### Prevenção

A prevenção da lesão de nervo laríngeo recorrente depende do conhecimento da sua anatomia e possíveis variações (como o nervo laríngeo inferior não recorrente, que ocorre em aproximadamente 0,7% da população).[39] O nervo deve ser identificado rotineiramente no intraoperatório para ser adequadamente preservado.[40-42] Os principais mecanismos de lesão do nervo laríngeo inferior são tração, desvascularização, lesão térmica, esmagamento e secção. A manipulação cuidadosa do nervo é importante para evitar a tração e a desvascularização. Dispositivos que produzem energia térmica (p. ex., bisturi monopolar, bipolar ou ultrassônico) devem ser usados a distância segura do nervo, devido à dissipação do calor. Em regiões próximas ao nervo, o corte deve ser realizado com lâmina fria ou tesoura delicada, e a hemostasia com ligaduras.

O uso de neuromonitorização do nervo laríngeo inferior pode auxiliar na identificação do nervo, porém não substitui o conhecimento anatômico e a experiência do cirurgião. Apesar de não reduzir a incidência de lesão de nervo na maioria dos casos de tireoidectomia e paratireoidectomia a monitorização é bem indicada em casos com distorção anatômica (como casos de reoperação), reduzindo a incidência de paralisia de prega vocal.[43-45]

### Manejo

Em casos de secção do nervo planejada (devido a trecho com invasão tumoral) ou inadvertida, deve-se considerar a possibilidade de reconstrução imediata, uma vez que pacientes submetidos à reconstrução têm melhor qualidade vocal e menor risco de aspiração.[46-50] Maior probabilidade de sucesso na reconstrução é obtida quando realizada em cotos com bordas regulares, hemostasia adequada e ausência de tensão. Casos com avulsão ou lesão térmica têm menor chance de recuperação da função.

A reconstrução deve ser feita por meio de sutura com fio não absorvível fino no perineuro. A anastomose terminoterminal é preferível nos casos em que não houve perda de trajeto do nervo, resultando em uma sutura sem tensão. Nos casos em que a anastomose terminoterminal não é possível, pode-se realizar interposição com enxerto livre (p. ex., de nervo auricular magno) ou anastomose da alça cervical no coto distal.

Quando há suspeita de lesão de nervo laríngeo recorrente ou disfonia persistente, o quadro de paresia ou paralisia da prega vocal deve ser confirmado com exame de laringoscopia, e a função da prega deve ser reavaliada entre três e seis meses após a cirurgia. Quando a imobilidade da prega vocal persiste por mais de 6 meses, é mais provável que seja permanente.

A prega vocal pode estar paralisada em posição mediana, paramediana ou lateralizada, o que vai influenciar na passagem de ar e na coaptação com a prega contralateral. Quanto mais mediana a prega, melhor a coaptação com a prega contralateral, resultando em melhor qualidade vocal e proteção mais eficaz contra aspiração.

Os pacientes com paralisia de prega vocal devem ser encaminhados à terapia com fonoaudiólogo, realizando exercícios para melhorar a qualidade da voz, reduzir o esforço vocal e o risco de aspiração.[51-53]

Casos com sintomas intensos e duradouros, como disfonia intensa, pneumonias de aspiração e tosse ineficaz, podem ser submetidos a tratamento de medianização da prega vocal.[54] Uma opção é a laringoplastia por injeção, procedimento pouco invasivo, porém com efeito temporário, no qual é realizada injeção de material na prega vocal paralisada (por exemplo gordura autóloga, silicone ou colágeno).[55,56] Intervenções cirúrgicas como tireoplastia de medialização com implante, adução de aritenoide, aritenoidopexia são opções de tratamentos de longa duração, que podem ser usados isoladamente ou em conjunto com outros tratamentos.[53,54]

A lesão ou manipulação bilateral dos nervos laríngeos recorrentes pode causar paralisia bilateral das pregas vocais, e ocorre em até 0,4% das tireoidectomias.[19] Devido à ausência de abdução das pregas vocais, o paciente apresenta dispneia e estridor logo após a extubação, e pode evoluir com hipóxia e óbito, se não for garantida via aérea pérvia. Para evitar a insuficiência respiratória, pode ser necessária reintubação precoce ou então traqueostomia (para casos em que a reintubação não é possível ou casos de paralisia bilateral definitiva).[57]

## LESÃO DO NERVO LARÍNGEO SUPERIOR

O ramo externo do nervo laríngeo superior (RELS) é responsável pela inervação motora do músculo cricotireóideo (MCT). A contração deste músculo aproxima as cartilagens tireoide e cricoide, promovendo, em conjunto com a contração do músculo tireoaritenóideo (inervado pelo nervo laríngeo inferior), um aumento da tensão da prega vocal, que é essencial para a produção de sons mais agudos, particularmente em mulheres e em profissionais da voz. De fato, a lesão do RELS causa uma dificuldade na produção de sons de frequências mais altas, abaixando o registro vocal, com efeitos desastrosos.

O RELS apresenta uma relação anatômica muito próxima com os vasos tireoidianos superiores. Habitualmente, ele cruza os vasos num trajeto oblíquo mais de 1cm acima da borda do polo superior tireoidiano, até atingir o MCT. Entretanto, em alguns indivíduos, este cruzamento pode ocorrer menos de 1 cm acima do polo superior e até mesmo abaixo da borda superior deste polo. Tivemos a oportunidade de descrever uma classificação anátomo-cirúrgica da relação do RELS com o polo superior tireoidiano,[58] que contempla três categorias:

- *Tipo 1:* o RELS cruza os vasos tireoidianos superiores mais de 1 cm acima da borda do polo superior tireoidiano.
- *Tipo 2a:* o RELS cruza os vasos tireoidianos superiores menos de 1 cm acima da borda do polo superior tireoidiano, mas ainda se situando acima da borda.
- *Tipo 2b:* o RELS cruza os vasos tireoidianos superiores abaixo da borda do polo superior tireoidiano.

Evidentemente, a presença do RELS tipo 2b, observada em 20% das dissecções anatômicas, acompanhava-se de uma possibilidade maior de lesão inadvertida deste nervo durante a disseção do polo superior do lobo tireoidiano correspondente.

Ao estudo anátomo-cirúrgico inicial, seguiu-se a publicação de um estudo prospectivo aleatorizado, avaliando a função do MCT com eletromiografia pós-operatória em três grupos de pacientes submetidos à lobectomia tireoidiana:[59]

- *Grupo 1:* a dissecção do polo superior tireoidiano era efetuada pelo primeiro autor (CRC), com uma busca ativa do RELS com estimulador de nervo, com observação visual da contração do MCT no próprio campo operatório.
- *Grupo 2:* a dissecção do polo superior tireoidiano era efetuada pelo primeiro autor (CRC), sem uma busca ativa do RELS com estimulador de nervo.
- *Grupo 3:* a dissecção do polo superior tireoidiano era efetuada por um residente de Cirurgia Geral, auxiliado pelo primeiro autor (CRC), sem uma busca ativa do RELS com estimulador de nervo.

A incidência de lesão do RELS estatisticamente menor (0) nos pacientes do Grupo 1. Além disso, numa avaliação eletromiográfica tardia (6 meses após a cirurgia), um contingente considerável de pacientes continuava apresentando a paralisia do MCT.

Numa outra publicação, ficou claramente demonstrado que, em pacientes com lobos tireoidianos mais avantajados, a frequência do tipo 2b era significativamente maior.[60]

Estes achados foram amplamente confirmados em diversas publicações na literatura internacional, fazendo com que esta classificação fosse adotada universalmente.[20,61-64] Com o advento da monitorização intraoperatória dos nervos laríngeos em tireoidectomias e paratireoidectomias, algumas publicações estabeleceram parâmetros quantitativos para a efetiva monitorização do RELS durante estas cirurgias, principalmente em profissionais da voz, em lobos tireoidianos volumosos e em reoperações.[65-67]

## HEMATOMA CERVICAL

O hematoma ocorre após cerca de 1% das tireoidectomias, com incidência variando entre 0,5% e 1,5%.[68-70] Os principais fatores de risco associados ao surgimento de hematoma são: sexo masculino, idade avançada, Doença de Graves, hipertensão, doença renal crônica, distúrbios da coagulação, uso de medicações antiagregantes ou anticoagulantes e cirurgia realizada em serviço de baixo volume.[70-75]

### Profilaxia

A profilaxia do hematoma depende principalmente da hemostasia meticulosa durante a cirurgia. Em pacientes que utilizam antiagregantes e anticoagulantes, esses devem ser suspensos quando clinicamente permitido. Os principais mecanismos de hemorragia são perda de ligaduras, abertura de vasos cauterizados e sangramento de parênquima tireoidiano residual.[76,77]

Durante a cirurgia, atenção deve ser dada às principais artérias e veias encontradas no campo operatório (i.e. artérias tireóideas superior e inferior e suas respectivas veias; veia tireoidea média; veias jugulares anteriores) e também aos outros vasos menos calibrosos da região. A hemostasia pode ser obtida com uso de ligaduras, clipes hemostáticos, bisturi eletrônico monopolar e bipolar, bisturi ultrassônico e seladores de vasos.[78] A escolha do método depende da preferência e experiência de cada cirurgião, e muitas vezes na mesma cirurgia são utilizados mais de um método para obtenção de hemostasia satisfatória.

Antes do fechamento da ferida, solicita-se ao anestesista que eleve a pressão arterial do paciente a valores normais pré-operatórios, para controle de sangramentos arteriais, e após a manobra de Valsalva por meio da hiperinsuflação pulmonar pode ajudar a identificar fontes de sangramento venoso. Além disso, atenção deve ser dada ao despertar anestésico, que deve prevenir tosse, ânsia de vômito ou elevação da pressão arterial por dor.

A utilização de dreno cervical não tem eficácia comprovada em prevenir o surgimento de hemorragia e hematoma cervical. Além disso, o dreno pode não prevenir o desenvolvimento de hematoma compressivo devido a entupimento.[79-80]

### Diagnóstico

Os hematomas habitualmente ocorrem nas primeiras 24 horas após a cirurgia, com mais da metade dos casos ocorrendo em menos de 6 horas.[77,81] O paciente deve permanecer internado durante o período de maior risco de desenvolvimento de hematoma, sendo periodicamente avaliado por equipe de enfermagem.

Deve-se suspeitar de hematoma em casos que evoluem com disfagia, inchaço cervical, ansiedade, agitação, taquipneia, dispneia e estridor respiratório. Quando há suspeita de surgimento de hematoma, o paciente deve prontamente receber oxigênio suplementar e ser avaliado pela equipe médica. Uma pequena quantidade de pacientes com quadro mais leve (hematoma pequeno, sem expansão, sem comprometimento respiratório) pode ser manejada conservadoramente, com observação frequente dos sinais de deterioração do quadro. Pode-se considerar medicação com corticosteroide (para melhora do edema de via aérea) e ácido tranexâmico (para redução do sangramento).[76,82]

A presença de um hematoma compressivo no leito cirúrgico da tireoidectomia ou paratireoidectomia prejudica o retorno venoso e linfático dos vasos da laringe e da faringe, o que causa o quadro de estridor, dispneia e taquipneia e pode colocar em risco a capacidade de ventilação.

## Manejo

Nos casos de hematoma volumoso, em crescimento ou com comprometimento da ventilação, é necessária abordagem urgente para evacuação do hematoma e hemostasia em centro cirúrgico. Em casos de insuficiência respiratória, a evacuação do hematoma deve ser feita imediatamente, à beira leito, enquanto se providencia o retorno do paciente ao centro cirúrgico.

A evacuação deve ser feita de maneira estéril, sem a necessidade de anestésico sistêmico ou local. As etapas da evacuação são: abertura da pele e do subcutâneo, abertura da musculatura infra-hióidea, exposição da traqueia e cobertura da ferida com compressa. Após a evacuação, há melhora parcial do edema de via aérea e pode-se prosseguir com a intubação do paciente, feita por anestesista experiente e com cânula fina. Nos casos em que não é possível realizar a intubação orotraqueal, deve-se prosseguir com traqueostomia ou cricotireoidostomia.

Após o posicionamento de cânula endotraqueal, deve ser realizada a lavagem da ferida e revisão meticulosa da hemostasia, identificando e tratando a provável fonte da hemorragia e revisando todo o campo operatório. A hemostasia deve ser feita cautelosamente, evitando lesão das paratireoides e dos nervos laríngeos. O fechamento é feito de maneira habitual.[76,82]

A ocorrência de hematoma aumenta a chance de outras complicações, como hipocalcemia, lesão de nervo laríngeo inferior, infecção ou deiscência de ferida operatória e pneumonia. Portanto, é necessário seguimento pós-operatório mais próximo nesses casos. Além disso, o evento pode ser traumático para o paciente e familiares, necessitando comunicação atenciosa e, se necessário, suporte psicológico.[73]

## REFERÊNCIAS BIBLIOGRÁFICAS


1. Dorairajan N, Pradeep PV. Vignette thyroid surgery: A glimpse into its history. International Surgery. 2013;98(1).
2. Dadan J, Nowacka A. A journey into the past--the history of thyroid surgery. Wiadomoci lekarskie (Warsaw, Poland : 1960). 2008;61(1-3).
3. Becker WF. Presidential address: Pioneers in thyroid surgery. Annals of surgery. 1977;185(5).
4. Su A, Wang B, Gong Y, Gong R, Li Z, Zhu J. Risk factors of hypoparathyroidism following total thyroidectomy with central lymph node dissection. Medicine (United States). 2017;96(39).
5. Christou N, Mathonnet M. Complications after total thyroidectomy. Journal of Visceral Surgery. 2013.
6. Thomusch O, Machens A, Sekulla C, Ukkat J, Lippert H, Gastinger I, et al. (Eds.). Multivariate analysis of risk factors for postoperative complications in benign goiter surgery: Prospective multicenter study in Germany. World Journal of Surgery. 2000.
7. Cannizzaro MA, Lo Bianco S, Picardo MC, Provenzano D, Buffone A. How to avoid and to manage post-operative complications in thyroid surgery. Updates in Surgery. 2017.
8. Araujo Filho VJFd, Araujo-Neto VJFd, Matos LLd. Time heals. A study of thyroidectomy scars. Archives of Head and Neck Surgery. 2021;50.
9. Dedivitis RA, Aires FT, Cernea CR. Hypoparathyroidism after thyroidectomy: Prevention, assessment and management. Current Opinion in Otolaryngology and Head and Neck Surgery. 2017.
10. Paduraru DN, Ion D, Carsote M, Andronic O, Bolocan A. Post-thyroidectomy Hypocalcemia - Risk Factors and Management. Chirurgia. 2019;114(5).
11. Bergenfelz A, Jansson S, Kristoffersson A, MÃ¥rtensson H, ReihnÃ©r E, Wallin G, et al. Complications to thyroid surgery: Results as reported in a database from a multicenter audit comprising 3,660 patients. Langenbeck's Archives of Surgery. 2008;393(5).
12. Lorente-Poch L, Sancho JJ, Ruiz S, Sitges-Serra A. Importance of in situ preservation of parathyroid glands during total thyroidectomy. British Journal of Surgery. 2015;102(4).
13. Tjahjono R, Nguyen K, Phung D, Riffat F, Palme CE. Methods of identification of parathyroid glands in thyroid surgery: A literature review. ANZ Journal of Surgery. 2021.
14. Cakmakli S, Aydintug S, Erdem E. Post-thyroidectomy hypocalcemia: Does arterial ligation play a significant role? International Surgery. 1992;77(4).
15. Dolapci M, Doganay M, Reis E, Kama NA. Truncal ligation of the inferior thyroid arteries does not affect the incidence of hypocalcaemia after thyroidectomy. European Journal of Surgery. 2000;166(4).
16. Herranz GonzÃ¡lez-Botas J, Lourido Piedrahita D. Hypocalcaemia After Total Thyroidectomy: Incidence, Control and Treatment. Acta Otorrinolaringologica (English Edition). 2013;64(2).
17. Revelli L, Damiani G, Bianchi CBNA, Vanella S, Ricciardi W, Raffaelli M, et al. Complications in thyroid surgery. Harmonic Scalpel, Harmonic Focus versus Conventional Hemostasis: A meta-analysis. International Journal of Surgery. 2016.
18. Zambudio AR, Rodríguez J, Riquelme J, Soria T, Canteras M, Parrilla P. Prospective study of postoperative complications after total thyroidectomy for multinodular goiters by surgeons with experience in endocrine surgery. Annals of surgery. 2004;240(1).
19. Pattou F, Combemale F, Fabre S, Carnaille B, Decoulx M, Wemeau JL, et al. (Eds.). Hypocalcemia following thyroid surgery: Incidence and prediction of outcome. World Journal of Surgery. 1998.
20. Rosato L, Avenia N, Bernante P, De Palma M, Gulino G, Nasi PG, et al. Complications of Thyroid Surgery: Analysis of a Multicentric Study on 14,934 Patients Operated on in Italy over 5 Years. World Journal of Surgery. 2004;28(3).
21. Al-Dhahri SF, Mubasher M, Mufarji K, Allam OS, Terkawi AS. Factors predicting post-thyroidectomy hypoparathyroidism recovery. World Journal of Surgery. 2014;38(9).
22. Kalyoncu D, Gonullu D, Gedik ML, Er M, Kuroglu E, Igdem AA, et al. Analysis of the factors that have an effect on hypocalcemia following thyroidectomy. Turkish Journal of Surgery. 2013;29(4).
23. Raffaelli M, De Crea C, D'Amato G, Moscato U, Bellantone C, Carrozza C, et al. Post-thyroidectomy hypocalcemia is related to parathyroid dysfunction even in patients with normal parathyroid hormone concentrations early after surgery. Surgery (United States). 2016;159(1).
24. Prazenica P, O'Driscoll K, Holy R. Incidental parathyroidectomy during thyroid surgery using capsular dissection technique. Otolaryngology - Head and Neck Surgery (United States). 2014;150(5).

25. Edafe O, Antakia R, Laskar N, Uttley L, Balasubramanian SP. Systematic review and meta-analysis of predictors of post-thyroidectomy hypocalcaemia. British Journal of Surgery. 2014.
26. Lukinovic J, Bilic M. Overview of thyroid surgery complications. Acta Clinica Croatica. 2020.
27. Alhefdhi A, Mazeh H, Chen H. Role of Postoperative Vitamin D and/or Calcium Routine Supplementation in Preventing Hypocalcemia After Thyroidectomy: A Systematic Review and Meta-Analysis. The Oncologist. 2013;18(5).
28. Langner E, Tincani AJ, del Negro A. Use of prophylactic oral calcium after total thyroidectomy: A prospective study. Archives of Endocrinology and Metabolism. 2017;61(5).
29. Coimbra C, Monteiro F, Oliveira P, Ribeiro L, de Almeida MG, Conde A. Hypoparathyroidism following thyroidectomy: Predictive factors. Acta Otorrinolaringologica Espanola. 2017;68(2).
30. Houlton JJ, Pechter W, Steward DL. PACU PTH facilitates safe outpatient total thyroidectomy. Otolaryngology - Head and Neck Surgery. 2011;144(1).
31. Kakava K, Tournis S, Papadakis G, Karelas I, Stampouloglou P, Kassi E, et al. Postsurgical hypoparathyroidism: A systematic review. In Vivo. 2016.
32. Rosa KM, de Matos LL, Cernea CR, Brandão LG, de Araújo Filho VJF. Postoperative calcium levels as a diagnostic measure for hypoparathyroidism after total thyroidectomy. Archives of Endocrinology and Metabolism. 2015;59(5).
33. Sanabria A, Kowalski LP, Tartaglia F. Inferior thyroid artery ligation increases hypocalcemia after thyroidectomy: A meta-analysis. Laryngoscope. 2018.
34. Goldenberg D, Ferris RL, Shindo ML, Shaha A, Stack B, Tufano RP. Thyroidectomy in patients who have undergone gastric bypass surgery. Head and Neck. 2018;40(6).
35. Luiz AVC, Matos LL, Tavares MR, Dedivitis RA, Pinto FR, Cernea CR, et al. Hipomagnesemia como fator de risco para hipoparatireoidismo em tireoidectomias. Rev Bras Cir Cabeca Pescoco. 2015;44(2):100-3.
36. Mahmoud RRdGL, de Araujo Neto VJF, Alves W, Lin CS, Leite AKN, Matos LL, et al. Hypomagnesemia associated with hypocalcemia after total thyroidectomy: An observational study. Magnesium Research. 2016;29(2).
37. Boudourakis LD, Wang TS, Roman SA, Desai R, Sosa JA. Evolution of the surgeon-volume, patient-outcome relationship. Annals of Surgery. 2009;250(1).
38. Smith J, Douglas J, Smith B, Dougherty T, Ayshford C. Assessment of recurrent laryngeal nerve function during thyroid surgery. Annals of the Royal College of Surgeons of England. 2014;96(2).
39. Henry BM, Sanna S, Graves MJ, Vikse J, Sanna B, Tomaszewska IM, et al. The Non-Recurrent Laryngeal Nerve: A meta-analysis and clinical considerations. PeerJ. 2017;2017(3).
40. Steurer M, Passler C, Denk DM, Schneider B, Niederle B, Bigenzahn W. Advantages of recurrent laryngeal nerve identification in thyroidectomy and parathyroidectomy and the importance of preoperative and postoperative laryngoscopic examination in more than 1000 nerves at risk. Laryngoscope. 2002;112(1).
41. Biswas SS, Hossain MM, Mahbub S, Razib SF. Routine Exposure Versus Non-Exposure of Recurrent Laryngeal Nerve during Thyroid Surgery: Our Experience of 300 Cases. Mymensingh medical journal: MMJ. 2022;31(1).
42. Ahmed M, Aurangzeb, Abbas S, Boota M, Ashfaq M, Rashid AZ, et al. Should we routinely expose recurrent laryngeal nerve(s) during thyroid surgery? Journal of the College of Physicians and Surgeons Pakistan. 2013;23(3).
43. Pisanu A, Porceddu G, Podda M, Cois A, Uccheddu A. Systematic review with meta-analysis of studies comparing intraoperative neuromonitoring of recurrent laryngeal nerves versus visualization alone during thyroidectomy. Journal of Surgical Research. 2014;188(1).
44. Wong KP, Mak KL, Wong CKH, Lang BHH. Systematic review and meta-analysis on intra-operative neuro-monitoring in high-risk thyroidectomy. International Journal of Surgery. 2017.
45. Wojtczak B, Sutkowski K, Kaliszewski K, Barczynski M, Bolanowski M. Thyroid reoperation using intraoperative neuromonitoring. Endocrine. 2017;58(3).
46. Yumoto E, Sanuki T, Kumai Y. Immediate recurrent laryngeal nerve reconstruction and vocal outcome. Laryngoscope. 2006;116(9).
47. Simo R, Nixon IJ, Rovira A, Vander Poorten V, Sanabria A, Zafereo M, et al. Immediate Intraoperative Repair of the Recurrent Laryngeal Nerve in Thyroid Surgery. Laryngoscope. 2021.
48. Gurrado A, Pasculli A, Pezzolla A, Di Meo G, Fiorella ML, Cortese R, et al. A method to repair the recurrent laryngeal nerve during thyroidectomy. Canadian Journal of Surgery. 2018;61(4).
49. Sanuki T, Yumoto E, Minoda R, Kodama N. The role of immediate recurrent laryngeal nerve reconstruction for thyroid cancer surgery. Journal of Oncology. 2010.
50. Crumley RL. Repair of the recurrent laryngeal nerve. Otolaryngol Clin North Am. 1990 Jun;23(3):553-63.
51. Ryu CH, Lee SJ, Cho JG, Choi IJ, Choi YS, Hong YT, et al. Care and Management of Voice Change in Thyroid Surgery: Korean Society of Laryngology, Phoniatrics and Logopedics Clinical Practice Guideline. Clinical and Experimental Otorhinolaryngology. 2022;15(1).
52. Ryu CH, Kwon TK, Kim H, Kim HS, Park IS, Woo JH, et al. Guidelines for the management of unilateral vocal fold paralysis from the Korean society of laryngology, phoniatrics and logopedics. Clinical and Experimental Otorhinolaryngology. 2020.
53. Chandrasekhar SS, Randolph GW, Seidman MD, Rosenfeld RM, Angelos P, Barkmeier-Kraemer J, et al. Clinical practice guideline: Improving voice outcomes after thyroid surgery. Otolaryngology - Head and Neck Surgery (United States). 2013;148(6 SUPPL.).
54. Hartl DM, Travagli JP, Leboulleux S, Baudin E, Brasnu DF, Schlumberger M. Clinical review: Current concepts in the management of unilateral recurrent laryngeal nerve paralysis after thyroid surgery. Journal of Clinical Endocrinology and Metabolism. 2005.
55. Laccourreye O, Papon JF, Kania R, Crevier-Buchman L, Brasnu D, Hans S. Intracordal injection of autologous fat in patients with unilateral laryngeal nerve paralysis: Long-term results from the patient's perspective. Laryngoscope. 2003;113(3).
56. Remacle M, Lawson G. Results with collagen injection into the vocal folds for medialization. Current Opinion in Otolaryngology and Head and Neck Surgery. 2007.
57. Finck C. Laryngeal dysfunction after thyroid surgery: Diagnosis, evaluation and treatment. Acta Chirurgica Belgica. 2006.
58. Cernea CR, Ferraz AR, Nishio S, Dutra A, Hojaij FC, Dos Santos LRM. Surgical anatomy of the external branch of the superior laryngeal nerve. Head & Neck. 1992;14(5).
59. Cernea CR, Ferraz AR, Furlani J, Monteiro S, Nishio S, Hojaij FC, et al. Identification of the external branch of the superior laryngeal nerve during thyroidectomy. The American Journal of Surgery. 1992;164(6).
60. Cernea CR, Nishio S, Hojaij FC. Identification of the external branch of the superior laryngeal nerve (EBSLN) in large goiters. American Journal of Otolaryngology--Head and Neck Medicine and Surgery. 1995;16(5).

61. Stojadinovic A, Shaha AR, Orlikoff RF, Nissan A, Kornak MF, Singh B, et al. Prospective functional voice assessment in patients undergoing thyroid surgery. Annals of Surgery. 2002;236(6).
62. Kim SW, Kim ST, Park HS, Lee HS, Hong JC, Kwon SB, et al. Voice Examination in Patients with Decreased High Pitch after Thyroidectomy. Indian Journal of Otolaryngology and Head and Neck Surgery. 2012;64(2).
63. Menon RR, Murali S, Gopalakrishnan Nair C, Babu MJC, Jacob P. Correlation between the cernea classification of external branch of superior laryngeal nerve in relation to the ultrasound-based volume of thyroid gland. Indian Journal of Endocrinology and Metabolism. 2017;21(6).
64. Babu RD, Paul D. Laryngeal Nerves and Voice Change in Thyroid Surgery. Indian Journal of Surgical Oncology. 2022.
65. Barczynski M, Konturek A, Stopa M, Honowska A, Nowak W. Randomized controlled trial of visualization versus neuromonitoring of the external branch of the superior laryngeal nerve during thyroidectomy. World Journal of Surgery. 2012;36(6).
66. Potenza AS, Phelan EA, Cernea CR, Slough CM, Kamani DV, Darr A, et al. Normative Intra-operative Electrophysiologic Waveform Analysis of Superior Laryngeal Nerve External Branch and Recurrent Laryngeal Nerve in Patients Undergoing Thyroid Surgery. World Journal of Surgery. 2013;37(10):2336-42.
67. Barczynski M, Randolph GW, Cernea CR, Dralle H, Dionigi G, Alesina PF, et al. External branch of the superior laryngeal nerve monitoring during thyroid and parathyroid surgery: International neural monitoring study Group standards guideline statement. Laryngoscope. 2013.
68. Weiss A, Lee KC, Brumund KT, Chang DC, Bouvet M. Risk factors for hematoma after thyroidectomy: results from the nationwide inpatient sample. Surgery. 2014
69. Dehal A, Abbas A, Hussain F, Johna S. Risk factors for neck hematoma after thyroid or parathyroid surgery: ten-year analysis of the nationwide inpatient sample database. The Permanente journal. 2015;19(1).
70. Dehal A, Abbas A, Al-Tememi M, Hussain F, Johna S. Impact of surgeon volume on incidence of neck hematoma after thyroid and parathyroid surgery: Ten years' analysis of nationwide in-patient sample database. American Surgeon. 2014;80(10).
71. Quimby AE, Wells ST, Hearn M, Javidnia H, Johnson-Obaseki S. Is there a group of patients at greater risk for hematoma following thyroidectomy? A systematic review and meta-analysis. Laryngoscope. 2017;127(6).
72. Mohtashami S, Richardson K, Forest VI, Mlynarek A, Payne RJ, Tamilia M, et al. Thyroidectomy for Graves Disease Predicts Postoperative Neck Hematoma and Hypocalcemia: A North American cohort study. Annals of Otology, Rhinology and Laryngology. 2022;131(4).
73. Mahoney RC, Vossler JD, Woodruff SL, Murayama KM. Predictors and Consequences of Hematoma After Thyroidectomy: An American College of Surgeons National Surgical Quality Improvement Program Database Analysis. Journal of Surgical Research. 2021;260.
74. Suzuki S, Yasunaga H, Matsui H, Fushimi K, Saito Y, Yamasoba T. Factors associated with neck hematoma after thyroidectomy a retrospective analysis using a Japanese inpatient database. Medicine (United States). 2016;95(7).
75. Fan C, Zhou X, Su G, Zhou Y, Su J, Luo M, et al. Risk factors for neck hematoma requiring surgical re-intervention after thyroidectomy: A systematic review and meta-analysis. BMC Surgery. 2019.
76. Harding J, Sebag F, Sierra M, Palazzo FF, Henry JF. Thyroid surgery: Postoperative hematoma - Prevention and treatment. Langenbeck's Archives of Surgery. 2006;391(3).
77. Smith RB, Coughlin A. Thyroidectomy Hemostasis. Otolaryngologic Clinics of North America. 2016.
78. Hua N, Quimby AE, Johnson-Obaseki S. Comparing Hematoma Incidence between Hemostatic Devices in Total Thyroidectomy: A Systematic Review and Meta-analysis. Otolaryngology - Head and Neck Surgery (United States). 2019.
79. Maroun CA, El Asmar M, Park SJ, El Asmar ML, Zhu G, Gourin CG, et al. Drain placement in thyroidectomy is associated with longer hospital stay without preventing hematoma. Laryngoscope. 2020;130(5).
80. Samraj K, Gurusamy KS. Wound drains following thyroid surgery. Cochrane Database of Systematic Reviews. 2007.
81. Balentine CJ, Sippel RS. Outpatient Thyroidectomy. Is it Safe? Surgical Oncology Clinics of North America. 2016.
82. Iliff HA, El-Boghdadly K, Ahmad I, Davis J, Harris A, Khan S, et al. Management of haematoma after thyroid surgery: systematic review and multidisciplinary consensus guidelines from the Difficult Airway Society, the British Association of Endocrine and Thyroid Surgeons and the British Association of Otorhinolaryngology, Head and Neck Surgery. Anaesthesia. 2022;77(1).

# INTERVENÇÕES LARÍNGEAS NAS PARALISIAS GLÓTICAS APÓS TIREOIDECTOMIA E PARATIREOIDECTOMIA

CAPÍTULO 33

Rogério A. Dedivitis ▪ Domingos Hiroshi Tsuji

## INTRODUÇÃO

As paralisias laríngeas referem-se à completa denervação da prega vocal, com ausência de atividade motora, demonstrável por eletroneuromiografia. Já a paresia pressupõe a existência de função residual do nervo,[1] o que corresponde à maioria dos casos de alteração de motilidade após tireoidectomia e paratireoidectomia.

O nervo laríngeo inferior ou recorrente inerva os músculos cricoaritenóideo posterior, cricoaritenóideo lateral, tireoaritenóideo e interaritenóideo. Devido ao seu maior trajeto à esquerda, torna-se mais suscetível a lesões.[2] O nervo laríngeo superior tem o ramo interno com fibras aferentes sensitivas da supraglote e glote, enquanto que seu ramo externo fornece fibras motoras ao músculo cricotireóideo, permitindo o estiramento e a tensão das pregas vocais.[3]

## MECANISMOS DE LESÃO

As lesões neurais periféricas são divididas em:

- Neuropraxia: alteração na condução nervosa sem a ruptura do axônio ou perineuro.
- Axoniotmese: perda da continuidade do nervo, mas sem ruptura de seu tecido conjuntivo (endoneuro, perineuro ou epineuro).
- Neurotmese ou transecção completa do nervo e seu tecido conjuntivo.[4]

## QUADRO CLÍNICO E DIAGNÓSTICO

A lesão do nervo laríngeo recorrente provoca paralisia de todos os músculos intrínsecos da laringe, exceto o CT. A posição da prega vocal paralisada pode variar de mediana, paramediana e intermediária. Quanto mais próxima da posição mediana, menos sintomas são observados; quanto maior a fenda vocal, mais intensos são os sintomas. O principal sintoma na paralisia unilateral é a disfonia, com predomínio da soprosidade, fadiga vocal e diminuição da intensidade vocal.

Na paralisia recorrencial bilateral, a posição das pregas vocais costuma ser em adução, geralmente, na posição paramediana, o que não causa grande repercussão na voz. Entretanto, ocorre dispneia habitualmente logo após a paralisia.[5]

No acometimento do ramo externo do nervo laríngeo superior, a queixa inicial é de voz mais "grossa", em especial em pacientes do sexo feminino e, em alguns casos, fadiga vocal. Pode-se observar discreta soprosidade, que pode ser consequência do relaxamento das pregas vocais, contudo, com tempos máximos fonatórios dentro dos padrões de normalidade, na maioria dos casos. Contudo, o que mais chama a atenção é a restrição de modulação das frequências altas. Essa restrição é decorrente da alteração no estiramento e tensão do músculo cricotireóideo. Em lesões unilaterais, há compensação pelo funcionamento adequado da prega vocal contralateral, e as queixas vocais são raras. Cantores e profissionais da voz podem apresentar queixa quanto à afinação vocal.[6]

Na paralisia de prega vocal, os músculos tornam-se flácidos no início e, mais tarde, apresentam vários graus de atrofia e fibrose.

Quando a causa da paralisia é evidente, como após tireoidecomia ou paratireoidectomia, não é necessário prosseguir com a investigação etiológica, mas apenas a realização de laringoscopia para comprovação – seja rígida ou flexível (nasolaringofibroscopia). Durante o exame laringoscópico, devem-se observar: simetria laríngea; mobilidade das pregas vocais e presença de arqueamento/atrofia; lado comprometido (uni ou bilateral); posição de fixação da prega vocal; mobilidade das aritenoides durante a fonação e a inspiração; tensão e alongamento das pregas vocais à emissão de sons com variação de frequência; e presença de compensação supraglótica.

A avaliação dinâmica de voz é mais bem avaliada com a video-nasofibrolaringoscopia, permitindo que o paciente esteja em uma posição mais fisiológica possível para executar as tarefas vocais. A protrusão da língua durante o exame de video-laringoestroboscopia gera uma posição não fisiológica de vocalização, podendo esse tipo de avaliação não detectar as alterações sutis de movimento da laringe. A estroboscopia permite avaliar anormalidades vibratórias, a frequência fundamental da voz e as discrepâncias na altura do processo vocal.[7]

A gravidade da lesão está correlacionada com a taxa de recuperação: Neuropraxia pode resolver em dias a semanas, enquanto, nas demais, pode não haver recuperação. Mesmo sem haver recuperação da movimentação da prega acometida, a compensação pela prega vocal móvel pode melhorar a disfonia e a aspiração. Espera-se que em seis meses as adaptações mais significativas já tenham ocorrido.[8,9] A eletromiografia de laringe avalia a integridade dos nervos e músculos da laringe e pode fornecer informações importantes quanto ao prognóstico da recuperação do nervo, orientando o profissional quanto ao melhor momento para a cirurgia.

## TRATAMENTO

A terapia vocal é uma opção de tratamento não invasivo que pode ser realizada, tanto antes, como pós-tratamento cirúrgico nos casos de paralisias. Os pacientes aprendem a melhorar sua capacidade, sem adotar comportamentos de má adaptação. Se ocorrer regeneração espontânea do nervo e consequente melhoria da voz, durante a terapia, os pacientes estarão aptos para extrair maiores benefícios da produção vocal.

### Paralisia Unilateral

A maioria dos pacientes com paralisia unilateral, se não houver evidência definitiva de transecção do nervo laríngeo recorrente, questiona o tempo de recuperação e o prognóstico quanto ao movimento de suas pregas vocais. De fato, o prognóstico da recuperação da função neural é crítico para a escolha do tratamento. Se não houver perspectiva de recuperação, procedimentos permanentes podem ser oferecidos. Todavia, na expectativa de restauração do movimento das pregas vocais, procedimentos permanentes podem interferir na função vibratória normal da prega vocal, pois eles também envolvem a modificação da estrutura laríngea. A previsão de prognóstico pode ser facilitada pela eletromiografia da laringe, no entanto, nem sempre é um método disponível. Assim, os médicos necessitam das informações clínicas para avaliar a probabilidade de recuperação.[9] Uma metanálise sobre a história natural de paralisia idiopática descobriu que a recuperação espontânea da mobilidade ocorreu dentro de 6 a 12 meses desde o início do quadro.[10]

Nas paralisias na posição mediana, o impacto na fonação e na deglutição será mínimo. O paciente poderá referir fadiga vocal e pode-se observar redução do tempo máximo fonatório, devido à diminuição da resistência da prega vocal afetada à passagem do ar. As paralisias na posição paramediana ocasionam maior impacto vocal, com redução do tempo máximo fonatório. Há possível evolução com compensação supraglótica, com *pitch* mais grave. Podem ocorrer engasgos com alimentos líquidos. À videofluoroscopia da deglutição, podem ocorrer penetração e aspiração durante a deglutição de consistência líquida e estases de grau discreto na transição faringoesofágica, geralmente sem queixa clínica. Nas paralisias em abdução, pode-se verificar ausência de sonoridade (afonia) e/ou compensações com as estruturas da supraglote, com soprosidade, redução do tempo máximo fonatório e incoordenação pneumofonoarticulatória. A videofluoroscopia pode mostrar penetração e aspiração durante a deglutição para todas as consistências, devido à alteração do fechamento laríngeo e redução da elevação laríngea devido à diminuição da pressão infraglótica. Ocorrem estases na hipofaringe, cansaço aos esforços físicos, fadiga vocal e engasgos durante a alimentação.

A prescrição rotineira de esteroides sistêmicos não é recomendada para o tratamento da paralisia unilateral de prega vocal, porque esses medicamentos podem causar efeitos adversos, embora haja falta de evidências para seu benefício na recuperação da função neural.[9]

Pacientes com paralisia unilateral que apresentam aspiração franca e histórico prévio de doença pulmonar podem evoluir com elevada morbidade e mortalidade secundárias a pneumonias aspirativas.[11] Quando medidas clínicas e fonoaudiológicas não conseguem controlar a aspiração, procedimentos para restaurar a competência glótica devem ser antecipados. Na possibilidade de reversibilidade da prega paralisada, preferem-se as técnicas de medialização reversíveis ou de baixo impacto para a movimentação da prega vocal. Como alternativas, pode-se utilizar a injeção de gelatinas absorvíveis ou a tireoplastia tipo I.[11-13]

Paralisias unilaterais não compensadas são tratadas com procedimentos de medialização de prega vocal visando a restaurar a competência glótica:

#### *Injeção Intracordal*

Os requisitos para materiais de injeção incluem resposta tecidual mínima, ausência de oncogenicidade, não absorção e ausência de migração. Para fins clínicos, é útil classificar os materiais conforme sua duração – temporários e duradouros. As propriedades viscoelásticas e a biocompatibilidade dos materiais determinam sua duração. Ácido hialurônico, colágeno e carboximetilcelulose são materiais temporários. Materiais de ação prolongada incluem hidroxiapatita de cálcio, gordura e microesferas de polimetilmetacrilato.[14] A aplicação pode ser feita em ambiente de centro cirúrgico sob laringoscopia direta ou ambulatorialmente sob anestesia local (Fig. 33-1). Pode ser realizada por via endoscópica ou percutânea (através da cartilagem tireóidea ou das membranas cricotireóidea ou tireoióidea). A injeção pode ser realizada em qualquer fase da paralisia. Intervenções precoce e ativa com materiais de injeção temporária são recomendadas para prevenir complicações pulmonares e garantir a qualidade de vida de paciente com alta demanda vocal. Contudo, o ajuste refinado da qualidade vocal nem sempre é possível por esta técnica.

#### *Tireoplastia Tipo I*

É realizada por cervicotomia sob anestesia local e sedação. Uma janela é confeccionada na cartilagem tireóidea na altura do andar glótico e por ela é introduzido um implante aloplástico permanente, como silicone e *Goretex* (Fig. 33-2). A finalidade é medializar a prega vocal paralisada. O paciente é solicitado a emitir vogal sustentada e fala encadeada ao longo da cirurgia para permitir o ajuste adequado do implante, que é moldado de forma customizada, visando a obter a melhor qualidade vocal sem comprometer a função respiratória. A medialização pode reduzir as taxas de penetração e aspiração em pacientes com paralisia unilateral crônica. Se o paciente estiver sob risco de aspiração, a medialização deve ser considerada como opção.

#### *Rotação ou Adução da Cartilagem Aritenóidea*

É realizada por cervicotomia. Quando um grande *gap* glótico posterior e/ou uma diferença de nível estiver presente, sua adição à técnica de medialização pode ser benéfica para melhores resultados vocais. Geralmente é indicada quando existe supradesnivelamento da prega paralisada. O processo muscular da aritenoide deve ser identificado e suturado para produzir uma tração anteroinferior, simulando a contração do músculo cricoaritenóideo lateral (Fig. 33-3). Assim, o processo vocal da prega paralisada é medianizado e rebaixado, permitindo sua aposição mais adequada com a prega normal e melhor fechamento glótico.[15]

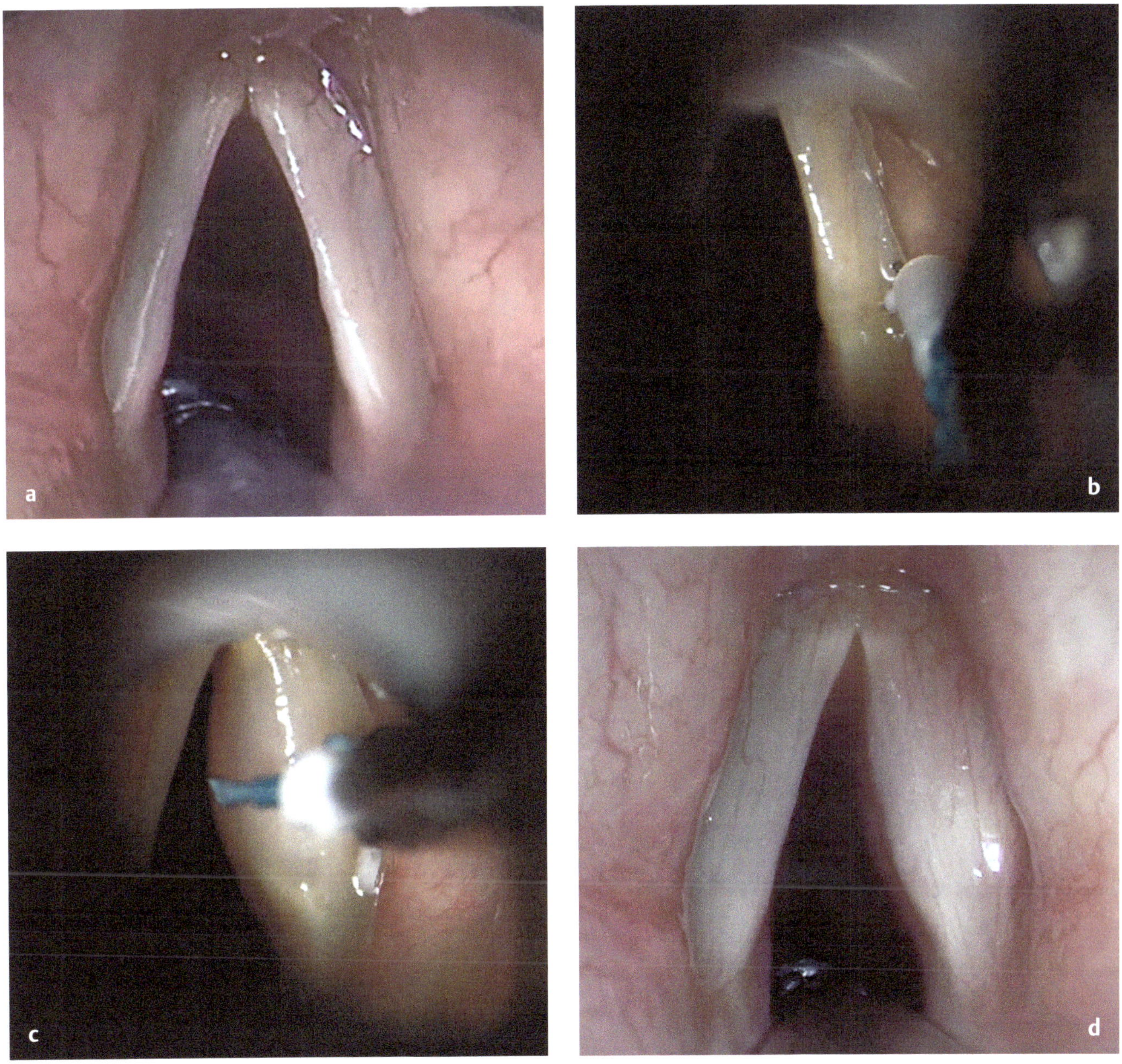

Fig. 33-1. Injeção de Radiesse® na prega vocal direita. (a) Condição das pregas vocais antes da injeção; (b) posicionamento da agulha tipo *butterfly*, com suas asas já cortadas, com a ajuda de uma pinça saca-bocado; (c) injeção de Radiesse® no espaço paraglótico da prega vocal direita; (d) prega vocal direita abaulada, imediatamente após a injeção.

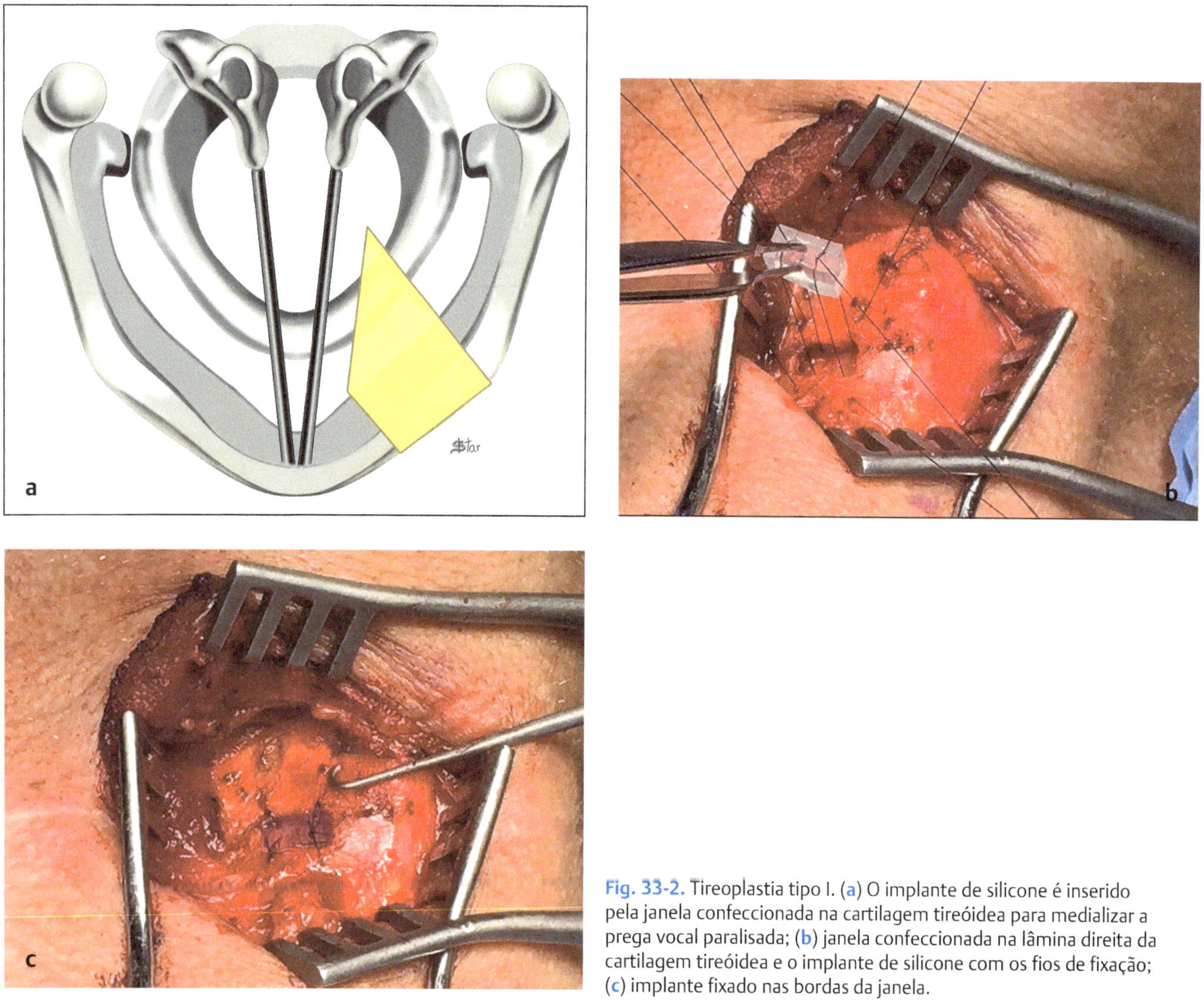


Fig. 33-2. Tireoplastia tipo I. (a) O implante de silicone é inserido pela janela confeccionada na cartilagem tireóidea para medializar a prega vocal paralisada; (b) janela confeccionada na lâmina direita da cartilagem tireóidea e o implante de silicone com os fios de fixação; (c) implante fixado nas bordas da janela.

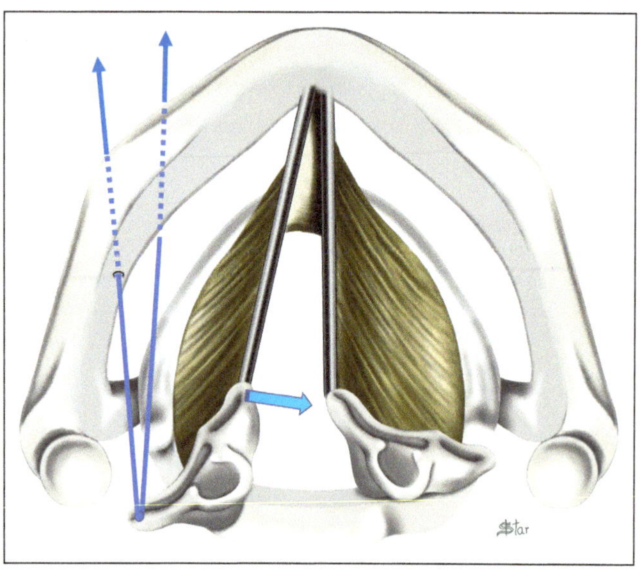

Fig. 33-3. Rotação de aritenoide – o processo muscular é tracionado no sentido anteroinferior e promove a medialização do processo vocal.

Uma metanálise comparou técnica de injeção com hidroxiapatita de cálcio *versus* medialização com silicone. A melhoria da voz dentro de um ano foi comparável em termos do Índice de Desvantagem Vocal (VHI) e tempo fonatório máximo (MPT).[16] Uma revisão sistemática dos resultados de técnica de injeção e tireoplastia tipo I para paralisia unilateral não mostrou diferenças significativas pós-operatórias em avaliação por meio objetivo (resultados acústicos e aerodinâmicos; tempo máximo fonatório, *jitter*, *shimmer*, proporção harmônico-ruído etc.), subjetivo (VHI, avaliação perceptivo-auditiva da voz etc.) e laringoscopia.[17]

## Paralisia Bilateral

Na paralisia bilateral de pregas vocais, a dispneia pode indicar a necessidade de intervenção imediata para garantir a permeabilidade da via aérea por meio de traqueostomia. Trata-se de opção terapêutica que confere a melhor condição respiratória e boas proteção das vias aéreas e qualidade vocal, no entanto, não costuma ser aceita pelo paciente como procedimento definitivo, haja vista o estigma pela presença do traqueostoma.[10,16]

As opções cirúrgicas têm como finalidade a ampliação da glote, visando a manter pérvia a via aérea (Fig. 33-4). Entretanto, a melhoria do padrão respiratório leva à piora da qualidade vocal. Os procedimentos cirúrgicos avaliados em uma revisão sistemática melhoraram a função respiratória na maioria dos pacientes e permitiram a decanulação naqueles com traqueostomia. No entanto, nenhuma das técnicas apresentou resultados respiratórios e funcionais melhores do que os registrados pelas demais. Assim, a decisão sobre qual técnica realizar deve ser feita com base no julgamento de um cirurgião experiente.[18] Existem várias opções cirúrgicas[1] que serão descritas a seguir.

## *Técnicas Endoscópicas*

Os acessos endolaríngeos representaram significativo avanço na abordagem da paralisia bilateral de pregas vocais por apresentarem menor morbidade. A finalidade é ampliar a região aérea posterior (parte respiratória da glote), sem comprometer a proteção das vias respiratórias (aspiração). Os pacientes devem estar cientes de que a voz pode ficar com volume baixo. As vantagens do uso do *laser* de $CO_2$ incluem maior precisão e melhor hemostasia, com pouca manipulação do tecido.

- Cordotomia transversa posterior associada à aritenoidectomia parcial é uma técnica eficaz, podendo restaurar, em um único procedimento, a via aérea sem grandes prejuízos na função fonatória e esfincteriana da laringe. A prega vocal é separada do processo vocal.[19] Uma variação da técnica agrega a cordotomia transversa posterior à excisão em cunha do aspecto posterior da prega vestibular (Fig. 33-4).
- Aritenoidectomia endoscópica a *laser*: é segura e eficaz para melhorar as vias respiratórias, seja como cirurgia de primeira linha, seja como secundária após outras abordagens ineficazes.[20]
- Tenotomia dos adutores, em que o ligamento vocal e os músculos TA e IA são seccionados juntamente às suas inserções, na cartilagem aritenóidea, visando a eliminar as forças adutoras sobre a aritenoide, fazendo predominar a ação abdutora do músculo CAP.[21]
- Laterofixação endoscópica das pregas vocais: é um método seguro e de fácil realização, porém, pode ser insuficiente e deve ser complementado com outros métodos.[22]

## *Técnicas Abertas*

Aritenoidectomia externa (cirurgia de Woodman), tireoplastia tipo II (lateralização) e reinervação têm sido descritas como opções.

- Métodos de reinervação, por meio de inserção de um pedículo neuromuscular, por exemplo, do nervo frênico ou alça do hipoglosso, embora nenhum tenha obtido sucesso clínico até o momento em termos de mobilidade, mas com possível impacto na preservação do tônus muscular.[23] Técnicas de reinervação e marca-passos laríngeos só foram experimentados em pequenos ensaios clínicos. Assim, não se

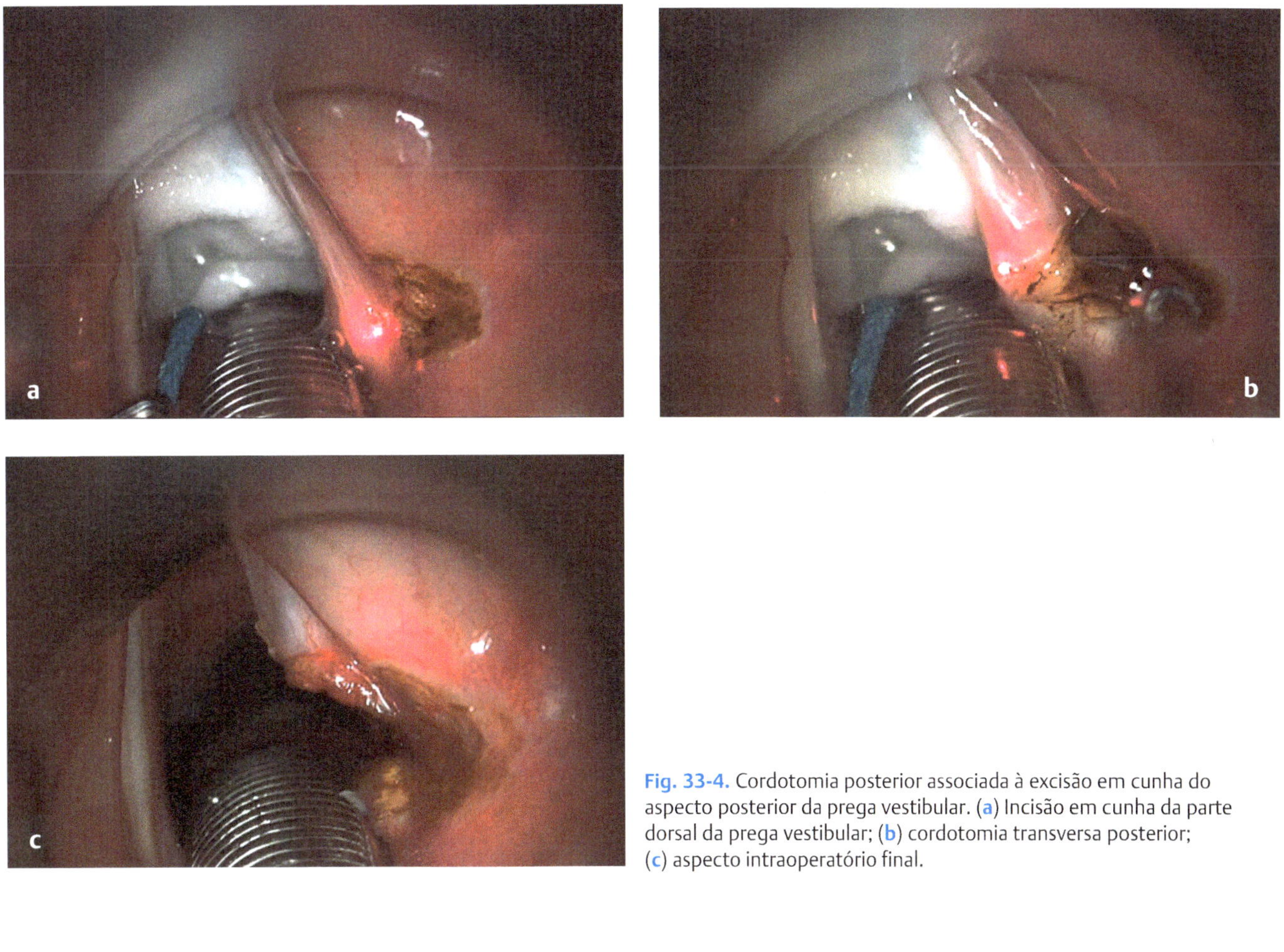

**Fig. 33-4.** Cordotomia posterior associada à excisão em cunha do aspecto posterior da prega vestibular. (**a**) Incisão em cunha da parte dorsal da prega vestibular; (**b**) cordotomia transversa posterior; (**c**) aspecto intraoperatório final.

pode concluir pelo equilíbrio certo entre restaurar as vias aéreas e manter uma voz adequada por meio delas. Uma improvável reinervação funcionalmente completa após a cirurgia de reconstrução do nervo recorrente só poderia ser esperada se as fibras nervosas originais responsáveis pela adução e abdução, respectivamente, fossem reconectadas corretamente aos respectivos músculos-alvo originais.[24]

## CONSIDERAÇÕES FINAIS

Este texto teve como objetivo fornecer uma visão geral do tema da paralisia laríngea, abordando seus principais aspectos e conceitos. Caso haja interesse em uma abordagem mais aprofundada das diferentes técnicas cirúrgicas, recomendamos a consulta aos respectivos capítulos do Volume 1 – Laringologia e Voz desta coleção.

## REFERÊNCIAS BIBLIOGRÁFICAS


1. Ramos MTT, Hachiya A, Imamura R. Paralisias laríngeas. In: Dedivitis RA, Tsuji DH, Sennes LU, Ramos DM. Guia prático de Otorrinolaringologia e Cirurgia de Cabeça e Pescoço. Volume I – Laringologia e Voz. Rio de Janeiro: Thieme Revinter. 2022.
2. Simpson CB. Treatment of vocal fold paralysis. In: Bailey BJ, Johnson JT, Newlands SD (Eds.). Head & Neck Surgery – Otolaryngology. 4. ed. Lippincott Williams & Wilkins. 2006. p. 847-65..
3. Woodson GE. Laryngeal and pharyngeal function. In: Flint PW, Haughey BH, Lind VJ, Niparko JK, Richardson MA, Robbins KT, Thomas JR (Eds.). Cummings Otolaryngology Head and Neck Surgery. 5. ed. Philadelphia: Mosby Elsevier. 2010. p.805-12.
4. Kaya Y, Sarikcioglu L. Sir Herbert Seddon (1903–977) and his classification scheme for peripheral nerve injury. Childs Nerv Syst. 2015;31:177-80.
5. Pinna BR, De Biase NG. Paralisias laríngeas. In: Pignatari SSN (Org.); Anselmo Lima WT (Org.). Tratado de Otorrinolaringologia. 3. ed. Rio de Janeiro: Elsevier. 2018. ebook, cap. 113.
6. Behlau M, Madazio G, Azevedo R, Brasil O, Vilanova LC. Disfonias Neurológicas. In: Behlau M. (org.) Voz – O livro do Especialista. Rio de Janeiro: Revinter. 2005. v.II. p.111-58.
7. Rubin AD, Sataloff RT. Vocal fold paresis and paralysis: what the thyroid surgeon should know. Surg Oncol Clin N Am. 2008;17:175-96.
8. Benninger MS, Gillen JB, Altman JS. Changing etiology of vocal fold immobility. Laryngoscope. 1998;108:1346-50.
9. Korean Society of Laryngology; Phoniatrics and Logopedics Guideline Task Force; Ryu CH, Kwon TK, Kim H, Kim HS, Park IS, et al. Guidelines for the Management of Unilateral Vocal Fold Paralysis From the Korean Society of Laryngology, Phoniatrics and Logopedics. Clin Exp Otorhinolaryngol. 2020;13:340-60.
10. Sulica L. The natural history of idiopathic unilateral vocal fold paralysis: evidence and problems. Laryngoscope. 2008;118:1303-7.
11. Tsuji DH. Tratamento cirúrgico da paralisia unilateral de laringe. In: Sennes LU (Ed.). Tratado de Otorrinolaringologia. 1. ed. São Paulo: Roca. 2002. p. 408-21.
12. Sinacori JT. Unilateral and bilateral vocal fold paralysis: Techniques and controversies in management. Curr Op Otolaryngol Head Neck Surg. 2002;10:472-7.
13. Isshiki N, Okamura H, Ishikawa T. Thyroplasty type I (lateral compression) for dysphonia due to vocal cord paralysis or atrophy. Acta Otolaryngol. 1975;80:465-73.
14. Kwon TK, Buckmire R. Injection laryngoplasty for management of unilateral vocal fold paralysis. Curr Opin Otolaryngol Head Neck Surg. 2004;12:538-42.
15. Chester MW, Stewart MG. Arytenoid adduction combined with medialization thyroplasty: an evidence-based review. Otolaryngol Head Neck Surg. 2003;129:305-10.
16. Shen T, Damrose EJ, Morzaria S. A meta-analysis of voice outcome comparing calcium hydroxylapatite injection laryngoplasty to silicone thyroplasty. Otolaryngol Head Neck Surg. 2013;148:197-208.
17. Siu J, Tam S, Fung K. A comparison of outcomes in interventions for unilateral vocal fold paralysis: A systematic review. Laryngoscope. 2016;126:1616-24.
18. de Almeida RBS, Costa CC, Lamounier E Silva Duarte P, Rocha AKPB, Bernardes MND, et al. Surgical Treatment Applied to Bilateral Vocal Fold Paralysis in Adults: Systematic Review. J Voice. 2023;37:289.e1-13.
19. Hachiya A, Nita LM, Chrispim FS, Imamura R, Tsuji DH, Sennes LU, et al. Cordotomy and parcial aritenoidectomy for the treatment of bilateral vocal cord paralysis in adduction. Int Arch Otorhinolaryngol. 2007;11:311-6.
20. Aubry K, Leboulanger N, Harris R, Genty E, Denoyelle F, Garabedian EN. Laser arytenoidectomy in the management of bilateral vocal cord paralysis in children. Int J Pediatr Otorhinolaryngol. 2010;74:451-5.
21. Remacle M, Lawson G, Mayné A, Jamart J. Subtotal carbon dioxide laser arytenoidectomy by endoscopic approach for treatment of bilateral cord immobility in adduction. Ann Otol Rhinol Laryngol. 1996;105:438-45.
22. Lidia ZG, Magdalena F, Mieczyslaw C. Endoscopic laterofixation in bilateral vocal cords paralysis in children. Int J Pediatr Otorhinolaryngol. 2010;74:601-3.
23. Baldissera F, Cantarella G, Marini G, Ottaviani F, Tredici G. Recovery of inspiratory abduction of the paralysed vocal cords after bilateral reinnervation of the cricoarytenoid muscles by one single branch of the phrenic nerve. Laryngoscope. 1989;99:1286-92.
24. Titulaer K, Schlattmann P, Guntinas-Lichius O. Surgery for bilateral vocal fold paralysis: Systematic review and meta-analysis. Front Surg. 2022;9:956338.

# CAPÍTULO 34

# TRATAMENTO SISTÊMICO DO CÂNCER DE TIREOIDE E PARATIREOIDE

Mateus Trinconi Cunha ▪ Amanda Acioli de Almeida ▪ Gilberto de Castro Junior ▪ Ana Hoff

## CÂNCER DIFERENCIADO DE TIREOIDE

Embora o câncer diferenciado de tireoide (CDT) seja uma doença rara, sua incidência tem aumentado nas últimas décadas. No Brasil, esse aumento de incidência também é real, com aumento de cerca de 10 vezes nos diagnósticos de cânceres de tireoide entre 2000 e 2016, sendo 96,9% CDT. Idade, sexo, histórico familiar, exposição à radiação e várias outras variáveis afetam a forma como o CDT se manifesta. Mais diagnósticos de tumores menores e casos conhecidos de câncer de tireoide resultaram da maior acessibilidade de técnicas diagnósticas, como ultrassonografia cervical com Doppler.[1-3]

Aproximadamente 6,6% dos pacientes com CDT desenvolvem metástases a distância, sendo os pulmões e ossos os órgãos mais comumente afetados pelas metástases. Apesar disso, mesmo após supressão adequada do hormônio tireoestimulante (TSH), apenas dois terços dos pacientes apresentam captação significativa de iodo radioativo (RAI), e 58% deles não são curados, tendo uma expectativa de vida prevista entre 3 e 5 anos, e sobrevida global em 10 anos de 10%.[4,5]

As alterações genéticas desempenham um papel crítico na tumorigênese dos CDT. Estudos genéticos identificaram uma frequência elevada de alterações genéticas somáticas ativadoras em genes que codificam efetores na via de sinalização da proteína quinase ativada por mitogênio (MAPK). Essas alterações ocorrem frequentemente em pacientes mais jovens e incluem mutações pontuais nos genes *BRAF* e *RAS*, bem como fusões envolvendo as tirosinas quinases *RET* e *NTRK1*. Essas alterações geralmente são mutuamente exclusivas, sugerindo efeitos similares a jusante. As diferentes mutações na via MAPK estão associadas a características clinicopatológicas distintas, bem como a perfis de expressão gênica e metilação do DNA. Além disso, mutações em membros da via fosfoinositídeo 3-quinase (PI3K), como *PTEN*, *PIK3CA* e *AKT1*, também foram relatadas, embora com baixas frequências.[6,7]

### Bases Moleculares para o Uso de Antiangiogênicos

A doença iodo-refratária apresenta, historicamente, um arsenal terapêutico restrito, com resposta limitada à quimioterapia apesar da alta toxicidade. Estudos, indicando uma correlação positiva entre a agressividade e o potencial metastático do tumor e a via de sinalização entre o Fator de Crescimento Endotelial Vascular (VEGF) e seu receptor (VEGFR), motivaram pesquisas voltadas à inibição dessa via molecular.[8]

Entretanto, a descoberta do papel na progressão tumoral do CDT de vias de sinalização relacionadas a crescimento, invasão, angiogênese e potencial de disseminação metastático, como aquelas mediadas por *BRAF, NRAS, HRAS, RET/PTC, FGFR* e *PDGFR*, levou à avaliação do uso de inibidores da atividade tirosina quinase de receptores de superfície, por exemplo, com atividade pouco seletiva.[9,10]

### Tratamento – Inibidores Multitirosina Quinase

O armamentário para o tratamento de pacientes com CDT iodo resistente em estádio avançado sem mutações guiadoras é baseado principalmente em dois ensaios clínicos de fase III que avaliaram a eficácia e segurança de inibidores multitirosina quinase (MKI) com efeitos antiangiogênicos.

O estudo DECISION avaliou o uso de sorafenibe comparado a placebo, mostrando aumento da mediana de sobrevida livre de progressão (SLP) de 5,8 para 10,8 meses, com uma taxa de resposta (TR) de 13%.[11]

Já o estudo SELECT, que avaliou lenvatinibe contra placebo, também mostrou aumento da SLP mediana de 3,6 para 18,3 meses, com uma TR de 65%. Entretanto, mesmo pacientes que apresentaram resposta tumoral completa demonstraram progressão ao longo do tempo. Além disso, estudos com dados de vida real confirmam o benefício no uso do lenvatinibe em termos de SLP e TR.[12,13]

Os resultados de ambos os estudos resultaram na aprovação das drogas pelos órgãos regulatórios norte-americano e europeu para o tratamento do CDT progressivo avançado iodorefratário. No Brasil, tanto sorafenibe quanto lenvatinibe são aprovados nessa indicação.

### BRAF V600E

A mutação BRAF V600E ocorre em 29%-83% dos casos de câncer de tireoide, principalmente em carcinomas papilíferos de tireoide (PTC) e tumores derivados de PTC anaplásicos/pouco diferenciados. São as alterações mais comuns nessa categoria, seguidas de mutações pontuais nos genes *RAS* e *TERT*.[14,15]

A mutação BRAF V600E ativa a via RAF/ERK, levando à inibição de genes específicos ao funcionamento da tireoide, alterando a captação e o acúmulo de iodo pelas células tumorais e levando a uma resposta insatisfatória à terapia com $I^{131}$. Além disso, a alteração também induz desdiferenciação celular, progressão tumoral e aquisição de fenótipos mais agressivos. Adicionalmente, a mutação está correlacionada com a expressão de metaloproteases de matriz extracelular (MMP), envolvidas na degradação da matriz e facilitando a invasão tumoral.[16]

Dessa forma, o BRAF V600E em PTC geralmente está associado a taxas mais altas de recorrência e menor sobrevida livre de doença (SLD) e SG em comparação a DTC com *BRAF* selvagem. No entanto, estudos recentes sugerem que a mutação *BRAF* não pode ser considerada um fator independente de mau prognóstico, mas deve ser avaliada em associação a outras variáveis prognósticas.[17-19]

Estudos de fases I e II com inibidores de BRAF (dabrafenibe e vemurafenibe) em pacientes com PTC iodo refratários mostraram taxa de resposta de aproximadamente 30%. No entanto, o resultado pouco satisfatório e com baixo número de pacientes foi acompanhado de taxa de toxicidade elevada, levando à não aprovação do tratamento nesse cenário pelo órgão regulatório europeu (EMA).[20,21]

## Fusões NTRK

As fusões envolvendo genes da família *NTRK* são um evento oncogênico significativo no câncer de tireoide, levando à ativação descontrolada do receptor de tirosina quinase e das vias MAPK, PI3K/AKT e PLCγ. A família *NTRK* é composta por três genes (*NTRK1*, *NTRK2* e *NTRK3*) que codificam as quinases dos receptores de tropomiosina A, B e C, respectivamente. Fusões de *NTRK* foram relatadas em diversos tipos histológicos de câncer de tireoide, incluindo carcinoma papilífero de tireoide, carcinoma de células de Hürthle, carcinoma de tireoide pouco diferenciado e carcinoma anaplásico de tireoide.[22-24]

Embora as fusões de *NTRK* sejam raras em coortes predominantemente adultas de câncer de tireoide (representando 2%-4% dos casos), elas ocorrem em aproximadamente um quinto dos casos pediátricos. No entanto, a compreensão completa das características clinico-patológicas e do desenvolvimento de doenças a longo prazo associadas ao TC com fusão de *NTRK* é limitada devido a dados insuficientes.[23-26]

Recentemente, houve interesse em testar e caracterizar genes de fusão *NTRK*, pois eles são terapeuticamente direcionáveis. O larotrectinibe e entrectinibe, dois inibidores de tirosina quinase, demonstraram eficácia no tratamento de tumores positivos para fusão de NTRK e são bem tolerados, conforme avaliado em estudos de fase 1/2.

Os estudos que embasam o uso do larotrectinibe foram LOXO-TRK-14001 (NCT02122913), SCOUT (NCT02637687), e NAVIGATE (NCT02576431). A taxa de resposta com essa medicação é de aproximadamente 80%, e os eventos adversos graus 3 e 4 mais comuns são elevação de transaminases, anemia, leucopenia e êmese.[27-29]

Quanto ao entrectinibe o seu uso foi avaliado nos ensaios clínicos ALKA, STARTRK-1 (NCT02097810) e STARTRK-2 (NCT02568267). A taxa de resposta desta medicação é de 54%, e os eventos adversos mais comuns de graus 3 e 4 foram anemia e ganho ponderal.[30]

# CARCINOMA MEDULAR DE TIREOIDE

## Introdução e Bases Moleculares

O carcinoma medular de tireoide (CMT) é um tipo de câncer de tireoide que pode ser classificado em formas esporádicas e hereditárias. As mutações somáticas do oncogenes *RET* e *RAS* são responsáveis por 75% dos casos esporádicos, que geralmente afetam pessoas de 40 a 60 anos e apresentam baixas taxas de sobrevida, independentemente do estádio do tumor. Cerca de metade dos pacientes com CMT esporádicos apresentam mutações somáticas do *RET*, com o M918T sendo a mais prevalente, presente em 85% destes. Múltiplas mutações somáticas do proto-oncogene *RET* em um único tumor estão associadas a piores resultados clínicos. Embora tenha sido levantada a hipótese de que fatores de risco ambientais, como poluentes, possam contribuir para o desenvolvimento do CMT, isso ainda não foi conclusivamente comprovado.[31-34]

Na forma hereditária do CMT, que está associada à síndrome MEN 2 e é transmitida de forma autossômica dominante, as mutações germinativas no proto-oncogene *RET* são comuns. O subtipo mais prevalente de MEN 2A é caracterizado por feocromocitoma associado ao CMT (FEO) ou hiperparatireoidismo primário (PHPT), ou ambos, no contexto de uma mutação germinativa do *RET*. O CMT ocorre em quase todos os pacientes com MEN 2B em uma idade mais jovem, sendo essa uma forma mais rara e agressiva. Atualmente, o CMT familiar é considerado um subtipo de MEN 2A.[35]

A taxa de sobrevida global em 10 anos para pacientes com CMT é de aproximadamente 75%, enquanto aqueles com doença avançada têm uma taxa de sobrevida de 40% ou menos. Em casos avançados de CMT, a radioterapia e a quimioterapia não demonstraram respostas objetivas duradouras. Outras vias de sinalização, incluindo angiogênese tumoral dependente de VEGFR e proliferação de células tumorais dependentes de *EGFR*, podem contribuir para a progressão do CMT, criando o racional para a avaliação de MKIs em CMT avançado.[35,36]

## Tratamento – Inibidores Multitirosina Quinase

As aprovações pelos órgãos regulatórios norte-americano e europeu (FDA e EMA, respectivamente) de vandetanibe e cabozantinibe para o tratamento do CMT inoperável/metastático avançado, progressivo e/ou sintomático ou progredido localmente/locorregionalmente, são baseadas em ensaios clínicos multicêntricos randomizados de fase 3 (ZETA e EXAM, respectivamente). Em comparação ao placebo, esses MKI aumentam significativamente TR (vandetanibe 45% *versus* 13% placebo; cabozantinibe 28% *versus* 0% placebo) e SLP (vandetanibe mediana não atingida *versus* 19,3 meses placebo; cabozantinibe 11,2 meses *versus* 4,0 meses placebo) em pacientes com CMT metastático. No entanto, não foi observada melhora na SG, exceto em análise de subgrupo de pacientes tratados com cabozantinibe com CMT positivo para *RET* M918T. A eficácia de ambos os tratamentos se dá de forma independente do *status* de mutação de *RET* ou *RAS*.[37,38]

Por conta das diferenças no desenho de estudo, critérios de inclusão e população estudada, os resultados do ZETA e EXAM não são comparáveis, e as drogas são consideradas igualmente eficazes como regimes de primeira ou segunda linha. Dessa forma, na ausência de mutação *RET* M918T, que favoreceria o uso de cabozantinibe, não há evidência que embase o uso de uma droga em detrimento da outra.

Apesar das aprovações, é importante ressaltar que esses MKI apresentam efeitos adversos significativos relacionados à terapia, como diarreia, cansaço, dermatite, náusea, hipertensão, síndrome mão-pé e outros. Em quase 60% dos casos, a terapia com cabozantinibe pode elevar os níveis de TSH, enquanto a terapia com vandetanibe pode causar prolongamento grave do intervalo QTc. Hipertensão, sangramento, perfuração gastrointestinal e desenvolvimento de fístula são mais comuns em indivíduos tratados com cabozantinibe com supressão da ativação de VEGFR. Devido à toxicidade, podem ser necessárias reduções da dose ou interrupção do tratamento.[37,38]

É importante ressaltar que, apesar do sucesso dessas drogas independentemente do *status* de mutação do *RET*, algumas formas da mutação, como as variantes V804L e V804M, afetam o sítio enzimático ativo do receptor, tornando ineficazes todos os MKI inibidores de RET não específicos conhecidos.

## ALTERAÇÕES DO RET

### Bases Moleculares

O *RET* (*rearranged during transfection*) é um receptor com atividade tirosina quinase que desempenha um papel crucial no desenvolvimento embrionário, na diferenciação celular e na homeostase tecidual. Embora não possua um ligante específico, ele interage com os ligantes da família *GDNF* (*glial-cell derived neurothrophic factor*) por meio de seus correceptores *GFRα* correspondentes. Isso resulta na dimerização do *RET* e na ativação das vias de sinalização a jusante, as quais regulam processos celulares críticos, como sobrevivência, proliferação, migração e diferenciação.[39]

Alterações genéticas do *RET* foram identificadas em vários tipos de câncer, incluindo CMT, como visto acima, PTC, câncer de pulmão de células não pequenas (NSCLC) e câncer colorretal (CRC). As mutações germinativas do *RET* estão associadas à síndrome de neoplasia endócrina múltipla tipo 2 (MEN2) e ao carcinoma medular da tireoide familiar. Essas mutações afetam o domínio extracelular do RET e resultam em dimerização constitutiva e ativação do domínio quinase. Por outro lado, as mutações *RET* somáticas são tipicamente encontradas no CMT esporádico e resultam de mutações pontuais no domínio da quinase intracelular. A mutação somática mais comum é a M918T, que resulta em aumento da atividade da RET quinase e está associada a CMT mais agressivo.[40,41]

As fusões *RET* são alterações oncogênicas comuns em diversos tipos de câncer, incluindo NSCLC, PTC, CRC e neoplasias hematológicas. Essas fusões resultam de rearranjos cromossômicos, que levam à fusão do domínio quinase do *RET* com o promotor ou sequência codificadora de um gene parceiro. Isso leva à ativação constitutiva da atividade do RET e vias de sinalização a jusante. Diferentes parceiros de fusão *RET* foram identificados em vários tipos de câncer, como *CCDC6/NCOA4* em PTC positivo para fusão RET.[42,43]

A descoberta do *RET* como alvo terapêutico levou ao desenvolvimento de inibidores seletivos do RET, como o selpercatinibe e o pralsetinibe. Esses inibidores demonstraram atividade clínica em pacientes com cânceres de tireoide com alterações do *RET*, incluindo MTC e PTC.

### Inibidores Seletivos de RET

Selpercatinibe e pralsetinibe são dois inibidores de tirosina quinase seletivos para RET aprovados pela FDA para tratar cânceres avançados que apresentam fusões ou mutações de *RET*. O selpercatinibe foi avaliado no programa de ensaios clínicos de fase I/II LIBRETTO, que recrutou pacientes com diversos tipos de câncer e tratamentos anteriores. Os pacientes com câncer de tireoide poderiam ter CMT com mutação de *RET* previamente tratados ou não com vandetanibe ou cabozantinibe, enquanto pacientes com CDT deveriam ter fusões de *RET*. As aberrações *RET* mais comuns no estudo foram mutações M918T em CMT, e *CCDC6-RET* em CDT. Nos pacientes com CMT, a TR foi de 69%, incluindo aqueles com a mutação de resistência adquirida *RET* V804 M/L, com SLP em 1 ano de 91%. Já nos com CDT, a TR foi de 79%, com SLP em 1 ano de 71%.[44]

O pralsetinibe, por sua vez, foi testado no estudo ARROW de fases I/II, que inscreveu pacientes com alterações de *RET*. Os pacientes com CMT virgens de tratamento apresentaram uma TR de 71%, enquanto os previamente tratados tiveram TR de 60%. Pacientes com CDT tiveram TR de 89%.[45]

Ambas as drogas apresentaram uma taxa menor de eventos adversos relacionados ao tratamento em comparação a TKIs não seletivos, sendo a hipertensão o evento adverso mais comum em ambas as drogas. No entanto, o pralsetinibe induziu neutropenia em 13% dos pacientes tratados. É importante, também, ressaltar que a população de pacientes com CDT era pequena em ambos os estudos, composta principalmente por pacientes com PTC.

Finalmente, o sucesso terapêutico representado por essas drogas levou à recomendação pela Rede Nacional Compreensiva de Câncer (órgão norte-americano National Comprehensive Cancer Network, NCCN) a considerar a realização de rastreio de alterações de *RET* em cânceres avançados de tireoide. Em casos de CMT, pralsetinibe e selpercatinibe são classificados como terapia de preferência, enquanto para CDT as medicações são classificadas como 'úteis em determinadas circunstâncias', sendo lenvatinibe e sorafenibe regimes de preferência.[46]

## IMUNOTERAPIA

Investigações recentes mostraram que, comparado aos demais tipos histológicos, o carcinoma anaplásico de tireoide (CAT) possui maior expressão do ligante de morte programada 1 (PD-L1) e maior carga mutacional (TMB), fatores geralmente preditivos de resposta à imunoterapia. Entretanto, apesar de comparativamente maior, a TMB continua baixa.[47-49]

O microambiente tumoral também varia entre os diferentes subtipos de neoplasias da tireoide. O CDT normalmente possui um número maior de linfócitos associados ao tumor e células T reguladoras, enquanto o CMT tem uma densidade maior de macrófagos associados ao tumor.[50,51]

Por conta desses achados heterogêneos, os resultados de ensaios clínicos avaliando imunoterapia em monoterapia ou em combinação têm sido variados. No estudo KEYNOTE-028, o pembrolizumabe alcançou uma TR de 9% e uma mediana de SLP de 7 meses em pacientes com FTC ou PTC localmente avançado ou metastático que apresentavam expressão de PD-L1. Em outro estudo de fase II, o espartalizumabe obteve uma TR de 19% e uma SLP de 1,7 mês em pacientes com CAT. A positividade do PD-L1 foi associada a uma melhor TR, SLP e SG, sendo que somente o desfecho de TR foi estatisticamente positivo. A terapia combinada com nivolumab e ipilimumab alcançou uma TR de 9,4% em três coortes diferentes.[52-54]

Apesar dos resultados frustros com imunoterapia isolada, a combinação de lenvatinibe e pembrolizumabe tem mostrado resultados mais animadores em estudos pequenos de fase precoce para pacientes com CAT ou cânceres de tireoide pouco diferenciados.[55,56]

Assim, os ensaios clínicos avaliando a imunoterapia isolada ou em combinação demonstraram eficácia limitada, sendo que estudos futuros têm potencial de mostrar algum benefício da combinação MKI e imunoterapia em pacientes selecionados. Ensaios clínicos mais robustos, com maior número de pacientes e comparação ao padrão atual de tratamento serão necessários. Investigar o papel dos infiltrados imunes e da expressão de PD-L1 no câncer de tireoide será imprescindível, bem como outros potenciais alvos para imunoterapia, a fim de desenvolver tratamentos mais eficazes para pacientes com essa doença.

## TRATAMENTO DO CARCINOMA ANAPLÁSICO DE TIREOIDE

O CAT é uma entidade rara, dados extraídos do *Surveillance, Epidemiology, and End Results Program* (SEER) estimam que a incidência seja de 0,8%. O perfil típico de um paciente com CAT são mulheres idosas com uma mediana de idade de 65 a 71 anos. E, em sua maioria, os pacientes terão um prognóstico reservado com sobrevida mediana de 3,6 meses.[57-60]

Algumas teorias existem quanto à gênese desta neoplasia, entre elas a possibilidade de surgimento de CAT a partir de um CDT prévio ou bócio multinodular. Sugere-se que mutações iniciais em genes, como *BRAF* e *RAS*, podem ser um evento comum entre CDT e CAT com posterior desenvolvimento de outras mutações, como p53, o que conferiria um fenótipo mais agressivo.[61]

O tratamento do CAT deve incluir sempre que possível tireoidectomia total, considerando o caráter rapidamente progressivo desta doença e possibilidade de complicações locais como obstrução de vias aéreas. Inclusive a realização de tireoidectomia total está relacionada à melhora discreta no prognóstico destes pacientes. Pacientes que têm doença confinada à tireoide, sem acometimento linfonodal além do procedimento cirúrgico, também devem receber combinação de quimioterapia e radioterapia.[58]

A radioterapia pode ser realizada pela técnica de Radioterapia com Intensidade Modulada (IMRT) com 66 Gy em 33 frações. Quanto à quimioterapia a ser combinada com a radioterapia alguns regimes são descritos na literatura, porém os mais comumente utilizados incluem o uso de antraciclinas e taxanos.[62-66]

Em casos em que o paciente se apresente com invasão de estruturas regionais, acometimento linfonodal ou doença a distância, sempre que possível deve-se realizar a pesquisa do BRAF V600E, pois caso esta mutação esteja presente foi demonstrado em estudo de fase II que o uso de dabrafenibe e trametinibe é uma combinação ativa com taxa de resposta de 67%.[67]

Outras possibilidades terapêuticas para pacientes que não possuem mutação do BRAF V600E seriam o uso agnóstico de inibidores seletivos. Em casos em que haja fusão de *NTRK1-3* dispõe-se do larotrectinibe ou entrectinibe. E, para pacientes com fusão do *RET*, as possibilidades terapêuticas incluem selpercatinibe ou pralsetinibe. Também se encontra descrição de resposta com o uso de everolimus em um paciente com mutação em TSC2 e crizotinibe em um relato de caso de paciente com mutação em ALK.[27,30,44,68-70]

Para pacientes também com doença localmente avançada, acometimento linfonodal ou doença a distância, porém sem mutação do BRAF V600E ou outros alvos, pode-se aventar o uso de imunoterapia. Conforme previamente mencionado (vide item "Imunoterapia"), alguns dos inibidores de checkpoint imune já avaliados foram espartalizumabe isoladamente ou combinações como levantinibe e pembrolizumabe e ipilimumabe e nivolumabe.[53-55]

E, finalmente para os casos que não possuem nenhum alvo terapêutico ou não tenha acesso às drogas previamente mencionadas, agentes quimioterápicos já foram avaliados em combinação a exemplo de cisplatina e doxorrubicina com taxa de resposta de 26%, apesar de não estatisticamente significativa ou isoladamente como paclitaxel avaliado em um estudo com 20 pacientes nos quais foi observada uma taxa de resposta de 53%.[71,72]

Também é importante sempre considerar o acompanhamento conjunto com equipe de Cuidados Paliativos em todas as fases da doença, considerando o prognóstico desses pacientes, especialmente aqueles com doença avançada, sem mutação do BRAF V600E e/ou com *performance status* ruim.[73]

## TRATAMENTO DO CARCINOMA DE PARATIREOIDE

O carcinoma metastático de paratireoide (CP) é uma doença rara que afeta tipicamente indivíduos com mediana de 45 anos de idade, sem diferença significativa de ocorrência entre os sexos. A literatura atual sobre carcinoma de paratireoide é predominantemente composta por relatos de casos, correspondendo a cerca de 74% de todas as pesquisas. Uma revisão recente constatou que apenas 79 pacientes com CP metastático foram documentados entre 1898 e 2018. Desses, 10 foram diagnosticados com doença metastática de novo, enquanto os demais tiveram recidivas com metástases a distância e/ou recorrência local após o tratamento cirúrgico inicial.[74]

Atualmente, não há evidência experimental formal que demonstre que a quimioterapia seja um tratamento eficaz para o CP em qualquer estádio. Consequentemente, os regimes de tratamento são baseados principalmente em evidência anedótica e relatos de casos. Há relatos de algum sucesso com resposta parcial ou estabilização da doença com regimes baseados em dacarbazina seja monoterapia ou em terapia combinada com fluorouracil e ciclofosfamida (regime DTIC, com SLP mediana de 10 meses), ou regimes compostos de metotrexato, doxorrubicina, ciclofosfamida e lomustina. Embora o advento de novas terapias sistêmicas terapêuticas possa melhorar a resposta à farmacoterapia no futuro, é crucial reconhecer que, neste momento, a decisão de prosseguir com quimioterapia adjuvante deve ser personalizada, com os pacientes devidamente aconselhados sobre a falta de dados de eficácia.[75,76]

Há fraca evidência, também, de tratamento com drogas antiangiogênicas e MKI. Relatos de casos isolados mostram resultados promissores com sorafenibe, cabozantinibe ou regorafenibe no CP metastático. É provável que a regressão parcial da doença nesses casos se deva à função antiangiogênica do sorafenibe, que bloqueia os receptores VEGFR, além dos produtos de *BRAF* e *PDGFR*.[74,77,78]

## REFERÊNCIAS BIBLIOGRÁFICAS


1. Alonso-Gordoa T, Díez JJ, Durán M, Grande E. Advances in thyroid cancer treatment: latest evidence and clinical potential. Ther Adv Med Oncol. 2015 Jan;7(1):22-38.
2. Hegedüs L. Clinical practice. The thyroid nodule. N Engl J Med. 2004 Oct 21;351(17):1764-71.
3. Borges AK da M, Ferreira JD, Koifman S, Koifman RJ. Câncer de tireoide no Brasil: estudo descritivo dos casos informados pelos registros hospitalares de câncer, 2000-2016. Epidemiol Serv Saude. 2020 Aug 19;29(4):e2019503.
4. Benbassat CA, Mechlis-Frish S, Hirsch D. Clinicopathological characteristics and long-term outcome in patients with distant metastases from differentiated thyroid cancer. World J Surg. 2006 Jun;30(6):1088-95.
5. Durante C, Haddy N, Baudin E, Leboulleux S, Hartl D, Travagli JP, et al. Long-term outcome of 444 patients with distant metastases from papillary and follicular thyroid carcinoma: benefits and limits of radioiodine therapy. J Clin Endocrinol Metab. 2006 Aug;91(8):2892-9.
6. Cancer Genome Atlas Research Network. Integrated genomic characterization of papillary thyroid carcinoma. Cell. 2014 Oct 23;159(3):676-90.
7. Xing M. Molecular pathogenesis and mechanisms of thyroid cancer. Nat Rev Cancer. 2013 Mar;13(3):184-99.
8. Yu XM, Lo CY, Lam AKY, Leung P, Luk JM. Serum vascular endothelial growth factor C correlates with lymph node metastases and high-risk tumor profiles in papillary thyroid carcinoma. Ann Surg. 2008 Mar;247(3):483-9.
9. Bergers G, Hanahan D. Modes of resistance to anti-angiogenic therapy. Nat Rev Cancer. 2008 Aug;8(8):592-603.
10. Ebos JML, Lee CR, Kerbel RS. Tumor and host-mediated pathways of resistance and disease progression in response to antiangiogenic therapy. Clin Cancer Res. 2009 Aug 15;15(16):5020-5.
11. Brose MS, Nutting CM, Jarzab B, Elisei R, Siena S, Bastholt L, et al. Sorafenib in radioactive iodine-refractory, locally advanced or metastatic differentiated thyroid cancer: a randomised, double-blind, phase 3 trial. Lancet. 2014 Jul 26;384(9940):319-28.
12. Schlumberger M, Tahara M, Wirth LJ, Robinson B, Brose MS, Elisei R, et al. Lenvatinib versus placebo in radioiodine-refractory thyroid cancer. N Engl J Med. 2015 Feb 12;372(7):621-30.
13. Locati LD, Piovesan A, Durante C, Bregni M, Castagna MG, Zovato S, et al. Real-world efficacy and safety of lenvatinib: data from a compassionate use in the treatment of radioactive iodine-refractory differentiated thyroid cancer patients in Italy. Eur J Cancer. 2019 Sep;118:35-40.
14. Xing M. BRAF mutation in thyroid cancer. Endocr Relat Cancer. 2005 Jun;12(2):245-62.
15. Yoo SK, Lee S, Kim SJ, Jee HG, Kim BA, Cho H, et al. Comprehensive Analysis of the Transcriptional and Mutational Landscape of Follicular and Papillary Thyroid Cancers. PLoS Genet. 2016 Aug;12(8):e1006239.
16. Hu S, Liu D, Tufano RP, Carson KA, Rosenbaum E, Cohen Y, et al. Association of aberrant methylation of tumor suppressor genes with tumor aggressiveness and BRAF mutation in papillary thyroid cancer. Int J Cancer. 2006 Nov 15;119(10):2322-9.
17. Elisei R, Ugolini C, Viola D, Lupi C, Biagini A, Giannini R, et al. BRAF(V600E) mutation and outcome of patients with papillary thyroid carcinoma: a 15-year median follow-up study. J Clin Endocrinol Metab. 2008 Oct;93(10):3943-9.
18. Trovisco V, Soares P, Sobrinho-Simões M. B-RAF mutations in the etiopathogenesis, diagnosis, and prognosis of thyroid carcinomas. Hum Pathol. 2006 Jul;37(7):781-6.
19. Damiani L, Lupo S, Rossi R, Bruni S, Bartolomei M, Panareo S, et al. Evaluation of the Role of BRAFV600E Somatic Mutation on Papillary Thyroid Cancer Disease Persistence: A Prospective Study. Eur Thyroid J. 2018 Oct;7(5):251-7.
20. Brose MS, Cabanillas ME, Cohen EEW, Wirth LJ, Riehl T, Yue H, et al. Vemurafenib in patients with BRAF(V600E)-positive metastatic or unresectable papillary thyroid cancer refractory to radioactive iodine: a non-randomised, multicentre, open-label, phase 2 trial. Lancet Oncol. 2016 Sep;17(9):1272-82.
21. Falchook GS, Millward M, Hong D, Naing A, Piha-Paul S, Waguespack SG, et al. BRAF inhibitor dabrafenib in patients with metastatic BRAF-mutant thyroid cancer. Thyroid. 2015 Jan;25(1):71-7.
22. Vaishnavi A, Le AT, Doebele RC. TRKing down an old oncogene in a new era of targeted therapy. Cancer Discov. 2015 Jan;5(1):25-34.
23. Solomon JP, Linkov I, Rosado A, Mullaney K, Rosen EY, Frosina D, et al. NTRK fusion detection across multiple assays and 33,997 cases: diagnostic implications and pitfalls. Mod Pathol. 2020 Jan;33(1):38-46.
24. Lee YC, Chen JY, Huang CJ, Chen HS, Yang AH, Hang JF. Detection of NTRK1/3 Rearrangements in Papillary Thyroid Carcinoma Using Immunohistochemistry, Fluorescent In Situ Hybridization, and Next-Generation Sequencing. Endocr Pathol. 2020 Dec;31(4):348-58.
25. Pekova B, Sykorova V, Dvorakova S, Vaclavikova E, Moravcova J, Katra R, et al. RET, NTRK, ALK, BRAF, and MET Fusions in a Large Cohort of Pediatric Papillary Thyroid Carcinomas. Thyroid. 2020 Dec;30(12):1771-80.
26. Prasad ML, Vyas M, Horne MJ, Virk RK, Morotti R, Liu Z, et al. NTRK fusion oncogenes in pediatric papillary thyroid carcinoma in northeast United States. Cancer. 2016 Apr 1;122(7):1097-107.
27. Drilon A, Laetsch TW, Kummar S, DuBois SG, Lassen UN, Demetri GD, et al. Efficacy of larotrectinib in TRK fusion-positive cancers in adults and children. N Engl J Med. 2018 Feb 22;378(8):731-9.
28. Laetsch TW, DuBois SG, Mascarenhas L, Turpin B, Federman N, Albert CM, et al. Larotrectinib for paediatric solid tumours harbouring NTRK gene fusions: phase 1 results from a multicentre, open-label, phase 1/2 study. Lancet Oncol. 2018 May;19(5):705-14.
29. Hong DS, DuBois SG, Kummar S, Farago AF, Albert CM, Rohrberg KS, et al. Larotrectinib in patients with TRK fusion-positive solid tumours: a pooled analysis of three phase 1/2 clinical trials. Lancet Oncol. 2020 Apr;21(4):531-40.
30. Doebele RC, Drilon A, Paz-Ares L, Siena S, Shaw AT, Farago AF, et al. Entrectinib in patients with advanced or metastatic NTRK fusion-positive solid tumours: integrated analysis of three phase 1-2 trials. Lancet Oncol. 2020 Feb;21(2):271-82.
31. Wells SA Jr, Asa SL, Dralle H, Elisei R, Evans DB, Gagel RF, et al. Revised American Thyroid Association guidelines for the management of medullary thyroid carcinoma. Thyroid. 2015 Jun;25(6):567-610.
32. Agrawal N, Jiao Y, Sausen M, Leary R, Bettegowda C, Roberts NJ, et al. Exomic sequencing of medullary thyroid cancer reveals dominant and mutually exclusive oncogenic mutations in RET and RAS. J Clin Endocrinol Metab. 2013 Feb;98(2):E364-9.
33. Elisei R, Cosci B, Romei C, Bottici V, Renzini G, Molinaro E, et al. Prognostic significance of somatic RET oncogene mutations in sporadic medullary thyroid cancer: a 10-year follow-up study. J Clin Endocrinol Metab. 2008 Mar;93(3):682-7.

34. Fiore M, Oliveri Conti G, Caltabiano R, Buffone A, Zuccarello P, Cormaci L, et al. Role of Emerging Environmental Risk Factors in Thyroid Cancer: A Brief Review. Int J Environ Res Public Health [Internet]. 2019 Apr 2;16(7). Available from: http://dx.doi.org/10.3390/ijerph16071185
35. American Thyroid Association Guidelines Task Force, Kloos RT, Eng C, Evans DB, Francis GL, Gagel RF, et al. Medullary thyroid cancer: management guidelines of the American Thyroid Association. Thyroid. 2009 Jun;19(6):565-612.
36. Roman S, Lin R, Sosa JA. Prognosis of medullary thyroid carcinoma: demographic, clinical, and pathologic predictors of survival in 1252 cases. Cancer. 2006 Nov 1;107(9):2134-42.
37. Elisei R, Schlumberger MJ, Müller SP, Schöffski P, Brose MS, Shah MH, et al. Cabozantinib in progressive medullary thyroid cancer. J Clin Oncol. 2013 Oct 10;31(29):3639-46.
38. Wells SA Jr, Robinson BG, Gagel RF, Dralle H, Fagin JA, Santoro M, et al. Vandetanib in patients with locally advanced or metastatic medullary thyroid cancer: a randomized, double-blind phase III trial. J Clin Oncol. 2012 Jan 10;30(2):134-41.
39. Takahashi M. The GDNF/RET signaling pathway and human diseases. Cytokine Growth Factor Rev. 2001 Dec;12(4):361–73.
40. Gujral TS, Singh VK, Jia Z, Mulligan LM. Molecular mechanisms of RET receptor-mediated oncogenesis in multiple endocrine neoplasia 2B. Cancer Res. 2006 Nov 15;66(22):10741-9.
41. Revised American Thyroid Association Guidelines for the Management of Medullary Thyroid Carcinoma. Pediatrics [Internet]. 2018 Dec;142(6). Available from: http://dx.doi.org/10.1542/peds.2018-3062.
42. Schram AM, Chang MT, Jonsson P, Drilon A. Fusions in solid tumours: diagnostic strategies, targeted therapy, and acquired resistance. Nat Rev Clin Oncol. 2017 Dec;14(12):735-48.
43. Monaco C, Visconti R, Barone MV, Pierantoni GM, Berlingieri MT, De Lorenzo C, et al. The RFG oligomerization domain mediates kinase activation and re-localization of the RET/PTC3 oncoprotein to the plasma membrane. Oncogene. 2001 Feb 1;20(5):599-608.
44. Wirth LJ, Sherman E, Robinson B, Solomon B, Kang H, Lorch J, et al. Efficacy of Selpercatinib in RET-Altered Thyroid Cancers. N Engl J Med. 2020 Aug 27;383(9):825-35.
45. Subbiah V, Hu MI, Wirth LJ, Schuler M, Mansfield AS, Curigliano G, et al. Pralsetinib for patients with advanced or metastatic RET-altered thyroid cancer (ARROW): a multi-cohort, open-label, registrational, phase 1/2 study. Lancet Diabetes Endocrinol. 2021 Aug;9(8):491-501.
46. Website [Internet]. Available from: National Comprehensive Cancer Network. Thyroid Carcinoma (Version 3.2022). https://www.nccn.org/professionals/physician_gls/pdf/thyroid.pdf
47. Brauner E, Gunda V, Vanden Borre P, Zurakowski D, Kim YS, Dennett KV, et al. Combining BRAF inhibitor and anti PD-L1 antibody dramatically improves tumor regression and anti tumor immunity in an immunocompetent murine model of anaplastic thyroid cancer. Oncotarget. 2016 Mar 29;7(13):17194-211.
48. Ahn S, Kim TH, Kim SW, Ki CS, Jang HW, Kim JS, et al. Comprehensive screening for PD-L1 expression in thyroid cancer. Endocr Relat Cancer. 2017 Feb;24(2):97-106.
49. Yoo SK, Song YS, Lee EK, Hwang J, Kim HH, Jung G, et al. Integrative analysis of genomic and transcriptomic characteristics associated with progression of aggressive thyroid cancer. Nat Commun. 2019 Jun 24;10(1):2764.
50. Najafi M, Farhood B, Mortezaee K. Contribution of regulatory T cells to cancer: A review. J Cell Physiol. 2019 Jun;234(6):7983-93.
51. Xiang X, Wang J, Lu D, Xu X. Targeting tumor-associated macrophages to synergize tumor immunotherapy. Signal Transduct Target Ther. 2021 Feb 23;6(1):75.
52. Mehnert JM, Varga A, Brose MS, Aggarwal RR, Lin CC, Prawira A, et al. Safety and antitumor activity of the anti-PD-1 antibody pembrolizumab in patients with advanced, PD-L1-positive papillary or follicular thyroid cancer. BMC Cancer. 2019 Mar 4;19(1):196.
53. Capdevila J, Wirth LJ, Ernst T, Ponce Aix S, Lin CC, Ramlau R, et al. PD-1 Blockade in Anaplastic Thyroid Carcinoma. J Clin Oncol. 2020 Aug 10;38(23):2620-7.
54. Lorch JH, Barletta JA, Nehs M, Uppaluri R, Alexander EK, Haddad RI, et al. A phase II study of nivolumab (N) plus ipilimumab (I) in radioidine refractory differentiated thyroid cancer (RAIR DTC) with exploratory cohorts in anaplastic (ATC) and medullary thyroid cancer (MTC). J Clin Orthod. 2020 May 20;38(15_suppl):6513-6513.
55. Dierks C, Seufert J, Aumann K, Ruf J, Klein C, Kiefer S, et al. Combination of Lenvatinib and Pembrolizumab Is an Effective Treatment Option for Anaplastic and Poorly Differentiated Thyroid Carcinoma. Thyroid. 2021 Jul;31(7):1076-85.
56. Haugen B, French J, Worden FP, Konda B, Sherman EJ, Dadu R, et al. Lenvatinib plus pembrolizumab combination therapy in patients with radioiodine-refractory (RAIR), progressive differentiated thyroid cancer (DTC): Results of a multicenter phase II international thyroid oncology group trial. J Clin Orthod. 2020 May 20;38(15_suppl):6512-6512.
57. SEER cancer statistics review, 1975-2016 [Internet]. SEER. [Cited 2023 Mar 26]. Available from: https://seer.cancer.gov/csr/1975_2016/
58. Lin B, Ma H, Ma M, Zhang Z, Sun Z, Hsieh IY, et al. The incidence and survival analysis for anaplastic thyroid cancer: a SEER database analysis. Am J Transl Res. 2019 Sep 15;11(9):5888-96.
59. Kebebew E, Greenspan FS, Clark OH, Woeber KA, McMillan A. Anaplastic thyroid carcinoma. Treatment outcome and prognostic factors. Cancer. 2005 Apr 1;103(7):1330-5.
60. Nagaiah G, Hossain A, Mooney CJ, Parmentier J, Remick SC. Anaplastic thyroid cancer: a review of epidemiology, pathogenesis, and treatment. J Oncol. 2011 Jun 12;2011:542358.
61. Quiros RM, Ding HG, Gattuso P, Prinz RA, Xu X. Evidence that one subset of anaplastic thyroid carcinomas are derived from papillary carcinomas due to BRAF and p53 mutations. Cancer. 2005 Jun 1;103(11):2261-8.
62. Sherman EJ, Lim SH, Ho AL, Ghossein RA, Fury MG, Shaha AR, et al. Concurrent doxorubicin and radiotherapy for anaplastic thyroid cancer: a critical re-evaluation including uniform pathologic review. Radiother Oncol. 2011 Dec;101(3):425-30.
63. Sherman EJ, Harris J, Bible KC, Xia P, Ghossein RA, Chung CH, et al. Radiotherapy and paclitaxel plus pazopanib or placebo in anaplastic thyroid cancer (NRG/RTOG 0912): a randomised, double-blind, placebo-controlled, multicentre, phase 2 trial. Lancet Oncol. 2023 Feb;24(2):175-86.
64. De Crevoisier R, Baudin E, Bachelot A, Leboulleux S, Travagli JP, Caillou B, et al. Combined treatment of anaplastic thyroid carcinoma with surgery, chemotherapy, and hyperfractionated accelerated external radiotherapy. Int J Radiat Oncol Biol Phys. 2004 Nov 15;60(4):1137-43.
65. Troch M, Koperek O, Scheuba C, Dieckmann K, Hoffmann M, Niederle B, et al. High efficacy of concomitant treatment of undifferentiated (anaplastic) thyroid cancer with radiation and docetaxel. J Clin Endocrinol Metab. 2010 Sep;95(9):E54-7.
66. Foote RL, Molina JR, Kasperbauer JL, Lloyd RV, McIver B, Morris JC, et al. Enhanced survival in locoregionally confined anaplastic thyroid carcinoma: a single-institution experience

using aggressive multimodal therapy. Thyroid. 2011 Jan;21(1):25-30.
67. Subbiah V, Kreitman RJ, Wainberg ZA, Cho JY, Schellens JHM, Soria JC, et al. Dabrafenib and Trametinib Treatment in Patients With Locally Advanced or Metastatic BRAF V600-Mutant Anaplastic Thyroid Cancer. J Clin Oncol. 2018 Jan 1;36(1):7-13.
68. Subbiah V, Cassier PA, Siena S, Garralda E, Paz-Ares L, Garrido P, et al. Pan-cancer efficacy of pralsetinib in patients with RET fusion-positive solid tumors from the phase 1/2 ARROW trial. Nat Med. 2022 Aug;28(8):1640-5.
69. Wagle N, Grabiner BC, Van Allen EM, Amin-Mansour A, Taylor-Weiner A, Rosenberg M, et al. Response and acquired resistance to everolimus in anaplastic thyroid cancer. N Engl J Med. 2014 Oct 9;371(15):1426-33.
70. Godbert Y, Henriques de Figueiredo B, Bonichon F, Chibon F, Hostein I, Pérot G, et al. Remarkable Response to Crizotinib in Woman With Anaplastic Lymphoma Kinase-Rearranged Anaplastic Thyroid Carcinoma. J Clin Oncol. 2015 Jul 10;33(20):e84-7.
71. Shimaoka K, Schoenfeld DA, DeWys WD, Creech RH, DeConti R. A randomized trial of doxorubicin versus doxorubicin plus cisplatin in patients with advanced thyroid carcinoma. Cancer. 1985 Nov 1;56(9):2155-60.
72. Ain KB, Egorin MJ, DeSimone PA. Treatment of anaplastic thyroid carcinoma with paclitaxel: phase 2 trial using ninety-six-hour infusion. Collaborative Anaplastic Thyroid Cancer Health Intervention Trials (CATCHIT) Group. Thyroid. 2000 Jul;10(7):587-94.
73. Bible KC, Kebebew E, Brierley J, Brito JP, Cabanillas ME, Clark TJ Jr, et al. 2021 American Thyroid Association Guidelines for Management of Patients with Anaplastic Thyroid Cancer. Thyroid. 2021 Mar;31(3):337-86.
74. Alberti A, Smussi D, Zamparini M, Turla A, Laini L, Marchiselli C, et al. Treatment and outcome of metastatic parathyroid carcinoma: A systematic review and pooled analysis of published cases. Front Oncol. 2022 Sep 26;12:997009.
75. Bukowski RM, Sheeler L, Cunningham J, Esselstyn C. Successful combination chemotherapy for metastatic parathyroid carcinoma. Arch Intern Med. 1984 Feb;144(2):399-400.
76. Calandra D, Shah K, Lawrence AM, Paloyan E. Parathyroid carcinoma. A report of five cases. Am Surg. 1985 Jul;51(7):372-4.
77. Alharbi N, Asa SL, Szybowska M, Kim RH, Ezzat S. Intrathyroidal Parathyroid Carcinoma: An Atypical Thyroid Lesion. Front Endocrinol. 2018 Nov 1;9:641.
78. Rozhinskaya L, Pigarova E, Sabanova E, Mamedova E, Voronkova I, Krupinova J, et al. Diagnosis and treatment challenges of parathyroid carcinoma in a 27-year-old woman with multiple lung metastases. Endocrinol Diabetes Metab Case Rep [Internet]. 2017 Mar 13;2017. Available from: http://dx.doi.org/10.1530/EDM-16-0113

# CAPÍTULO 35

# PAPEL DA RADIOTERAPIA NO TRATAMENTO DO CÂNCER DA TIREOIDE E PARATIREOIDE

Heloísa de Andrade Carvalho ▪ Gabriel Faria Najas

## INTRODUÇÃO

A Radioterapia é a modalidade terapêutica que utiliza radiações ionizantes para tratamento principalmente de neoplasias malignas, mas também de algumas doenças benignas. Utiliza basicamente fontes seladas de radiação ou radiações geradas artificialmente com o intuito de causar morte celular. Difere da medicina nuclear, pois esta utiliza fontes de radiação não seladas tanto para diagnóstico quanto para tratamento, como é o caso da radioiodoterapia, muito utilizada no tratamento adjuvante dos carcinomas de tireoide.

Dessa forma, neste capítulo serão abordados os objetivos da radioterapia e suas principais indicações nos tumores de tireoide e paratireoide.

A radioterapia é um tratamento local, cujo objetivo é, assim como a cirurgia, promover a cura da doença por meio da erradicação local da mesma. Pode ser utilizada de maneira exclusiva ou associada a outras modalidades terapêuticas, principalmente cirurgia e quimioterapia. As diferentes modalidades e técnicas de tratamento visam à administração de doses elevadas de radiação nos volumes-alvo tumorais procurando preservar ao máximo os tecidos normais.

Assim temos a teleterapia ou radioterapia externa, onde os equipamentos emitem a radiação a uma determinada distância do paciente, e a braquiterapia, onde material radioativo é inserido na lesão ou colocado em contato com a mesma por meio de aplicadores, cateteres ou agulhas. Na teleterapia, o objetivo é a administração de uma dose homogênea em volumes relativamente grandes, ao contrário da braquiterapia, onde os volumes são mais restritos, e o gradiente de dose é alto.

Entre as modalidades de teleterapia, temos a radioterapia conhecida como convencional ou "antiga" (bidimensional – 2D), onde os alvos são definidos por meio de referências anatômicas de superfície e/ou ósseas, visualizadas em radiografias ortogonais. Com a evolução imagenológica e da informática, foi desenvolvida a técnica tridimensional (3D), baseada em imagens de tomografia computadorizada, que permite a visualização da anatomia individual de cada paciente com reconstrução volumétrica das imagens e quantificação das doses recebidas pelo alvo (tumor) e tecidos normais adjacentes, permitindo uma maior preservação desses tecidos. A partir de então, outros avanços levaram ao desenvolvimento de técnicas de maior precisão e conformação da radiação, como a radioterapia com feixe de intensidade modulada (do inglês *Intensity Modulated Radiation Therapy* – IMRT), radioterapia com arco volumétrico modulado (do inglês – *Volumetric Modulated Arc Therapy* – VMAT); radioterapia com partículas pesadas (protonterapia, terapia com íons de Carbono); radiocirurgia (do inglês – *Stereotactic Radiosurgery* – SRS) e radioterapia estereotática craniana e corporal (do inglês – *Stereotactic Body Radiotherapy*– SBRT ou *Stereotactic Ablative Radiotherapy* – SAbR).

A braquiterapia também pode ser bi ou tridimensional, e as imagens continuam tendo um papel fundamental na definição dos alvos de tratamento (por exemplo, radiografias, ultrassonografia, tomografia computadorizada e ressonância magnética).

Em relação aos cânceres de tireoide e paratireoide, as principais técnicas utilizadas são de teleterapia.

## RADIOTERAPIA NO CÂNCER DA TIREOIDE

De maneira geral, a radioterapia tem um papel limitado no tratamento curativo dos cânceres da tireoide, principalmente nos carcinomas bem diferenciados que são responsivos ao Iodo radioativo. Vale a pena salientar que, quando existe indicação de radioiodoterapia e radioterapia, em especial para casos avançados ou recidivados, a melhor associação e tempo de cada tratamento devem ser discutidos.

### Carcinoma Bem Diferenciado (Papilífero, Folicular e Hurtle)

O tratamento padrão dos carcinomas bem diferenciados da tireoide inclui cirurgia, radioiodoterapia e supressão do hormônio tireoestimulante (TSH).[1] O papel da radioterapia externa é controverso, contudo, séries retrospectivas da utilização da radioterapia evidenciam altos níveis de controle locorregional, demonstrando que, em casos selecionados, a radioterapia pode ser considerada, principalmente para os tumores que não apresentam avidez ao iodo.

Numa série do Memorial Sloan-kettering Cancer Center, que incluiu 76 pacientes com carcinomas não anaplásicos da tireoide localmente avançados ou recorrentes, foi observado controle local de 86% e 72% e sobrevida global de 74% e 55% em 2 e 4 anos, respectivamente.[1] Nessa série, a radicalidade da cirurgia (ressecção completa, doença residual microscópica ou macroscópica) não teve impacto no controle locorregional, sobrevida global ou mesmo no aparecimento de metástases a distância.

Quando avaliados somente os dados de pacientes com carcinomas bem diferenciados, esses resultados se mantêm consistentes, com controle local de 73% e sobrevida global de 54% em 3 anos, sem diferenças entre histologias bem ou pouco diferenciadas.[2]

É preciso frisar que os dados disponíveis são relativos aos carcinomas localmente avançados ou recidivados, em que muitas vezes a radioterapia surge como única opção terapêutica. As doses utilizadas são ao redor de 60 a 70 Gy. E apesar de os estudos retrospectivos mostrarem bons resultados independentemente do grau de ressecção e diferenciação histológica, a utilização da radioterapia pode apresentar toxicidades agudas grau 3 em até de 30% dos casos (em média 18%), principalmente mucosite, radiodermite e disfagia, além de toxicidades tardias graves, como disfagia com necessidade de gastrostomia percutânea descrita em 5% dos casos.[1,2]

Atualmente, de acordo com as recomendações da American Head and Neck Society, no contexto adjuvante, a radioterapia é recomendada para pacientes com doença residual macroscópica, ou irressecável, nas recidivas após radioiodoterapia, ou ainda, em situações com alta probabilidade de doença microscópica residual não responsiva à radioiodoterapia, principalmente em pacientes acima de 45 anos. Por outro lado, radioterapia adjuvante não deve ser indicada após ressecção completa da doença, mesmo na presença de comprometimento linfonodal isolado. Nesse cenário, sua indicação em eventuais casos selecionados deve ser feita em discussão multidisciplinar.[3]

## Carcinoma Medular

Os carcinomas medulares da tireoide são raros, correspondendo a 1% a 4% dos cânceres da tireoide, porém responsáveis por cerca de 15% dos óbitos, demonstrando sua alta agressividade.[4] Seu principal tratamento é cirúrgico, sendo tireoidectomia radical com linfadenectomia do compartimento central a mais indicada em diferentes séries.[5] A adjuvância é controversa, uma vez que nenhum tratamento tenha apresentado grandes impactos nos desfechos oncológicos.

As diretrizes da American Thyroid Association (ATA),6 British Thyroid Association (BTA) e European Society of Medical Oncology (ESMO) recomendam radioterapia adjuvante em situações em que há um alto risco de recaída local,[7,8] como doença locorregional extensa, ressecção tumoral incompleta com doença residual, assim como em tumores recorrentes não passíveis de ressecção e não sensíveis à radioiodoterapia. Pode ser indicada, ainda, na paliação de sintomas na doença metastática.

Doses acima de 50 Gy são recomendadas para melhor controle local. No contexto pós-operatório, 60 Gy em 30 frações é o esquema mais utilizado com reforço de dose em volumes pequenos de doença residual macroscópica, se possível.[7]

Terapias-alvo sistêmicas e dirigidas são promissoras e consideradas uma opção para pacientes com doença sintomática ou em progressão.[9]

## Carcinoma Anaplásico da Tireoide

Tumores anaplásicos da tireoide são entidades raras também, correspondendo a aproximadamente 5% dos tumores da tireoide, e de perfil extremamente agressivo (sobrevida mediana de 6 meses). Por essa razão são sempre considerados como estádio clínico IV para tratamento, independente do volume de doença cervical e/ou presença de metástases.

A radioterapia com esquema radical é idealmente utilizada no cenário adjuvante, após a realização de cirurgia R0 ou R1, podendo também ser utilizada de forma radical nos casos irressecáveis.[10] Não existe um esquema padrão para a realização da radioterapia, podendo ser realizada com fracionamento diário ou hiperfracionamento (duas vezes ao dia),[11] no entanto a utilização de altas doses de radioterapia (60-75Gy) apresenta melhor sobrevida global, podendo ser associada à quimioterapia.[12]

Por sua agressividade, raridade, e ausência de terapia eficaz, esses pacientes devem ser incluídos em protocolos de pesquisa, sempre que possível.

# RADIOTERAPIA NO CÂNCER DA PARATIREOIDE

Tanto a raridade dos tumores de paratireoide, quanto a sua principal abordagem terapêutica, a cirurgia, fazem com que o papel da radioterapia frente ao diagnóstico de uma neoplasia maligna da paratireoide seja bem restrito.

O diagnóstico de carcinoma de paratireoide vem acompanhado de condições relacionadas diretamente a um hiperparatireoidismo, como hipercalcemia, osteoporose, nefrolitíase e insuficiência renal, mas não é raro que seja um achado cirúrgico com diagnóstico confirmado na histopatologia.[13]

A falta de dados suficientes para um estadiamento mais preciso dos cânceres de paratireoide leva a uma classificação mais genérica sem agrupamento prognóstico das diferentes apresentações, o que dificulta as indicações e uniformização de condutas.[14]

O tratamento local com cirurgia radical é a principal escolha e o mais efetivo para controle da hipercalcemia.[15,16] Recorrências são frequentes, mais de 50% dos casos, podem ocorrer tardiamente e estão relacionadas principalmente a cirurgias incompletas.[17] Nessas situações, a primeira opção de tratamento de resgate continua sendo a cirurgia. No entanto, essas novas cirurgias estão associadas a uma morbidade elevada,[17] o que leva à investigação de opções terapêuticas alternativas na prevenção das recaídas.

Nesse contexto, o uso da radioterapia adjuvante à cirurgia, apesar de atraente, é ainda controverso. Um estudo da base de dados americana NCDB (National Cancer Database), com 286 pacientes acessados de 1985 a 1999, não detectou nenhum fator prognóstico relevante nem demonstrou benefícios da radioterapia adjuvante. Os autores ressaltam a importância do tratamento inicial com ressecção em bloco de todo o tumor como a melhor chance de cura desses pacientes. Ademais, 10,5% dos pacientes com ressecção completa e que receberam radioterapia adjuvante não apresentaram nenhum benefício em sobrevida global.[15]

Por outro lado, outros autores sugerem um potencial benefício da radioterapia na diminuição do risco de recorrência locorregional e aumento da sobrevida causa-específica. Fatores como margens cirúrgicas (comprometidas ou ≤ 5 mm) e a instituição em que foi feita a primeira cirurgia foram determinantes para o maior risco de recorrências num estudo da Clínica Mayo. Esse estudo envolveu 47 pacientes, e apenas quatro deles foram submetidos à radioterapia adjuvante.[18]

A experiência do MD Anderson Cancer Center, publicada em seguida à da Clínica Mayo, relata seis de 27 pacientes estudados, submetidos à radioterapia adjuvante.[19] Apenas um deles apresentou recidiva local, em contraste com 10 dos 20 pacientes não irradiados. As sobrevidas em 5 e 10 anos foram de 85% e 77%, respectivamente. Cinco pacientes foram a óbito devido ao carcinoma de paratireoide, todos relacionados à hipercalcemia. Concluem que a radioterapia pode contribuir para melhor controle local.

Estudos mais recentes que tentaram avaliar fatores prognósticos para recaída local e metástases, auxiliando na eventual indicação do tratamento adjuvante, apontaram o nível sérico do paratormônio e Ki67,[20] e presença de necrose, peso do tumor acima de 4.890 mg e Ki67 acima de 4% como fatores independentes.[21] Porém, esses dados são ainda incipientes e merecem maior investigação para validar seu impacto na indicação de tratamento adjuvante.

Relatos de casos isolados que apresentaram ou não benefício da radioterapia adjuvante no controle local, assim como em recaídas, também são encontrados na literatura.[22,23]

Intrinsecamente, os carcinomas de paratireoide são considerados radiorresistentes, e a dose ideal de radioterapia é também uma questão pouco explorada, tanto pela raridade da doença e importância do tratamento cirúrgico, quanto pelas controvérsias na indicação da radioterapia. Doses de 40 a 60-66 Gy são descritas para tratamento adjuvante,[18,19,24,25] sem doença presente, com sugestão de que doses mais altas levam a resultados melhores de controle local. Vale ressaltar um relato de caso único, com radioterapia paliativa exclusiva de um paciente jovem (30 anos), com recaída local sintomática, inoperável, de um carcinoma de paratireoide. Após o tratamento com dose total de 70 Gy em 35 frações, houve melhora da hipercalcemia e dos sintomas gastrointestinais.[26] Nesse contexto, a utilização de tratamentos com partículas pesadas (prótons, íons de Carbono) poderá ter um papel num futuro próximo pela possibilidade de se administrarem doses elevadas de radiação com melhor preservação dos tecidos normais adjacentes. De fato, de acordo com as diretrizes da American Association of Endocrine Surgeons (AAES), radioterapia pode ser considerada em pacientes com doença refratária, não candidatos à nova cirurgia.[27] De certa forma, a ideia de que os carcinomas de paratireoide não são sensíveis à radioterapia deve ser gradativamente desmistificada.

Novos tratamentos vêm surgindo, incluindo terapias-alvo, imunoterapia entre outros. A falta de evidências mais robustas em relação à radioterapia não permite que se tenha, até o momento, um consenso sobre o seu papel no tratamento do câncer de paratireoide. No entanto, pode ser considerada em pacientes com alto risco de recorrência local, ou seja, margens comprometidas, metástases regionais e invasão macroscópica de estruturas adjacentes, ou em recaídas locorregionais, com benefício potencial a ser discutido na abordagem multidisciplinar.

## RADIOTERAPIA PALIATIVA

Devido à heterogeneidade de tipos histológicos, com evoluções distintas e fatores prognósticos variados, o câncer de tireoide pode apresentar metástases em até aproximadamente 20% dos casos de carcinoma diferenciado da tireoide (CDT), podendo chegar a até 45% nos tumores anaplásicos.[28] Por essa razão apresenta suas próprias particularidades na hora do manejo. A radioterapia, apesar de papel restrito no tratamento curativo dos cânceres de tireoide, é uma ferramenta importante no tratamento paliativo de metástases. Sua utilização nesse cenário depende principalmente do volume da doença e sua localização.

Esta sessão abordará o papel da radioterapia no tratamento dos principais sítios de metástases dos carcinomas de tireoide. Os dados podem ser extrapolados para os carcinomas de paratireoide, porém sem evidências consistentes para tal devido à raridade da doença.

### Ossos e Canal Medular

Sendo um dos sítios mais comuns de doença metastática, a disseminação para o arcabouço ósseo pode comprometer de forma significativa a qualidade de vida dos pacientes, não só por causar dor, mas também pelo potencial de limitar suas capacidades para atividades diárias. A utilização de radioterapia em esquemas multifracionados (incluindo, cinco, seis ou dez sessões) ou em fração única apresenta melhora do quadro álgico de até 60%-70% (com 20%-35% de resposta completa).[29,30]

No cenário de compressão medular a utilização da radioterapia isolada possibilita a recuperação da deambulação em até 57% dos casos, e, quando possível, a associação da cirurgia descompressiva seguida de radioterapia adjuvante apresenta resultados próximos de 84%.[31]

Atualmente o foco no tratamento da doença metastática, em especial nas histologias consideradas radiorresistentes, em que se inclui o câncer da tireoide, vem sendo direcionado para a utilização de técnicas estereotáticas ablativas (SAbR), consistindo na utilização de altas doses de radiação em volumes restritos, com associação de técnicas avançadas de imobilização, estudo de movimento, e radioterapia guiada por imagem.

A utilização dessa técnica em comparação à radioterapia convencional vem mostrando melhores resultados tanto em controle local, como também na diminuição das taxas da necessidade de retratamentos após o primeiro curso.[32] Em séries exclusivas de carcinoma tireoidiano, o controle local se mantém elevado (aproximadamente 80%), com dados sugerindo inclusive ganhos em sobrevida, em especial para a histologia de papilífero.[33]

### Pulmão

Por muitas vezes o surgimento de lesões secundárias no pulmão se apresenta de maneira insidiosa e assintomática. Por essa razão a utilização da radioterapia convencional fica reservada para casos de urgência, seja por obstrução brônquica ou hemoptise. Porém, o surgimento de doença oligometastática, que por si só é um conceito em evolução,[34] vem desafiando o manejo clínico padrão desses pacientes.

O tratamento sistêmico para o câncer de tireoide vem evoluindo constantemente, no entanto existem poucas terapias citotóxicas eficazes. Fora de protocolos clínicos, a utilização de agentes inibidores da tirosina quinase (TKI) é o tratamento de escolha.[35] Nesse contexto, a utilização da SAbR para tratamento de lesões pulmonares apresenta-se como opção para o controle de oligoprogressões.

Apesar de dados na literatura sugerirem um controle local com SAbR inferior para lesões metastáticas pulmonares, em relação aos tumores primários do pulmão,[36] a baixa toxicidade aliada à possibilidade de manter o paciente com drogas de primeira linha, e de prolongar a sobrevida desses pacientes,[37] favorece sua utilização.

## Cérebro

O tratamento de lesões secundárias no encéfalo necessita de uma abordagem multidisciplinar integral do paciente que, em sua maioria, leva em consideração o estado de *performance*, a localização das lesões, número de lesões e presença ou não de sintomas. Normalmente reservada para casos em que há a presença de lesões únicas, volumosas e sintomáticas, a ressecção cirúrgica é um dos tratamentos de primeira linha. A associação da radioterapia após a ressecção apresentou melhora tanto em sobrevida global, quanto em controle local.[38,39]

Atualmente existem duas principais formas de realizar a radioterapia nesse contexto: a radioterapia convencional que inclui o tratamento de todo o encéfalo, também chamada de radioterapia de crânio total (ou do inglês: *Whole Brain Radiotherapy* – WBRT) e a utilização da radiocirurgia estereotática (SRS). Apesar de não haver diferenças em sobrevida global entre ambas as técnicas, cada uma apresenta vantagens e desvantagens. A SRS necessita de tecnologia mais avançada, com a adição de sistemas de verificação mais precisos, e está associada a um declínio cognitivo menor já que visa ao tratamento somente da lesão e/ou leito cirúrgico pós-ressecção, à custa de um menor controle no encéfalo como um todo. Por outro lado, WBRT é uma técnica que pode ser empregada mais facilmente em qualquer centro, e em menor tempo, apresentando um maior controle local no encéfalo à custa de um maior declínio cognitivo.[40]

A fim de contornar essas limitações, o emprego da técnica de IMRT para a proteção do hipocampo em associação à memantina mostrou uma redução do declínio cognitivo, sem perda em controle local ou sobrevida global, quando comparada a WBRT simples.[41] Ainda são necessários mais estudos para a comparação da WBRT com proteção de hipocampo e a SRS no cenário de múltiplas lesões.

## Cabeça e Pescoço

Apesar de a utilização da radioterapia para a paliação de sintomas na região cervical ser utilizada há décadas, e ser bem estabelecida para o alívio de dor, sangramento, deglutição, obstrução laríngea entre outros sintomas, ainda existe uma falta de dados de estudos randomizados de qual seria a melhor técnica e fracionamento a serem utilizados.

Tendo em vista a melhora na qualidade de vida dos pacientes, a realização de esquemas curtos, hipofracionados, se tornou a abordagem padrão para esses casos, com uma taxa de melhora de sintomas de aproximadamente 50%.[42-44] Apesar de esquemas mais longos, com doses próximas dos tratamentos radicais, poderem conferir um controle local mais duradouro, eles acarretam também um maior perfil de toxicidades que nem sempre são compatíveis com o cenário paliativo.

Mesmo com avanços em outros sítios a utilização da SAbR no sítio de cabeça e pescoço ainda carece de mais dados. Reservada principalmente para o cenário de reirradiação radical, onde a radioterapia com fracionamento convencional apresenta perfil alto de toxicidades, dados atuais mostram controle local e sobrevida global próximos de 70% em 3 anos.[45]

## CONSIDERAÇÕES FINAIS

A radioterapia no tratamento dos carcinomas de tireoide e paratireoide apresenta um papel importante, mas ainda secundário. Deve ser considerada nos casos de doença localmente avançada, especialmente se não responsivas ao iodo radioativo; pode ser útil em recaídas locorregionais e na paliação de sintomas de doença metastática. Devido ao seu papel controverso em muitas situações, sua indicação deve ser feita com base nas abordagens multidisciplinar e individualizada de cada caso.

## REFERÊNCIAS BIBLIOGRÁFICAS


1. Terezakis SA, Lee KS, Ghossein RA, Rivera M, Tuttle RM, Wolden SL, et al. Role of External Beam Radiotherapy in Patients With Advanced or Recurrent Nonanaplastic Thyroid Cancer: Memorial Sloan-Kettering Cancer Center Experience. International Journal of Radiation Oncology*Biology*Physics. 2009 Mar;73(3):795-801.
2. Romesser PB, Sherman EJ, Shaha AR, Lian M, Wong RJ, Sabra M, et al. External beam radiotherapy with or without concurrent chemotherapy in advanced or recurrent non-anaplastic non-medullary thyroid cancer. J Surg Oncol. 2014 Sep;110(4):375-82.
3. Kiess AP, Agrawal N, Brierley JD, Duvvuri U, Ferris RL, Genden E, et al. External-beam radiotherapy for differentiated thyroid cancer locoregional control: A statement of the American Head and Neck Society. Head Neck. 2016 Apr;38(4):493–8.
4. Green K, Hintze J, O'Neill JP. Surgical aspects and controversies in the management of medullary thyroid cancer. Irish Journal of Medical Science (1971 -). 2022 Dec 22;191(6):2461-6.
5. Kaliszewski K, Ludwig M, Ludwig B, Mikuła A, Greniuk M, Rudnicki J. Update on the Diagnosis and Management of Medullary Thyroid Cancer: What Has Changed in Recent Years? Vol. 14, Cancers. MDPI. 2022.
6. Wells SA, Asa SL, Dralle H, Elisei R, Evans DB, Gagel RF, et al. Revised American thyroid association guidelines for the management of medullary thyroid carcinoma. Thyroid. 2015 Jun 1;25(6):567-610.
7. Perros P, Boelaert K, Colley S, Evans C, Evans RM, Gerrard Ba G, et al. Guidelines for the management of thyroid cancer. Clin Endocrinol (Oxf). 2014;81(SUPPL. 1):1–122.
8. Filetti S, Durante C, Hartl D, Leboulleux S, Locati LD, Newbold K, et al. Thyroid cancer: ESMO Clinical Practice Guidelines for diagnosis, treatment and follow-up. Annals of Oncology. 2019 Dec 1;30(12):1856-83.
9. Kim M, Kim BH. Current Guidelines for Management of Medullary Thyroid Carcinoma. Endocrinology and Metabolism. 2021 Jun 30;36(3):514-24.
10. Bible KC, Kebebew E, Brierley J, Brito JP, Cabanillas ME, Clark TJ, et al. 2021 American Thyroid Association Guidelines for Management of Patients with Anaplastic Thyroid Cancer. Thyroid. 2021 Mar 1;31(3):337-86.
11. Jacobsen AB, Grøholt KK, Lorntzsen B, Osnes TA, Falk RS, Sigstad E. Anaplastic thyroid cancer and hyperfractionated accelerated radiotherapy (HART) with and without surgery. European Archives of Oto-Rhino-Laryngology. 2017 Dec 10;274(12):4203-9.
12. Pezzi TA, Mohamed ASR, Sheu T, Blanchard P, Sandulache VC, Lai SY, et al. Radiation therapy dose is associated with improved survival for unresected anaplastic thyroid carcinoma: Outcomes from the National Cancer Data Base. Cancer. 2017 May 1;123(9):1653-61.

13. Sharretts JM, Kebebew E, Simonds WF. Parathyroid cancer. Semin Oncol. 2010 Dec;37(6):580-90.
14. Amin MB, Greene FL, Edge SB, Compton CC, Gershenwald JE, Brookland RK, et al. The Eighth Edition AJCC Cancer Staging Manual: Continuing to build a bridge from a population-based to a more "personalized" approach to cancer staging. CA Cancer J Clin. 2017 Mar;67(2):93-9.
15. Hundahl SA, Fleming ID, Fremgen AM, Menck HR. Two hundred eighty-six cases of parathyroid carcinoma treated in the U.S. between 1985-1995. Cancer. 1999 Aug 1;86(3):538-44.
16. Young S, Wu JX, Li N, Yeh MW, Livhits MJ. More Extensive Surgery May Not Improve Survival Over Parathyroidectomy Alone in Parathyroid Carcinoma. Ann Surg Oncol. 2016 Sep 13;23(9):2898-904.
17. Kebebew E. Parathyroid carcinoma. Curr Treat Options Oncol. 2001 Jul;2(4):347-54.
18. Munson ND, Foote RL, Northcutt RC, Tiegs RD, Fitzpatrick LA, Grant CS, et al. Parathyroid Carcinoma: Is There a Role for Adjuvant Radiation Therapy? Vol. 98. Cancer. 2003. p. 2378-84.
19. Busaidy NL, Jimenez C, Habra MA, Schultz PN, El-Naggar AK, Clayman GL, et al. Parathyroid carcinoma: A 22-year experience. Head Neck. 2004 Aug;26(8):716-26.
20. Miao XY, Wang XL, Lyu ZH, Ba JM, Pei Y, Dou JT, et al. Parathyroid carcinoma: Report of 10 patients and literature review. Neuro Endocrinol Lett. 2022 Nov 30;43(4):233-8.
21. Ohkuwa K, Katoh R, Sugino K, Nagahama M, Kitagawa W, Matsuzu K, et al. Evaluation of factors predicting postoperative recurrence and metastasis of parathyroid cancer: a single-center study. World J Surg Oncol. 2023 Feb 3;21(1):32.
22. Wynne AG, van Heerden J, Carney JA, Fitzpatrick LA. Parathyroid carcinoma: clinical and pathologic features in 43 patients. Medicine. 1992 Jul;71(4):197-205.
23. Wang C, Wen K, Dai L, Wen S, Zhang Y. The Clinical Features and Treatment Strategy of Parathyroid Cancer: A Retrospective Analysis. Biomed Res Int. 2022 Sep 23;2022:1–9.
24. Chow E, Tsang RW, Brierley JD, Filice S. Parathyroid carcinoma—the princess margaret hospital experience. International Journal of Radiation Oncology*Biology*Physics. 1998 Jun;41(3):569-72.
25. Christakis I, Silva AM, Williams MD, Garden A, Grubbs EG, Busaidy NL, et al. Postoperative local-regional radiation therapy in the treatment of parathyroid carcinoma: The MD Anderson experience of 35 years. Pract Radiat Oncol. 2017 Nov;7(6):e463-70.
26. Bollen H, Decallonne B, Nuyts S. Radiation Treatment for Inoperable Local Relapse of Parathyroid Carcinoma With Symptomatic Hypercalcemia: A Case Report. Front Oncol. 2021 Nov 25;11.
27. Wilhelm SM, Wang TS, Ruan DT, Lee JA, Asa SL, Duh QY, et al. The American Association of Endocrine Surgeons Guidelines for Definitive Management of Primary Hyperparathyroidism. JAMA Surg. 2016 Oct 1;151(10):959.
28. Mihailovic J, Stefanovic L, Malesevic M. Differentiated Thyroid Carcinoma with Distant Metastases: Probability of Survival and Its Predicting Factors. Cancer Biother Radiopharm. 2007 Apr;22(2):250-5.
29. Steenland E, Leer J, van Houwelingen H, Post WJ, van den Hout WB, Kievit J, et al. The effect of a single fraction compared to multiple fractions on painful bone metastases: a global analysis of the Dutch Bone Metastasis Study. Radiotherapy and Oncology. 1999 Aug;52(2):101-9.
30. Chow E, Zeng L, Salvo N, Dennis K, Tsao M, Lutz S. Update on the Systematic Review of Palliative Radiotherapy Trials for Bone Metastases. Clin Oncol. 2012 Mar;24(2):112-24.
31. Patchell RA, Tibbs PA, Regine WF, Payne R, Saris S, Kryscio RJ, et al. Direct decompressive surgical resection in the treatment of spinal cord compression caused by metastatic cancer: a randomised trial. The Lancet. 2005 Aug;366(9486):643-8.
32. Zeng KL, Myrehaug S, Soliman H, Husain ZA, Tseng CL, Detsky J, et al. Mature Local Control and Reirradiation Rates Comparing Spine Stereotactic Body Radiation Therapy With Conventional Palliative External Beam Radiation Therapy. International Journal of Radiation Oncology*Biology*Physics. 2022 Oct;114(2):293-300.
33. Lancellotta V, Fanetti G, Monari F, Mangoni M, Mazzarotto R, Tagliaferri L, et al. Stereotactic radiotherapy (SRT) for differentiated thyroid cancer (DTC) oligometastases: an AIRO (Italian association of radiotherapy and clinical oncology) systematic review. Radiol Med. 2022 Jun 8;127(6):681-9.
34. Guckenberger M, Lievens Y, Bouma AB, Collette L, Dekker A, deSouza NM, et al. Characterization and classification of oligometastatic disease: a European Society for Radiotherapy and Oncology and European Organization for Research and Treatment of Cancer consensus recommendation. Lancet Oncol. 2020 Jan;21(1):e18-28.
35. Porcelli T, Sessa F, Luongo C, Salvatore D. Local ablative therapy of oligoprogressive TKI-treated thyroid cancer. J Endocrinol Invest. 2019 Aug 9;42(8):871-9.
36. Hamamoto Y, Kataoka M, Yamashita M, Nogami N, Sugawara Y, Kozuki T, et al. Factors affecting the local control of stereotactic body radiotherapy for lung tumors including primary lung cancer and metastatic lung tumors. Jpn J Radiol. 2012 Jun 27;30(5):430-4.
37. Palma DA, Olson R, Harrow S, Gaede S, Louie A V, Haasbeek C, et al. Stereotactic ablative radiotherapy versus standard of care palliative treatment in patients with oligometastatic cancers (SABR-COMET): a randomised, phase 2, open-label trial. The Lancet. 2019 May;393(10185):2051-8.
38. Patchell RA, Tibbs PA, Walsh JW, Dempsey RJ, Maruyama Y, Kryscio RJ, et al. A Randomized Trial of Surgery in the Treatment of Single Metastases to the Brain. New England Journal of Medicine. 1990 Feb 22;322(8):494-500.
39. Patchell RA, Tibbs PA, Regine WF, Dempsey RJ, Mohiuddin M, Kryscio RJ, et al. Postoperative Radiotherapy in the Treatment of Single Metastases to the Brain. JAMA. 1998 Nov 4;280(17).
40. Brown PD, Ballman K V, Cerhan JH, Anderson SK, Carrero XW, Whitton AC, et al. Postoperative stereotactic radiosurgery compared with whole brain radiotherapy for resected metastatic brain disease (NCCTG N107C/CEC·3): a multicentre, randomised, controlled, phase 3 trial. Lancet Oncol. 2017 Aug;18(8):1049-60.
41. Brown PD, Gondi V, Pugh S, Tome WA, Wefel JS, Armstrong TS, et al. Hippocampal Avoidance During Whole-Brain Radiotherapy Plus Memantine for Patients With Brain Metastases: Phase III Trial NRG Oncology CC001. Journal of Clinical Oncology. 2020 Apr 1;38(10):1019-29.
42. Fortin B, Khaouam N, Filion E, Nguyen-Tan PF, Bujold A, Lambert L. Palliative Radiation Therapy for Advanced Head and Neck Carcinomas: A Phase 2 Study. International Journal of Radiation Oncology*Biology*Physics. 2016 Jun;95(2):647-53.
43. Al-mamgani A, Tans L, Van rooij PHE, Noever I, Baatenburg de jong RJ, Levendag PC. Hypofractionated radiotherapy denoted as the "Christie scheme": An effective means of palliating patients with head and neck cancers not suitable for curative treatment. Acta Oncol (Madr). 2009 Jan 8;48(4):562-70.
44. Agarwal JP, Nemade B, Murthy V, Ghosh-Laskar S, Budrukkar A, Gupta T, et al. Hypofractionated, palliative radiotherapy for advanced head and neck cancer. Radiotherapy and Oncology. 2008 Oct;89(1):51-6.
45. Kawaguchi K, Sato K, Yamada H, Horie A, Nomura T, Iketani S, et al. Stereotactic Radiosurgery in Combination With Chemotherapy as Primary Treatment for Head and Neck Cancer. Journal of Oral and Maxillofacial Surgery. 2012 Feb;70(2):461-72.

# PAPEL DA FONOAUDIOLOGIA APÓS CIRURGIA DA TIREOIDE E PARATIREOIDE



# CAPÍTULO 36

Katia Nemr ▪ Irene de Pedro Netto Vartanian

## INTRODUÇÃO

A glândula tireoide e as glândulas paratireoides possuem funções distintas, respectivamente ligadas ao metabolismo do corpo e à regulação dos níveis de cálcio no sangue. Contudo, pela proximidade na localização, as consequências na voz e na deglutição das doenças e dos tratamentos em ambos os casos são semelhantes. Assim, as reflexões e condutas descritas e propostas neste texto para as cirurgias de tireoide poderão ser aplicadas nos casos de alterações de voz e/ou deglutição decorrentes do tratamento de doenças das paratireoides.

Grande parte das indicações de cirurgia de tireoide refere-se ao câncer (ou suspeita de câncer), hipertireoidismo e bócio intratorácico com maior frequência em mulheres.[1,2] O avanço técnico-científico nas últimas décadas e a alta prevalência das tireoidectomias tornaram essas cirurgias muito seguras, com taxas de mortalidade e de complicações muito baixas.[1,3]

Ainda assim, segundo a literatura, após as tireoidectomias a incidência de sintomas vocais pode variar de 16% a 36% e de sintomas relacionados à deglutição entre 20% a 58%; no pós-operatório imediato essas proporções são ainda mais altas e podem chegar a 69,2% e 80,8%, respectivamente.[3-5] Galluzzi e Garavello (2019),[3] em revisão da literatura, ressaltam os diferentes questionários aplicados nos estudos que apresentam as incidências de sintomas de deglutição.

Hillenbrand *et al.* (2018) relatam que quase 20% dos pacientes referem disfagia no pós-operatório de tireoidectomias e paratireoidectomias não complicadas.[6] Encontraram um risco significativo de alterações na deglutição no pós-operatório de doença de Graves e carcinoma, e um risco reduzido para pacientes operados por hiperparatireoidismo. Os fatores causais das disfagias e alterações da motilidade esofágica pós-tireoidectomia sem complicações podem ser lesões do plexo neural peritireoidiano, alterações do suprimento vascular na laringe, aderências no pós-operatório e/ou diminuição da pressão do esfíncter esofágico superior.

Além de maior ocorrência de sintomas de voz e de deglutição no pós-operatório mais recente, sintomas que persistem ao longo do tempo, independentemente da presença de lesão neural, podem repercutir negativamente na qualidade de vida, incluindo impactos profissionais, especialmente em relação à voz, a depender da demanda no trabalho. Após as tireoidectomias pode haver sintomas faringolaríngeos que repercutem na voz e na deglutição, com ou sem lesão na inervação laríngea; a esse conjunto de sintomas especialistas tem-se denominado síndrome pós-tireoidectomias.[3,7-9]

Abordaremos neste capítulo as principais etiologias para as disfunções de voz e deglutição após cirurgias de tireoide, os principais instrumentos de avaliação, as linhas gerais da atuação fonoaudiológica e os resultados das recentes investigações.

## ETIOLOGIAS DAS ALTERAÇÕES FONOAUDIOLÓGICAS NAS DOENÇAS DE TIREOIDE

### Disfunções Relacionadas à Lesão dos Nervos Laríngeos

Queixas de voz e de deglutição podem estar presentes no momento pré-operatório por sintomas compressivos, como bócio multinodular, tireoidite difusa, nódulos malignos e até mesmo nódulos benignos. Nas doenças de tireoide, quando está presente lesão neural pré-operatória, é mais sugestivo de tumor maligno de tireoide localmente avançado. Recomenda-se, portanto, desde a anamnese médica, a investigação de alterações de respiração, fonação e/ou deglutição.[8,10]

A manipulação ou lesão do nervo laríngeo recorrente e/ou do nervo laríngeo superior pode levar à imobilidade das pregas vocais uni ou bilateralmente, temporária ou permanente, em adução, em posição paramediana ou em abdução (lateralizada). Nos casos em que pelo menos 50% das fibras nervosas foram infiltradas pela doença ou lesionadas na cirurgia, ocorre a imobilidade permanente de pregas vocais, também descrita na literatura como paralisia de pregas vocais.[11] Diferentes métodos são descritos para diagnosticar a lesão dos nervos laríngeos, como percepções autorreferidas, as laringoscopias diretas e indiretas e a eletromiografia, além dos dados retrospectivos que podem auxiliar nesta análise, o que pode interferir nos percentuais reais.[12]

Na literatura observa-se uma variável incidência de imobilidade de prega vocal,[13] com estimativas de 2% a 8% temporárias, e de 0,5% a 3% permanentes.[14-19]

A extensão cirúrgica, a manipulação das estruturas envolvidas e a experiência do cirurgião são alguns dos fatores que podem justificar a imobilidade associada a lesões do nervo laríngeo recorrente, mais predominante; e a imobilidade relacionada ao ramo externo do nervo laríngeo superior, presente em alguns casos.[8,12,19-21]

As lesões do nervo laríngeo recorrente afetam a musculatura intrínseca da laringe, ocasionando mudanças na sensibilidade e mobilidade de prega vocal;[22] a imobilidade unilateral paramediana é descrita como a mais frequente,[13,21] causando um fechamento incompleto por incapacidade de uma das pregas vocais se mover até a linha média. Sinais laríngeos, como assimetria de vibração de mucosa, desnível entre as pregas vocais e fenda glótica durante a fonação, podem estar presentes. Os sintomas vocais mais frequentes são soprosidade (pela fenda glótica), bitonalidade (pelo desnível e assimetria de vibração), rouquidão (pela flacidez da mucosa e da musculatura), aspereza (pode aparecer tardiamente pelo enrijecimento do tecido e pela instalação de tratopatias), falsete paralítico (mecanismo de adaptação), intensidade vocal reduzida (maior decréscimo ao final da emissão) e tempos fonatórios reduzidos. Entre os sintomas respiratórios estão falta de controle do fluxo respiratório (presença de fenda glótica), padrão respiratório superior com ciclos respiratórios curtos (padrão respiratório adaptado) e fadiga constante devido ao escape de ar.

O fechamento glótico incompleto pode ainda causar sintomas de disfagia, como tosse e até mesmo aspiração de alimentos ao deglutir.[13] Esses sintomas podem variar de acordo com a posição da prega vocal em relação à linha média, o grau de atrofia muscular e da capacidade do paciente de compensação da prega vocal contralateral.[23] Casos de imobilidade em posição de abdução são raros, e quanto mais distante a prega vocal estiver da linha média mais reservado será o prognóstico com fonoterapia; nesses casos, a voz apresentará soprosidade extrema, e a deglutição estará comprometida pela ineficiência da função protetiva da laringe, levando a um alto risco de broncoaspiração.[1,13]

Nas lesões do nervo laríngeo superior, a imobilidade do músculo cricotireóideo ipsilateral pode estar presente. Nestes casos, é possível observar flacidez da prega vocal e assimetria de onda mucosa durante a fonação. Os principais sintomas vocais podem ser: voz agravada, perda da capacidade de variação da altura (causada pela dificuldade ou impossibilidade de emissão de sons agudos); na fala encadeada, a voz torna-se monótona sem variação melódica; rouquidão; aspereza leve; intensidade vocal sem alterações ou ligeiramente reduzida e fadiga.

Sintomas relacionados à deglutição podem ocorrer como pigarros e tosses constantes sensação de algo parado na garganta (*globus* faríngeo) e aspirações com líquidos, mesmo em momento pós-operatório tardio.

Apesar da ênfase dada à penetração e aspiração devida ao risco pulmonar, estase de alimento em região de orofaringe e hipofaringe, especialmente em valécula e base de língua, pode ser identificada pela avaliação clínica e por exame de imagem funcional da deglutição.[24,25] Porém, devemos salientar que a penetração e aspiração laringotraqueal de alimentos podem ocorrer ainda devido a fatores supraglóticos que prejudicam a proteção da via aérea como a elevação incompleta da laringe, resultando em inclinação anormal da epiglote, onda peristáltica anormal e retenção faríngea.[8,26,27]

Estudo recente observou que na presença de lesão do nervo laríngeo no pós-operatório houve piora relevante da qualidade de voz subjetiva e objetiva, com maior comprometimento nos casos de imobilidade permanente; possíveis indicadores de imobilidade permanente são a recuperação tardia dos valores de tempo máximo fonatório e de *jitter*, além de soprosidade persistente e astenia.[12]

Segundo Barczynski *et al.* (2013),[28] ao contrário da dissecção habitual do nervo laríngeo recorrente, a maioria dos cirurgiões tende a evitar, em vez de expor e identificar rotineiramente o ramo externo do nervo laríngeo superior durante a tireoidectomia ou paratireoidectomia. O monitoramento neural intraoperatório (IONM) tem o potencial de ser utilizado para a identificação do ramo externo do nervo laríngeo superior e avaliação funcional de sua integridade e pode contribuir para a preservação da voz após a tireoidectomia ou paratireoidectomia.

Na literatura, alguns estudos investigaram se o uso do neuromonitor intraoperatório visando prevenir as lesões do nervo laríngeo recorrente e do ramo externo do nervo laríngeo superior. Os achados são bastante controversos quanto à sua efetividade e ainda merecem maiores investigações. Alguns grupos relatam que sua maior vantagem é demonstrar que a função do nervo está preservada durante todo momento da cirurgia, como também, após ressecção da glândula tireóidea; outros referem a importância do seu uso em caso de situação anatômica complicada por uma cirurgia prévia.[29,30]

O estudo de Silva *et al.* (2012) encontrou um efeito positivo do neuromonitor intraoperatório intermitente na redução dos sintomas de voz e deglutição pós-tireoidectomia,[31] provavelmente devido à redução da manipulação neural para identificar o nervo laríngeo inferior. Melfa *et al.* (2023) compararam o uso do neuromonitor intraoperatório intermitente com o contínuo e observaram que ambos melhoram a qualidade da voz independentemente da integridade do nervo laríngeo.[32] A neuromonitorização contínua teve uma tendência a ser mais favorável.

A interferência da profundidade do tubo endotraqueal utilizado nas cirurgias de tireoide com o neuromonitor intraoperatório também foi questionada. Foi observado que após o ajuste da profundidade do tubo endotraqueal houve sucesso na resposta do equipamento.[33]

Portanto, a experiência do cirurgião continua sendo um dos fatores relevantes que contribui para a manutenção da função do nervo laríngeo recorrente e do ramo externo do nervo laríngeo superior; porém, nos casos de profissionais da voz com alta necessidade e demanda comunicativa e em condições anatômicas mais complexas, este instrumento pode ser de grande valia.

## Disfunções Não Relacionadas à Lesão dos Nervos Laríngeos

Desconfortos relacionados à deglutição, voz e deglutição são achados comuns em pacientes com nódulos tireoidianos e podem aparecer ou persistir após a tireoidectomia mesmo na ausência de lesões dos nervos laríngeos. A literatura aponta que a incidência dos sintomas varia entre 11% e 22% dos pacientes, no entanto, percentuais mais altos de até 52% têm sido relatados recentemente. Os sintomas compressivos geralmente estão relacionados aos efeitos mecânicos do bócio nodular. Por outro lado, a prevalência de queixas vocais após as tireoidectomias sem complicações variou entre 25%-90% e entre 1%-15% para distúrbios persistentes.[34]

Stojadinovic *et al.* (2002) apontaram que 30% dos pacientes relataram sintomas vocais 1 semana após a cirurgia;[35] desses, 14% persistiram com os sintomas vocais após três meses, e 84% apresentaram mudanças objetivas significativas em pelo menos um parâmetro uma semana após tireoidectomia. O comprometimento da função da voz pode persistir por mais de 18 meses após a tireoidectomia, mesmo em pacientes sem paralisia do nervo laríngeo recorrente.[34]

Os sintomas pós-operatórios estão relacionados principalmente a uma suposta lesão do plexo neural perivisceral que inerva as estruturas faríngeas e laríngeas ou ao processo de cicatrização que pode resultar em fixação laringotraqueal com comprometimento dos movimentos verticais e disfunções temporárias da musculatura extralaríngea. Alguns estudos consideram a intubação orotraqueal a principal responsável pelos sintomas de deglutição e voz quando não relacionados à lesão neural no pós-operatório recente.[36,37] Edemas, hematomas, tamanho do nódulo tireoidiano, execução de esvaziamento cervical e experiência do cirurgião têm sido mencionados como fatores causais para essas alterações.[12,19,20]

Recentemente alguns autores levantaram a hipótese de que os sintomas cervicais locais no pré e pós-operatório podem estar relacionados ao refluxo laringofaríngeo (RLF).[35,38,39] No entanto, a fisiopatologia e a relação entre a tireoidectomia e o refluxo não estão bem definidas. O estudo de Yoon *et al.* (2021) avaliou a presença de sintomas de RLF 1 dia antes da cirurgia,[40] e em 2, 4, 6 e 12 meses após a cirurgia. Os autores observaram que os mesmos aumentaram significativamente após a tireoidectomia e diminuíram para o nível do momento pré-operatório após 12 meses da cirurgia.

Scerrino *et al.* (2013) verificaram que, após tireoidectomia total, há uma redução constante da pressão no nível do esfíncter esofágico superior (EES).[41] Uma ligação estreita foi encontrada entre incoordenação do EES, RLF do esôfago proximal e distúrbios da fonação.

Novas pesquisas com o monitoramento pela pHmetria e manometria esofágica são sugeridas para investigar a pressão EES após tireoidectomia.[42]

Alguns estudos têm demonstrado a importância de investigar queixas relacionadas à deglutição pós-tireoidectomia, mesmo quando há preservação dos nervos laríngeos.[43,44] Nas primeiras semanas do pós-operatório, o comprometimento da deglutição é relatado pela maioria dos pacientes, com melhora espontânea em até três meses após a cirurgia. No entanto, a persistência de sintomas no longo prazo foi encontrada em 20% dos pacientes, a maioria com ressecção bilateral da tireoide com ou sem dissecção linfonodal.[6]

Os sintomas de deglutição são geralmente relatados pelos pacientes, como desconforto genérico, aperto na garganta, caroços, corpos estranhos na garganta, dificuldade ou dor durante a deglutição. Acredita-se que essas alterações estejam associadas a fatores supraglóticos e faríngeos e podem ocorrer devido à influência de diversos aspectos isolados ou conjuntos, como: a intubação orotraqueal associada ao fato de a manipulação cirúrgica ser cervical; secção de fibras da musculatura extrínseca utilizada como acesso, o que interfere no movimento vertical da laringe; e a retração cicatricial dos retalhos cutâneos que pode impactar na mesma ação.[37,45]

Krekeler *et al.* (2018), por meio de entrevista,[46] observaram que 2 semanas após tireoidectomia total, 80% dos indivíduos referiram pelo menos um sintoma relacionado à deglutição, e que muitos desenvolvem estratégias compensatórias para controlar ou reduzir esses sintomas. Considerando o grande número de indivíduos que relatam queixas de deglutição subjetivas, os autores sugerem orientações já no pré-operatório.

Alguns outros fatores que podem justificar o surgimento de sintomas relacionados à síndrome pós-tireoidectomia.

O hormônio da tireoide tem uma importância primordial sobre a fonação, o que favorece a manutenção dos sons agudos e a extensão vocal.

Os indivíduos com doenças da tireoide podem apresentar o hipotireoidismo não somente relacionado às alterações endocrinológicas, tratadas por medicamentos, como também após a realização da tireoidectomia total, com a consequente necessidade de reposição dos hormônios tireoidianos. A sintomatologia fonatória no hipotireoidismo é a diminuição de vibração das pregas vocais produzida pelo depósito de mucopolissacarídeos na submucosa cordal que ocasiona uma diminuição da extensão vocal, rugosidade, variação de frequência e intensidade da voz e fadiga vocal.[47,48]

Há poucos estudos sobre as alterações da voz no hipertireoidismo. Junozovic-Zunic *et al.* (2019) descrevem a presença de frequência fundamental mais baixa, rugosidade, afonia, tremor vocal e *loudness* fraca.[48]

Danos ou disfunção temporária da musculatura extralaríngea e a fixação laringo-traqueal podem ser fatores causais atribuídos às disfonias pós-tireoidectomia quando descartada a possibilidade de lesão do nervo laríngeo recorrente e do ramo externo do laríngeo superior, bem como a intubação orotraqueal. As alterações vocais observadas são geralmente discretas para o fonoaudiólogo, porém podem representar uma queixa relevante para o indivíduo, principalmente se for um profissional da voz. É comum referirem dificuldade para o *pitch* agudizado, *loudness* fraca, rugosidade e fadiga vocal.[35,38,49]

Apesar de a musculatura intrínseca da laringe possuir relação direta com a função fonatória, sabe-se que a ação indireta da musculatura extrínseca da laringe é de extrema importância, constituindo um mecanismo secundário no controle da frequência da voz. Acredita-se que durante a tireoidectomia pode haver uma aderência da pele na musculatura, e da musculatura na cartilagem, impedindo a elevação laríngea durante a fonação, o que pode desencadear os sintomas descritos.[35]

Retração cicatricial pode ocorrer no período da cicatrização cirúrgica da tireoidectomia. É uma reação individual, portanto não tem como prever seu aparecimento. Esta retração pode gerar como sintoma dificuldade para o *pitch* agudo, dificuldade para falar em alta intensidade e muitas vezes a sensação de dificuldade para deglutir alimentos mais endurecidos. Pode haver referência à sensação de "repuxamento da cicatriz", o que sugere uma redução da elevação laríngea, podendo impactar na voz e na deglutição.[3,7,17,50]

Por fim, a síndrome de tensão musculoesquelética, facilmente observada na avaliação fonoaudiológica, foi referida como desconforto cervical temporário após tireoidectomia.[51] Na prática clínica não é incomum observar o receio em movimentar o pescoço em função da cirurgia realizada, ou melhor, da cicatriz que apresenta no pescoço, podendo desenvolver, como consequência a esta postura, uma disfonia funcional por tensão musculoesquelética.

## AVALIAÇÃO LARINGOLÓGICA

Os indivíduos com indicação de tireoidectomia devem ser submetidos a médico laringológico tanto no pré quanto no pós-operatório, e esse procedimento deve ser complementado pela documentação da qualidade de voz.[52]

O exame laringológico pré-tireoidectomia, ao contrário de sua indicação reservada para casos com tireoidectomia prévia e/ou sintomas de voz e/ou deglutição,[53] mostra-se mandatório haja vista que o diagnóstico de imobilidade de prega vocal, ainda que incompleta (paresia), pode ocorrer mesmo na ausência de sinais e sintomas, seja pelo posicionamento medial da imobilidade ou pela compensação pela prega vocal oposta.[11,23] Segundo Darr e Randolph (2013),[11] o conhecimento da função pré-operatória das pregas vocais é essencial para auxiliar na tomada de decisões sobre o manejo do nervo laríngeo recorrente nos casos de presença de doença invasiva. Esse controle possibilita ainda o diagnóstico de alterações laringológicas preexistentes que possam impactar no prognóstico fonoaudiológico posterior.[8,54,55]

Yeung *et al.* (1999) relataram 22% de alteração laríngea pré-tireoidectomias, dos quais apenas 9% apresentam queixas vocais.[54] Nam *et al.* (2012) analisaram a laringoscopia numa amostra de 500 indivíduos com programação de tireoidectomia e observaram alterações laríngeas em 35,8%.[55] O achado mais comum foi o refluxo laringofaríngeo (27,2%), seguido por nódulo vocal (4,8%), pólipo vocal (1,8%), paralisia das pregas vocais (1,2%), edema de Reinke (0,4%), cisto vocal (0,2%) e sulco vocal (0,2%).

As condições anatomofuncionais da laringe pré-tireoidectomia e a comparação com as condições pós-tireoidectomia oferecerão dados relevantes ao fonoaudiólogo para a definição do planejamento terapêutico mais assertivo, tanto em relação à voz, quanto em relação à deglutição.

Em pacientes com queixas de deglutição, deve-se considerar a nasofibrolaringoscopia da deglutição, conhecida como videoendoscopia (VED) ou pelo seu nome original *Flexible Endoscopy Evaluation of Swallowing* (FEES®), realizado por médico em conjunto com o fonoaudiólogo. Por meio deste exame é possível observar se há penetração e aspiração, bem como estase de alimentos em oro e hipofaringe para consistências pastosas e mesmo líquidas.

## AVALIAÇÃO FONOAUDIOLÓGICA

A avaliação fonoaudiológica deverá ser composta inicialmente pela anamnese em que se pode ter conhecimento das informações referentes ao tratamento e sua evolução, de aspectos de comunicação e deglutição, como hábitos, sinais e sintomas e demandas comunicativas em diferentes momentos (pregresso à doença da tireoide, no período pré-operatório e no momento da entrevista). Esses dados nortearão uma avaliação clínica e instrumental mais assertiva.

Na literatura, alguns instrumentos propõem tópicos a serem investigados na anamnese, especialmente em relação à voz.[56] Em sua parte inicial, o protocolo proposto por Nemr *et al.*, (2014) para avaliação fonoaudiológica pós-cirurgia de cabeça e pescoço (PAF-PCCP), propõe identificar a autopercepção do indivíduo em relação às condições de alimentação e de comunicação antes da doença, na época da cirurgia e no momento da avaliação, incluindo a escala analógica visual em que o indivíduo apresenta sua autopercepção de cada função no momento da avaliação.[57]

Quanto à avaliação fonoaudiológica, não localizamos uma proposta específica para avaliação após cirurgias de tireoide e paratireoides. Assim, elencamos a seguir os principais aspectos que consideramos relevantes para estes casos.

O roteiro de avaliação clínica após tireoidectomias ou paratireoidectomias deve contemplar a avaliação da respiração, voz (avaliação perceptivo-auditiva e análise acústica) e da deglutição, avaliação da tonicidade, sensibilidade, mobilidade da musculatura da face e do pescoço, postura corporal, bem como a autoavaliação da voz e da deglutição e a avaliação da qualidade de vida. A depender das particularidades e comorbidades do caso, o fonoaudiólogo poderá complementar com avaliações de outras funções e/ou encaminhamentos a outros fonoaudiólogos especialistas ou a outros profissionais.

O conjunto dessas avaliações associado à avaliação laringológica pré e pós-operatória subsidiará o planejamento e o seguimento terapêutico, permitindo a comparação entre diferentes momentos da evolução deste indivíduo.

Na respiração, além dos aspectos básicos, como tipo e modo respiratório, a avaliação mais detalhada com provas aerodinâmicas poder ser incluída, especialmente em profissionais da voz, como cantores.[58]

A avaliação perceptivo-auditiva da qualidade vocal e parâmetros de análise acústica são fundamentais para a compreensão da qualidade vocal e para a definição das condutas que visem à otimização da voz de acordo com a necessidade e demanda comunicativa do indivíduo.

Para avaliação perceptivo-auditiva, a escala GRBAS e o protocolo CAPE-V são os mais citados na literatura, e cada um pode ser aplicado de acordo com os objetivos da avaliação, do contexto e do seguimento terapêutico. Nemr *et al.* (2012) demonstraram alta confiabilidade e consenso entre a GRBAS e o CAPE-V em diferentes momentos;[59] os autores destacam que o CAPE-V estaria indicado nos casos de avaliação mais completa; inclui parâmetros adicionais relevantes e no seguimento terapêutico permite a percepção de pequenas alterações vocais ao longo do tempo. A escala GRBAS é uma proposta que se mostra de maior prontidão e objetividade com foco no nível glótico e poderia ser mais útil em triagens e avaliações mais rápidas. Beka e Gimm (2021) revisaram os estudos prospectivos que consideraram os sintomas vocais após tireoidectomias com ou sem lesão neural; entre 21 artigos pesquisados, em nove havia avaliação perceptivo-auditiva da voz, seis com a GRBAS e três com o CAPE-V.[13]

A análise acústica da voz corrobora os dados perceptivo-auditivos e vice-versa. Com a evolução dos *softwares* de análise e dos recursos de captação das amostras de fala, as evidências científicas tornam-se mais robustas em relação aos dados acústicos. As análises qualitativas da espectrografia associadas às análises quantitativas por meio das medidas acústicas fornecem dados relevantes ao clínico para confirmação das propostas terapêuticas, sendo ainda um ótimo recurso de *feedback* e de seguimento terapêutico.[60,61]

Para a análise qualitativa da espectrografia, Lopes *et al.* (2017) propuseram o protocolo de análise espectrográfica (PAE), em que estão descritos os principais aspectos a serem considerados em relação à distribuição de energia no traçado, descrição da irregularidade do sinal e aspectos temporais e distribuição de energia no traçado.[62]

Dentre as medidas mais comumente pesquisadas, estão a frequência fundamental, *jitter, shimmer* e proporção harmônico ruído; contudo, cada vez mais os especialistas têm investigado índices multiparamétricos para avaliação de vozes disfônicas.[61] Lopes *et al.* (2019) destacam que o uso de medidas isoladas pode não refletir a muldimensionalidade do desvio da qualidade vocal.[60] Ressaltamos ainda a cautela necessária quanto à fidedignidade das medidas automáticas em desvios vocais mais acentuados.

Solomon *et al.* (2012) estudaram parâmetros acústicos de vozes de 70 indivíduos submetidos a tireoidectomias e concluíram que CPP (*Cepstral Peak Proeminence), shimmer* e HNR (*Harmonic to Noise Ratio*) foram as medidas mais indicadas para demonstrar diferenças no acompanhamento longitudinal; observaram ainda melhoras na primeira avaliação realizada duas semanas após a cirurgia em relação ao momento pré-operatório.[63]

Adicionalmente é importante considerar na clínica de voz a avaliação da emissão sustentada de vogais em tempo máximo fonatório (TMF) e a relação s/z em tempo máximo.

Busto-Crespo *et al.* (2016) avaliaram 70 indivíduos com paralisia unilateral de prega vocal, 40 deles submetidos à tireoidectomia; os autores referiram manutenção de imobilidade de prega vocal, porém com melhoras no fechamento glótico; não houve diferença estatística nas médias de TMF entre o pré e o pós-programa de terapia fonoaudiológica (respectivamente 8,3 e 8,9 segundos).[23]

Elsheikh *et al.* (2016) analisaram a voz de 13 indivíduos submetidos à laringectomia parcial, 51 submetidos à tireoidectomia total sem lesão do nervo laríngeo recorrente e um grupo controle; não observaram diferenças entre os grupos quanto à qualidade vocal; entre as tireoidectomias, em relação ao pré-operatório, a disfonia foi pior em 1 semana e 3 meses de pós-operatório, mas sem diferença aos seis meses. Na análise acústica houve piora em frequência fundamental, HNR e tempo máximo de fonação na primeira semana após a cirurgia.[64]

A avaliação clínica da deglutição deve considerar possíveis queixas, sintomas e desconfortos autorreferidos e/ou presença de comorbidades ou suspeita de estase, penetração ou aspiração silente. Em relação ao roteiro para a avaliação, não localizamos nenhuma proposta específica de avaliação de deglutição em tireoidectomias. Queija e Arakawa-Sugueno (2022) destacam haver ainda poucos instrumentos de avaliação de deglutição que completaram os processos de validação no Brasil.[65]

Dentre as propostas existentes, citamos a escala de funcionalidade da deglutição, FOIS (*Funcional Oral Intake Scale*),[66] o Protocolo de Avaliação de Risco de Disfagia (PARD) e o EAT-10 (*The Eating Assessment Tool*-10), este último, como triagem de disfagia para identificar pessoas com alto risco de distúrbios da deglutição.[67,68]

A escala FOIS foi útil para apontar melhoras em indivíduos com disfagia pós-tireoidectomia comparativamente com o grupo controle após terapia fonoaudiológica.[69]

A indicação de avaliação instrumental da deglutição para avaliar o impacto da imobilidade de pregas vocais na deglutição e proteção das vias aéreas inferiores, incluindo aspirações silenciosas, por meio da VED/FESS ou do videodeglutograma dependerá da indicação para o caso.[22] Uma metanálise que comparou o FEES com a videofluoroscopia da deglutição mostrou ligeira vantagem do FEES em disfagia orofaríngea para detectar aspiração, penetração e estase de resíduos.[25]

Para avaliação de autopercepção da voz, deglutição e da qualidade de vida, algumas propostas estão disponíveis na literatura.

Em relação à autopercepção vocal, a literatura apresenta vários instrumentos.[70] Ramos *et al.* (2023) propuseram a aplicação de três instrumentos que, segundo os autores, abrangem o escopo global de sintomas vocais,[71] orofaringolaríngeos e de fadiga mais frequentes em tireoidectomizados: a Escala de Sintomas Vocais (ESV),[72,73] o Índice de Fadiga Vocal (IFV) e o *Thyroidectomy-Related Voice Questionnaire* (TVSQ.[74-77]

Nos casos de câncer de tireoide, a avaliação da qualidade de vida poderá ser realizada por meio de instrumentos específicos para o câncer de cabeça e pescoço. Vários protocolos são propostos na literatura para avaliação da qualidade de vida em casos de câncer de cabeça e pescoço,[78] dentre eles destacamos o *University of Washington Quality of Life* (UW-QOL) e o *European Organization for Research and Treatment of Cancer Core Quality of Life Questionnaire* (EORTC QLQ-C30 e H&N35).[79-82]

A escala analógica visual, muito utilizada para avaliação da dor,[83] pode ser empregada para avaliação da autopercepção funcional e de qualidade de vida de pacientes submetidos a cirurgias de cabeça e pescoço,[78] incluindo as tireoidectomias.[84]

Ressaltamos por fim que a proposta e estrutura da anamnese e da avaliação fonoaudiológica clínica e instrumental deverão estar de acordo com a experiência, a familiaridade e a realidade clínica do profissional e do serviço; a documentação rigorosa e o seguimento terapêutico com registro de dados são fundamentais para qualquer prática fonoaudiológica e norteiam a conduta com mais segurança. Ainda em relação às tireoidectomias e paratireoidectomias, a avaliação da voz pré-operatória e pós-operatória em diferentes momentos ao longo do primeiro ano é desejável, especialmente nos casos em que os sintomas persistem, preferencialmente utilizando os mesmos protocolos e instrumentos de avaliação pelo(s) mesmo(s) avaliador(es) ou pela mesma equipe, o que permite ao clínico um seguimento mais fidedigno, bem como investigações científicas com maior consistência. O mesmo poderá ser aplicado para os casos em que a disfagia esteja presente.

## REABILITAÇÃO FONOAUDIOLÓGICA

Quando se pensa na reabilitação dos indivíduos acometidos pela doença de tireoide, é comum lembrar da imobilidade glótica no pós-operatório da tireoidectomia. Porém, mesmo com a função dos nervos laríngeos recorrente e superior preservada, o indivíduo poderá apresentar alteração vocal e de deglutição por etiologia diversa, como mencionado no início deste capítulo.

As estratégias terapêuticas fonoaudiológicas previstas por meio da execução de técnicas, exercícios e métodos vocais e de deglutição devem estar de acordo com as condições investigadas na avaliação e com o claro objetivo do planejamento terapêutico. Para isso, faz-se necessário que o profissional esteja fundamentado no conhecimento da fisiologia de cada uma delas, tenha clareza do potencial benefício que tais estratégias possam trazer para o indivíduo e oriente com segurança a sua execução.

A seguir descreveremos em linhas gerais algumas propostas baseadas na prática clínica e no que a literatura tem apontado, sem aprofundamento em relação a cada indicação, todas vastamente descritas na literatura.

## Disfonia

Nos casos de imobilidade glótica, o método de competência fonatória e as técnicas/exercícios a serem utilizados neste método vão variar de caso a caso, porém os mais utilizados são: técnica de fonação inspiratória, esforço (empuxo), deglutição incompleta sonorizada, firmeza glótica, "b" prolongado. Quando o indivíduo apresenta o *pitch* com tendência ao falsete paralítico, exercícios que direcionem para os tons mais graves para desativar esta compensação são desejáveis para que esse ajuste não limite a reabilitação.

Quando há alterações vocais sem evidências de lesão neural no pós-operatório imediato da tireoidectomia, sugere-se aguardar um período de quinze dias (período em que possíveis efeitos da intubação orotraqueal podem estar presentes), evitar o uso intensivo da voz e observar se houve uma melhora espontânea. Após esse período, na ausência de melhora vocal, investiga-se a possibilidade de outras causas estarem envolvidas, como o hipotireoidismo, alteração cirúrgica associada aos músculos infra-hióideos ou síndrome de tensão musculoesquelética.

Quando o indivíduo está em quadro sugestivo de hipotireoidismo ou hipertireoidismo é mandatório o encaminhamento médico para condutas específicas do especialista. Se as alterações forem de ordem cirúrgica, porém não relacionados à lesão neural, destacamos técnica mastigatória, deslocamento lingual, rotação de língua no vestíbulo oral, massagem na cintura escapular (especialmente nos casos de síndrome de tensão musculoesquelética), técnicas de movimentos cervicais (com o cuidado de não realizar a hiperextensão cervical no pós-operatório recente para não haver o alargamento da cicatriz cirúrgica). Sons facilitadores, como sons nasais, fricativos, vibrantes, som basal e hiperagudo, mostram-se benéficos.

Na presença de sensação de "repuxamento na região da cicatriz" após liberação médica, orienta-se manipulação digital na região cicatricial com algum creme ou pomada prescritos pelo médico para propiciar melhor deslize durante a manipulação.

Busto e Crespo *et al.* (2016) avaliaram um protocolo de terapia vocal aplicado em 70 indivíduos com paralisia unilateral de prega vocal com quinze sessões duas vezes por semana; desses, 47 fizeram fonoterapia em até um ano após o diagnóstico, e 23 receberam terapia tardia, pelo menos um ano após o diagnóstico; ao final, 32 indivíduos foram reavaliados após um ano de acompanhamento.[23] Os autores observaram melhoras em ambos os grupos com diminuição da rugosidade e autopercepção vocal mais satisfatória. A terapia vocal mostrou-se eficaz e seus benefícios mantidos ao longo do tempo, tanto no início mais precoce quanto mais tardio.

Veselinović *et al.*, 2023, realizaram avaliação multidimensional da voz de 27 mulheres com paralisia unilateral de prega vocal após tireoidectomia, pré e pós-aplicação de um protocolo de terapia vocal com manipulação laríngea digital. Os resultados mostraram melhora significativa nos parâmetros perceptivo-auditivos, acústicos e na autoavaliação da qualidade vocal.[85]

## Disfagia

A conduta fonoaudiológica específica para deglutição pode ser estabelecida em leito, no pós-operatório imediato, em pacientes que apresentam sinal de penetração para líquido. Geralmente a mudança postural de cabeça fletida com mento no tórax é suficiente para que a deglutição seja segura, principalmente no período recente; caso não seja efetiva, deve ser associada à apneia, controle de volume (menor) e deglutição com esforço. Durante a internação, a manipulação digital na região cervical não é indicada. A adaptação da consistência alimentar para que seja não somente segura, mas confortável, deve ser realizada no caso de queixa de resíduo. Deglutições múltiplas e aumento de pressão de língua podem ser indicados neste período de internação.

No momento tardio podem ser úteis recursos, como a manipulação cervical para auxiliar no movimento vertical laríngeo, uso de técnicas que promovam elevação laríngea (Mendelsohn, Massako) e movimento de base de língua contra a parede posterior da faringe (Massako, *chin tuck*); estratégias vocais de coaptação e competência glótica (citados anteriormente) podem ser benéficas para a função da deglutição.

Os exercícios e técnicas vocais, como a manipulação digital, parecem auxiliar também no processo de deglutição, mas ainda faltam evidências cientificas, e novos estudos devem investigar essa relação. Na prática clínica, alguns casos de mobilidade laríngea alterada podem-se beneficiar de mudanças posturais com a cabeça virada para o lado lesionado e inclinada para o lado sadio.

Hashemian *et al.*, 2019, testaram a eficácia de um programa fonoaudiológico em 21 indivíduos com disfagia pós-tireoidectomia,[69] divididos aleatoriamente em um grupo controle e um grupo estudo; foram realizadas 18 sessões de fonoterapia, três vezes por semana, e as diretrizes foram modificação de dieta, estratégias compensatórias, exercícios ativos como elevação laríngea, Masako, manobra de Skaker, correção da postura para facilitar o trânsito do bolo alimentar, como manobra de queixo fletido, rotação de cabeça, inclinação de cabeça, manobra de Mendelsohn, manobra supraglótica, super-supraglótica e deglutição com esforço. Os resultados mostraram melhoras no grupo estudo.

## CONSIDERAÇÕES FINAIS

A atuação fonoaudiológica em pacientes com doenças da tireoide e paratireoide tem-se expandido nos últimos anos. Ressaltamos aos especialistas que a atuação fonoaudiológica em doenças da tireoide não se restringe apenas, quando houver lesão neural, nem apenas na presença de sintomas vocais, haja vista que, em alguns casos, alterações de deglutição podem ser o fator de maior incômodo e queixa. Assim, considerar todas as queixas, sintomas e desconfortos, incluindo os mais sutis, pode ser de grande valor para esta população, especialmente, para profissionais da voz. Da mesma forma, destacamos o acompanhamento longitudinal que se tem mostrado relevante para a compreensão das compensações funcionais tanto para a voz, quanto para a deglutição.

Estudos longitudinais, controlados, são desejáveis para novos conhecimentos que auxiliem os fonoaudiólogos de maneira segura e contribuam para condutas mais assertivas, fundamentando a prática baseada em evidências.

Finalmente, indivíduos tratados por doença da tireoide devem ser avaliados e acompanhados por uma equipe multidisciplinar a fim de obterem o melhor suporte, minimizar a sintomatologia e ter uma melhor qualidade de vida.

## REFERÊNCIAS BIBLIOGRÁFICAS


1. Fortuny JV, Guigard S, Karenovics W, Triponez F. Surgery of the thyroid: recent developments and perspective. Swiss Med Wkly. 2015;145:w14144.
2. Cantarella G, Dejonckere P, Galli A, Ciabatta A, Gaffuri M, Pignataro L, et al. A retrospective evaluation of the etiology of unilateral vocal fold paralysis over the last 25 years. Eur Arch Otorhinolaryngol. 2017 Jan;274(1):347-53.
3. Galluzzi F, Garavello W. Dysphagia following uncomplicated thyroidectomy: a systematic review. Eur Arch Otorhinolaryngol. 2019;276(10):2661-71.
4. Martins NMDS, Novalo-Goto ES, Diz-Leme ICM, Goulart T, Ranzatti RP, Leite AKN, et al. Patient Perception of Swallowing after Thyroidectomy in the Absence of Laryngeal Nerve Injury. ORL J Otorhinolaryngol Relat Spec. 2020;82(5):274-84.
5. Candido AFS, Santos JP, Soares MJG, Alves RF, Pernambuco L. Sintomas relacionados à voz e deglutição após tireoidectomia total: evidências de uma pesquisa nacional brasileira. Rev CEFAC. 2021;23(3):e13920.
6. Hillenbrand A, Cammerer G, Dankesreiter L, Lemke J, Henne-Bruns D. Postoperative swallowing disorder after thyroid and parathyroid resection. Pragmat Obs Res. 2018 Oct 16;9:63-8.
7. Lombardi CP, D'Alatri L, Marchese MR, Maccora D, Monaco ML, De Crea C, et al. Prospective electromyographic evaluation of functional postthyroidectomy voice and swallowing symptoms. World J Surg. 2012;36(6):1354–60.
8. Nam IC, Park YH. Pharyngolaryngeal symptoms associated with thyroid disease. Curr Opin Otolaryngol Head Neck Surg. 2017;25(6):469-74.
9. Park YM, Oh KH, Cho JG, Baek SK, Kwon SY, Jung KY, et al. Changes in voice-and swallowing-related symptoms after thyroidectomy: one-year follow-up study. Ann Otol Rhinol Laryngol 2018;127(3):171-7.
10. Rapoport A, Menezes MR. Avaliação clínica das doenças das glândulas tireoide e paratireoides. In: Carvalho MB (org.). Tratado de tireoide e paratireoides. 2. ed. Rio de Janeiro: Rubio. 2018. p. 690-702.
11. Darr EA, Randolph GW. Management of laryngeal nerves and parathyroid glands at thyroidectomy. Oral Oncol. 2013 Jul;49(7):665-70.
12. Sõber L, Lepner U, Kirsimägi Ü, Puksa L, Kasenõmm P. Voice and Swallowing Disorders After Thyroid Surgery. J Voice. 2022 Apr 8:S0892-1997(22)00077-7.
13. Beka E, Gimm O. Voice Changes Without Laryngeal Nerve Alterations After Thyroidectomy: The Need For Prospective Trials - A Review Study. J Voice. 2021 Aug 14:S0892-1997(21)00248-4.
14. Friedrich T, Steinert M, Keitel R, Sattler B, Schonfelder M. Incidence of damage to the recurrent laryngeal nerve in surgical therapy of various thyroid gland disease: a retrospective study. Zent Chir. 1998;123:25–9.
15. Beldi G, Kinsbergen T, Schlumpf R. Evaluation of intraoperative recurrent nerve monitoring in thyroid surgery. World J Surg. 2004;28(6):589-91.
16. Rubin AD, Sataloff RT. Vocal fold paresis and paralysis. Otolaryngol Clin N Am. 2007;40:1109-31.
17. Netto IP, Vartanian JG, Ferraz PRR, Salgado P, Azevedo JBM, Toledo RN, et al. Vocal fold mobility after thyroidectomy with intraoperative recurrent laryngeal nerve monitoring. Sao Paulo Med J. 2007;125:186-90.
18. Higgins TS, Gupta R, Ketcham AS, Sataloff RT, Wadsworth JT, Sinacori JT. Recurrent laryngeal nerve monitoring versus identification alone on post-thyroidectomy true vocal palsy: a meta-analysis. Laryngoscope. 2011;121:1009-17.
19. Malik R, Linos D. Intraoperative Neuromonitoring in Thyroid Surgery: A Systematic Review. World J Surg. 2016 Aug;40(8):2051-8.
20. Salles JMP, Soares JMA, Sousa AA, Salles PV. Prevenção e Tratamento das complicações da tireoidectomia. In: Carvalho MB (org.). Tratado de tireoide e paratireoides. 2. ed. Rio de Janeiro: Rubio. 2018. p. 690-702.
21. Santos M, Vaz Freitas S, Santos P, Carvalho I, Coutinho M, Moreira da Silva Á, et al. Unilateral Vocal Fold Paralysis and Voice Therapy: Does Age Matter? A Prospective Study With 100 Consecutive Patients. Ear Nose Throat J. 2021 Sep;100(5_suppl):489S-94S.
22. Ramos MTT, Hachiya A, Imamura R. Paralisias laringeas. In: Kowalski LP; Bento RF; Voegels RL; Araújo Filho VJF. (Org.). Guia Prático de Otorrinolaringologia e Cirurgia de Cabeça e Pescoço. 1. ed. Rio de Janeiro: Thieme Revinter. 2022, v. I, p. 117-28.
23. Busto-Crespo O, Uzcanga-Lacabe M, Abad-Marco A, Berasategui I, García L, Maraví E, Aguilera-Albesa S, et al. Longitudinal Voice Outcomes After Voice Therapy in Unilateral Vocal Fold Paralysis. J Voice. 2016 Nov;30(6):767.e9-767.e15.
24. Bhattacharyya N, Kotz T, Shapiro J. The effect of bolus consistency on dysphagia in unilateral vocal cord paralysis. Otolaryngol Head Neck Surg. 2003 Dec;129(6):632-6.
25. Giraldo-Cadavid LF, Leal-Leaño LR, Leon-Basantes GA, Bastidas AR, Garcia R, Ovalle S, et al. Accuracy of endoscopic and videofluoroscopic evaluations of swallowing for oropharyngeal dysphagia. Laryngoscope. 2017 Sep;127(9):2002-10.
26. Wilson JA, Pryde A, White A, Maher L, Maran AG. Swallowing performance in patients with vocal fold motion impairment. Dysphagia. 1995;10(3):149-54.
27. Périé S, Roubeau B, Lacau St Guily J. Laryngeal paralysis: distinguishing Xth nerve from recurrent nerve paralysis through videoendoscopic swallowing study (VESS). Dysphagia. 2003;18(4):276-83.
28. Barczyński M, Randolph GW, Cernea CR, Dralle H, Dionigi G, Alesina PF, et al. International Neural Monitoring Study Group. External branch of the superior laryngeal nerve monitoring during thyroid and parathyroid surgery: International Neural Monitoring Study Group standards guideline statement. Laryngoscope. 2013 Sep;123 Suppl 4:S1-14.
29. Tomoda C, Hirokawa Y, Uruno T, Takamura Y, Ito Y, Miya A, et al. Sensitivity and specificity of intraoperative recurrent laryngeal nerve stimulation test for predicting vocal cord palsy after thyroid surgery. World J Surg. 2006 Jul;30(7):1230-3.
30. Netto IP, Vartanian JG, Ferraz PR, Salgado P, Azevedo JB, Toledo RN, et al. Vocal fold immobility after thyroidectomy with intraoperative recurrent laryngeal nerve monitoring. Sao Paulo Med J. 2007 May 3;125(3):186-90. Erratum in: Sao Paulo Med J. 2009 May;127(2):110. Vartarian, Jose Guilherme [corrected to Vartanian, Jose Guilherme]. PMID: 17923945.
31. Silva IC, Netto IP, Vartanian JG, Kowalski LP, Carrara-de Angelis E. Prevalence of upper aerodigestive symptoms in patients who underwent thyroidectomy with and without the use of intraoperative laryngeal nerve monitoring. Thyroid. 2012 Aug;22(8):814-9.

32. Melfa G, Siragusa G, Cocorullo G, Guzzino M, Raspanti C, Albanese L, et al. Effects of Intraoperative Nerve Monitoring Techniques on Voice and Swallowing Disorders after Uncomplicated Thyroidectomy: Preliminary Report of a Bi-Institutional Prospective Study. J Clin Med. 2022 Dec 30;12(1):305.
33. Lu IC, Chu KS, Tsai CJ, Wu CW, Kuo WR, Chen HY, et al. Optimal depth of NIM EMG endotracheal tube for intraoperative neuromonitoring of the recurrent laryngeal nerve during thyroidectomy. World J Surg. 2008 Sep;32(9):1935-9.
34. Sung ES, Kim KY, Yun BR, Song CM, Ji YB, Lee JC, et al. Long-term functional voice outcomes after thyroidectomy, and effect of endotracheal intubation on voice. Eur Arch Otorhinolaryngol. 2018 Dec;275(12):3049-58.
35. Stojadinovic A, Shaha AR, Orlikoff RF, Nissan A, Kornak MF, Singh B, et al. Prospective functional voice assessment in patients undergoing thyroid surgery. Ann Surg. 2002 Dec;236(6):823-32.
36. Shimokojin T, Takenoshita M, Sakai T, Yoshikawa K. Vocal cordal bowing as a cause of long-lasting hoarseness after a few hours of tracheal intubation. Anesthesiology. 1998 Sep;89(3):785-7.
37. Pereira JA, Girvent M, Sancho JJ, Parada C, Sitges-Serra A. Prevalence of long-term upper aerodigestive symptoms after uncomplicated bilateral thyroidectomy. Surgery. 2003 Mar;133(3):318-22.
38. Aluffi P, Policarpo M, Cherovac C, Olina M, Dosdegani R, et al. Post-thyroidectomy superior laryngeal nerve injury. Eur Arch Otorhinolaryngol. 2001 Nov;258(9):451-4.
39. Marchese MR, Galli J, D'Alatri L, D'Amore A, Sionne F, Trozzi L, et al. Neck complaints before and after uncomplicated thyroidectomy: prevalence, postoperative outcome and relationships with thyroid weight and reflux like symptoms. Endocrine. 2021 Jul;73(1):98-106.
40. Yoon HJ, Kim HR, Song CM, Lee JY, Ahn YH, Tae K. Aggravation of Reflux Finding Score (RFS) after thyroidectomy. PLoS One. 2021 Jul 26;16(7):e0254235.
41. Scerrino G, Inviati A, Di Giovanni S, Paladino NC, Di Paola V, Lo Re G, et al. Esophageal motility changes after thyroidectomy; possible associations with postoperative voice and swallowing disorders: preliminary results. Otolaryngol Head Neck Surg. 2013 Jun;148(6):926-32.
42. Rodriguez A, Hans S, Lechien JR. Post-thyroidectomy voice and swallowing disorders and association with laryngopharyngeal reflux: A scoping review. Laryngoscope Investig Otolaryngol. 2023 Jan 11;8(1):140-9.
43. Bhattacharyya N, Kotz T, Shapiro J. Dysphagia and aspiration with unilateral vocal cord immobility: incidence, characterization, and response to surgical treatment. Ann Otol Rhinol Laryngol. 2002 Aug;111(8):672-9.
44. Lombardi CP, Raffaelli M, D'Alatri L, Marchese MR, Rigante M, Paludetti G, et al. Voice and swallowing changes after thyroidectomy in patients without inferior laryngeal nerve injuries. Surgery. 2006 Dec;140(6):1026-32; discussion 1032-4.
45. Đanić-Hadžibegović A, Hergešić F, Babić E, Slipac J, Prstačić R. Thyroidectomy-related Swallowing Difficulties: Review of the Literature. Acta Clin Croat. 2020 Jun;59 (Suppl 1):38-49.
46. Krekeler BN, Wendt E, Macdonald C, Orne J, Francis DO, Sippel R, et al. Patient-Reported Dysphagia After Thyroidectomy: A Qualitative Study. JAMA Otolaryngol Head Neck Surg. 2018 Apr 1;144(4):342-8.
47. Altman KW, Haines GK 3rd, Vakkalanka SK, Keni SP, Kopp PA, Radosevich JA. Identification of thyroid hormone receptors in the human larynx. Laryngoscope. 2003 Nov;113(11):1931-4.
48. Junuzović-Žunić L, Ibrahimagić A, Altumbabić S. Voice Characteristics in Patients with Thyroid Disorders. Eurasian J Med. 2019 Jun;51(2):101-5.
49. Sinagra DL, Montesinos MR, Tacchi VA, Moreno JC, Falco JE, Mezzadri NA, et al. Voice changes after thyroidectomy without recurrent laryngeal nerve injury. J Am Coll Surg. 2004 Oct;199(4):556-60.
50. Araújo LF, Lopes LW, Silva POC, Perrusi VJF, Farias VLL, Azevedo EHM. Sensory symptoms in patients undergoing thyroidectomy. Codas. 2017 May 15;29(3):e20150294.
51. Takamura Y, Miyauchi A, Tomoda C, Uruno T, Ito Y, Miya A, et al. Stretching exercises to reduce symptoms of postoperative neck discomfort after thyroid surgery: prospective randomized study. World J Surg. 2005 Jun;29(6):775-9.
52. Chandrasekhar SS, Randolph GW, Seidman MD, Rosenfeld RM, Angelos P, Barkmeier-Kraemer J, et al. Clinical practice guideline: improving voice outcomes after thyroid surgery. Otolaryngol Head Neck Surg. 2013 Jun;148(6 Suppl):S1-37.
53. Lang BH, Chu KK, Tsang RK, Wong KP, Wong BY. Evaluating the Incidence, Clinical Significance and Predictors for Vocal Cord Palsy and Incidental Laryngopharyngeal Conditions before Elective Thyroidectomy: Is There a Case for Routine Laryngoscopic Examination? World J Surg. 2014;38, 385-91.
54. Yeung P, Erskine C, Mathews P, Crowe PJ. Voice changes and thyroid surgery: is pre-operative indirect laryngoscopy necessary? Aust N Z J Surg. 1999 Sep;69(9):632-4.
55. Nam IC, Bae J, Shim M, Hwang Y, Kim M, Sun D. The importance of preoperative laryngeal examination before thyroidectomy and the usefulness of a voice questionnaire in screening. World J Surg. 2012;36(2):303-9.
56. Ferreira LP, Constantini AC, Nemr K. Determinantes dos Distúrbios da voz e a anamnese na clínica vocal. In: Lopes L, Moreti F, Ribeiro LL, Pereira EC. (Org.). Fundamentos e atualidades em voz clínica. 1. ed. Rio de Janeiro: Thieme Revinter. 2019, v. 1, p. 1-7.
57. Nemr K, Lehn C, Sanchez RF. Voz em Câncer de Cabeça e Pescoço. In: Marchesan I, Silva HJ, Tomé MC. (Org.). Tratado das especialidades em Fonoaudiologia. 1. ed. São Paulo: Roca. 2014, p. 181-192.
58. Genilhú PFL, Gama ACC. Medidas acústicas e aerodinâmicas em cantores: comparação entre homens e mulheres. CoDAS. 2018; 30(5):e20170240.
59. Nemr K, Simões-Zenari M, Cordeiro GF, Tsuji D, Ogawa AI, Ubrig MT, et al. GRBAS and Cape-V scales: high reliability and consensus when applied at different times. J Voice. 2012 Nov; 26(6): 812.e17-22.
60. Lopes L, Dajer ME, Camargo Z. Análise acústica na clínica vocal. In: Lopes L, Moreti F, Ribeiro LL, Pereira EC. (Org.). Fundamentos e atualidades em voz clínica. 1. ed. Rio de Janeiro: Thieme Revinter. 2019, v. 1, p. 31-48.
61. Nemr K, Lopes L, Simões-Zenari M. Avaliação Perceptivo-auditiva e acústica da voz. In: Kowalski LP; Bento RF; Voegels RL; Araújo Filho VJF. (Org.). Guia Prático de Otorrinolaringologia e Cirurgia de Cabeça e Pescoço. 1. ed. Rio de Janeiro: Thieme Revinter.2022, v. I, p. 67-78.
62. Lopes LW, Alves GAS, Melo ML. Evidência de conteúdo de um protocolo de análise espectrográfica. Rev CEFAC. 2017 Jul;19(4):510–28.
63. Solomon NP, Awan SN, Helou LB, Stojadinovic A. Acoustic analyses of thyroidectomy-related changes in vowel phonation. J Voice. 2012 Nov;26(6):711-20.
64. Elsheikh E, Quriba AS, El-Anwar MW. Voice Changes after Late Recurrent Laryngeal Nerve Identification Thyroidectomy. J Voice. 2016 Nov;30(6):762.e1-762.e9.
65. Queija DS, Arakawa-Sugueno L. Avaliação Fonoaudiológica do paciente disfagico adulto. In: Kowalski LP, Bento RF, Voegels RL, Araújo Filho VJF. (Org.). Guia Prático de Otorrinolaringologia e Cirurgia de Cabeça e Pescoço. 1. ed. Rio de Janeiro: Thieme Revinter. 2022, v. I, p. 51-5.

66. Crary MA, Mann GDC, Groher ME. Initial psychometric assessment of a functional oral intake scale for dysphagia in stroke patients. Arch Phys Med Rehabil. 2005;86(8):1516–20.
67. Padovani AR, Moraes DP, Mangili LD, Andrade CRF de. Protocolo fonoaudiológico de avaliação do risco para disfagia (PARD). Rev Soc Bras Fonoaudiol. 2007 Jul;12(3):199-205.
68. Belafsky PC, Mouadeb DA, Rees CJ, Pryor JC, Postma GN, Allen J, Leonard RJ. Validity and reliability of the eating assessment tool (EAT-10). Ann Otol Rhinol Laryngol. 2008;117(12):919-24.
69. Hashemian M, Khorasani B, Tarameshlu M, Haghani H, Ghelichi L, Nakhostin Ansari N. Effects of Dysphagia Therapy on Swallowing Dysfunction after Total Thyroidectomy. Iran J Otorhinolaryngol. 2019 Nov;31(107):329-34.
70. Behlau M, Almeida AA, Amorim G, Balata P, Bastos S, Cassol M, et al. Reduzindo o GAP entre a ciência e a clínica: lições da academia e da prática profissional – parte A: julgamento perceptivo-auditivo da qualidade vocal, análise acústica do sinal vocal e autoavaliação em voz. CoDAS [Internet]. 2022;34(5):e20210240.
71. Ramos MV, Furia CLB, Pacheco FAM, Ribeiro VV, Behlau M. Autoavaliação de sintomas relacionados à voz em indivíduos com câncer de tireoide antes, imediatamente após e no pós-operatório tardio de tireoidectomia. Audiol. Comum Res. 2023; 28:e2719.
72. Deary IJ, Wilson JA, Carding PN, MacKenzie K. VoiSS: a patient derived Voice Symptom Scale. J Psychosom Res. 2003 mai;54(5):483-9.
73. Moreti F, Zambon F, Oliveira G, Behlau M. Cross-cultural adaptation, validation, and cutoff values of the Brazilian version of the Voice Symptom Scale–VoiSS. J Voice. 2014 jul;28(4):458-68.
74. Nanjundeswaran C, Jacobson B, Gartner-Schmidt J, Abbott KV. Vocal Fatigue Index (VFI): development and validation. J Voice. 2015 jul;29(4):433-40.
75. Zambon F, Moreti F, Ribeiro VV, Nanjundeswaran C, Behlau M. Vocal fatigue index: validation and cutoff values of the Brazilian version. J Voice. 2022 mai;36(3):434.e17-24.
76. Nam IC, Bae J, Shim M, Hwang Y, Kim M, Sun D. The importance of preoperative laryngeal examination before thyroidectomy and the usefulness of a voice questionnaire in screening. World J Surg. 2012;36(2):303-9.
77. Santos DHN, Soares JFR, Ugulino ACN, Pernambuco L. Tradução e adaptação transcultural do Thyroidectomy-Related Voice Questionnaire (TVQ) para o português brasileiro. CoDAS. 2020 nov;32(5):e20190150.
78. Raquel ACS, Buzaneli EP, Silveira HSL, Simões-Zenari M, Kulcsar MAV, Kowalski LP, et al. Quality of life among total laryngectomized patients undergoing speech rehabilitation: correlation between several instruments. Clinics (Sao Paulo). 2020 Nov 11;75:e2035.
79. Hassan SJ, Weymuller EA. Assessment of quality of life in head and neck cancer patients. Head Neck. 1993;15(6):485-96.
80. Vartanian JG, Carvalho AL, Yueh B, Furia CL, Toyota J, McDowell JA, et al. Brazilian-Portuguese validation of the University of Washington Quality of Life Questionnaire for patients with head and neck cancer. Head Neck. 2006;28(12):1115-21.
81. Aaronson NK, Ahmedzai S, Bergman B, Bullinger M, Cull A, Duez NJ, et al. The European Organization for Research and Treatment of Cancer QLQ-C30: a quality-of-life instrument for use in international clinical trials in oncology. J Natl Cancer Inst. 1993;85(5):365-76.
82. Bjordal K, Hammerlid E, Ahlner-Elmqvist M, De Graeff A, Boysen M, Evensen JF, et al. Quality of life in head and neck cancer patients: validation of the European Organization for Research and Treatment of Cancer Quality of Life Questionnaire-H&N35. J Clin Oncol. 1999;17(3):1008-19.
83. Morete MC, Minson FP. Instrumentos para a avaliação da dor em pacientes oncológicos. Rev Dor. 2010;11(1):74-80.
84. Costa EBM, Pernambuco LA. Autoavaliação vocal e avaliação perceptivo auditiva da voz em mulheres com doença tireoidiana. Rev CEFAC. 2014;16(3):967-73.
85. Veselinović M, Škrbić R, Mumović G, Dragičević D, Despić D, Milankov V. Voice improvement after voice therapy in female patients with unilateral vocal fold paralysis after thyroid surgery. Folia Phoniatr Logop. 2023. Epub ahead of print.

# CAPÍTULO 37

# TIREOIDECTOMIA E QUALIDADE DE VIDA

Wanding Yang ▪ Simon Rogers

## INTRODUÇÃO

Qualidade de vida é a percepção de uma pessoa de sua própria existência, de sua posição em um contexto social e cultural mais amplo, de seus valores, objetivos e expectativas, de suas regras e preocupações.[1] A qualidade de vida associada à saúde (HRQoL, em inglês, para *Health-Related Quality of Life*), embora usada frequentemente como sinônimo, se refere especificamente aos efeitos da doença e ao impacto do tratamento sobre essa qualidade de vida. Sendo atualmente uma consequência de saúde cada vez mais importante, a HRQoL fornece uma avaliação abrangente envolvendo saúde física, estado psicológico, nível de independência, relacionamentos sociais e relacionamentos com os aspectos mais evidentes do meio ambiente do indivíduo.

A tireoidectomia total (TT) e/ou terapia com iodo radioativo (RAI) têm sido o padrão de cuidados para muitas doenças da tireoide. Embora esses tratamentos tenham proporcionado índices excelentes de sobrevida geral em tumores malignos, sua consequência negativa é a implicação significativa sobre o funcionamento físico e emocional do paciente, sua vida social e qualidade geral de vida. Na última década, tem havido mudanças de estratégias de tratamento a favor de abordagens menos agressivas, incluindo a extensão reduzida da ressecção cirúrgica, terapia com iodo radioativo em doses mais baixas e a introdução de intervenções minimamente invasivas, como a ablação por radiofrequência (RFA). Este capítulo examina o impacto de tratamentos tradicionais em HRQoL em ambos os quadros benigno e maligno das doenças da tireoide, além de revisar algumas das abordagens menos agressivas e sua influência na HRQoL de pacientes com essas doenças.

## HRQOL EM DOENÇA BENIGNA DA TIREOIDE

A doença da tireoide afeta cerca de 10% a 15% da população adulta, com predominância no sexo feminino.[2] As doenças mais comums da tireoide incluem hipo e hipertireoidismo, bócio nodular, câncer de tireoide e transtornos autoimunes, como a tireoidite de Hashimoto ou a doença de Graves com ou sem orbitopatia endócrina. As doenças benignas da tireoide representam um grupo heterogêneo de entidades de doença clínica com uma miríade de manifestações.[3] A manifestação clínica de disfunção da tireoide pode dominar em alguns pacientes, enquanto em outros predominam os efeitos físicos do bócio, e alguns pacientes informam as duas condições.[4]

Existe um consenso de que a disfunção da tireoide, tanto hipo quanto hipertireoidismo, influencia negativamente a HRQoL.[4–6] Dado que os transtornos benignos da tireoide raramente representam ameaça à vida, e que qualquer forma de intervenção não visa ao benefício da sobrevivência, o tratamento deverá, pelo menos, preservar ou, de maneira ideal, melhorar a HRQoL.[7,8] Entretanto, o impacto do bócio não tóxico sobre a HRQoL ainda não foi estabelecido satisfatoriamente. Os "sintomas de pressão" causados pelo bócio, como sensação de sufocamento, dificuldade de respirar e disfagia, são difíceis de medir e podem não estar relacionados com a doença subjacente.[9] A cirurgia da tireoide para remoção parcial ou total da glândula é uma abordagem reconhecida para um bócio eutireóideo volumoso, assim como para a doença benigna da tireoide, em que a disfunção hormonal não pode ser controlada quimicamente ou via a ablação com iodo radioativo. Apesar dos resultados favoráveis, a tireoidectomia pode ser associada a complicações pós-operatórias em longo prazo, entre elas, lesão do nervo laríngeo inferior e hipoparatireoidismo.

Na literatura atual existem apenas poucos estudos publicados avaliando a HRQoL após cirurgia por doença benigna da tireoide, usando questionários genéricos e específicos da doença.[3,8–17] Quase todos os estudos demonstraram melhora estatisticamente significativa em HRQoL após a cirurgia da tireoide principalmente para o tratamento de bócio não tóxico. Por exemplo, Chew *et al.* relataram melhora significativa em vários domínios, incluindo sintomas de bócio, sintomas de hiper e hipotireoide, sintomas oculares, redução do cansaço, da ansiedade, dos sintomas de depressão, cognição e comprometimento da vida diária aos 6 meses após o procedimento.[9] A melhora se mostrou mais proeminente para os domínios de saúde mental, em comparação aos domínios físicos.[9,11] Outros estudos descreveram impacto positivo similar da cirurgia sobre a HRQoL, embora a extensão do procedimento cirúrgico não tenha influenciado as consequências para quaisquer domínios da HRQoL.[3,10] Embora as complicações pós-operatórias tenham tido impacto negativo sobre a HRQoL, a queda dos escores não chegou a ser significativa.[11]

## HRQOL EM CÂNCER DE TIREOIDE

O câncer de tireoide, basicamente câncer de tireoide diferenciado (DTC, em inglês, para *differentiated thyroid cancer*), é uma malignidade comum diagnosticada mais frequentemente em mulheres jovens. O prognóstico tende a ser excelente, com índice de sobrevida de 10 anos em mais de 90% nos casos de doença de baixo risco. Apesar dos longos anos de sobrevivência, a HRQoL pode ficar comprometida em até 20 anos após o tratamento.[18-22]

Pacientes com câncer de tireoide são diferentes dos sobreviventes da maioria dos outros tipos de câncer, pois são relativamente mais jovens, de outra forma sadios, e a maioria viverá com seu diagnóstico de câncer durante muitos anos.[23] Em 2016, Applewhite *et al.* compararam a HRQoL de pacientes com câncer de tireoide com a HRQoL de pacientes com cânceres mais agressivos (incluindo câncer de cólon, de mama, glioma e cânceres ginecológicos) e observaram que os sobreviventes de câncer de tireoide apresentaram HRQoL total similar à dos sobreviventes de outros cânceres, embora o câncer de tireoide tenha apresentado resultados clínicos mais favoráveis.[22] Isso demonstrou que no câncer de tireoide a HRQoL não depende somente do prognóstico, e as razões para seu comprometimento no longo prazo são provavelmente multifatoriais. Na verdade, os sobreviventes de câncer de tireoide enfrentam comprometimentos únicos, incluindo sintomas específicos relacionados à tireoide e exposição a fatores estressores relacionados à doença durante um período de sobrevida prolongado.[24,25] Uma revisão sistemática recente de HRQoL após tratamento de câncer de tireoide destacou questões físicas, emocionais e sociais relacionadas com a qualidade de vida.[26] Os sintomas físicos mais frequentemente informados e relacionados à HRQoL reduzida incluíram: fadiga, insônia, questões de memória, dificuldade de concentração e queixas neuromusculares.[23,26] Desgaste psicológico, como depressão, ansiedade e medo da recidiva, também foi destacado.[27] O comprometimento tanto físico quanto psicológico impacta o desempenho social do sobrevivente, suas interações e integração, e, portanto, reduz mais ainda sua HRQoL.

Para a maioria dos cânceres de tireoide, a cirurgia é o tratamento inicial. No DTC, o tratamento cirúrgico principal é a tireoidectomia total (TT, em inglês, para *total thyroidectomy*), muitas vezes acompanhada de terapia pós-operatória com iodo radioativo (RAI, para *radioactive iodine*). Esse regime de tratamento permite monitorar o pós-tratamento com eficácia quanto à recorrência por meio da tireoglobulina sérica, um marcador tumoral. Entretanto, esse procedimento também vem acompanhado de terapia vitalícia de reposição hormonal e risco aumentado de complicações pós-tratamento, como lesão do nervo laríngeo e hipoparatireoidismo. Devido aos altos índices de sobrevida no longo prazo e à incidência crescente de DTC, múltiplas diretrizes internacionais sugeriram, mais recentemente um descalonamento nas estratégias de tratamento, mudando o foco para a preservação da HRQoL.[28-33] Por exemplo, a hemitireoidectomia (HT) pode ser o tratamento inicial suficiente para DTC de baixo risco de 1 a 4 cm de tamanho e sem fatores de risco. Já para pacientes com microcarcinoma papilar da tireoide (tamanho < 1 cm) (PTMC), a vigilância ativa pode ser considerada como alternativa à cirurgia imediata. Além disso, a necessidade de RAI adjuvante para pacientes com DTC de baixo risco após tireoidectomia total é passível de debate e pode ser evitável. Dada a falta de evidência de alto nível, como estudos clínicos randomizados e controlados, existe inconsistência dos tratamentos de DTC em todo o mundo. Na ausência de uma única alternativa ótima, a decisão para o tratamento de DTC de baixo risco é altamente sensível à preferência e demanda tomada de decisão compartilhada para assegurar que as decisões tomadas sejam coerentes com as preferências de cada paciente.

## Tomada de Decisão Compartilhada em Câncer de Tireoide

A tomada de decisão compartilhada é definida como a abordagem em que os médicos compartilham os detalhes das opções de tratamento com os pacientes e consideram as preocupações e necessidades desses pacientes ao tomarem uma decisão de tratamento.[34] Tratar a HRQoL no longo prazo ao discutir as opções terapêuticas com os pacientes é parte integral da tomada de decisão compartilhada e informada, e deverá ser abordada de maneira holística, representando seus aspectos físicos, psicológicos, sociais e globais. Na realidade, a tomada de decisão compartilhada pode ser difícil de se conseguir, por causa da inabilidade do médico em estabelecer valores do paciente, assim como o conhecimento limitado desse paciente, suas expectativas não realistas quanto aos resultados e seu conflito de decisão.[35,36] Uma revisão sistemática recente e a metaetnografia sobre os desafios da tomada de decisão em câncer de tireoide revelaram que muitos médicos demonstraram dificuldade em executar a tomada de decisão compartilhada (*SDM*, em inglês, para *shared decision making*), pois estavam preocupados com a sobrecarga para os pacientes, com informações detalhadas sobre a doença e opções de tratamento e fizeram um grande esforço para encontrar a pergunta correta para trazer à tona a preferência e os valores dos pacientes.[37] Em vez disso, eles adaptaram a recomendação de tratamento com base em sua percepção do nível de medo, ansiedade e tolerância de risco do paciente, com frequência sem explicitar a discussão sobre os sentimentos desse paciente. Como consequência, os médicos podem estar em risco de elaborar recomendações influenciadas por suas próprias crenças e valores, e o tratamento indicado pode não refletir as metas reais de tratamento dos pacientes.

## Necessidades Não Atendidas em Câncer de Tireoide e Inventário de Preocupações de Pacientes

Existe alta prevalência de necessidades não atendidas e relacionadas aos cuidados pós-cirurgia e preocupações psicológicas/psicossociais entre pacientes com câncer de tireoide. Em uma revisão sistemática, Hyun *et al.* informaram que sobreviventes de câncer de tireoide perceberam que era oferecido a eles um suporte psicossocial relativamente pequeno para preocupações como questões emocionais, medo de recidiva, medo de efeitos colaterais, empregabilidade e impacto sobre a família.[38] Um meio para tratar essas necessidades e ajudar os médicos a explorarem as preocupações dos pacientes é o inventário de preocupações do paciente. Esse inventário (PCI, em inglês, para *patient concerns inventory*) é uma lista de perguntas específicas de uma condição que permite ao paciente formular um registro individualizado de suas preocupações, necessidades e prioridades e apresentar essa lista nas consultas ambulatoriais,[39] permitindo aos médicos a concentração no diálogo rápido sobre as principais preocupações do paciente e o manejo das questões que o paciente, caso contrário, se mostre relutante em discutir. O PCI inicial foi criado no domínio do câncer de cabeça e pescoço por Rogers *et al.* Ele mostrou melhorar a qualidade de vida do paciente e reforça a conscientização do médico sobre a amplitude total das necessidades desse paciente, permitindo comunicação mais efetiva sem afetar o tempo da consulta.[40,41] Após o desenvolvimento e testagem bem-sucedidos do PCI de cabeça e pescoço, o objetivo do trabalho foi desenvolver outros PCIs específicos para a doença incluindo: PCI de Câncer de Mama, PCI de Neuro-oncologia, PCI de Reumatologia, PCI de Queimaduras e PCIs de Derrame.[42-46] O PCI de câncer de tireoide também foi desenvolvido pelos autores deste capítulo, com o objetivo de estabelecer necessidades e preferências de pacientes no momento da tomada de decisão sobre o tratamento. Espera-se que esse PCI ajude na tomada de decisão compartilhada em tratamento de câncer de tireoide e, portanto, reduza o conflito da decisão e aumente a satisfação do paciente. Um estudo de coorte cruzado com múltiplos centros está sendo conduzido para testar se o PCI é eficaz em melhorar a qualidade do processo de tomada de decisão em DTC de baixo risco.

## CIRURGIA/PROCEDIMENTO

### Extensão da Ressecção Cirúrgica em Câncer de Tireoide

Em resposta a preocupações amplamente publicadas sobre diagnóstico e tratamento excessivos, as diretrizes tanto da American Thyroid Association, 2015, como da British Thyroid Association, 2014, endossaram um plano de tratamento mais conservador. Esse plano inclui a hemitireoidectomia (HT) recomendada como alternativa à tireoidectomia total (TT) para a doença de baixo risco (DTC com profundidade de 1-4 cm sem extensão extratireóidea ou evidência clínica de linfadenopatia cervical.[28,29] Existe a hipótese de que a HT, estando associada a menos riscos para complicações intra e pós-operatórias, provavelmente terá uma HRQoL pós-operatória melhor, quando comparada à TT. Entretanto, o impacto da extensão da cirurgia da tireoide sobre a HRQoL dos pacientes permanece inconclusiva. Existem vários artigos que examinaram se há diferença na HRQoL de pacientes submetidos à HT em comparação à TT, e os resultados são conflitantes.[47-50] Um grande estudo conduzido por Nickel *et al.*, com 1.005 pacientes portadores de DTC, observou que os pacientes com TT apresentaram 1,5 vez mais probabilidade de informar uma questão de HRQoL ou uma reação adversa de tratamento, em comparação aos pacientes submetidos à HT.[47] Entretanto, o resultado desse estudo foi limitado por um seguimento curto (menos de 6 meses em 60% dos participantes). Outros estudos com período de seguimento mais prolongado (mais de 12 meses) mostraram HRQoL comparável, independentemente da extensão da cirurgia, mas a HT foi associada a níveis mais altos de recorrência e ansiedade.[48,51] A HRQoL relacionada ao físico foi mais frequente em pacientes submetidos à TT com fadiga, exaustão, distúrbios do sono e inconveniência mais comum de utilizar tiroxina.[47,52-55] Um subgrupo de pacientes apresenta síndrome de fadiga crônica, conhecida como astenia após TT, apesar de seus resultados para TSH estarem dentro da faixa normal. Um estudo prospectivo de coorte de observação descobriu que 42% dos pacientes apresentaram astenia após TT, em comparação a 4% após HT no questionário de Inventário de Fadiga Curta, mais de um ano após a cirurgia.[56] Apesar da tendência existente em direção à HRQoL pior para o domínio do físico em pacientes submetidos à TT, a evidência atual não mostrou diferenças significativas em HRQoL psicológica e social em pacientes submetidos à TT, em comparação àqueles submetidos à HT.[27] Na verdade, a HT pode ser associada ao nível mais alto de ansiedade e medo de recidiva, mas a diferença em comprometimento psicológico entre as duas intervenções cirúrgicas provavelmente deve diminuir com o tempo. Por último, a consequência de hipoparatireoidismo também merece debate sobre os benefícios de HT *versus* TT. Sintomas de hipocalcemia demonstraram exercer efeitos negativos significativos sobre o desempenho físico, social, cognitivo e emocional de pacientes submetidos à cirurgia de tireoide.[57] Para reduzir o risco de hipoparatireoidismo, especialmente em TT, muitos centros têm incorporado autofluorescência paratireóidea em suas práticas para ajudar na identificação visual e preservação das glândulas paratireoides.[58]

A literatura sobre a extensão da cirurgia de tireoide é abundante, mas também diversificada e heterogênea. Por isso, seu impacto na HRQoL dos pacientes permanece mal caracterizada. O estudo clínico HoT ('Hemitireoidectomia ou Tireoidectomia Total em cânceres de "baixo risco") (ISRCTN17004571) foi aberto recentemente no Reino Unido e é o primeiro estudo clínico randomizado e controlado que compara diretamente TT e HT. Embora o parâmetro final primário seja a sobrevida sem recidiva, o estudo também trata dos aspectos de HRQoL e deve fornecer dados mais robustos.

### Abordagem Endoscópica Robótica e Transoral para Tireoidectomia

Novas técnicas de acesso remoto, a saber, abordagem assistida por robótica e a abordagem vestibular de tireoidectomia endoscópica transoral (TOETVA, em inglês, para *transoral endoscopic thyroidectomy by vestibular approach*) estão ganhando popularidade em algumas partes do mundo e foram desenvolvidas visando a evitar a cicatriz visível na área anterior do pescoço, exigível para a abordagem cirúrgica tradicional de remoção da glândula. Muitos estudos vindos principalmente da Coreia informaram que os sintomas de cicatrizes cirúrgicas, como prurido, aperto e dor, impactavam negativamente a HRQoL. A técnica de Tireoidectomia Robótica e Endoscópica pode reduzir a parestesia para o pescoço, produzir melhor função de deglutição e a satisfação com a cicatrização, resultando assim em melhor HRQoL total.[59-63] Choi *et al.* usaram o Índice de Qualidade de Vida em Dermatologia (DLQI, em inglês, para *Dermatology Life Quality Index*) para investigar o impacto da cicatriz da tireoide a partir de uma abordagem sobre HRQoL e descobriram um escore médio de 9,02, semelhante àquele de pacientes portadores de doença de pele crônica, como psoríase, vitiligo e dermatite atópica intensa.[62] Quando o DLQI foi aplicado em um período pós-operatório precoce após a aplicação de TOETVA, o escore médio foi 3, um resultado consideravelmente melhorado em comparação ao da abordagem aberta.[64] No entanto, esses resultados são passíveis de viés de pré-seleção devido à preferência do paciente em grupos de comparação, que têm a probabilidade de influenciar os achados do estudo. Em contraste com os estudos coreanos, um estudo nos EUA descobriu que a visibilidade da cicatriz exercia impacto negativo leve na HRQoL nos pacientes.[65] Outros pesquisadores também argumentaram que na abordagem aberta em muitos lugares do mundo, a colocação da cicatriz cirúrgica esconderia satisfatoriamente essa cicatriz dentro de uma dobra de pele natural existente, resultando na satisfação adequada do paciente.[66] Além do debate sobre o impacto de uma cicatriz visível na HRQoL, a adoção limitada dessas abordagens de acesso remoto na prática ocidental também pode ser atribuída aos tempos mais longos de execução do procedimento, custo mais alto e às eventuais complicações que são pouco encontradas na cirurgia de tireoide aberta convencional.

## Vigilância Ativa *vs.* Cirurgia de Tireoide Imediata para Câncer de Tireoide

A cirurgia é o padrão de cuidados para a maioria dos pacientes com câncer de tireoide. Entretanto, para um subgrupo de pacientes, a vigilância ativa (AS, para *active surveillance*) pode ser apropriada. A vigilância ativa de malignidades consiste em seguimento próximo, com teste clínico e/ou diagnóstico, com a intenção de um tratamento curativo em caso de progresso da doença ou mediante solicitação do paciente. Muitas diretrizes para câncer de tireoide sugeriram a AS em vez da cirurgia imediata para microcarcinoma papilar de tireoide (tamanho de < 1 cm de diâmetro) (PTMC, em inglês, para *papillar thyroid microcarcinoma*) sem evidência clínica de metástase, sem invasão de (e/ou não adjacente ao) nervo laríngeo recorrente ou traqueia e sem malignidade de alto grau detectada por exame citopatológico. Os estudos de referência são dois grandes trabalhos prospectivos de observação no Japão, na década de 1990, que informaram ausência de óbitos relacionados ao PTMC e doença metastática distante, quando os portadores desse carcinoma se submeteram à AS.[67-69] Além disso, o tumor primário sob AS não apresentou crescimento significativo (ou seja, >/= 3 mm de aumento de diâmetro) em 93%-95% dos indivíduos durante o período de 10 anos do estudo. Com seu resultado oncológico estabelecido, vários estudos também demonstraram que a AS poderia levar à HRQoL melhor para portadores de PTMC, quando comparados à cirurgia imediata.[70-73] Embora esses pacientes sob AS possam apresentar nível mais alto de medo e ansiedade quanto à doença no futuro, eles sofrem menos questões associadas à HRQoL física, como fadiga, mudança da voz, problemas com a cicatriz e ganho de peso.

A palavra "câncer" geralmente desencadeia emoção intensa e avassaladora de ansiedade e de preocupação imediatamente após o diagnóstico. Uma reação instintiva quanto ao diagnóstico de câncer é, pela maioria dos pacientes, a de "livrar-se dele" o mais rápido possível. Entretanto, um subgrupo de pacientes, orientado pela preservação da HRQoL, pode não favorecer a intervenção cirúrgica imediata. Eles percebem o PMTC como uma doença comum e indolente e se sentem confortáveis em adiar a cirurgia e reavaliar suas preferências quanto ao tratamento com o tempo, baseado em novas informações provenientes das varreduras de seguimento.[37] Uma superposição desses dois grupos de pacientes também pode existir quando eles sofrem de uma combinação de graus variáveis de ansiedade quanto à progressão do câncer e ao impacto do tratamento em sua HRQoL. Portanto, é mandatório que os médicos sejam capazes de trazer à tona as necessidades e preocupações do paciente durante a tomada de decisão do tratamento, especialmente quando diante de equilíbrio clínico.

## Ablação por Radiofrequência

A ablação por radiofrequência (RFA, em inglês, para *radiofrequency ablation*) surgiu recentemente como uma opção em potencial para pacientes que desejam tratar ativamente seus microcarcinomas com um método minimamente invasivo. Trata-se de um tratamento percutâneo que resulta em dano térmico e encolhimento dos nódulos da tireoide, conduzido tipicamente com orientação ultrassonográfica por um radiologista de intervenção. A RFA tem a vantagem de evitar a incisão cirúrgica, a anestesia geral, a possibilidade de hipotireoidismo pós-tratamento e de permitir que o paciente retorne ao trabalho e à vida rotineira. Embora seja um procedimento aprovado para o tratamento de nódulos benignos da tireoide em muitos centros, existe também alguma evidência de que a RFA é uma opção efetiva e segura para tratar pacientes com PTMC de baixo risco.[74,75] E apesar de a literatura sobre HRQoL após RFA ser esparsa, já foi descrito que bem-estar físico geral melhor, aumento da satisfação do paciente e menos problemas de cicatrização estão associados à RFA, quando comparada à HT ou TT convencionais.[76,77] Além disso, Yuan *et al.* avaliaram a HRQoL em pacientes em que a RFA foi usada como terapia adjuvante para nódulos benignos no lobo contralateral da tireoide, após HT para carcinoma da tireoide.[78] Foi observado que pacientes recebendo tratamento adicional de RFA apresentaram melhora nos sintomas de ansiedade, saúde física e nos aspectos psicológicos e sensoriais aos 6 meses após o tratamento, em comparação àqueles submetidos somente à HT. Esse estudo implica que a combinação de HT e RFA pode representar um substituto apropriado para TT no tratamento de DTC de baixo risco, reduzindo o impacto sobre a HRQoL relacionada ao físico, assim como ao psicológico.

# CLÍNICO

## Terapia com Iodo Radioativo

A terapia com iodo$^{131}$ radioativo (RAI) é indicada para o manejo de hipertireoidismo e tem sido, por décadas, o tratamento padrão pós-tireoidectomia para carcinoma de tireoide bem diferenciado. Uma vez absorvida pelas células foliculares da tireoide, a RAI exerce seu efeito emitindo raios beta que causam danos locais definitivos ao tecido tireóideo. Embora o tratamento seja, em geral, bem tolerado, sua toxicidade em potencial está bem estabelecida, incluindo sialadenite, xerostomia e capacidade de deglutição reduzida. O tratamento com RAI também atrasa o planejamento familiar por um ano, que pode ser preocupante para as mulheres em seus primeiros anos de reprodução.

No passado, a retirada do hormônio tireóideo na preparação para a terapia com RAI ou de investigação por imagens levava à instabilidade física e emocional significativa e à HRQoL reduzida. Desde a introdução do hormônio recombinante de estimulação da tireoide humana (rhTSH, em inglês, para *recombinant human thyroid stimulating hormone*), a suspensão do hormônio antes da ablação tornou-se obsoleta, tornando assim mais tolerável todo o processo. Vários estudos também exploraram o impacto da terapia com RAI sobre a HRQoL = e os resultados sugeriram que o iodo radioativo (RAI), especialmente em doses elevadas, está associado à HRQoL prejudicada, principalmente com piora da dor, da deglutição, mastigação, fala, paladar e ansiedade.[66,79,80]

Em 2012, dois estudos clínicos de grande porte e de não inferioridade (HiLo e ESTIMABL1) demonstraram que a administração de uma dose baixa de RAI dose (1,1 GBq [30 mCi]) para ablação remanescente é tão efetiva quanto a de uma dose elevada (3,7 GBq [100 mCi]).[81,82] A dose baixa também levou a um índice mais baixo de eventos adversos, à redução da permanência em isolamento hospitalar e a custos menores com cuidados de saúde. As diretrizes dos EUA e do Reino Unido desde então desescalaram o tratamento com RAI em pacientes selecionados portadores de DTC de baixo risco. O Estudo IoN (ClinicalTrials.gov NCT01398085) deverá informar se a ablação remanescente com RAI pode ser completamente evitada em pacientes com DTC de baixo risco.

## Terapia da Tireoide com Hormônios após Tireoidectomia Total em Câncer de Tireoide

A administração de uma dose ótima de levotiroxina (LT4) é crucial para restaurar o eurotireoidismo após uma tireoidectomia total. Um subgrupo de pacientes submetido à hemitireoidectomia também demanda suplemento de LT4. Em geral, a LT4 é prescrita em uma dose empírica de aproximadamente 1,6 mcg/kg de peso corporal, com alterações subsequentes de acordo com os resultados de testes de função da tireoide e avaliação dos sintomas do paciente. Em muitos pacientes com câncer de tireoide diferenciado, os primeiros anos após o diagnóstico e tratamento incluem regimes de dosagem visando a suprimir a produção de TSH, causando um quadro de hipertireoidismo subclínico, descrito como causa reversível de fadiga. Após esse período inicial, ocorre redução das doses da terapia de reposição para restaurar o estado fisiológico de eutireoidismo.[83] Entretanto, observa-se aumento das informações de que pacientes sob terapia de reposição com LT4 se queixam da persistência de sintomas psicológicos e de não se sentirem normais, embora seus testes de função da tireoide estejam dentro da faixa normal de laboratório.[84] Por exemplo, os pacientes podem descrever piora em seu estado de humor, regressão e "névoa cerebral" (*brain fog*) subjetiva em que sentem que seu pensamento está nublado. Esses sintomas sugerem hipotireoidismo, apesar de os pacientes apresentarem níveis normais de TSH. E o que piorou a situação foi o fato de muitos pacientes terem considerado seus médicos como não simpáticos e desdenhosos quanto aos sintomas, em vista da função bioquímica normal da tireoide.

Um estudo retrospectivo recente conduzido por Yaniv *et al.* descobriu que a necessidade de reposição de hormônio da tireoide prognostica piora da HRQoL após a cirurgia da tireoide.[85] Dos 160 pacientes participantes, 20% apresentavam nódulos benignos de tireoide, e 80% foram diagnosticados com doença maligna, o carcinoma papilar da tireoide sendo o tipo predominante de câncer. Houve uma divisão quase igual do número de pacientes submetidos à HT e aqueles de TT. Embora no grupo submetido à TT todos os pacientes tenham recebido terapia com LT4, 36% daqueles submetidos à HT também demandaram terapia de reposição suplementar ou total. No grupo de TT, os pacientes informaram HRQoL total significativamente pior que a daqueles que se submeteram à HT. O mais interessante, porém, independentemente da extensão da cirurgia, foi o fato de se verificar que os pacientes tratados com LT4 apresentaram HRQoL total pior, assim como aumento significativo no cansaço, em questões emocionais e em sintomas cosméticos, comparados aos pacientes que não demandaram terapia com LT4. Os escores de depressão também mostraram significância estatística marginal com escore mais alto no grupo tratado com LT4. Em uma análise de subgrupo não houve diferença estatisticamente significativa entre pacientes com HT tratados com terapia de LT4 e pacientes com TT em escore de hipertireoide, de hipotireoide, cognição e vida diária comprometida. Entretanto, pacientes com HT sob terapia de LT4 apresentaram nível significativo mais alto em cansaço quando comparados àqueles que não demandaram essa terapia de LT4. Não houve diferença estatística em outros escores. Além disso, os parâmetros de HRQoL não variaram significativamente de acordo com o estado de menopausa, recebimento de RAI ou câncer *versus* a doença benigna. Os autores concluíram que, independentemente da extensão da cirurgia da tireoide, o quadro de hipotireoidismo exigindo terapia com LT4 exerceu efeito negativo sobre a HRQoL.

A tiroxina (T4), seja endógena ou sintética (como a levotiroxina), é substancialmente inativa e precisa ser convertida para a triiodotironina) bioativa (T3) por uma série de desiodases. Uma hipótese atribui a redução da função cognitiva e da sensação de bem-estar com a terapia de LT4 ao tipo de desiodase do paciente para converter LT4 em T3 (https://clinicaltrials.gov/ct2/show/NCT02567877). Outros argumentam que a faixa laboratorial de função da tireoide não pode refletir adequadamente uma condição de eutireoidismo em cada tecido que implique em imperfeições intrínsecas da terapia com LT4.[86] Seja qual for a etiologia, a possibilidade de demanda pela terapia com LT4 após cirurgia da tireoide e suas implicações deverá ser discutida abertamente com os pacientes no aconselhamento a eles sobre a extensão da cirurgia.

# INSTRUMENTOS DE HRQOL GERAIS E ESPECÍFICOS DISPONÍVEIS PARA TIREOIDE

Os estudos sobre HRQoL lidam com a percepção dos pacientes quanto ao impacto da doença e seu tratamento em todos os aspectos da vida, incluindo os aspectos físico, mental, social e funcional.[87] Essas medidas de resultado deverão ser mais bem classificadas pelos próprios pacientes. Instrumentos de medição de HRQoL são ou genéricos ou específicos para a doença; o tipo genérico pode ser aplicado para muitas doenças dissimilares, enquanto os instrumentos específicos para a doença são desenvolvidos para medir o impacto de uma doença em particular sobre a HRQoL dos pacientes.[88,89]

## Para Doença Benigna da Tireoide

Instrumentos tanto genéricos quanto específicos para tireoide têm sido empregados para medir a HRQoL da disfunção da tireoide, em hiper e hipotireoidismo. Embora questionários genéricos para HRQoL estejam mais frequentemente apoiados por validação por populações numerosas, os questionários para HRQoL específicos para tireoide podem detectar melhor as alterações em HRQoL específicas da doença que exercem efeitos significativos em pacientes com doença da tireoide, por exemplo sintomas de bócio e sintomas oculares.

O questionário denominado ThyPRO (em inglês, para *Thyroid Patient Reported Outcome*) ou Questionário de Qualidade de Vida para Pacientes com Doença da Tireoide, desenvolvido e validado por Watt *et al.*, é um dos recursos mais populares usados para avaliar o resultado informado do paciente em doença benigna da tireoide, assim como o impacto de tireoidectomia sobre a HRQoL em doença benigna dessa glândula.[90] Ele consiste em escalas cobrindo sintomas físicos específicos (em hipertireoidismo, hipotireoidismo, bócio e doença da tireoide com envolvimento ocular), sintomas mentais, bem-estar e funcionamento, participação e funcionamento social e impacto da doença da tireoide sobre a HRQoL total. Esse questionário é adequado para a avaliação da HRQoL em todas as doenças benignas da tireoide (p.ex., doença de Graves, tireoidite de Hashimoto e bócio não tóxico) e permite a comparação entre doenças benignas de tireoide diferentes por meio de suas subescalas diferentes.[91] Desenvolvido originalmente em dinamarquês e em inglês, o ThyPRO foi traduzido em mais de 10 idiomas e validado por transformação cultural em pelo menos cinco deles. Sua única desvantagem é a quantidade de 85 itens e o tempo médio e longo de 14 minutos para conclusão, o que poderá resultar em respostas incompletas do paciente. Uma versão mais curta, o ThyPRO-39, foi desenvolvida mais tarde e validada pelo mesmo grupo e contém apenas 39 itens, podendo reduzir o tempo médio de conclusão para 4 minutos.[92] Itens que demonstraram previamente fraqueza na validação por transformação cultural ou funções diferenciais de itens foram excluídos.

Questionários para avaliação de HRQoL em doença benigna da tireoide podem ser encontrados na literatura, incluindo o *Thyroid-Related Health-Related Quality of Life (Thy-R-HRQoL)* para bócio eutireóideo e o *Questionnaire for euthyroid goitre and Underactive Thyroid-Dependent Quality of Life (Thy-D-DoL)* para hipotireoidismo.[93,94] Entretanto, nem todos os instrumentos disponíveis foram validados, e alguns só foram desenvolvidos especificamente para um estudo, ou apenas capturando um aspecto parcial da HRQoL.[91]

## Para Doença Maligna

Ao contrário da doença benigna da tireoide, a literatura atual de avaliação de HRQoL em sobreviventes do câncer de tireoide teve como base substancial os instrumentos de HRQoL genéricos que não foram validados na população com câncer da tireoide.[23] Cinco instrumentos psicométricos gerais geralmente aplicados são: SF-12, SF-36, PROMIS-29, EORTC-QLQ C30 e UW-QoL, dos quais apenas os dois últimos são instrumentos específicos para câncer. Para instrumentos de HRQoL específicos para câncer de tireoide, seis questionários foram identificados na literatura: dois questionários (The City of Hope – Thyroid Version and ThyCAT) podem ser usados de maneira independente para avaliar a HRQoL de sobreviventes de câncer de tireoide, enquanto os outros quatro (MDASI-Thy, THYCA-QoL, ThyCa-HRLOL, e EORTC QLQ-THY34) foram desenvolvidos como suplemento aos questionários de HRQoL genéricos existentes (MDASI ou EORTC-QLQ C30).[23,91,95]

### *The City of Hope – Thyroid Version Instrument (QOL-Thyroid)*

O instrumento The City of Hope-Thyroid Version (também conhecido como versão Tireoide para Qualidade de Vida, QOL-Thyroid) é o recurso mais antigo, desenvolvido inicialmente para avaliar a HRQoL em pacientes submetidos à suspensão da tiroxina antes do RAI.[96] Ele contém 30 itens com quatro escalas, cada uma refletindo um aspecto da HRQoL: bem-estar físico, bem-estar psicológico, bem-estar social e bem-estar espiritual.[97] Embora possa não ser os instrumentos validados mais rigorosamente, o questionário *City of Hope -Thyroid version* tem sido usado por muitos estudos, devido ao seu projeto abrangente desenhado para cobrir todos os quatro aspectos da HRQoL.

### *Teste Adaptativo Computadorizado de Tireoide (ThyCAT)*

Desenvolvido por Aschebrook-Kilfoy *et al.*, o teste ThyCAT não é um questionário clássico, mas sim um teste adaptativo computadorizado.[98,99] Trata-se de um conjunto de dados de resposta de 58 questionários em um estudo longitudinal de coortes de HRQoL em 1.078 sobreviventes de câncer de tireoide no chamado *North American Thyroid Cancer Survivorship Study* (NATCSS). Cada paciente respondia a itens diferentes. A resposta de um paciente a uma pergunta decidiria qual pergunta seria feita a seguir. Isso ajudaria a obter uma precisão pré-especificada com apenas um número limitado de itens. Usando um modelo de regressão linear, foi confirmado que os escores do ThyCAT prognosticaram os escores de qualidade de vida (QoL) em todo o questionário NATCSS, com precisão de 0,96. Uma grande vantagem do ThyCAT é sua extensão reduzida com menos de dois minutos de tempo de resposta para 10 perguntas, tornando-o uma boa opção para uma triagem rápida de HRQoL em sobreviventes de câncer de tireoide.

### *MD Anderson Symptom Inventory Thyroid Câncer Module (MDASI-Thy)*

O instrumento MDASI-Thy é um acréscimo ao *MD Anderson Symptom Inventory* de 19 itens genéricos para pacientes com câncer, um questionário que mede sintomas e seu impacto sobre as atividades da vida diária em pacientes com carcinoma.[100] Além dos itens do MDASI original, o módulo para câncer de tireoide consiste em apenas seis sintomas adicionais específicos, incluindo rouquidão, sensação de calor, sensação de frio, palpitações, dificuldade de deglutição e diarreia. Como o foco desse questionário é capturar sintomas físicos e seus efeitos na vida diária, ele é menos adequado para a avaliação global da HRQoL de sobreviventes de câncer de tireoide que também investiga aspectos psicossociais ou espirituais da HRQoL do paciente.

### *Câncer de Tireoide – Questionário Específico para Qualidade de Vida (THYCA-QoL)*

O questionário THYCA-QoL, desenvolvido por Husson *et al.*, foi o primeiro instrumento validado desenhado para uso em combinação com o EORTC-QLQ C30 para avaliação holística de HRQoL em sobreviventes de câncer de tireoide.[101] Ele contém 24 itens e sete escalas conceituais investigando sintomas neuromusculares, voz, concentração, sintomas sintomáticos locais, assim como garganta e boca e queixas psicológicas e sensoriais.[20,102] Estudos de validação quantitativa em grande escala ainda são esperados, e o questionário por si só não parece estar incorporado ao portfólio de instrumentos do

EORTC. Apesar disso, ele foi aplicado em vários estudos subsequentes entre pacientes portadores de câncer de tireoide.

## Câncer de Tireoide – Questionário Específico para Qualidade de Vida Relacionada à Saúde (ThyCa-HRLQoL)

Também desenvolvido como extensão específica ao EORTC-QLQ C30 genérico, o ThyCa-HRLQoL contém 22 itens cobrindo ansiedade percebida, desgaste psicológico, funcionalidade, queixas da voz e da garganta.[103] Em contraste com o THYCA-QoL que se concentra em sintomas físicos, este instrumento tem seu foco mais em queixas psicológicas e funcionais.

## Módulo de Câncer de Tireoide do EORTC (EORTC QLQ-THY34)

Atualmente, a validação da escala quantitativa de fase IV em andamento, o EORTC QLQ-THY34 é o questionário adicional ao bem estabelecido EORTC-QLQ C30.[104] Esse questionário suplementar de 34 itens tem 10 escalas que refletem questões incluindo desconforto de cabeça e pescoço, fadiga, ansiedade, problemas capilares, inquietação no trabalho ou na escola, deglutição, preocupação sobre outras coisas, formigamento ou dormência e voz, com seis itens adicionais sobre imagem corporal, cãibras, boca seca, intolerância à temperatura, dores articulares e problemas nos ombros. Escore elevado se correlaciona com uma carga elevada de sintomas e está associado a uma HRQoL baixa. O desenvolvimento do EORTC QLQ-THY34 envolveu duas revisões da literatura e entrevistas estruturadas com pacientes e profissionais em todo o mundo. Como resultado, esse recurso já está disponível em 15 idiomas. Uma vez devidamente validado, esse instrumento, em combinação com o EORTC-QLQ C30 de 30 itens, provavelmente se tornará o padrão ouro para avaliar a HRQoL em doença maligna da tireoide.

## HaNDLE-on-QoL

As consequências para a qualidade de vida após tratamento de câncer da tireoide são diversas e complexas, e a base de evidência é abundante, expandindo-se ano a ano. À medida que os tratamentos mudam e surgem novos interesses de pesquisa, é essencial que médicos e pesquisadores se mantenham atualizados com esses novos dados e evidências. O instrumento denominado *Head and Neck Database Listing Evidence on Quality of Life* (HaNNLE-on-QoL), desenvolvido por Rogers *et al.*, é um repositório baseado na rede mundial (http://www.handle-on-qol.com) de todos os estudos publicados, desde 1982, que usaram questionários para informar sobre estudos de qualidade de vida em cânceres de cabeça e pescoço e de tireoide. Esse recurso único *on-line* foi comprovado como abrangente, preciso e atualizado, fornecendo aos médicos e pesquisadores um acesso fácil a dados específicos sobre qualidade de vida sem a necessidade de selecionar entre centenas e milhares de artigos irrelevantes, caso a busca seja conduzida, usando fontes de bancos de dados convencionais.[105]

# DIREÇÃO FUTURA

Nas décadas mais recentes, os índices de incidência de câncer de tireoide aumentaram acentuadamente em todo o mundo, enquanto as taxas de mortalidade permaneceram relativamente baixas e estáveis. Em resposta às preocupações amplamente publicadas sobre diagnóstico e tratamento excessivos, houve mudança no tratamento cirúrgico de todos os casos de câncer de tireoide a favor de abordagens menos agressivas para câncer de tireoide de baixo risco. Espera-se que a tendência de "fazer menos" continue, pois há um reconhecimento crescente da importância da sobrevivência ao câncer e da preservação da HRQoL.

No tratamento do DTC de baixo risco, com tumores inferiores a 4 cm de tamanho, é possível que mesmo a ablação com RAI adjuvante de baixa dose não mais exibirá uma vantagem de sobrevida por estudos clínicos como IoN (ClinicalTrials.gov NCT01398085). O estudo HoT (ISRCTN17004571), programado para se encerrar, em 2028, provavelmente demonstrará também a não inferioridade da HT quando comparada à da TT. Além disso, mais evidências podem surgir apoiando a adoção da RFA no tratamento de microcarcinoma primário da tireoide, tornando a cirurgia redundante para câncer de tireoide pequeno e de baixo risco. À medida que mais opções de tratamento com consequências oncológicas similares se tornem disponíveis, é obrigatório que os pacientes sejam envolvidos no processo de tomada de decisão, para que o tratamento escolhido esteja em conformidade com o desejo desses pacientes no longo prazo. Embora ainda passando por validação, o inventário de preocupações do paciente com câncer de tireoide (PCI-TC), como mencionado anteriormente neste capítulo, poderá ajudar o processo de tomada de decisão ao auxiliar os médicos a identificarem com precisão as preocupações, prioridades e necessidade de informações do paciente. Mais pesquisas são necessárias para testar se o benefício e a economia de saúde da HRQoL do paciente informadas no inventário de preocupações do paciente com câncer de cabeça e pescoço são passíveis de replicação com PCI-TC em câncer da tireoide.[40,106]

Embora ainda estabelecida em câncer de tireoide, a análise do DNA tumoral circulante (ctDNA) está revolucionando rapidamente os cuidados com câncer. Liberado na corrente sanguínea por células do tumor, o ctDNA é o fragmento de DNA sem células, e sua carga está associada ao estadiamento e prognóstico do tumor. Até aqui, ele demonstrou várias aplicações em potencial, incluindo a detecção de doença residual mínima, monitoramento para recidiva precoce e prognóstico de resposta molecular terapêutica e de perfil.[107] Por exemplo, no câncer de mama precoce a análise do ctDNA demonstrou sua habilidade de revelar a presença de doença residual mínima pelo menos quatro anos antes do aparecimento de doença clinicamente detectável.[108] Mais recentemente, essa ferramenta minimamente invasiva demonstrou benefícios na orientação do tratamento para câncer de cólon em estádio II e na redução do uso da quimioterapia adjuvante sem comprometer a sobrevida sem a doença.[109] Atualmente, a pesquisa em análise do ctDNA em câncer da tireoide ainda está nos primeiros passos, com alguma evidência de suporte ao seu papel como biomarcador. Apesar disso, podemos especular sua utilização em vários aspectos. Primeiro, a análise do ctDNA pode ajudar a triagem e o diagnóstico do DTC quando nódulos da tireoide não puderem ser citologicamente definidos com aspiração por agulha fina. Isso ajudará a reduzir a HT diagnóstica desnecessária em pacientes cujos nódulos de tireoide não sejam, de fato, sinistros. A seguir, os biomarcadores convencionais (p. ex., tireoglobulina sérica, calcitonina sérica) em câncer de tireoide não são específicos para a doença e só confiáveis na detecção de recidiva quando todo o tecido tireoidiano tenha sido removido por TT. Provavelmente, o ctDNA do plasma seja um biomarcador superior na detecção de doença minimamente residual e recidiva precoce, sem a necessidade de remover toda a glândula da tireoide, reduzindo assim os riscos associados à TT. Por último, do mesmo modo que seu uso no câncer de cólon, a análise do ctDNA pode ajudar a refinar a terapia e fornecer aos pacientes um plano de tratamento personalizado que preservará ao máximo sua HRQoL.

O desgaste psicológico relacionado ao câncer, como ansiedade e medo de recidiva, também foi destacado como a principal causa de HRQoL comprometida em casos de câncer de tireoide. A intervenção psicológica e de comportamento como aconselhamento, terapia de comportamento cognitivo, terapia de relaxamento, terapia em grupo e atenção plena demonstraram eficácia relevante para melhorar e promover a HRQoL. Em 2016, Wu *et al.* exploraram o efeito da intervenção no comportamento e aconselhamento sobre HRQoL e saúde mental em pacientes com DTC tratados com cirurgia e RAI,[110] e concluíram que um ano de intervenções comportamental e psicológica conduzidas por enfermeiros treinados e qualificados melhorou a HRQoL geral e reduziu significativamente os sintomas de depressão e de ansiedade. Da mesma forma, a pesquisa desenvolvida por Javaloyes *et al.* demonstrou benefícios significativos no alívio da ansiedade e da depressão, quando uma intervenção psico-oncológica com base em aconselhamento é adicionada ao tratamento padrão pata DTC.[111] À medida que mais programas de sobrevivência são estabelecidos em centros ao redor do mundo, as intervenções psicológicas provavelmente se tornarão parte integral do cuidado multidisciplinar holístico para pacientes com câncer de tireoide.

## CONCLUSÃO

Este capítulo delineou o impacto de tratamento sobre a HRQoL para doença da tireoide tanto benigna, quanto maligna. Nos quadros benignos, a HRQoL é influenciada negativamente pela disfunção da tireoide e/ou por sintomas da pressão de bócios grandes. A ressecção cirúrgica da glândula da tireoide alivia os sintomas físicos, melhora o bem-estar psicossocial e, portanto, pode melhorar significativamente a HRQoL para os pacientes. Ao contrário, a piora da HRQoL em casos de câncer da tireoide está substancialmente associada a efeitos adversos dos tratamentos oncológicos e à terapia de reposição hormonal da tireoide, embora o desgaste psicológico, como depressão, ansiedade e medo da recidiva do câncer, também impacte substancialmente a HRQoL. Em vista do prognóstico excelente, existe um esforço contínuo para desescalar o tratamento do câncer de tireoide para preservar a HRQoL. No futuro, é provável que haja menos procedimentos de tireoidectomia total e terapia com iodo radioativo para o tratamento de câncer de tireoide diferenciado e primário de baixo risco. Além disso, a ablação por radiofrequência pode-se tornar uma opção de tratamento viável para microcarcinoma da tireoide. Seja qual for a modalidade de tratamento, os profissionais de cuidados de saúde não devem subestimar os efeitos do desgaste psicológico em HRQoL. O suporte emocional e as intervenções psicológicas deverão ser integrados como parte do tratamento de câncer da tireoide.

## REFERÊNCIAS BIBLIOGRÁFICAS


1. Study protocol for the World Health Organization project to develop a Quality of Life assessment instrument (WHOQOL). Qual Life Res. 1993 Apr;2(2):153-9.
2. Vanderpump MPJ. The epidemiology of thyroid disease. Br Med Bull. 2011;99:39-51.
3. Mishra A, Sabaretnam M, Chand G, Agarwal G, Agarwal A, Verma AK, et al. Quality of life (QoL) in patients with benign thyroid goiters (pre- and post-thyroidectomy): a prospective study. World J Surg. 2013 Oct;37(10):2322-9.
4. Bianchi GP, Zaccheroni V, Solaroli E, Vescini F, Cerutti R, Zoli M, et al. Health-related quality of life in patients with thyroid disorders. Qual Life Res. 2004 Feb;13(1):45-54.
5. Biondi B, Palmieri EA, Fazio S, Cosco C, Nocera M, Saccà L, et al. Endogenous subclinical hyperthyroidism affects quality of life and cardiac morphology and function in young and middle-aged patients. J Clin Endocrinol Metab. 2000 Dec;85(12):4701-5.
6. McMillan C, Bradley C, Razvi S, Weaver J. Evaluation of new measures of the impact of hypothyroidism on quality of life and symptoms: the ThyDQoL and ThySRQ. Value Health. 2008;11(2):285-94.
7. Adler JT, Sippel RS, Schaefer S, Chen H. Preserving function and quality of life after thyroid and parathyroid surgery. Lancet Oncol. 2008 Nov;9(11):1069-75.
8. Watt T, Groenvold M, Rasmussen AK, Bonnema SJ, Hegedüs L, Bjorner JB, et al. Quality of life in patients with benign thyroid disorders. A review. Eur J Endocrinol. 2006 Apr;154(4):501-10.
9. Chew CR, Chin SL, Lam T, Drosdowsky A, Chan STF, Chin-Lenn L. How does thyroidectomy for benign thyroid disease impact upon quality of life? A prospective study. ANZ J Surg. 2020 Dec;90(12):E177-82.
10. Tabriz N, Uslar VN, Tabriz I, Weyhe D. Quality of life is not affected by thyroid surgery in nontoxic benign goitre in long-term surveillance-A prospective observational study. Endocrinol Diabetes Metab. 2020 Apr;3(2):e00115.
11. Mirallié E, Borel F, Tresallet C, Hamy A, Mathonnet M, Lifante JC, et al. Impact of total thyroidectomy on quality of life at 6 months: the prospective ThyrQoL multicentre trial. Eur J Endocrinol. 2020 Feb;182(2):195-205.
12. Bukvic BR, Zivaljevic VR, Sipetic SB, Diklic AD, Tausanovic KM, Paunovic IR. Improvement of quality of life in patients with benign goiter after surgical treatment. Langenbecks Arch Surg. 2014 Aug;399(6):755-64.
13. Schmitz-Winnenthal FH, Schimmack S, Lawrence B, Maier U, Heidmann M, Buchler MW, et al. Quality of life is not influenced by the extent of surgery in patients with benign goiter. Langenbecks Arch Surg. 2011 Dec;396(8):1157-63.
14. Reiher AE, Mazeh H, Schaefer S, Chen H, Sippel RS. Thyroidectomy decreases snoring and sleep apnea symptoms. Thyroid. 2012 Nov;22(11):1160-4.
15. Sorensen JR, Watt T, Cramon P, Døssing H, Hegedüs L, Bonnema SJ, et al. Quality of life after thyroidectomy in patients with nontoxic nodular goiter: A prospective cohort study. Head Neck. 2017 Nov;39(11):2232-40.
16. König HH, Bernert S, Angermeyer MC. [Health Status of the German population: results of a representative survey using the EuroQol questionnaire]. Gesundheitswesen. 2005 Mar;67(3):173-82.

17. Cramon P, Bonnema SJ, Bjorner JB, Ekholm O, Feldt-Rasmussen U, Frendl DM, et al. Quality of life in patients with benign nontoxic goiter: impact of disease and treatment response, and comparison with the general population. Thyroid. 2015 Mar;25(3):284-91.
18. Rogers SN, Mepani V, Jackson S, Lowe D. Health-related quality of life, fear of recurrence, and emotional distress in patients treated for thyroid câncer. Br J Oral Maxillofac Surg. 2017 Sep;55(7):666-73.
19. Singer S, Lincke T, Gamper E, Bhaskaran K, Schreiber S, Hinz A, et al. Quality of life in patients with thyroid câncer compared with the general population. Thyroid. 2012 Feb;22(2):117-24.
20. Husson O, Haak HR, Buffart LM, Nieuwlaat WA, Oranje WA, Mols F, et al. Health-related quality of life and disease specific symptoms in long-term thyroid câncer survivors: a study from the population-based PROFILES registry. Acta Oncol. 2013 Feb;52(2):249-58.
21. Hoftijzer HC, Heemstra KA, Corssmit EPM, van der Klaauw AA, Romijn JA, Smit JWA. Quality of life in cured patients with differentiated thyroid carcinoma. J Clin Endocrinol Metab. 2008 Jan;93(1):200-3.
22. Applewhite MK, James BC, Kaplan SP, Angelos P, Kaplan EL, Grogan RH, et al. Quality of Life in Thyroid Cancer is Similar to That of Other Cancers with Worse Survival. World J Surg. 2016 Mar;40(3):551-61.
23. Roth EM, Lubitz CC, Swan JS, James BC. Patient-Reported Quality-of-Life Outcome Measures in the Thyroid Cancer Population. Thyroid. 2020 Oct;30(10):1414-31.
24. Lubitz CC, Sosa JA. The changing landscape of papillary thyroid cancer: Epidemiology, management, and the implications for patients. Cancer. 2016 Dec 15;122(24):3754-9.
25. Crevenna R, Zettinig G, Keilani M, Posch M, Schmidinger M, Pirich C, et al. Quality of life in patients with non-metastatic differentiated thyroid cancer under thyroxine supplementation therapy. Support Care Cancer. 2003 Sep;11(9):597-603.
26. Walshaw EG, Smith M, Kim D, Wadsley J, Kanatas A, Rogers SN. Systematic review of health-related quality of life following thyroid cancer. Tumori. 2021 Aug 13;030089162110250.
27. Landry V, Siciliani E, Henry M, Payne RJ. Health-Related Quality of Life following Total Thyroidectomy and Lobectomy for Differentiated Thyroid Carcinoma: A Systematic Review. Curr Oncol. 2022 Jun 21;29(7):4386-422.
28. Haugen BR, Alexander EK, Bible KC, Doherty GM, Mandel SJ, Nikiforov YE, et al. 2015 American Thyroid Association Management Guidelines for Adult Patients with Thyroid Nodules and Differentiated Thyroid Cancer: The American Thyroid Association Guidelines Task Force on Thyroid Nodules and Differentiated Thyroid Cancer. Thyroid. 2016 Jan;26(1):1-133.
29. Perros P, Boelaert K, Colley S, Evans C, Evans RM, Gerrard BA G, et al. Guidelines for the management of thyroid cancer. Clin Endocrinol. 2014 Jul;81:1-122.
30. Pacini F, Basolo F, Bellantone R, Boni G, Cannizzaro MA, De Palma M, et al. Italian consensus on diagnosis and treatment of differentiated thyroid câncer: joint statements of six Italian societies. J Endocrinol Invest. 2018 Jul;41(7):849-76.
31. Mitchell AL, Gandhi A, Scott-Coombes D, Perros P. Management of thyroid câncer: Reino Unido National Multidisciplinary Guidelines. J Laryngol Otol. 2016 May;130(S2):S150-60.
32. Filetti S, Durante C, Hartl D, Leboulleux S, Locati LD, Newbold K, et al. Thyroid cancer: ESMO Clinical Practice Guidelines for diagnosis, treatment and follow-up†. Ann Oncol. 2019 Dec 1;30(12):1856-83.
33. Haddad RI, Bischoff L, Ball D, Bernet V, Blomain E, Busaidy NL, et al. Thyroid Carcinoma, Version 2.2022, NCCN Clinical Practice Guidelines in Oncology. J Natl Compr Canc Netw. 2022 Aug;20(8):925-51.
34. Moumjid N, Brémond A, Mignotte H, Faure C, Meunier A, Carrère MO. Shared decision-making in the physician-patient encounter in France: a general overview. Z Arztl Fortbild Qualitatssich. 2007;101(4):223-8.
35. Barry MJ, Edgman-Levitan S. Shared decision making--pinnacle of patient-centered care. N Engl J Med. 2012 Mar 1;366(9):780-1.
36. Stacey D, Samant R, Bennett C. Decision making in oncology: a review of patient decision aids to support patient participation. CA Cancer J Clin. 2008 Oct;58(5):293-304.
37. Yang W, Lee Y, Lorgelly P, Rogers SN, Kim D. Challenges of Shared Decision-making by Clinicians and Patients with Low risk Differentiated Thyroid Cancer. JAMA Otolaryngol Head Neck Surg. 2023 May.
38. Hyun YG, Alhashemi A, Fazelzad R, Goldberg AS, Goldstein DP, Sawka AM. A Systematic Review of Unmet Information and Psychosocial Support Needs of Adults Diagnosed with Thyroid Cancer. Thyroid. 2016 Sep;26(9):1239-50.
39. Ghazali N, Roe B, Lowe D, Rogers SN. Patients concerns inventory highlights perceived needs and concerns in head and neck cancer survivors and its impact on health-related quality of life. Br J Oral Maxillofac Surg. 2015 Apr;53(4):371-9.
40. Rogers SN, El-Sheikha J, Lowe D. The development of a Patients Concerns Inventory (PCI) to help reveal patients concerns in the head and neck clinic. Oral Oncol. 2009 Jul;45(7):555-61.
41. Rogers SN, Allmark C, Bekiroglu F, Edwards RT, Fabbroni G, Flavel R, et al. Improving quality of life through the routine use of the patient concerns inventory for head and neck cancer patients: main results of a cluster preference randomised controlled trial. Eur Arch Otorhinolaryngol. 2021 Sep;278(9):3435-49.
42. Kanatas A, Lowe D, Velikova G, Roe B, Horgan K, Shaw RJ, et al. Issues patients would like to discuss at their review consultation in breast câncer clinics--a cross-sectional survey. Tumori. 2014 Oct;100(5):568-79.
43. Rooney AG, Netten A, McNamara S, Erridge S, Peoples S, Whittle I, et al. Assessment of a brain-tumour-specific Patient Concerns Inventory in the neuro-oncology clinic. Support Care Cancer. 2014 Apr;22(4):1059-69.
44. Ahmed AE, Lowe D, Kirton JA, O'Brien MR, Mediana A, Frankland H, et al. Development of a Rheumatology-specific Patient Concerns Inventory and Its Use in the Rheumatology Outpatient Clinic Setting. J Rheumatol. 2016 Apr;43(4):779-87.
45. Gibson JAG, Spencer S, Rogers SN, Shokrollahi K. Formulating a Patient Concerns Inventory specific to adult burns patients: learning from the PCI concept in other specialities. Scars Burn Heal. 2018 Dec;4:2059513118763382.
46. Chesworth BM, Patel K, Redfern J, Watkins CL, Rogers SN, Hackett ML, et al. Development of the stroke patient concerns inventory: A modified Delphi study. J Stroke Cerebrovasc Dis. 2023 Mar 21;32(6):107053.
47. Nickel B, Tan T, Cvejic E, Baade P, McLeod DSA, Pandeya N, et al. Health-Related Quality of Life After Diagnosis and Treatment of Differentiated Thyroid Cancer and Association with Type of Surgical Treatment. JAMA Otolaryngol Head Neck Surg. 2019 Mar 1;145(3):231-8.
48. Bongers PJ, Greenberg CA, Hsiao R, Vermeer M, Vriens MR, Lutke Holzik MF, et al. Differences in long-term quality of life between hemithyroidectomy and total thyroidectomy in patients treated for low-risk differentiated thyroid carcinoma. Surgery. 2020 Jan;167(1):94-101.

49. Hedman C, Djärv T, Strang P, Lundgren CI. Determinants of long-term quality of life in patients with differentiated thyroid carcinoma - a population-based cohort study in Sweden. Acta Oncol. 2016;55(3):365-9.
50. Malterling RR, Andersson RE, Falkmer S, Falkmer U, Niléhn E, Järhult J. Differentiated thyroid cancer in a Swedish county--long-term results and quality of life. Acta Oncol. 2010 May;49(4):454-9.
51. Shah MD, Witterick IJ, Eski SJ, Pinto R, Freeman JL. Quality of Life in Patients Undergoing Thyroid Surgery. J Otolaryngol. 2006;35(04):209.
52. Gamper EM, Wintner LM, Rodrigues M, Buxbaum S, Nilica B, Singer S, et al. Persistent quality of life impairments in differentiated thyroid cancer patients: results from a monitoring programme. Eur J Nucl Med Mol Imaging. 2015 Jul;42(8):1179-88.
53. Chan WL, Choi HCW, Lang B, Wong KP, Yuen KK, Lam KO, et al. Health-Related Quality of Life in Asian Differentiated Thyroid Cancer Survivors. Cancer Control. 2021;28:10732748211029726.
54. Goswami S, Mongelli M, Peipert BJ, Helenowski I, Yount SE, Sturgeon C. Benchmarking health-related quality of life in thyroid cancer versus other cancers and United States normative data. Surgery. 2018 Nov;164(5):986-92.
55. Husson O, Nieuwlaat WA, Oranje WA, Haak HR, van de Poll-Franse LV, Mols F. Fatigue among short- and long-term thyroid cancer survivors: results from the population-based PROFILES registry. Thyroid. 2013 Oct;23(10):1247-55.
56. Luddy MK, Vetter R, Shank J, Goldner W, Patel A, Kotwal A, et al. Patient Reported Outcome Measures of Health-Related Quality of Life and Asthenia after Thyroidectomy. J Surg Res. 2021 Aug;264:394-401.
57. Büttner M, Krogh D, Siggelkow H, Singer S. What are predictors of impaired quality of life in patients with hypoparathyroidism? Clin Endocrinol (Oxf). 2022 Sep;97(3):268-75.
58. Tufano RP, Mohamed Ali K. The Year in Surgical Thyroidology: Recent Technological Developments and Future Challenges. Thyroid. 2022 Jan;32(1):14-8.
59. Lee MC, Park H, Lee BC, Lee GH, Choi IJ. Comparison of quality of life between open and endoscopic thyroidectomy for papillary thyroid cancer. Head Neck. 2016 Apr;38 Suppl 1:E827-831.
60. Lee S, Kim HY, Lee CR, Park S, Son H, Kang SW, et al. A prospective comparison of patient body image after robotic thyroidectomy and conventional open thyroidectomy in patients with papillary thyroid carcinoma. Surgery. 2014 Jul;156(1):117-25.
61. Song CM, Ji YB, Bang HS, Park CW, Kim DS, Tae K. Quality of life after robotic thyroidectomy by a gasless unilateral axillary approach. Ann Surg Oncol. 2014 Dec;21(13):4188-94.
62. Choi Y, Lee JH, Kim YH, Lee YS, Chang HS, Park CS, et al. Impact of postthyroidectomy scar on the quality of life of thyroid cancer patients. Ann Dermatol. 2014 Dec;26(6):693-9.
63. Lee J, Kwon IS, Bae EH, Chung WY. Comparative analysis of oncological outcomes and quality of life after robotic versus conventional open thyroidectomy with modified radical neck dissection in patients with papillary thyroid carcinoma and lateral neck node metastases. J Clin Endocrinol Metab. 2013 Jul;98(7):2701-8.
64. Russell JO, Clark J, Noureldine SI, Anuwong A, Al Khadem MG, Yub Kim H, et al. Transoral thyroidectomy and parathyroidectomy - A North American series of robotic and endoscopic transoral approaches to the central neck. Oral Oncol. 2017 Aug;71:75-80.
65. Kurumety SK, Helenowski IB, Goswami S, Peipert BJ, Yount SE, Sturgeon C. Post-thyroidectomy neck appearance and impact on quality of life in thyroid câncer survivors. Surgery. 2019 Jun;165(6):1217-21.
66. Almeida JP, Vartanian JG, Kowalski LP. Clinical predictors of quality of life in patients with initial differentiated thyroid cancers. Arch Otolaryngol Head Neck Surg. 2009 Apr;135(4):342-6.
67. Ito Y, Miyauchi A, Inoue H, Fukushima M, Kihara M, Higashiyama T, et al. An observational trial for papillary thyroid microcarcinoma in Japanese patients. World J Surg. 2010 Jan;34(1):28-35.
68. Ito Y, Miyauchi A, Kihara M, Higashiyama T, Kobayashi K, Miya A. Patient age is significantly related to the progression of papillary microcarcinoma of the thyroid under observation. Thyroid. 2014 Jan;24(1):27-34.
69. Sugitani I, Toda K, Yamada K, Yamamoto N, Ikenaga M, Fujimoto Y. Three distinctly different kinds of papillary thyroid microcarcinoma should be recognized: our treatment strategies and outcomes. World J Surg. 2010 Jun;34(6):1222-31.
70. Kong SH, Ryu J, Kim MJ, Cho SW, Song YS, Yi KH, et al. Longitudinal Assessment of Quality of Life According to Treatment Options in Low-Risk Papillary Thyroid Microcarcinoma Patients: Active Surveillance or Immediate Surgery (Interim Analysis of MAeSTro). Thyroid. 2019 Aug;29(8):1089-96.
71. Jeon MJ, Lee YM, Sung TY, Han M, Shin YW, Kim WG, et al. Quality of Life in Patients with Papillary Thyroid Microcarcinoma Managed by Active Surveillance or Lobectomy: A Cross-Sectional Study. Thyroid. 2019 Jul;29(7):956-62.
72. Moon JH, Ryu CH, Cho SW, Choi JY, Chung EJ, Hah JH, et al. Effect of Initial Treatment Choice on 2-year Quality of Life in Patients with Low-risk Papillary Thyroid Microcarcinoma. J Clin Endocrinol Metab. 2021 Mar 8;106(3):724-35.
73. Nakamura T, Miyauchi A, Ito Y, Ito M, Kudo T, Tanaka M, et al. Quality of Life in Patients with Low-Risk Papillary Thyroid Microcarcinoma: Active Surveillance Versus Immediate Surgery. Endocr Pract. 2020 Dec;26(12):1451-7.
74. Kim JH, Baek JH, Lim HK, Ahn HS, Baek SM, Choi YJ, et al. 2017 Thyroid Radiofrequency Ablation Guideline: Korean Society of Thyroid Radiology. Korean J Radiol. 2018;19(4):632-55.
75. van Dijk SPJ, Coerts HI, Gunput STG, van Velsen EFS, Medici M, Moelker A, et al. Assessment of Radiofrequency Ablation for Papillary Microcarcinoma of the Thyroid: A Systematic Review and Meta-analysis. JAMA Otolaryngology–Head & Neck Surgery. 2022 Apr 1;148(4):317-25.
76. Jin H, Lin W, Lu L, Cui M. Conventional thyroidectomy vs. thyroid thermal ablation on postoperative quality of life and satisfaction for patients with benign thyroid nodules. Eur J Endocrinol. 2021 Jan;184(1):131-41.
77. Lan Y, Cao L, Song Q, Jin Z, Xiao J, Yan L, et al. The quality of life in papillary thyroid microcarcinoma patients undergoing lobectomy or total thyroidectomy: A cross-sectional study. Cancer Med. 2021 Mar;10(6):1989-2002.
78. Yuan Q, Zheng L, Hou J, Xu G, Yang Q, Xu R, et al. Intraoperative Radiofrequency Ablation for Contralateral Benign Nodules in Unilateral Thyroid Câncer Patients to Relieve Anxiety. J Surg Res. 2022 Aug;276:347-53.
79. Taïeb D, Baumstarck-Barrau K, Sebag F, Fortanier C, De Micco C, Loundou A, et al. Health-related quality of life in thyroid cancer patients following radioiodine ablation. Health Qual Life Outcomes. 2011 May 13;9:33.
80. Ahn J, Jeon MJ, Song E, Kim TY, Kim WB, Shong YK, et al. Quality of Life in Patients with Papillary Thyroid Microcarcinoma According to Treatment: Total Thyroidectomy with or without Radioactive Iodine Ablation. Endocrinol Metab (Seoul). 2020 Mar;35(1):115-21.

81. Mallick U, Harmer C, Yap B, Wadsley J, Clarke S, Moss L, et al. Ablation with low-dose radioiodine and thyrotropin alfa in thyroid cancer. N Engl J Med. 2012 May 3;366(18):1674-85.
82. Schlumberger M, Catargi B, Borget I, Deandreis D, Zerdoud S, Bridji B, et al. Strategies of radioiodine ablation in patients with low-risk thyroid câncer. N Engl J Med. 2012 May 3;366(18):1663-73.
83. Giannoula E, Iakovou I, Verburg FA. Long term quality of life in differentiated thyroid cancer patients after thyroidectomy and high doses of 131I with or without suppressive treatment. Hell J Nucl Med. 2018;21(1):69-73.
84. Saravanan P, Chau WF, Roberts N, Vedhara K, Greenwood R, Dayan CM. Psychological well-being in patients on 'adequate' doses of l-thyroxine: results of a large, controlled community-based questionnaire study. Clin Endocrinol (Oxf). 2002 Nov;57(5):577-85.
85. Yaniv D, Vainer I, Amir I, Robenshtok E, Hirsch D, Watt T, et al. Quality of life following lobectomy versus total thyroidectomy is significantly related to hypothyroidism. J Surg Oncol. 2022 Sep;126(4):640-8.
86. Escobar-Morreale HF, Botella-Carretero JI, Escobar del Rey F, Morreale de Escobar G. REVIEW: Treatment of hypothyroidism with combinations of levothyroxine plus liothyronine. J Clin Endocrinol Metab. 2005 Aug;90(8):4946-54.
87. The World Health Organization Quality of Life assessment (WHOQOL): position paper from the World Health Organization. Soc Sci Med. 1995 Nov;41(10):1403-9.
88. Brazier JE, Harper R, Jones NM, O'Cathain A, Thomas KJ, Usherwood T, et al. Validating the SF-36 health survey questionnaire: new outcome measure for primary care. BMJ. 1992 Jul 18;305(6846):160-4.
89. Hamming JF, De Vries J. Measuring quality of life. Br J Surg. 2007 Aug;94(8):923-4.
90. Watt T, Hegedüs L, Groenvold M, Bjorner JB, Rasmussen AK, Bonnema SJ, et al. Validity and reliability of the novel thyroid-specific quality of life questionnaire, ThyPRO. Eur J Endocrinol. 2010 Jan;162(1):161-7.
91. Uslar V, Becker C, Weyhe D, Tabriz N. Thyroid disease-specific quality of life questionnaires - A systematic review. Endocrinol Diabetes Metab. 2022 Sep;5(5):e357.
92. Watt T, Bjorner JB, Groenvold M, Cramon P, Winther KH, Hegedüs L, et al. Development of a Short Version of the Thyroid-Related Patient-Reported Outcome ThyPRO. Thyroid. 2015 Oct;25(10):1069-79.
93. Kaniuka-Jakubowska S, Lewczuk A, Majkowicz M, Piskunowicz M, Mizan-Gross K, Zapaśnik A, et al. Nontoxic Goiter (NTG) and Radioiodine: What Do Patients Think About It? Quality of Life in Patients with NTG Before and After 131-I Therapy. Front Endocrinol (Lausanne). 2018;9:114.
94. McMillan CV, Bradley C, Woodcock A, Razvi S, Weaver JU. Design of new questionnaires to measure quality of life and treatment satisfaction in hypothyroidism. Thyroid. 2004 Nov;14(11):916-25.
95. Watt T, Christoffersen T, Brogaard MB, Bjorner JB, Bentzen J, Hahn CH, et al. Quality of life in thyroid câncer. Best Pract Res Clin Endocrinol Metab. 2023 Jan;37(1):101732.
96. Dow KH, Ferrell BR, Anello C. Quality-of-life changes in patients with thyroid cancer after withdrawal of thyroid hormone therapy. Thyroid. 1997 Aug;7(4):613-9.
97. Ferrell BR, Dow KH, Grant M. Measurement of the quality of life in cancer survivors. Qual Life Res. 1995 Dec;4(6):523-31.
98. Aschebrook-Kilfoy B, James B, Nagar S, Kaplan S, Seng V, Ahsan H, et al. Risk Factors for Decreased Quality of Life in Thyroid Cancer Survivors: Initial Findings from the North American Thyroid Cancer Survivorship Study. Thyroid. 2015 Dec;25(12):1313-21.
99. Aschebrook-Kilfoy B, Ferguson BA, Angelos P, Kaplan EL, Grogan RH, Gibbons RD. Development of the ThyCAT: A clinically useful computerized adaptive test to assess quality of life in thyroid cancer survivors. Surgery. 2018 Jan;163(1):137-42.
100. Gning I, Trask PC, Mendoza TR, Harle MT, Gutierrez KA, Kitaka SA, et al. Development and initial validation of the thyroid câncer module of the M. D. Anderson Symptom Inventory. Oncology. 2009;76(1):59-68.
101. Husson O, Haak HR, Mols F, Nieuwenhuijzen GA, Nieuwlaat WA, Reemst PH, et al. Development of a disease-specific health-related quality of life questionnaire (THYCA-QoL) for thyroid cancer survivors. Acta Oncol. 2013 Feb;52(2):447–54.
102. Sanjari M, Esmaeeli M, Ahmadipour H. Thyroid Cancer-Specific Health-Related Quality of Life Questionnaire: Psychometric Properties of the Persian Version. Int J Prev Med. 2022;13:53.
103. Li RJ, Jimeno C, Sandoval MA, Cabungcal AC, Ogbac R, Uy GL. Development and Validation of a Thyroid Cancer-Specific Health-Related Quality of Life Questionnaire for Adult Filipinos with Differentiated Thyroid Cancer. Journal of the ASEAN Federation of Endocrine Societies. 2016 Aug 18;31(2):87-87.
104. Singer S, Jordan S, Locati LD, Pinto M, Tomaszewska IM, Araújo C, et al. The EORTC module for quality of life in patients with thyroid cancer: phase III. Endocr Relat Cancer. 2017 Apr;24(4):197-207.
105. Walshaw EG, Smith M, Kanatas A, Rogers SN. Handle-On-QOL: a dedicated quality of life resource following the diagnosis and treatment of head and neck cancer. Br J Oral Maxillofac Surg. 2020 Nov;58(9):e25-32.
106. Ezeofor V 'Segun, Spencer LH, Rogers SN, Kanatas A, Lowe D, Semple CJ, et al. An Economic Evaluation Supported by Qualitative Data about the Patient Concerns Inventory (PCI) versus Standard Treatment Pathway in the Management of Patients with Head and Neck Cancer. Pharmacoecon Open. 2022 Jan 31.
107. Malla M, Loree JM, Kasi PM, Parikh AR. Using Circulating Tumor DNA in Colorectal Cancer: Current and Evolving Practices. J Clin Oncol. 2022 Aug 20;40(24):2846-57.
108. Stergiopoulou D, Markou A, Strati A, Zavridou M, Tzanikou E, Mastoraki S, et al. Comprehensive liquid biopsy analysis as a tool for the early detection of minimal residual disease in breast cancer. Sci Rep. 2023 Jan 23;13(1):1258.
109. Tie J, Cohen JD, Lahouel K, Lo SN, Wang Y, Kosmider S, et al. Circulating Tumor DNA Analysis Guiding Adjuvant Therapy in Stage II Colon Cancer. N Engl J Med. 2022 Jun 16;386(24):2261-72.
110. Wu HX, Zhong H, Xu YD, Xu CP, Zhang Y, Zhang W. Psychological and behavioral intervention improves the quality of life and mental health of patients suffering from differentiated thyroid cancer treated with postoperative radioactive iodine-131. Neuropsychiatr Dis Treat. 2016 May 2;12:1055-60.
111. Javaloyes N, Crespo A, Redal MC, Brugarolas A, Botella L, Escudero-Ortiz V, et al. Psycho-Oncological Intervention Through Counseling in Patients With Differentiated Thyroid Cancer in Treatment with Radioiodine (COUNTHY, NCT05054634): A Non-randomized Controlled Study. Front Psychol. 2022 Feb 25;13:767093.

# QUALIDADE DE VIDA NO HIPERPARATIREOIDISMO E APÓS A PARATIREOIDECTOMIA

CAPÍTULO 38

Wellington Alves Filho

## INTRODUÇÃO

O estudo sobre o impacto das doenças das paratireoides na qualidade de vida é de fundamental importância para o seu melhor entendimento e manejo. Tanto o hiperparatireoidismo primário quanto o secundário à doença renal crônica podem cursar com sinais e sintomas que podem trazer prejuízo à qualidade de vida dos pacientes. Neste capítulo faremos uma revisão dos principais trabalhos sobre qualidade de vida no hiperparatireoidismo e como a paratireoidectomia pode influenciar na sua melhora.

## QUALIDADE DE VIDA NO HIPERPARATIREOIDISMO PRIMÁRIO

O hiperparatireoidismo primário (HPTP) é comumente associado aos sintomas ditos "clássicos", como nefrolitíase e osteoporose, porém uma miríade de sintomas diversos pode ocorrer, como úlceras pépticas, pancreatite, insuficiência renal, doença cardiovascular e morte prematura.[1] Entretanto, somente uma minoria dos pacientes com HPTP apresenta os sintomas clássicos, enquanto a maior parte dos pacientes apresenta numerosos sintomas pouco específicos, como fadiga, depressão, além de limitações de atividade física devido a queixas musculoesqueléticas.[2-4] Ainda, muitos pacientes ditos assintomáticos na realidade apresentam sintomas neurocognitivos e psiquiátricos, como oscilações de humor, fadiga, depressão, ansiedade, distúrbios do sono e outras disfunções cognitivas.[5] Esses sintomas relacionados à qualidade de vida nem sempre são amplamente aceitos como indicação de tratamento cirúrgico.[1,3]

A fisiopatologia dos sintomas relacionados à qualidade de vida no HPTP é pouco compreendida. Um estudo conduzido por Mjåland *et al.* observou uma redução do fluxo cerebral medido por meio de tomografia computadorizada por emissão de fóton único (SPECT) em pacientes com adenomas de paratireoide não tratados, havendo aumento desse fluxo após 12 meses da paratireoidectomia.[6]

Diversas ferramentas têm sido empregadas para mensurar qualidade de vida no paciente com HPTP. Pasieka *et al.* desenvolveram um modelo para acessar os sintomas relatados pelos pacientes, denominado *Parathyroidectomy Assessment of Symptoms* (PAS), em que quanto mais alto o escore, mais sintomas apresenta o paciente. No seu trabalho multicêntrico, concluiu-se ainda que a paratireoidectomia reduziria os sintomas pré-operatórios, o que poderia ser traduzido como uma melhora na qualidade de vida dos pacientes com a cirurgia.[7]

Outra ferramenta bastante utilizada para mensurar qualidade de vida nos pacientes com HPTP é o *Medical Outcome Study Short-Form Health Survey* (SF-36).[8] Trata-se de um questionário validado amplamente utilizado na área da saúde e tem como objetivo mensurar diversas dimensões que exploram a qualidade de vida dos pacientes, permitindo o seu uso inclusive para comparar populações distintas e resultados pós-tratamentos.[8,9] O SF-36 pode ser respondido pelo próprio paciente ou com o auxílio de um entrevistador. Na sua avaliação, oito dimensões da qualidade de vida são acessadas por 36 perguntas com respostas objetivas, abrangendo tanto propriedades relacionadas ao desempenho físico, como quanto ao campo emocional. As pontuações referentes a cada uma das dimensões da qualidade de vida são obtidas por uma fórmula matemática, e quanto maior o escore, melhor a avaliação da qualidade de vida dentro daquela dimensão. As oito dimensões são: função física, desempenho físico, dor corporal, saúde geral, vitalidade, função social, desempenho emocional e saúde mental. Além das oito dimensões, dois escores resumos podem também ser obtidos, de modo a sumarizar a saúde física (*Physical Component Summary Escore* – PCS) e saúde mental (*Mental Component Summary Escore* - MCS).[8]

O único tratamento com intenção curativa para o HPTP é a cirurgia, que deve ser sempre indicada na presença de sintomas, sendo os mais comuns a perda mineral óssea, osteoporose, nefrocalcinose, nefrolitíase e osteoporose, além de hipertensão, osteíte fibrosa cística e fraqueza muscular.[2,5] Entretanto, para pacientes assintomáticos ou para aqueles com sintomas leves – muitos dos quais associados à qualidade de vida – a indicação da paratireoidectomia nem sempre é tão clara,[2,3] uma vez que haja controvérsia até mesmo quanto se os sintomas apresentados são relacionados de fato à doença.[7]

Diversos autores têm demonstrado melhora da qualidade de vida nos pacientes submetidos à paratireoidectomia por HPTP, através de ferramentas, como o PAS e o SF-36. Pasieka *et al.* Publicaram, em 2002, um estudo multicêntrico em que foram reunidos 203 pacientes com HPTP, utilizando como grupo-controle pacientes submetidos à cirurgia de tireoide por bócio atóxico. Utilizando a ferramenta PAS, observaram que o grupo-controle não teve diferença quanto aos escores de qualidade de vida antes e após a cirurgia, enquanto os pacientes com HPTP tiveram melhora significativa dos sintomas após 3 e 12 meses da cirurgia nos três centros avaliados.[7] Ainda, em 2002, Sheldon *et al.* apresentaram os resultados do seu estudo envolvendo tanto pacientes sintomáticos, como assintomáticos submetidos à cirurgia por HPTP. Os autores utilizaram o questionário SF-36 aplicado no pré-operatório e um ano após a cirurgia, sendo observado uma melhora significativa nos escores em três das oito dimensões no subgrupo de pacientes assintomáticos, e sete das oito dimensões no subgrupo de pacientes sintomáticos. Desse modo, puderam concluir que a paratireoidectomia melhora significativamente a qualidade de vida, e os seus efeitos parecem ser duradouros por pelo menos 1 ano.[1]

Outros autores também têm utilizado o SF-36 como ferramenta para mensurar qualidade de vida nos pacientes com HPTP. Quiros *et al.* publicaram, em 2003, um estudo em que utilizaram o SF-36 para demonstrar melhora na qualidade de vida em 61 pacientes submetidos à paratireoidectomia por HPTP em até 24 meses após a cirurgia. Observaram ainda uma correlação entre o decréscimo dos níveis séricos de cálcio e do paratormônio (PTH) com um aumento na sensação de energia e na sensação de paz interior.[3] Em 2007, Weber *et al.*, utilizando o SF-12 (uma versão reduzida do SF-36), avaliaram 66 pacientes submetidos à paratireoidectomia, sendo observada uma mudança significativa dos escores mentais um ano após a cirurgia, com especial atenção para a melhora dos sintomas de depressão e ansiedade.[5] Mais recentemente, Christensen *et al.*, em 2022, publicaram os resultados da paratireoidectomia melhorando significativamente sete das oitos dimensões de qualidade de vida analisadas pelo SF-36, em 40 pacientes submetidos à paratireoidectomia por HPTP.[4]

Embora alguns autores tenham se proposto estudar a qualidade de vida em pacientes com neoplasia endócrina múltipla do tipo 1 (NEM1)[10,12], há pouco estudo no que diz respeito à qualidade de vida nos pacientes submetidos à paratireoidectomia para o tratamento do HPTP relacionados à síndrome. Brescia *et al.*, em 2022, estudando especificamente pacientes com HPTP relacionados à neoplasia endócrina múltipla do tipo 1 (NEM1), observaram estabilidade tanto nos escores físicos (PCS), como mental (MCS) do SF-36 em 30 pacientes submetidos à paratireoidectomia, independentemente de haver hipoparatireoidismo ou do tipo de procedimento utilizado para o tratamento da doença multiglandular típica dos pacientes com HPTP relacionados à NEM1.[13]

Mais recentemente, em 2022, Livschitz *et al.* publicaram os resultados de uma revisão sistemática, incluindo 31 estudos, com um total de 3.298 pacientes com HPTP, em que 27 desses estudos demonstraram melhora significativa dos escores relacionados à qualidade de vida após a paratireoidectomia, um deles com um período de observação de dez anos após a cirurgia.[14]

A paratireoidectomia continua sendo o tratamento de escolha nos pacientes com hiperparatireoidismo primário, e a qualidade de vida dos pacientes parece melhorar significativamente após a cirurgia, independente do método de análise de qualidade de vida, sintomatologia ou mesmo quantidade de glândulas envolvidas na doença.

## QUALIDADE DE VIDA NO HIPERPARATIREOIDISMO SECUNDÁRIO

Nos pacientes com doença renal crônica (DRC), em que a cura nem sempre é um objetivo real, os bem-estares mental e funcional devem ser sempre uma das principais metas no tratamento desses indivíduos.[15] Da mesma forma devem ser abordadas as suas principais complicações, dentre elas o hiperparatireoidismo secundário (HPTS), que pode influenciar na mortalidade e na qualidade de vida dos pacientes com insuficiência renal crônica.[16]

O HPTS é caracterizado pela hiperplasia das glândulas paratireoides, elevados níveis séricos de PTH e aumento do *turnover* ósseo. É uma complicação comum nos pacientes em diálise, podendo se desenvolver ainda cedo no curso da DRC, embora a maioria dos pacientes tem o seu quadro iniciado após longos períodos de diálise. Estima-se que dos 122.825 pacientes em diálise no Brasil, aproximadamente 18% possuem níveis de PTH acima de 600 pg/mL, sendo que 10% aguardam tratamento cirúrgico.[17] Ainda, está associado ao risco aumentado de calcificação vascular, contribuindo para o aumento da mortalidade cardiovascular nos pacientes renais crônicos.[17]

Dentre os principais sintomas e manifestações clínicas dos pacientes com HPTS, podemos incluir fadiga, dor osteoarticular, prurido e cefaleia. Além desses, alguns pacientes podem apresentar fraturas espontâneas, calcificações ectópicas, além de manifestações neuromusculares e psiquiátricas.[18,19] Essas condições podem ter impacto sobremaneira na qualidade de vida dos pacientes com HPTS.

O tratamento do HPTS varia desde o uso de análogos da vitamina D e quelantes do fósforo nos casos iniciais, sendo o uso de drogas, como cinacalcet (calcimiméticos), recomendadas quando há a falha no tratamento inicial.[20] A paratireoidectomia passa a ser de fundamental importância quando há a falha no tratamento clínico, o que normalmente ocorre com a piora da doença.[16] Dentre as principais técnicas cirúrgicas empregadas, a paratireoidectomia total com autoenxerto e a paratireoidectomia subtotal são as mais empregadas, ambas com resultados significativos na correção do cálcio sérico, fosfatase alcalina e PTH, além de diminuição da morbimortalidade da doença, sobretudo melhorando sintomas que podem afetar na qualidade de vida.[21-23]

Estudos sobre qualidade de vida nos pacientes renais crônicos dialíticos, bem como nos pacientes com HPTS, têm sido descritos, utilizando diversas ferramentas já previamente citadas. Mingardi *et al.* Publicaram, em 1999, um artigo pioneiro utilizando o SF-36 para acessar qualidade de vida em pacientes dialíticos,[15] propondo o uso da ferramenta para avaliar *outcomes* diversos em trabalhos futuros. Lowrie *et al.* descreveram o SF-36 como uma poderosa ferramenta preditora de morbidade e de piora prognóstica em pacientes em diálise.[24] Entretanto, poucos estudos têm se comprometido a avaliar a qualidade de vida em pacientes com HPTS, sobretudo os efeitos do tratamento da doença na sua melhora.

Chow *et al.* evidenciaram melhora nos escores SF-36 em um estudo envolvendo 12 pacientes com HPTS, avaliados 6 meses após terem sido submetidos à paratireoidectomia.[25] Cheng *et al.*, em 2013, e Bratucu *et al.*, em 2015, também avaliaram a sintomatologia e a qualidade de vida de pacientes com HPTS submetidos à paratireoidectomia, sendo aplicado o SF-36 e o PAS.[21,22] Em ambos os estudos (não randomizados ou estratificados por tipo de cirurgia) foi observada a melhora significativa da qualidade de vida, tanto nos componentes físico quanto mental, quando comparados aos períodos pré e pós-operatórios. Li *et al.*, em 2017, avaliaram de forma não randomizada 104 pacientes submetidos à PTX exclusiva ou PTX com autoenxerto, sendo observado que ambos os métodos promovem melhora da qualidade de vida quando usado o SF-36, com menos complicações e recorrência no grupo em que é realizado o autoenxerto.[26] Também, em 2017, Valente-da-Silva *et al.* concluíram através de estudo longitudinal, envolvendo 28 pacientes, que a paratireoidectomia melhora a sobrevida em pacientes com DRC dialítica, estando associado a aumento de peso, ganho de massa óssea e melhora da qualidade de vida.[27]

Em 2018, Alves Filho *et al.*, num estudo prospectivo randomizado, avaliaram 69 pacientes submetidos à cirurgia utilizando uma das três técnicas descritas: paratireoidectomia total com autoenxerto de 45 fragmentos, paratireoidectomia total com autoenxerto de 90 fragmentos e a paratireoidectomia subtotal. No seu estudo concluíram que a paratireoidectomia melhorou de forma significativa em 6 e 12 meses os componentes dos escores mental e físico do SF-36, independente do tipo de cirurgia empregada.[19] Wang *et al.*, mais recentemente, em 2022, corroboraram esse efeito duradouro da melhora da qualidade de vida após a paratireoidectomia ao avaliar em uma coorte retrospectiva 212 pacientes em diálise com HPTS, estratificados em três grupos, baseados no tempo decorrido após a paratireoidectomia (0-2 anos, 2-5 anos e acima de 5 anos), sendo observada a melhora dos escores nos três grupos. Nesse trabalho, foi utilizada outra ferramenta semelhante ao SF-36, o KDQOL-36, que, de modo semelhante ao SF-36, analisa os domínios da qualidade de vida, mas inclui ainda domínios específicos relacionados à doença renal crônica.[28]

O uso de calcimiméticos, como o cinacalcet, ganhou força desde sua introdução, em 2004, no tratamento dos pacientes refratários ao manejo clínico tradicional, com uso de quelantes de fósforos e análogos da vitamina D.[29] Entretanto, o custo do tratamento com drogas mais novas é alto, quando comparado à paratireoidectomia,[30] sobretudo num cenário difícil da saúde pública, como no caso do Sistema Único de Saúde no Brasil. Ainda, o uso do cinacalcet, embora possa controlar temporariamente os níveis de PTH, não resolve definitivamente o HPTS, estando inclusive associado a uma atraso significativo de até 2 anos para a realização da cirurgia, enquanto que a cirurgia da paratireoide, mesmo em populações mais frágeis, é considerada segura e eficaz.[29] Em termos de melhoria da qualidade de vida, há poucos trabalhos com o uso do cinacalcet. Uma revisão sistemática publicada, em 2017, por van der Plas *et al.* reunindo oito artigos, concluiu que a paratireoidectomia melhorou a qualidade de vida nos pacientes com HPTS, o que não ocorreu com o uso do cinacalcet.[31] Mais estudos envolvendo qualidade de vida utilizando o cinacalcet devem ser endereçados para que revisões mais robustas, como uma metanálise, possa ser realizada.

## CONCLUSÃO

O hiperparatireoidismo, tanto primário ou secundário à doença renal crônica, pode cursar com sintomas e manifestações clínicas que podem impactar diretamente a qualidade de vida dos pacientes. A paratireoidectomia, além de corrigir o distúrbio metabólico, trazendo os níveis de PTH e de cálcio à normalidade, pode trazer um ganho na qualidade de vida dos pacientes submetidos a esse procedimento.

## REFERÊNCIAS BIBLIOGRÁFICAS


1. Sheldon DG, Lee FT, Neil NJ, Ryan JA. Surgical Treatment of Hyperparathyroidism Improves Health-Related Quality of Life. Arch Surg. 2002; 137(9):1022-62.
2. Caillard C, Sebag F, Mathonnet M, Gibelin H, Brunaud L, Loudot C, et al. Prospective evaluation of quality of life (SF-36v2) and nonspecific symptoms before and after cure of primary hyperparathyroidism (1-year follow-up). Surgery. 2007; 141(2):153-60.
3. Quiros RM, Alef MJ, Wilhelm SM, Djuricin G, Loviscek K, Prinz RA, et al. Health-related quality of life in hyperparathyroidism measurably improves after parathyroidectomy. Surgery. 2003; 134(4):675–81.
4. Christensen JW, Thøgersen KF, Jensen LT, Krakauer M, Kristensen B, Bennedbæk FN, et al. Changes in quality of life 6 months after parathyroidectomy for primary hyperparathyroidism. Endocr Connect. 2022;11(3):e210630.
5. Weber T, Keller M, Hense I, Pietsch A, Hinz U, Schilling T, et al. Effect of parathyroidectomy on quality of life and neuropsychological symptoms in primary hyperparathyroidism. World J Surg. 2007;31(6):1202-9.
6. Mjåland O, Normann E, Halvorsen E, Rynning S, Egeland T. Regional cerebral blood flow in patients with primary hyperparathyroidism before and after successful parathyroidectomy. British Journal of Surgery. 2003; 90(6):732-7.
7. Pasieka JL, Parsons LL, Demeure MJ, Wilson S, Malycha P, Jones J, et al. Patient-based surgical outcome tool demonstrating all eviation of symptoms following parathyroidectomy in patients with primary hyperparathyroidism. World Journal of Surgery. 2002;26(8):942-9.
8. Hays RD, Sherbourne CD, Mazel RM, Wiley J. Economic evaluation the rand 36-item health survey 1 .o. Health Econ. 1993;2:217-27.
9. Hays RD, Morales LS. The RAND-36 measure of health-related quality of life. Ann Med [Internet]. 2001; 33(5):350–7. Available from: www.annrned.org
10. Van Leeuwaarde RS, Pieterman CRC, Bleiker EMA, Dekkers OM, Van Der Horst-Schrivers AN, Hermus AR, et al. High Fear of Disease Occurrence Is Associated with Low Quality of Life in Patients with Multiple Endocrine Neoplasia Type 1: Results from the Dutch MEN1 Study Group. Journal of Clinical Endocrinology and Metabolism. 2018;103(6):2354-61.
11. Goswami S, Peipert BJ, Helenowski I, Yount SE, Sturgeon C. Disease and treatment factors associated with lower quality of life scores in adults with multiple endocrine neoplasia type I. Surgery . 2017;162(6):1270-7.
12. Van Leeuwaarde RS, Pieterman CRC, May AM, Dekkers OM, Van Der Horst-Schrivers AN, Hermus AR, et al. Health-Related Quality of Life in Patients with Multiple Endocrine Neoplasia Type 1. Neuroendocrinology. 2021;111(3):288-95.
13. Brescia MDG, Rodrigues KC, D'alessandro AF, Filho WA, van der Plas WY, Kruijff S, et al. Impact of parathyroidectomy on quality of life in multiple endocrine neoplasia type 1. Endocr Connect. 2022;11(6):e220021.

14. Livschitz J, Yen TWF, Evans DB, Wang TS, Dream S. Long-term Quality of Life After Parathyroidectomy for Primary Hyperparathyroidism: A Systematic Review. JAMA Surg. 2022;
15. Mingardi G, Cornalba L, Cortinovis ' E, Ruggiata R, Mosconi P, Apolone G, et al. Health-related quality of life in dialysis patients. A report from ao Italian study using the SF-36 Health Survey. Nephrol Dial Transplant. 1999;14(6):1503-10.
16. Tominaga Y, Numano M, Tanaka Y, Uchida K, Takagi H. Surgical Treatment of Renal Hyperparathyroidism. Semin Surg Oncol. 1997;13(2):87-96.
17. Custódio MR, Canziani MEF, Moysés RMA, Barreto FC, Neves CL, Oliveira RB de, et al. Clinical protocol and therapeutic guidelines for the treatment of secondary hyperparathyroidism in patients with chronic kidney disease. Jornal Brasileiro de Nefrologia. 2013;35(4):308-22.
18. De Moraes Mosca L, Alves Filho W, Karenina A, Fonseca N, Mazzei L, Neto M, et al. Dor óssea no hiperparatireoidismo secundário: impacto inicial da paratireoidectomia Artigo Original Bone pain in secondary hyperparathyroidism: initial impact of the parathyroidectomy. Revista Brasileira de Cirurgia de Cabeça e Pescoço. 2013;42(4):190-3.
19. Alves Filho W, van der Plas WY, Brescia MDG, Nascimento CP, Goldenstein PT, Neto LMM, et al. Quality of life after surgery in secondary hyperparathyroidism, comparing subtotal parathyroidectomy with total parathyroidectomy with immediate parathyroid autograft: Prospective randomized trial. Surgery Surgery. 2018;164(5):978-985.
20. Eckardt KU, Kasiske BL. KDIGO clinical practice guideline for the diagnosis, evaluation, prevention, and treatment of Chronic Kidney Disease-Mineral and Bone Disorder (CKD-MBD). Kidney Int. 2009;76:S1-2.
21. Cheng SP, Lee JJ, Liu TP, Yang TL, Chen HH, Wu CJ, et al. Parathyroidectomy improves symptomatology and quality of life in patients with secondary hyperparathyroidism. Surgery (United States). 2014;155(2):320-8.
22. Bratucu MN, Garofil ND, Radu PA, Paic V, Goleanu V, Zurzu M, et al. Measurement of Quality of Life after Total Parathyroidectomy in Patients with Secondary Hyperparathyroidism and End Stage Renal Disease. Chirurgia (Bucur). 2015;110(6):511-7.
23. Goldenstein PT, Elias RM, de do Carmo LPF, Coelho FO, Magalhães LP, Antunes GL, et al. Parathyroidectomy Improves Survival In Patients with Severe Hyperparathyroidism: A Comparative Study. PLoS One. 2013; 8(8):e68870.
24. Lowrie EG, Curtin RB, LePain N, Schatell D. Medical outcomes study short form-36: a consistent and powerful predictor of morbidity and mortality in dialysis patients. American Journal of Kidney Diseases. 2003;41(6):1286-92.
25. Chow KM, Szeto CC, Kum LCC, Kwan BCH, Fung TMK, Wong TYH, et al. Improved health-related quality of life and left ventricular hypertrophy among dialysis patients treated with parathyroidectomy. J Nephrol. 2003;16(6):878-85.
26. Li JG, Xiao ZS, Hu XJ, Li Y, Zhang X, Zhang SZ, et al. Total parathyroidectomy with forearm auto-transplantation improves the quality of life and reduces the recurrence of secondary hyperparathyroidism in chronic kidney disease patients. Medicine. 2017;96(49):e9050.
27. Valente-Da-Silva HG, Maya MCA, Moreira AS. Parathyroidectomy in chronic kidney disease: effects on weight gain and on quality of life improvement. Rev Col Bras Cir. 2017;44(3):263-9.
28. Wang L, Xin MH, Ma Y, Wang Y, Hu MY, Liu QQ, et al. Effect of Parathyroidectomy on Quality of Life Among Patients Undergoing Dialysis. Int J Gen Med. 2022;15:1185-92.
29. van der Plas WY, Engelsman AF, Özyilmaz A, van der Horst-Schrivers AN, Meijer K, van Dam GM, et al. Impact of the Introduction of Calcimimetics on Timing of Parathyroidectomy in Secondary and Tertiary Hyperparathyroidism. Ann Surg Oncol. 2017;24(1):15-22.
30. Araújo D, Amaral L, Guersoni AC, Carvalho A, Kahrol C, Montenegro F, et al. Custos do tratamento do hiperparatireoidismo secundário à doença renal crônica, com cinacalcete ou paratireoidectomia, para pacientes não controlados com a terapia clínica convencional sob a perspectiva do Sistema Único de Saúde. Jornal Brasileiro de Economia da Saude. 2017;9(1):54-61.
31. Van Der Plas WY, Dulfer RR, Engelsman AF, Vogt L, De Borst MH, Van Ginhoven TM, et al. Effect of parathyroidectomy and cinacalcet on quality of life in patients with end-stage renal disease-related hyperparathyroidism: A systematic review. Nephrology Dialysis Transplantation. 2017;32(11):1902-8.

# TERMO DE CONSENTIMENTO LIVRE E INFORMADO EM CIRURGIA DE TIREOIDE E PARATIREOIDE

Marcos Roberto Tavares

A comunicação médico-paciente com os portadores de doenças, incluindo os que têm indicação de tratamento cirúrgico, é muito importante. O Termo de Consentimento Livre e Esclarecido (TCLE) desempenha muito bem este papel. Quando tudo vai bem, ele esclarece os pacientes e aumenta a segurança e satisfação com o procedimento. E quando complicações acontecem, é importante documento na defesa do médico. Os hospitais foram os primeiros a implantar TCLE, de assinatura obrigatória para a internação hospitalar.

O Termo de Consentimento Livre e Esclarecido (TCLE) não é opção, é dever do médico, determinado no Código de Ética Médica (CEM) vigente (Resolução nº 2.217/2018).[1] No Artigo 22 do CEM, que trata dos direitos humanos, é vedado ao médico "Deixar de obter consentimento do paciente ou de seu representante legal após esclarecê-lo sobre o procedimento a ser realizado, salvo em caso de risco iminente de morte", e no princípio fundamental XXI, determina que "No processo de tomada de decisões profissionais, de acordo com seus ditames de consciência e as previsões legais, o médico aceitará as escolhas de seus pacientes relativas aos procedimentos diagnósticos e terapêuticos por eles expressos, desde que adequadas ao caso e cientificamente reconhecidas".

Os artigos seguintes esclarecem a forma e o conteúdo mínimo necessário para a comunicação. O Artigo 34 veda ao médico "Deixar de informar ao paciente o diagnóstico, o prognóstico, os riscos e os objetivos do tratamento, salvo quando a comunicação direta possa lhe provocar dano, devendo, nesse caso, fazer a comunicação a seu representante legal". Em seguida, no Art. 35, veda ao médico "Exagerar a gravidade do diagnóstico ou do prognóstico, complicar a terapêutica ou exceder-se no número de visitas, consultas ou quaisquer outros procedimentos médicos".

A indicação da cirurgia e os benefícios dela advindos são mais facilmente entendidos e aceitos, mas as consequências e complicações dos procedimentos cirúrgicos são mais difíceis de serem explicados e entendidos e têm o peso de más notícias.

É necessária habilidade para apresentar uma má notícia, que pode ser definida como "qualquer informação que afeta seriamente e de forma adversa a visão de um indivíduo sobre seu futuro". Entretanto, a má notícia está sempre "na perspectiva de quem olha", de modo que não se pode estimar o impacto da má notícia até que se tenha determinado as expectativas e compreensão de quem a recebe.[2] Por exemplo, um indivíduo a quem se diz que a tireoidectomia pode levar à traqueostomia, provavelmente ficará chocado.

Na América do Norte, os princípios do consentimento informado, autonomia do paciente e casos judiciais criaram obrigações legais e éticas claras de proporcionar tanta informação quanto os pacientes desejarem sobre sua doença e tratamento. Médicos não devem restringir informação médica mesmo que suspeitem que esta tenha um efeito negativo sobre o paciente. Ao mesmo tempo, uma obrigação de revelar a verdade, sem cuidado ou preocupação com a sensibilidade com que isto é feito ou o compromisso de dar suporte e assistência ao paciente na tomada de decisão, pode resultar no paciente ficar tão aborrecido quanto se lhe tivessem mentido.[3]

Quando os médicos se sentem desconfortáveis para dar más notícias eles podem evitar discutir informações desfavoráveis, como um eventual mau resultado, ou levar o paciente a um otimismo desaconselhável.

A apresentação do TCLE pode ser precedida de pergunta prévia às explicações, sobre o que o indivíduo que receberá o procedimento pensa e espera dele. O valor legal do TCLE é suplantado pelo potencial de esclarecimento ao paciente. O TCLE pode colocar a expectativa próxima da realidade, e aumentar a confiança na equipe e consequentemente a satisfação do paciente.[4]

Com estes princípios, apresentamos uma proposta de conteúdo do TCLE para cirurgia, especificamente para tireoidectomia, sem nenhuma imposição, apenas fornecendo as informações claramente.

**Informações iniciais ou preâmbulo:**

1. Informar que o que está sendo apresentado não visa a aumentar a ansiedade e sim tornar claro que o médico está ciente dos benefícios e riscos, e que o melhor procedimento disponível será proposto.
2. Informar o estado atual da doença.
3. Informar a indicação e potenciais benefícios esperados do tratamento
4. Deixar claro que o tratamento proposto não assegura a garantia de cura.
5. Informar eventuais alternativas ao tratamento cirúrgico.
6. Informar que o procedimento é precedido de preparo – Avaliação de risco cirúrgico, incluindo exames e consulta a outros especialistas, conforme as comorbidades de cada indivíduo.
7. Informar a forma habitual como o tratamento é realizado – Regime de internação hospitalar, tipo de anestesia, via de acesso e duração provável do ato cirúrgico e da internação.
8. Informar a possibilidade de eventuais procedimentos adicionais não programados, decorrentes de informações obtidas durante o procedimento, como um linfonodo metastático que requeira esvaziamento cervical.
9. Informar que poderão ser realizados exames durante e/ou após o procedimento, como exame anatomopatológico, dosagem de paratormônio e cálcio.
10. Informar o programa de seguimento com os prováveis exames e procedimentos a realizar após a cirurgia.
11. Informar consequências e complicações (detalhadas) da cirurgia.

## COMPLICAÇÕES GERAIS DE CIRURGIAS

Todos os procedimentos cirúrgicos são passíveis de infortúnios. Entre as complicações graves das cirurgias em geral, podemos enfatizar as complicações vasculares, como a trombose venosa profunda, que pode ser seguida de embolia, uma complicação muito grave, que pode inclusive causar a morte. São possíveis também complicações pulmonares, como atelectasia e pneumonia.

Em qualquer cirurgia existe a possibilidade de morte, que tem um índice calculado que pode ser de até 0,3% para pessoas sem comorbidades, conforme previsto pelas Escalas de Avaliação de Risco Cirúrgico, conhecidas como ASA (*American Society of Anesthesiologists Classification*).[5] A tireoidectomia não é exceção, mesmo não tendo mortalidade cirúrgica específica como uma cirurgia de revascularização de miocárdio, por exemplo, que tem risco inicial de 0,50% de morte.

## CONSEQUÊNCIAS DO PROCEDIMENTO CIRÚRGICO

Muito importante esclarecer a diferença entre consequência da cirurgia e complicações. Como exemplo, o hipotireoidismo é consequência da tireoidectomia total e possível consequência da tireoidectomia parcial. A cicatriz, que pode ser insatisfatória, também é consequência e não complicação. O hipoparatireoidismo pode ser considerado consequência, dependendo de qual foi a cirurgia de paratireoide indicada.

A forma de apresentar o TCLE pode variar. A leitura pode ser feita pelo médico junto com o paciente quando da indicação da cirurgia, deixando a apresentação aberta para dúvidas imediatas, e fornecendo o documento para nova leitura posterior e apresentação de novas dúvidas. Alguns médicos preferem que o documento impresso seja entregue ao paciente para leitura em outro ambiente, ficando o esclarecimento de dúvidas para o retorno.

É interessante pedir para o paciente explicar com suas próprias palavras como entende o que lhe foi informado e o que espera que deverá acontecer. Isso pode ajudar o médico a melhorar as informações oferecidas.[3]

## ASSINATURA DO TCLE

Apresentar o TCLE ao paciente é o procedimento determinado pelo CEM. Mas para proteção de eventual litígio, pode ser muito útil para o médico ter uma cópia assinada pelo paciente, confirmando que recebeu, entendeu e aceitou o que foi explicado. A assinatura não é usual no Brasil e parece dar um tom formal ao procedimento. Este documento não impede processo, mas pode facilitar a defesa do médico em eventual ação judicial, uma vez que estará sendo acusado.

Segue uma sugestão de texto para o local da assinatura do paciente:

> *"Confirmo que recebi explicações, as quais foram esclarecidas de forma clara; li e compreendo o que me foi explicado".*

Muitos TCLE de assinatura obrigatória nos hospitais têm finalidade basicamente médico-legal, pouco esclarecem e praticamente buscam autorizar o médico e o hospital a fazer o que quiserem. São cláusulas consideradas leoninas, para confirmar que o indivíduo foi informado. Estes termos também não impedem eventuais processos nem condenações.

## EXEMPLOS COMUNS DESTAS CLÁUSULAS, QUE PODEM CONSTAR NO TCLE

- Autorizo qualquer outro procedimento, exame, tratamento e/ou cirurgia, em situações imprevistas que possam ocorrer e necessitem de cuidados diferentes daqueles inicialmente propostos.
- Autorizo qualquer outro procedimento, exame, tratamento e/ou cirurgia, incluindo transfusão de sangue e hemoderivados, em situações imprevistas que possam ocorrer e que necessitem de cuidados diferentes daqueles inicialmente propostos.
- Autorizo que qualquer órgão ou tecido removido cirurgicamente possa ser encaminhado para exames histopatológicos ou microbiológicos pertinentes.
- Tive a oportunidade de livremente e com autonomia anular ou questionar qualquer parágrafo ou palavras com as quais não concordasse.

## REFERÊNCIAS BIBLIOGRÁFICAS

1. Código de Ética Médica Resolução – disponível no site https://cem.cfm.org.br/, Acesso em 31 de maio de 2023.
2. Baile WF, Buckman R, Lenzi R, Glober G, Beale EA, Kudelka AP. SPIKES-A six-step protocol for delivering bad news: application to the patient with cancer. Oncologist. 2000;5(4):302-11.
3. Lind SE, DelVecchio Good MJ, Seidel S, Csordas T, Good BJ. Telling the diagnosis of cancer. J Clin Oncol. 1989;7:583-9.
4. Patel SG, Atkinson TM, Tuttle M, Pusic AL, Shaha AR, Lynch K, et al. Thyroid Ex: Development and Preliminary Validation of a Thyroid Surgery Expectations Measure. Otolaryngol Head Neck Surg. 2021;165(2):267-74.
5. Knuf KM, Maani CV, Cummings AK. Clinical agreement in the American Society of Anesthesiologists physical status classification. Perioper Med (Lond). 2018;7:14.

# ÍNDICE REMISSIVO

Entradas acompanhadas por um *f* ou *q* itálico indicam figuras e quadros, respectivamente.

## B



## C

## D

## I

## O



## P

## Q



## R

## U



## V